DuMont Dokumente:

Eine Sammlung von Originaltexten,
Dokumenten und grundsätzlichen
Arbeiten zur Kunstgeschichte,
Archäologie, Musikgeschichte
und Geisteswissenschaft

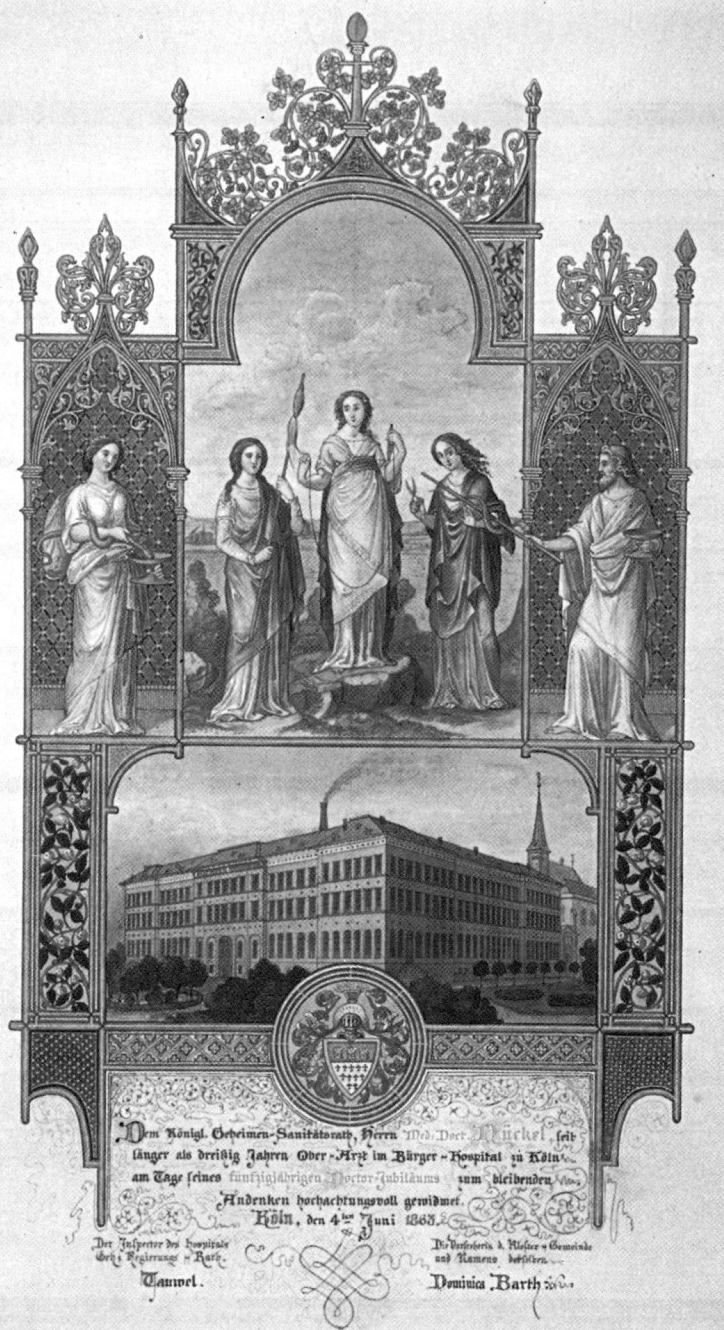

Dem Königl. Geheimen-Sanitätsrath, Herrn Med. Doct. Mückel, seit
länger als dreißig Jahren Ober-Arzt im Bürger-Hospital zu Köln
am Tage seines fünfzigjährigen Doctor-Jubiläums zum bleibenden
Andenken hochachtungsvoll gewidmet.
Köln, den 4ten Juni 1868.

Der Inspector des Hospitals   Die Vorsteherin d. Kloster-Gemeinde
Groß. Regierungs-Rath.   und Namens derselben.

Tamwel.   Dominica Barth.

Axel Hinrich Murken

Vom Armenhospital zum Großklinikum

Die Geschichte des Krankenhauses
vom 18. Jahrhundert bis zur Gegenwart

DuMont Buchverlag Köln

Umschlagabbildung vorn: Peter-Friedrich-Ludwigs-Hospital in Oldenburg (oben) und Klinikum der Rheinisch-Westfälischen Technischen Hochschule Aachen (unten)

Umschlagabbildung hinten: Allgemeines Krankenhaus in Bamberg (oben) und Entwurf für einen Neubau des Hôtel Dieu in Paris (Mitte und unten)

Vordere Umschlagklappe: Sammelbild von den neuen Kliniken der Universität Halle an der Saale. Holzschnitt, um 1882

Vordere Umschlagklappe innen: Blick auf das Allgemeine Krankenhaus in Bremen (1849–1851) von der Stadtseite aus. Aquarell, 1850

Hintere Umschlagklappe innen: Klinikum der Rheinisch-Westfälischen Technischen Hochschule Aachen

Frontispiz: Ehrendoktor-Urkunde für den Kölner Arzt Dr. Nückel zum fünfzigjährigen Doktor-Jubiläum 1863. Neugotische Darstellung mit einer Ansicht des Kölner Krankenhauses (1843–1846). Aquarell. Kölner Stadtmuseum

© 1988 DuMont Buchverlag, Köln
2. Auflage 1991
Alle Rechte vorbehalten
Satz, Druck und buchbinderische Verarbeitung: Boss-Druck, Kleve

Printed in Germany   ISBN 3-7701-2134-1

Inhalt

Vorwort

Die Geschichte des Krankenhauses vom 18. Jahrhundert bis heute ist bisher noch nicht in ausführlicher Form dargestellt worden. Obwohl man die Entwicklung des Krankenhauses als eine medizinische und soziale Kulturleistung von hohem Rang ansehen muß, ist es weder in der allgemeinen Wissenschaftsgeschichte noch in der Medizin- und Sozialgeschichte gebührend beachtet worden. Viel zu wenig hat man berücksichtigt, daß das Krankenhaus in unvergleichlicher Symbiose von christlicher Nächstenliebe mit naturwissenschaftlicher Medizin die Entfaltung der Industrialisierung nicht nur begleitet, sondern auch wesentlich gefördert hat. Besonders für die ärmeren Bevölkerungsschichten, für Dienstboten, Handwerksgesellen und Tagelöhner, waren die ersten neuen Krankenhäuser des Biedermeier bestimmt. Im Laufe des 19. Jahrhunderts entwickelte sich dann das Krankenhaus zu einer zentralen Institution des Gesundheitswesens. Allein in der Epoche Wilhelms II. verdoppelte sich die Zahl der Anstalten für Kranke und Gebrechliche von 3000 mit 140 900 Betten (1876) auf 6300 mit 370 000 Betten (1900). Die Bundesrepublik Deutschland verfügt seit 1984 über nicht weniger als 3106 Krankenhäuser mit knapp 679 000 Betten zur stationären Behandlung akut erkrankter Patienten.

Was als Mildtätigkeit weitsichtiger Fürsten und Mäzene begonnen hatte, wurde mit dem Beginn des 20. Jahrhunderts öffentliche Aufgabe und Verpflichtung. Nach dem Zweiten Weltkrieg kam es zu einer weiteren Blüte des Krankenhauses, nachdem die Fortschritte der Klinischen Medizin die Diagnose- und den Therapiemöglichkeiten in nur einer Generation in ungewöhnlichem Maße erweitert und den Boden für bisher unglaubliche Heilerfolge bereitet haben. In dieser Darstellung werden die wesentlichen baulichen Entwicklungsstufen des Krankenhauses mit zahlreichen Bildbeispielen vor Augen geführt. Dabei war es ein besonders glücklicher Umstand, daß zur Dokumentation auf eine umfangreiche Sammlung von originalen Krankenhausansichten zurückgegriffen werden konnte.

Angesichts der Probleme des gegenwärtigen Gesundheitswesens erscheint es besonders sinnvoll und nützlich, sich mit der historischen Entwicklung des Krankenhauses zu beschäftigen. Wenn ausgerechnet in diesem Jahr der gut erhaltene Teil eines der schönsten Pavillon-Krankenhäuser Deutschlands, des Rudolf Virchow-Krankenhauses in Berlin, der Spitzhacke geopfert werden soll, obwohl man anderswo wieder solche dezentralen baulichen Lösungen für große Universitätskliniken (z. B. Lübeck) anstrebt, so ist wohl dafür die mangelnde Kenntnis der Geschichte des Krankenhauses verantwortlich zu machen. Vielleicht kann dieses Buch dazu beitragen, Lehren aus der Vergangenheit für die Zukunft zu ziehen.

An dieser Stelle möchte ich Herrn Joachim-Richard Sahl vom Deutschen Krankenhausinstitut Düsseldorf für wertvolle Hinweise vielmals danken. Außerdem danke ich sehr Frau Heike Ensslen, M. A., für die Unterstützung bei dem Personenregister und Frau Dipl. Bibl. Michaela Thal für die Mithilfe bei der Beschaffung der Literatur sowie beim Literaturverzeichnis. Frau Helga Lüddeke gilt mein besonderer Dank für die Reinschrift des handschriftlichen Manuskriptes. Nicht zuletzt danke ich aber auch dem DuMont Buchverlag und seinen Mitarbeitern für ihre aufmerksame und sorgfältige Herstellung dieses Buches.

Aachen, im Juli 1988 A. H. M.

Einführung

Man sollte nie vergessen, daß der erste Punkt das Wohl der Kranken ist –
nicht die Billigkeit, nicht die architektonische Schönheit
(Florence Nightingale)

Das Krankenhaus ist im Laufe seiner langen Entwicklungsgeschichte ständig von vielfältigen Einflüssen unserer Zivilisation geprägt worden. Medizinische, ökonomische, politische und nicht zuletzt soziale Überlegungen und Meinungen haben mit wechselnder Kraft diese Anstalten letzten Endes zum Wohle des Hilfe, Pflege und Heilung suchenden Patienten mitgestaltet. Auf den im 18. Jahrhundert bestehenden Grundstrukturen der geschlossenen Armenpflege, die sich aus dem Hospital der Renaissance- und Barockzeit herausbildeten, entwickelte sich das Krankenhaus in den vergangenen zwei Jahrhunderten zu einem festen Bestandteil unserer abendländischen Zivilisation. Glanz und Elend unseres sozialen Verhaltens und unserer humanen Einstellung spiegeln sich gerade in der Entstehungsgeschichte des Krankenhauses, seiner baulichen und organisatorischen Konzeption, für die sich im 18. Jahrhundert die ersten festumrissenen Richtlinien, Voraussetzungen und Ansprüche herauszubilden begannen.

Ohne die Kenntnis der historischen Entwicklung des Krankenhauswesens und seines Vorläufers, des Hospitals mit seinen vielfältigen Aufgaben, wäre auch die Geschichtsschreibung der europäischen Städte mit ihren wachsenden sozialen und kulturellen Errungenschaften unvollkommen. Schon im Mittelalter hatte man in der christlichen Welt erkannt, daß man mit Hilfe von Hospitälern, Waisenhäusern und Seuchenasylen nicht nur der tätigen Nächstenliebe dienen, sondern auch hygienische Maßnahmen zum Schutz der Bürger und zur Förderung von Handel und Verkehr in den sich ausprägenden Stadtgemeinschaften durchsetzen konnte. Besonders deutlich wird die bevölkerungspolitische Konsequenz solcher Anstalten im 15. Jahrhundert, als man angesichts der um sich greifenden Pest-, Lepra-, Mutterkornseuchen und einer beginnenden Mobilität der Bevölkerung im europäischen Raum in der Lage war, in solchen abgesonderten, ärztlich überwachten Baukomplexen Kranke wirksam zu isolieren und zu kontrollieren.

Obwohl seit der Renaissance beiderseits der Alpen großartige Hospitalanlagen von hervorragenden Baumeistern errichtet worden sind, blieb es eigentlich erst der Epoche der Aufklärung im 18. Jahrhundert vorbehalten, eigene Anstalten für Kranke zu schaffen, in denen man sich Heilerfolge durch die Medizin versprach. Gleichsam an vielen Orten Europas entwickelte sich aus und neben dem Hospital, das Alten, Schwachen und Obdachlosen ebenso wie Kranken Platz bot, das Krankenhaus. Es entstand damit ein weiterer Bau- und Organisationstyp der Wohlfahrtspflege für die armen und hilflosen Kranken. Man nannte diese neuen Anstalten meistens ›Armenkrankenhäuser‹ oder ›Allgemeine Krankenhäuser‹, was sowohl auf die Bevölkerungsgruppe hinwies, die man damit ansprach, als auch den Zweck meinte, nämlich die die

Allgemeinmedizin prägende Chirurgie und die Innere Medizin. Der Name Krankenhaus leitete sich aus der griechischen Bezeichnung *Nosokomium* her.

Man kann wohl zur Vereinfachung des komplizierten sozialen Wandels vom Hospital zum Krankenhaus im Zeitalter des aufgeklärten Absolutismus sagen, daß sich die wachsenden Ansprüche der Krankenbetreuung, die der Fürsorge der öffentlichen Hand anheim fielen, nicht mehr mit den Möglichkeiten der Hospitäler und ihren unklaren Aufgaben vertrugen. Die zunehmenden Kenntnisse der Medizin aufgrund einer mehr und mehr auf dem Boden der exakten Naturwissenschaften beruhenden Forschung brachten eine bessere Differenzierung und Klassifizierung der Krankheiten mit sich, aus denen man seit dem 18. Jahrhundert in steigendem Maße erfolgreiche Konsequenzen für die Therapie ziehen konnte. Seuchenhygienische Vorstellungen, soziale und bevölkerungspolitische Gesichtspunkte stellten die alte Institution des Hospitals im 18. Jahrhundert vollends in Frage.

Das Krankenhaus als neuer Typ des Zweckbaus urbaner Kultur bildete sich in einer Epoche aus, in der das Naturrecht des einzelnen Menschen – das heißt die ihm gemäßen, von Natur aus zuzubilligenden Rechte und Freiheiten – Einfluß auf die staatliche Gesetzgebung nahm, wie es in der sogenannten Unabhängigkeitserklärung der Vereinigten Staaten von Nordamerika 1776 oder in der Französischen Revolution 1789 der Fall war. Die Emanzipation des menschlichen Individuums begann nun alle Schichten der Bevölkerung zu erfassen, und diese Bewegung brauchte – sozusagen als stabilisierendes Element – die Krankenhäuser, um das Wohl der Unterprivilegierten auch in schlechten, kranken Lebensphasen zu schützen. Gerade in der Epoche der Aufklärung hatte die Verelendung des Proletariats in vielen europäischen Städten durch die beginnende Industrialisierung schon verheerende Ausmaße angenommen, so daß von der Bewahrung der Menschenrechte, den *droits de l'homme,* die den Aufklärern so sehr am Herzen lag, kaum die Rede sein konnte. Allein in London starben 60 Prozent der Neugeborenen vor dem fünften Lebensjahr aufgrund elender Lebenssituationen.

Im Laufe des 19. Jahrhunderts entfaltete sich dann der neue Anstaltstyp des Krankenhauses für hilfesuchende Kranke zu einer den Erkenntnissen und Möglichkeiten der Zeit ausgezeichnet angepaßten Pflegestätte. Es bildeten sich ganz besondere bauliche Strukturen heraus, die im Laufe des 19. Jahrhunderts auf kranke Menschen aller Bevölkerungsschichten – ungeachtet ihres Standes, ihrer Religion oder ihres Geschlechts – zugeschnitten waren. Bereits in der ersten Phase des Krankenhauswesens von 1730 bis 1780 nahmen die Ärzte maßgebenden Einfluß auf den weiteren Ausbau und die Gestaltung dieser Häuser.

Neben ihrem sozialen Engagement, das bei den herausragendsten Befürwortern des Krankenhauses in Deutschland wie bei Johann Theodor Eller, Johann Peter Frank, Franz Xaver Häberl oder Adalbert Friedrich Markus ganz im Vordergrund stand, zeigte sich die Möglichkeit, in den neuen Krankenhäusern über einen längeren Zeitraum den Verlauf der Krankheiten besser kennenzulernen. Man konnte daraus neue Erfahrungen für Diagnose und Therapie gewinnen und die Krankenpflege verbessern. Das Krankenhaus reifte damit konsequent zu einer Stätte der Forschung heran, an die sich bald die Ausbildung angehender Ärzte anschloß. Damals begann sich eine Krankenhausmedizin zu entwickeln, die ohne zweckentsprechend ausgerichtete Gebäude bald gar nicht mehr denkbar war.

Es ist deshalb nicht verwunderlich, daß um 1800 die Geburtsstunde der Universitätsklinik schlug, die primär stationäre Krankenpflege zum Zwecke medizinischer Forschung und ärztlicher Ausbildung betrieb. Seit der Biedermeierzeit bereitete man in den Allgemeinen Krankenhäusern der Kommunen und Landesfürsten und den vom Staat getragenen Kliniken auf diese Art und Weise den fruchtbaren Boden für die Differenzierung der Klinischen Medizin, die seit damals ihren so segensreichen Siegeszug begann. Wie sehr sich dies nicht zuletzt bis heute so überwältigend lebensbestimmend auf den einzelnen Menschen auswirkt, kann man bestens aus dem Rückgang der Säuglingssterblichkeit auf 1,5 pro Mille aufzeigen. Aber auch die Verlängerung der durchschnittlichen Lebenszeit von 46 auf 78 Jahre in dem Zeitraum von 1900 bis 1980 ist der Klinischen Medizin und ihren Institutionen in hohem Maße zugute zu schreiben.

Heute ist das Wort ›Klinik‹ oder ›Klinikum‹ als Inbegriff der hochleistungsfähigen Medizin in aller Munde, das seit der Nachkriegszeit die Bezeichnung ›Krankenhaus‹ etwas verdrängt hat. Es gibt bezeichnenderweise im täglichen Sprachschatz für ein beliebiges Medikament, ein kosmetisches Präparat oder hygienische Körperpflegemittel kein größeres Gütesiegel als den Vermerk ›klinisch‹ getestet, geprüft oder erprobt. Aus Städtischen Krankenhäusern wurden Kliniken, die wie nie zuvor scheinbar unerschöpfliche Stoffe für Romane, Theaterstücke oder Fernsehsendungen abgeben. Zu keiner anderen Zeit sind die ›Frau von nebenan‹ oder der ›Mann von der Straße‹ so sehr in ihren Alltag mit der Klinik oder dem Krankenhaus verbunden gewesen, wie es sich seit der Nachkriegszeit ergeben hat. Das hängt auch mit der Tatsache zusammen, daß fast jeder Erdenbürger in Mitteleuropa in einem Krankenhaus das Licht der Welt erblickt und jeder zweite hinter den Mauern dieser Anstalten seine letzten Stunden erlebt. Darüber hinaus ist medizinischer Fortschritt, der dem einzelnen kontinuierlich seit dem Ende des 19. Jahrhunderts mehr gesunde Lebensjahre geschenkt hat, weniger denn je zuvor ohne die Institution des Krankenhauses möglich. Daraus und aus vielem anderen mehr resultieren immer höhere Subventionen für diese kostspieligen Einrichtungen, da sie ständig umfassender, technisierter und spezialisierter werden.

Der Boden für die Vielfalt der heutigen Strukturen und baulichen Konzeptionen des Krankenhauses – vom Landkrankenhaus der Grundversorgung mit 200 Betten über die Krankenhäuser der Regel- und Zentralversorgung von 600 bis 1000 Betten zu den Universitätskliniken der Maximalversorgung von 1400 bis 2000 Betten – ist in den vergangenen 200 Jahren gelegt worden. Die lange Krankenhausentwicklung hat wohl im Großklinikum mit seinen 1500 oder mehr Bettenplätzen derzeit ihre höchste Ausbaustufe erreicht. Mit seinen vor wenigen Jahrzehnten noch kaum glaublichen diagnostischen und therapeutischen Möglichkeiten, die unter dem Einsatz von teuren biomedizinischen Apparaturen praktisch realisierbar geworden sind, entzünden sich nicht zuletzt angesichts der Kosten Diskussionen, die sich – wie schon in der Biedermeierzeit, als man die neuen Krankenhäuser als zu aufwendige ›Paläste der Armen‹ schalt – um Sinn und Zweck dieser ins Gigantische gehenden Gesundheitsmaschinen drehen. Schon melden sich Kritiker, die in den heutigen Mammutkliniken die Sackgasse einer zu sehr von der Biotechnik und Apparatemedizin bestimmten Heilkunde zu erkennen glauben. Deshalb taucht in den Diskussionen um das Krankenhaus der Begriff der Inhumanität immer wieder auf. Dies geschieht zu einem Zeitpunkt, in dem die Klinische Medizin und die auf sie zugeschnittenen hochtechnisierten Gehäuse der Kliniken und Krankenhäuser so leistungsfähig, so effizient wie nie zuvor arbeiten können und das Umfeld des bettlägerigen Patienten noch nie so komfortabel war wie in der Gegenwart.

Aus diesen Überlegungen heraus scheint es längst an der Zeit, sich mit der Krankenhausgeschichte zu befassen, um ihre Etappen mit ihrem von Mal zu Mal wachsenden Fortschritt kennenzulernen. Dies soll in der vorliegenden Übersicht anhand der baulichen Entwicklungsstufen versucht werden, um von daher eine bessere Kenntnis über die in über 200 Jahren gewachsenen Strukturen unseres heutigen Krankenhauswesens zu geben. Bei der Fülle von Krankenhausbauten, die seit der Aufklärung bis heute entstanden sind, wäre es vermessen, alle Entwicklungszweige aufzuzeigen. Es sollen vielmehr anhand der wesentlichsten Krankenhausbauten beispielhaft bedeutende Meilensteine der deutschen Krankenhausgeschichte vor Augen geführt werden. Dabei sind auch ausländische Krankenhäuser, die für die deutsche Krankenhaustypologie ausschlaggebende Bedeutung erlangt haben, mit berücksichtigt worden. Auf diese Weise soll die Entstehungsgeschichte des Krankenhauses vom frühen 18. Jahrhundert bis heute erstmals in kontinuierlich geschlossener Form dargestellt werden.

Vielleicht wird dem Leser dieser Übersicht deutlicher als bisher bewußt, daß sich trotz wechselnder Konzeptionen der Krankenhäuser, trotz unterschiedlicher Anlageformen und Ausstattung an diesen für die jüngere Kulturgeschichte so wesentlich gewordenen Zweckbauten kontinuierlich Fortschritte menschlichen Denkens, Fühlens und Handelns dokumentieren lassen. Es erübrigt sich zu betonen, wie sehr in diesen Häusern auf der Basis einer naturwissenschaftlichen Medizin immer wieder versucht wurde und wird, dem kranken Menschen in den schweren Tagen, in denen sein Lebensraum eingeschränkt ist, zu helfen. Dabei steht naturgemäß die körperliche Restitution im Vordergrund, denn, wie es der Philosoph Arthur Schopenhauer ausdrückte: »Ohne die Gesundheit ist alles nichts.«

1 Hospitäler und Seuchenhäuser

Vorläufer des Krankenhauses

Die Anfänge unseres Krankenhauswesens gehen bis ins frühe Mittelalter zurück. Damals, vor über tausend Jahren, entwickelten sich auf dem Boden des aufblühenden Christentums mit seiner Idee der Nächstenliebe und der Barmherzigkeit, wie sie im Matthäusevangelium beschrieben wird, die ersten karitativen Wohlfahrtseinrichtungen (Abb. 1). In den Fremdenherbergen, den *Xenodochien,* wurden Pilgern, Reisenden und Bedürftigen Unterkunft und Fürsorge auf vielerlei Art zuteil, wie sie die abendländische Kultur vorher nicht gekannt hatte. Solche mildtätigen Einrichtungen lassen sich seit der Völkerwanderungszeit an den belebten Heerstraßen, an Paß- und Flußübergängen, auf Reise- und Pilgerrouten nach Byzanz, Ephesos oder Jerusalem nachweisen.

Mit der Entfaltung des Christentums bekamen diese ›Gasthäuser‹ zunehmend den Charakter von sozial-karitativen Institutionen, in denen man auch dem Kranken Hilfe und Fürsorge gewährte. Somit bildete sich in den Hospitälern die Keimzelle stationärer Krankenpflege im europäischen Abendland. Es bürgerte sich damals im weströmischen Reich für solche, von der christlichen Idee getragenen Unterkunftsstätten die aus dem Lateinischen stammende Bezeichnung Hospiz oder Hospital ein, von *hospitale* (gastlich) entlehnt. Bald kam noch der Begriff des *Nosokomeon* (griech.: *nosos* = die Krankheit, *komeo* = ich pflege) für das Krankenhaus hinzu. Erstmals soll in Caesarea, dem heutigen Kayseri, Bischof Basilius der Große um 368 n.Chr. eine solche Einrichtung der geschlossenen, geregelten Pflege von Kranken inmitten eines Hospitalkomplexes geschaffen haben.

Im alten Byzanz hat man wesentlich später im 10. Jahrhundert unter ärztlicher Aufsicht stehende, kleine Anstalten für bedürftige, kranke Menschen nachgewiesen.

Einen wesentlichen Meilenstein für die Entwicklung des Hospitalwesens im Abendland setzte Benedikt von Nursia mit der Gründung des nach ihm benannten Mönchsordens, der sich vom Kloster Montecassino in Süditalien aus seit 529 in ganz Europa ausbreitete. Nach den Klosterregeln der Benediktiner mußte sich einer aus den Reihen der Mönche im sogenannten *Infirmarium* (lat. *infirmus* = krank, schwach) der Pflege und Aufsicht über seine erkrankten Mitbürger widmen. In dem um 820 entworfenen Idealplan für ein Benediktiner-Kloster, der heute in St. Gallen in der Stiftsbibliothek sorgsam gehütet wird, erkennt man am Rande des Klosterbereiches eine solche Krankenbehandlungsstätte, die mit einem Heilkräutergarten und einem Aderlaßhaus verbunden worden war.

Zur Zeit der Kreuzzüge (1096–1270) besaßen die Ordensgemeinschaften der Johanniter, der Tempelherren und der Deutschordensritter in Jerusalem Stätten, die vornehmlich der Krankenpflege gewidmet waren. Den von weither aus dem Abendland angereisten Rittern und ihrem

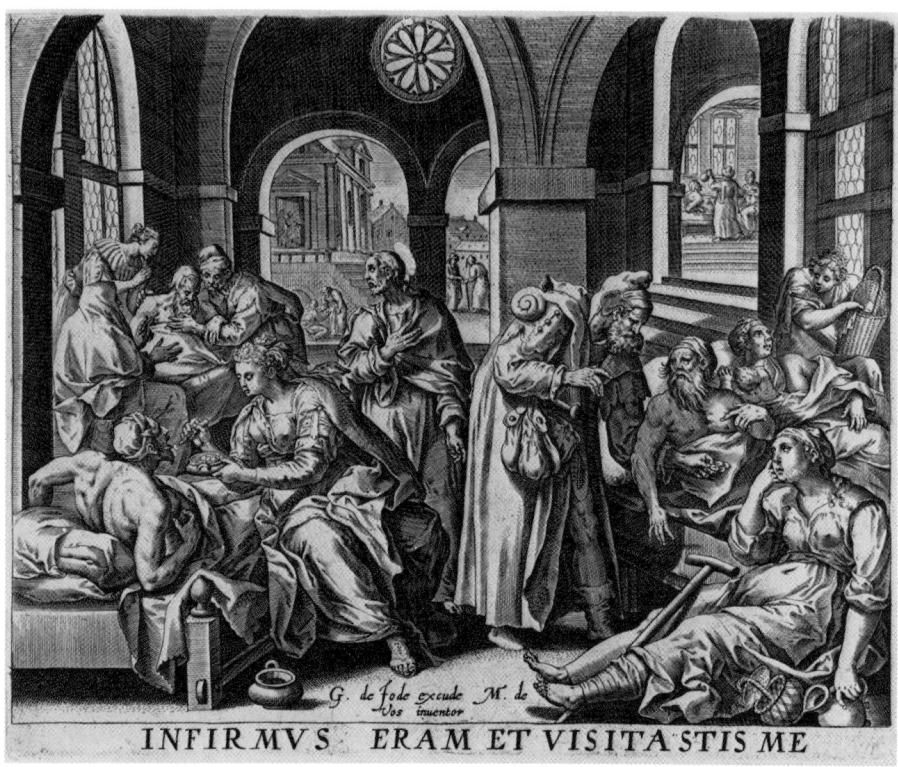

INFIRMVS ERAM ET VISITASTIS ME

1   Eine imaginäre Hospitalhalle des 16. Jahrhunderts mit verschiedenen Krankenpflegeszenen. Im Hintergrund zwei Ärzte am Bett eines Kranken. Kupferstich nach Marten de Vos von Gerard de Jode, um 1560. Deutsches Krankenhausmuseum, Oldenburg

Troß boten sie im Krankheitsfall eine für die damalige Zeit ausgezeichnete medizinische Versorgung. Nach der Vertreibung der Ordensritter aus dem Heiligen Land (1291) trugen sie wesentlich dazu bei, daß die von der christlichen Nächstenliebe motivierte Hospitalidee weiter im Abendland verbreitet wurde. Schon bald errichteten sie auf Rhodos (1311) und in vielen Ländern des christlichen Abendlandes Hospitäler. Zu einer besonders großartigen Hospitalgründung kam es 1532 in La Valetta auf der Mittelmeerinsel Malta. Das vollendete Hospital hatte einen für seine Größe vielbewunderten Krankensaal, in dem 300 Kranke in Einzelbetten gepflegt werden konnten. Aber auch nördlich der Alpen haben die Ritterorden seit dem hohen Mittelalter Fuß gefaßt und in ihren Niederlassungen der Krankenpflege viel Kraft und Energie gewidmet.

Noch bedeutender für die Ausbreitung des Hospitalwesens sollte der im 12. Jahrhundert in Südfrankreich ins Leben gerufene Orden der Brüder vom Heiligen Geist werden, der sich voll und ganz aus christlicher Barmherzigkeit der Krankenpflege verschrieben und diese zum obersten Gebot seiner Regel gemacht hatte.

Schon im Jahre 1204 übergab Papst Innozenz III. dem Ordensgründer Guido von Montpellier und der von ihm geführten Hospitalbruderschaft das Arcispedale in Rom, das als ›Ospedale di Santo Spirito‹ in die Geschichte einging. Bereits im 13. Jahrhundert wurde der Heilig-Geist-Orden so populär, daß viele Hospitalgründungen, wie selbst das berühmte Heilig-Geist-Hospital in Lübeck (1256), den Namen übernahmen, obwohl sie weder mit dem Mutterhaus in Rom, noch sonst auf irgendeine Art und Weise mit dem Heilig-Geist-Orden in Verbindung standen.

Weitere im hohen Mittelalter sich ausbildende Pflegegemeinschaften wie die Alexianer, die Antoniter oder die Elisabethinerinnen begannen, sich der Kranken, Behinderten, Geisteskranken und Sterbenden anzunehmen. Sie schufen für ihre karitative Tätigkeit bereits Anstalten, in denen neben geistlicher Tröstung und körperlicher Fürsorge auch ärztliche Hilfe geleistet werden konnte.

Schließlich verdanken wir dem Mittelalter auch die ersten seuchenhygienischen Maßnahmen zur Bekämpfung der Epidemien. Schon früh versuchte man, die Leprösen in gesonderten Anstalten vor den Toren der Städte zusammenzufassen. Als im Jahre 1346 in Europa die erste Pestseuche mit furchtbarer Macht grassierte, begann man ebenfalls, diese von der Seuche heimgesuchten Kranken in streng abgesonderten Gebäudekomplexen zu isolieren, oder man hielt sie wie Gefangene in ihren mit einem Pestkreuz für jedermann kenntlich gemachten Wohnungen fest. Seit dem 16. Jahrhundert kamen noch Anstalten für Syphilis-Kranke, die sogenannten ›Franzosenhäuser‹ hinzu, da die Seuche ihren Weg über Frankreich nach Deutschland nahm. Noch heute findet man hier und dort in Orts- und Straßenbezeichnungen Hinweise auf solche mittelalterlichen Seuchenasyle, wie Melaten (frz.: *malade* = krank), Kinderhaus (Leprakranke = Gottes Kinder), Gutleuthaus, Lazarett, Franzosenhaus, Brechhaus oder Siechhaus.

Mit dem Beginn der Neuzeit wandelten sich die Hospitäler, da sie aus den Händen der religiösen Ordensgemeinschaften allmählich in die Aufsicht der Kommunen übergingen. Schon zuvor hatten sich viele dieser Institutionen nördlich und südlich der Alpen mehr oder weniger zu Pfründneranstalten entwickelt, in denen die Krankenpflege kaum noch eine eigenständige Rolle spielte. Bei den steigenden Kosten, die die der Armenpflege unterstellten städtischen Hospitäler verursachten, lag es nahe, daß sich diese Tendenz verstärkte und man lieber Pfründner, die noch über eigene Mittel verfügten, aufnahm als arme Kranke. Ohnehin zogen es Kranke, wenn sie es nur eben konnten, seit altersher vor, sich in ihrem eigenen familiären oder im Bereich ihres Dienstherren ärztlich behandeln zu lassen. Andererseits bewies seit dem 16. Jahrhundert die weltliche Obrigkeit durch die Neugründung von Wohlfahrtsanstalten vornehmlich für die Krankenpflege deutlich ihr Bemühen, das Hospitalwesen zu reformieren. Beispielhaft kann man das für England nachweisen, wo man eine Anstalt für körperlich Kranke, das St. Bartholomew's Hospital (1553), und eine weitere für seelisch Kranke, das Bethlehem-Hospital (1546), eröffnet hatte. Zu Beginn der Barockzeit rief man im deutschsprachigen Raum Hospitäler ins Leben, die in ihren Neubauten neben den Wohnplätzen der Pfründner auch mit abgetrennten, sorgsam angelegten Räumlichkeiten für die Krankenpflege ausgestattet wurden.

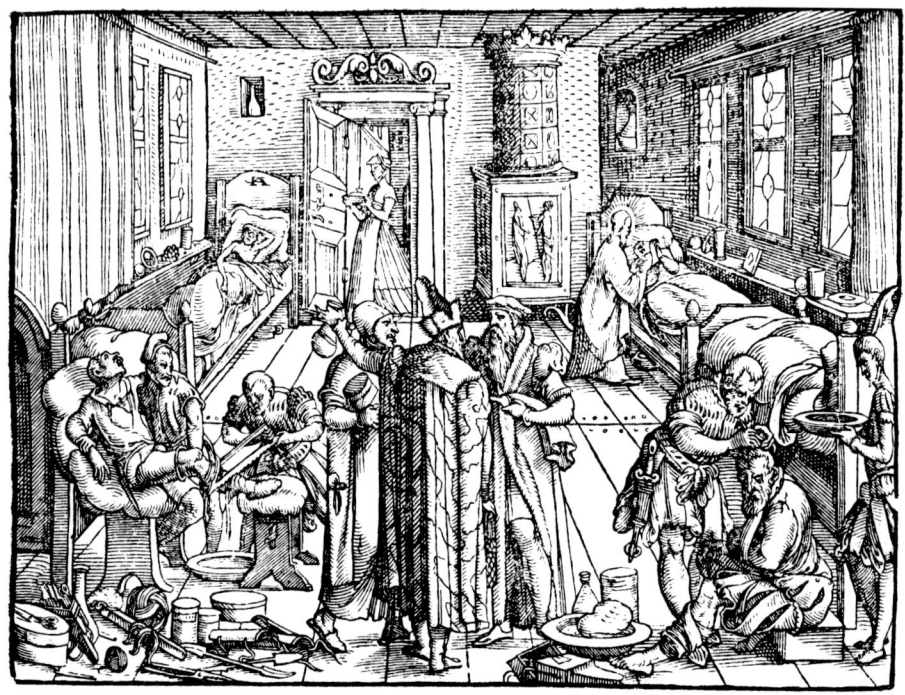

2 Blick in einen Krankensaal um 1560 mit verschiedenen chirurgischen Eingriffen. Holzschnitt von Jost Amann, um 1566. Herzog August Bibliothek, Wolfenbüttel

Glücklicherweise gestatten uns gerade zwei in kurzer Folge nacheinander um 1566 und 1596 entstandene Darstellungen der frühen Barockzeit eine sehr plastische Vorstellung von dem Geschehen in den Krankenabteilungen der damaligen Hospitäler. Es handelt sich dabei einmal um eine Holzschnittillustration aus dem »Opus Chyrurgicum« von Paracelsus, das 1566 in Frankfurt am Main herauskam (Abb. 2). Eindrucksvoll wird dem Betrachter das Handwerk der Chirurgen vor Augen geführt. Vermutlich hat ein anderer Künstler – Adam Elsheimer auf seinem berühmten Hospitalbild von 1596 mit der hl. Elisabeth – das Hospital der Deutschordensritter in Frankfurt-Sachsenhausen wiedergegeben; jedenfalls kann man bei dem Realismus der Darstellung davon ausgehen, daß er vorher Pflegeszenen in Hospitälern studiert hat.

Das berühmte Julius-Spital in Würzburg (1576–1581), das Elisabeth- und Josephs-Spital in München (1601–1626, auch Herzogs-Spital genannt) und das Heilig-Geist-Hospital in Augsburg (1624–1632) sind weitere Beispiele für Neubauten. Doch erst im 17. Jahrhundert erkennt man klare Anzeichen innerhalb des öffentlichen Armenwesens, den bedürftigen Kranken, die ohne Mittel, Angehörige und Wohnung waren, mehr Fürsorge und Hilfe angedeihen zu lassen. Kennzeichnend ist dafür, daß die Pesthäuser von Danzig, Hamburg und Leipzig sich zu Institutionen stationärer Krankenpflege reorganisierten. Die Stadtärzte, die sogenannten *Physici*, mußten die

Hospitäler regelmäßig besuchen, um den Kranken und seinen Krankheitsverlauf regelmäßig kontrollieren zu können. Damals war gleichzeitig ein imponierender Aufschwung der Heilkunde in Theorie und Praxis zu beobachten, der auf den schnell sich erweiternden theoretischen Kenntnissen der Anatomie und Physiologie beruhte. Berühmte Ärzte wie William Harvey in London, der Entdecker des Blutkreislaufs, oder Marcello Malpighi in Pisa, der Mitbegründer der medizinischen Mikroskopie, erschlossen der Heilkunde neue Horizonte, die es der praktischen Medizin erlaubten, die Diagnostik und Therapie beachtlich zu verbessern.

Es war nur allzu folgerichtig, wenn man in dieser Epoche in der niederländischen Universitätsstadt Leiden um 1625 den medizinischen Unterricht am Bett einführte. Schon Ende des 17. Jahrhunderts bestanden in einigen deutschen Städten wie Bremen, Dresden und Leipzig Anstalten, die nur bedürftige Kranke aufnahmen, um sie ärztlich fachmännisch behandeln zu lassen. Ausgezeichnet belegt ist dies in Bremen, wo 1696 ein Krankenhaus vom Magistrat ge-

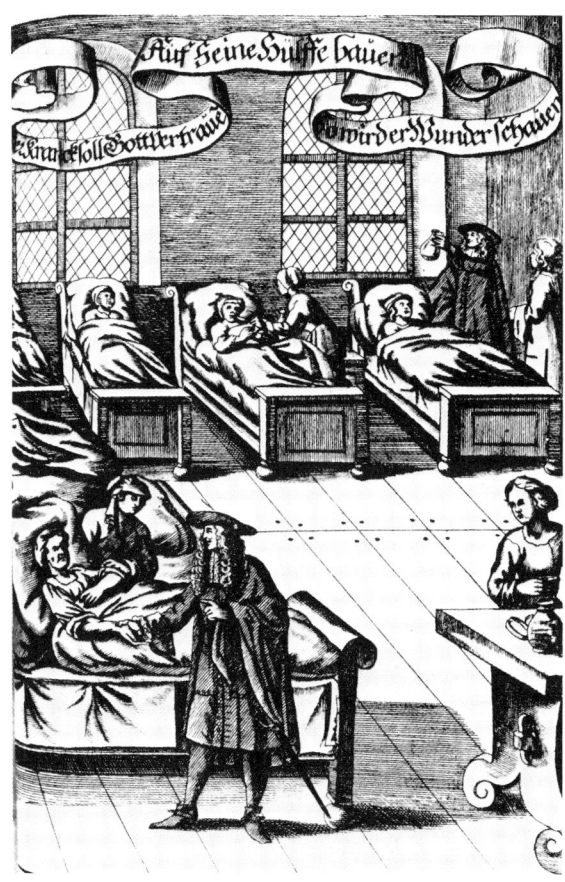

3 Blick in den Krankensaal eines Hospitals der Barockzeit, in dem zwei Ärzte Visite machen (Urin- und Pulsdiagnose) und eine Pflegerin Speisen zubereitet. Das Motto auf dem Spruchband ist charakteristisch für die Pflege in den damaligen Hospitälern: »Der Kranke soll Gott vertrauen; Auf seine Hilfe bauen; So wird er Wunder schauen«. Kupferstich, um 1684

17

gründet wurde. So gab der Rat 1695 bekannt, daß er es für »nöthig erachte, daß ein eigenes Haus angeordnet würde, in welchem solche armen Krancken wol verpfleget, von ihrer Kranckheit Erkündigung eingenommen, und nach Seel und Leib versorget, curiret, und wieder aufgeholffen würden, und des Ends ein solches Nosocomium in hiesiger Neustadt eingerichtet und aptiret worden«.

Die Aufgaben dieses Nosokomium für arme kranke und ›breßhafte‹ Menschen deuteten schon einen Grundzug des modernen Krankenhauswesens in Deutschland an. Ausdrücklich gebrauchte der Magistrat zur Zweckbestimmung dieser Anstalt die Bezeichnungen »curiren« (heilen) und »wieder aufgeholfen«, so daß die Aufenthaltsdauer von vornherein begrenzt wurde.

Wie sorgsam man sich aber auch andernorts in den Hospitälern um die Kranken zu kümmern begann, dokumentiert sehr anschaulich die Darstellung eines Krankensaales aus dem Lehrbuch des Nürnberger Arztes Johann Christian Thiemen, »Feld-, Arzney-, Koch-, Kunst- und Wunderbuch«, das 1684 erschienen ist (Abb. 3). Es handelt sich vermutlich um ein Hospital der alten Reichsstadt Nürnberg, in dem zwei visitierende Ärzte deutlich ins Auge fallen. Eine neue Art von Fürsorge kündigt sich damit an, die dem Hospitalbetrieb immer mehr ärztlichen Sachverstand unterordnete.

4 Blick in den Krankensaal des Prager Hospitals der Barmherzigen Brüder, das 1620 gegründet wurde. Die Darstellung vermittelt einen Eindruck von der Pflege der Kranken, wie sie seit dem 17. Jahrhundert in den Wohlfahrtseinrichtungen der Barmherzigen Brüder durchgeführt wurde. Kupferstich, um 1820

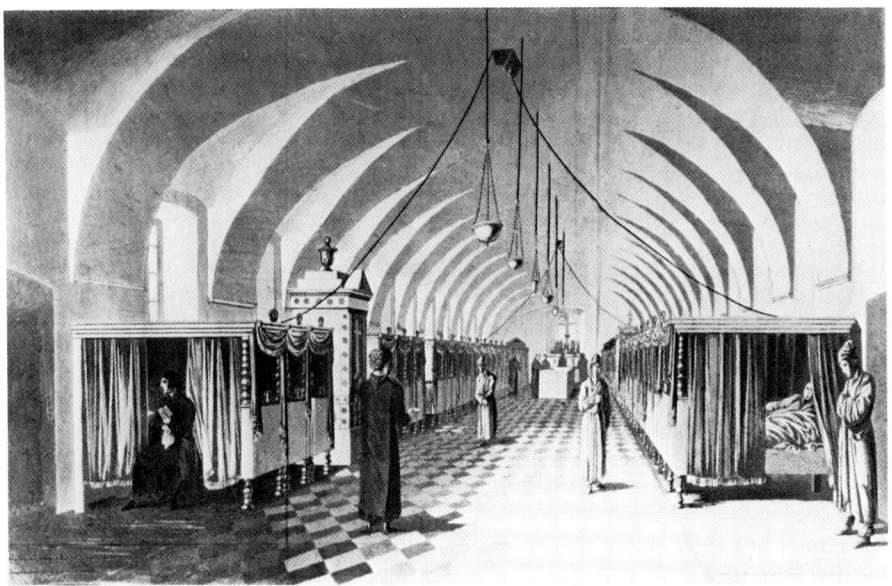

2 Der Übergang vom Hospital zum Krankenhaus

Pflegeorden wiesen den Weg im 17. Jahrhundert

In nicht unerheblichem Maße wurde im Barock eine Reform des Hospitalwesens vom Orden der Barmherzigen Brüder eingeleitet, der die Krankenpflege in seinen Niederlassungen in den Vordergrund stellte. Dieser war um 1540 von dem Prediger Johann von Gott im spanischen Granada gegründet worden. In ihren Ordensregeln legten die Mönche für die damalige Zeit in äußerst vorbildlicher Weise in acht Punkten fest, wie man Kranke aufzunehmen, zu pflegen und zu behandeln hatte. Sie richteten bald für ihr karitatives Wirken Ordenshospitäler ein, die allerdings nur männliche Kranke betreuten, und von denen eines der bedeutendsten 1601 in der französischen Hauptstadt Paris entstand. Bald wurde diese Krankenanstalt unter dem Namen ›Hôpital de la Charité‹ wegen seiner dort erfolgreich tätigen Chirurgen von Patienten und Ärzten aus aller Welt besucht.

Neben dem schon genannten Pariser Hospital gründeten die Barmherzigen Brüder in der deutschen Ordensprovinz im Laufe der nächsten vier Generationen bedeutsame Hospitäler in Wien (1614), in Graz (1615), in Prag (1620; Abb. 4), in Neuburg an der Donau (1622) und in Münster in Westfalen (1733). Sie sorgten schon sehr früh dafür, daß sie in ihren Reihen Wundärzte, Apotheker und geschulte Pfleger hatten, um in ihren Häusern eine den wachsenden medizinischen und diätetischen Kenntnissen des 17. und 18. Jahrhunderts angemessene Krankenpflege gewährleisten zu können. Ebenso bauten sie ihre Anstalten schon sehr zweckmäßig aus, wie man es in der Anlage des Hospitals St. Wolfgang in Neuburg an der Donau dokumentiert sieht, das neben einem Krankensaal mit 12 Bettstellen über einen Untersuchungsraum, ein Arztzimmer, ein Isolierzimmer für Schwerkranke und einen Geräteraum verfügte. Jeder Kranke bekam ein eigenes Bett mit frischer Bettwäsche und wurde täglich zweimal vom Arzt besucht.

»Der Medicus und Chirurgus werden die Kranken des Tages zwey mal besuchen. Alle Krankenwärter mit dem Apotheker und Barbierer werden allda bey der Untersuchung erscheinen. Ein jeder von ihnen wird sein Buch haben, worein er alles deutlich aufschreibe, was der Medicus an Speise und Trank, auch wegen der Arzneyen verordnen wird.« (Aus den Ordensregeln der Barmherzigen Brüder).

Obwohl schon in den meisten unter der Obhut der Städte stehenden Hospitäler eine ärztliche Überwachung gegeben war, wurde der geordnete Dienst des Arztes aber erst in den Hospitälern der Barmherzigen Brüder zur Selbstverständlichkeit. Den Nachteil dieser Hospitäler, daß sie nur männliche Kranke in ihre Mauern ließen, glichen bald klösterliche Frauengemeinschaften wie die Cellitinnen oder die Elisabethinerinnen aus. Sie gründeten eigene Wohlfahrtsanstalten,

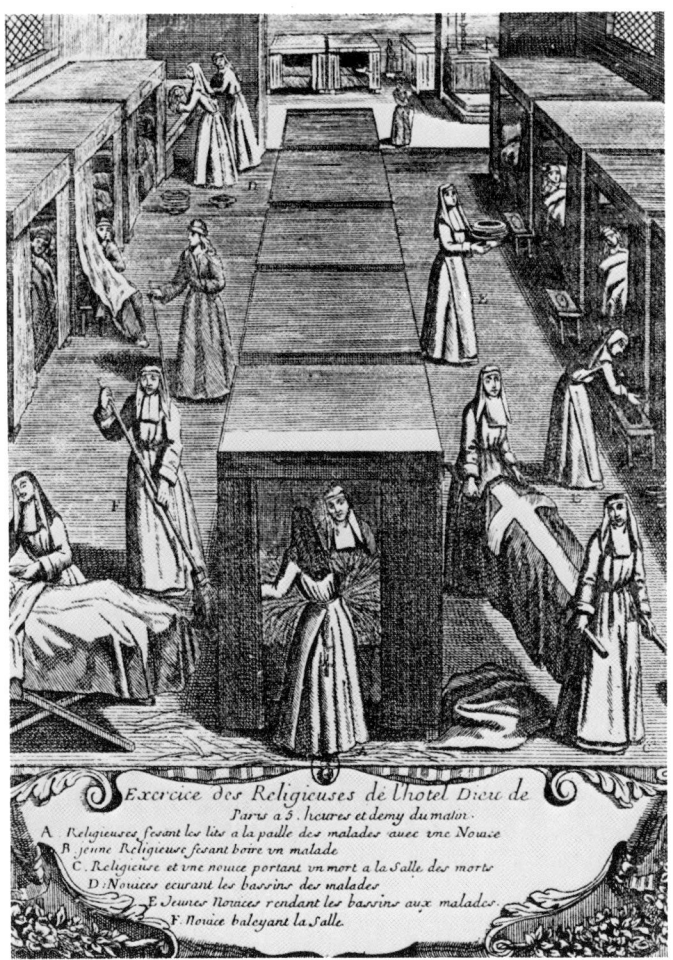

Exercice des Religieuses de l'hotel Dieu de
Paris a 5. heures et demy du matin.
A Religieuses fesant les lits a la paille des malades auec vne Nouice
B jeune Religieuse fesant boire vn malade
C. Religieuse et vne nouice portant vn mort a la Salle des morts
D Nouices ecurant les bassins des malades
E Jeunes Nouices rendant les bassins aux malades
F Nouice baleyant la Salle.

5 Krankenpflege im Hôtel Dieu in Paris durch Augustinerinnen. Holzschnitt, um 1700

in denen – wie in Aachen seit 1622 – kranke Frauen stationär gepflegt werden konnten. Einen weiteren Schritt zur Gleichstellung machte der französische Geistliche Vinzenz von Paul, der 1634 die Genossenschaft der *Filles de la Charité* in Paris ins Leben rief. Unter dem Namen Barmherzige Schwestern gewannen sie aufgrund ihrer kenntnisreichen Armen- und Krankenpflege schnell Anerkennung und das Wohlwollen des französischen Königshauses. Sie dehnten in kurzer Zeit ihren Wirkungskreis auf viele Hospitäler in Frankreich aus. Bereits früher hatten sich die Augustinerinnen der Krankenpflege gewidmet. Seit dem 16. Jahrhundert betreuten sie die Kranken im berühmten Hôtel Dieu in Paris (Abb. 5). Ende des 17. Jahrhunderts versahen 100 Schwestern und 50 Novizen ihren Dienst im Pariser Hôtel Dieu, in dem täglich etwa

2800 Kranke zu versorgen waren. Diese weiblichen Pflegeorden bereiteten früh die Basis für eine qualifizierte, geordnete Krankenpflege in den Hospitälern und sollten ihre Renaissance in der ersten Hälfte des 19. Jahrhunderts erleben.

Die ersten Krankenhäuser in Deutschland in der frühen Aufklärungszeit

Die Gründung der Staatskrankenanstalt Charité in Berlin als Beispiel

Mit der Charité in Berlin öffnete im Jahre 1727 eines der bald angesehensten Krankenhäuser in Deutschland seine Tore (Abb. 6). Ursprünglich war der Baukomplex, in den die Charité einzog, als Pestlazarett vorgesehen. Friedrich I., König in Preußen, hatte es aus Furcht vor drohenden Pestepidemien nach dem Konzept des Pariser Pesthauses ›Hôpital St. Louis‹ (1607) von 1709 bis 1710 erbauen lassen. Andere deutsche Städte wie Augsburg (1521), Leipzig (1548), Dresden (1548) oder Hamburg (1606) verfügten schon seit langem über solche Isolieranstalten für Pestkranke.

Nach dem Pariser Vorbild des Hospitals der Barmherzigen Brüder gab 1727 Friedrich Wilhelm I. der neuen, vom preußischen Staat getragenen Krankenanstalt den Namen ›Charité‹. Außer dem Krankenhaus mit 200 Bettplätzen beherbergte es die Geburtshilfliche Abteilung, zwei Infektionsstationen, ein Militärlazarett und noch ein Pfründnerheim. Ein ärztliches Direktoren-Kollegium, das aus den Medizinern Johann Theodor Eller, Gabriel Senff und Ernst Conrad Holtzendorff bestand, hatte den gesamten Krankenhaus- und Lazarettbetrieb nach ärztlichem Sachverstand zu leiten.

Die innere Strukturierung der Charité ist für ihre Zeit gut durchdacht gewesen. Im Erdgeschoß richtete man Räume für die Verwaltung und für die Hospitaliten ein. Die eigentlichen Krankenabteilungen, die in sich schon Kliniken darstellten, lagen im ersten und zweiten Stockwerk aller vier Flügel, die sich räumlich wenig voneinander unterschieden. Man hatte im Gegensatz zu den bisher bekannten hallenartigen Hospitalsälen kleine Zimmereinheiten mit zehn bis zwölf Einzelbettstellen geschaffen, die vom auf der Innenhofseite verlaufenden Flur bequem zu erreichen waren. In jedem Krankenraum waren eine Ofenheizung und ein kleiner Kamin für die Verbesserung der Zimmerluft installiert. Die Reinlichkeit der Stuben, der Wechsel der Bettwäsche (alle vier Wochen) sollte vom Pflegepersonal überwacht werden. Seit 1730 konnte man in einer zusätzlich aufgebauten dritten Etage neben Zimmern für Patienten mit ansteckenden Krankheiten und den Räumen der Krankenseelsorger in einem großzügig bemessenen Operationssaal vielfältige chirurgische Eingriffe durchführen (Abb. 7).

Die Einrichtung der Charité in Berlin kam sowohl sozialen und medizinischen als auch politischen Bestrebungen der damaligen Zeit entgegen. Mit dem aufblühenden Merkantilismus unter Ludwig XIV. war überall in Europa das allgemein spürbare Bedürfnis gestiegen, Handwerkern, Dienstboten und Tagelöhnern ebenso wie Soldaten im Krankheitsfall zum Wohle des Staates krankenpflegerische und ärztliche Fürsorge zu ermöglichen. Solche sozialen Maßnah-

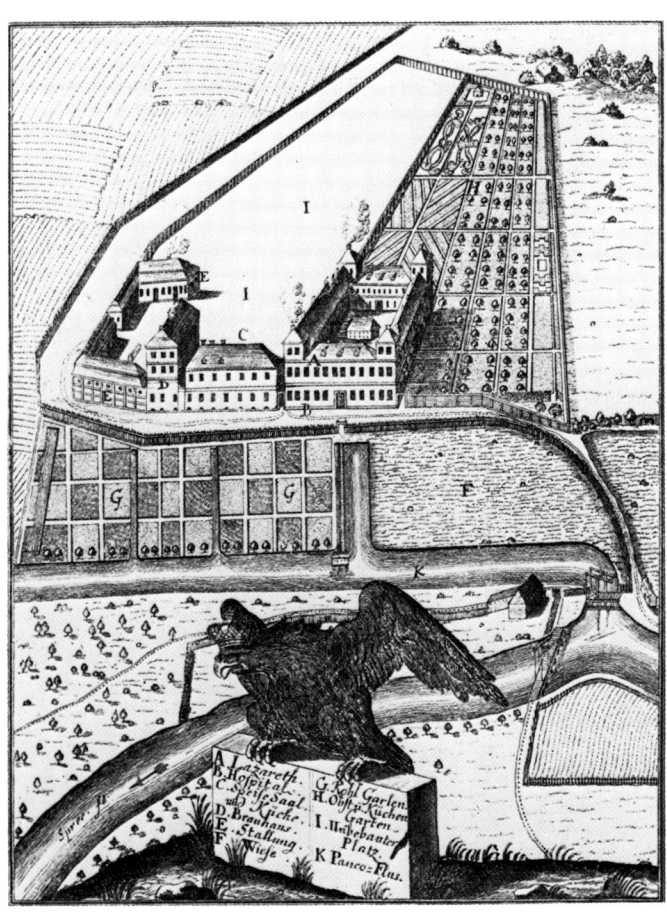

6 Die Charité in Berlin. Vogelschauperspektive. Kupferstich, 1730

men waren damals aber ohnehin notwendig geworden, da Handel und Verkehr eine größere Mobilität der Bevölkerung mit sich gebracht hatten und sich außerdem durch die beginnende Landflucht in den Metropolen die Schar der Armen ständig vergrößerte. Gleichzeitig lag es nun auch nahe, die Ausbildung der Mediziner sowie die in den Heilberufen tätigen Personen zu überprüfen. Schon vor der Eröffnung der Charité hatte Friedrich Wilhelm I. 1725 ein *Collegium medicum* ins Leben gerufen und eine Medizinalverordnung herausgegeben. Die seit 1727 mögliche stationäre Krankenbehandlung und die Unterweisung von angehenden Ärzten am Krankenbett unterstützte in hohem Maße die Verbesserung der ärztlichen Ausbildung und die Reformierung des Medizinalwesens (Abb. 8 u. 9). Doch scheint in allererster Linie, wie 30 Jahre zuvor in Bremen, die soziale Fürsorge um die armen Kranken den Ausschlag zur Gründung der Charité gegeben zu haben, wie es der ärztliche Direktor Eller 1730 formuliert:

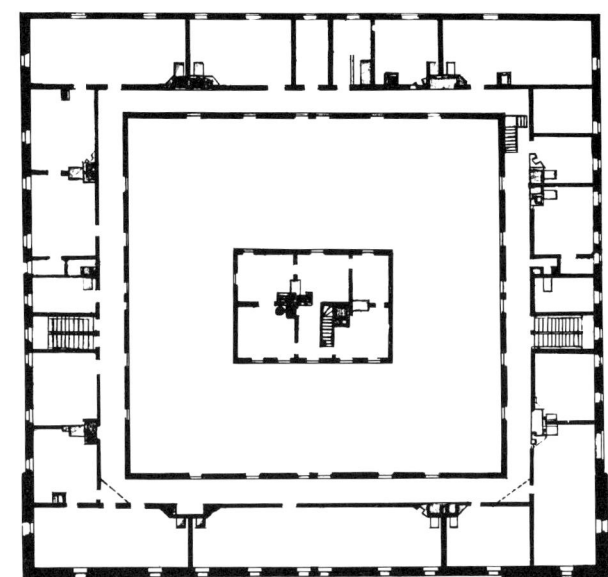

b

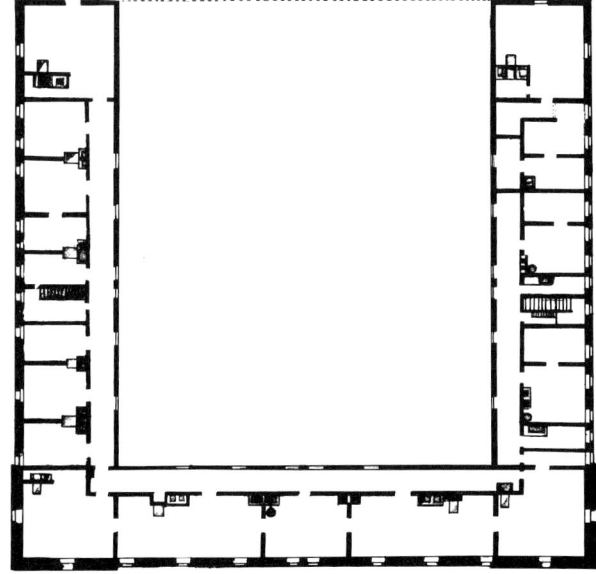

7 Die Charité in Berlin
a) Grundriß vom zweiten
und b) vom dritten Geschoß
(1730), in dem sich in der
Mitte der Operationssaal
und die Krankenräume für
Patienten mit ansteckenden
Krankheiten befanden   a

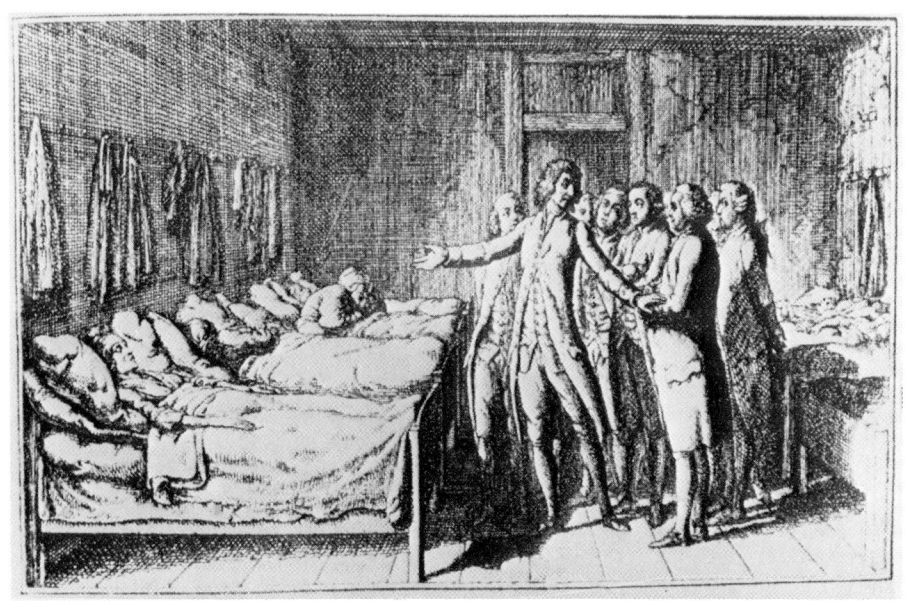

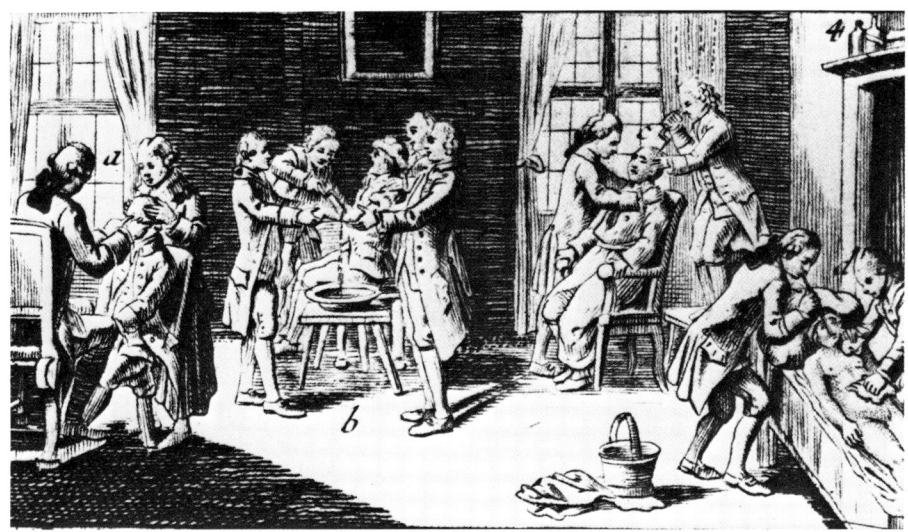

8/9   Blick in ein Krankenzimmer der Charité bei der ärztlichen Visite. Kupferstich von Daniel Chodo-
wiecki, 1798 (oben), und Szenen aus einem Operationszimmer der Charité. Kupferstich, um 1780

»... geneigt, ein Mittel herauszufinden, damit die Kranckheit bey der Armuth nicht möchte gar zu unerträglich fallen, oder daß Krancke aus Dürfftigkeit und Mangel des Unterhalts, welches in großen und volckriechen Städten offtmalen zu geschehen pfleget, nicht möchten verwahrloset dahinsterben, da sie doch hätten können erhalten werden. Denn ob man gleich bey so bewandten Umständen die behörigen umsonst gereichten Artzney-Mittel mit den besten Fleiß, oder auch überflüssig angewendet, daß selbige keineswegs hinreichend seyn, wo die übrige so sehr benöthigte Nahrung, Pflege und Abwartung des krancken Cörpers ermangelt. Derohalben ging die allergnädigste Koenigliche Ordre dahin: es solte bey denen unvermögenden Armen Krancken in hiesigen Residentzien beydes für die Cur, und Verpflegung gesorget werden.«

Ausländische Staatskrankenhäuser im Zeitalter des aufgeklärten Absolutismus

Wie in Berlin, so entstanden in fast allen europäischen Metropolen mehr oder weniger gleichzeitig große Krankenanstalten. In der Regel handelte es sich wie bei der Berliner Charité um Staatsanstalten, die vornehmlich von den armen Bevölkerungsschichten im Krankheitsfall genutzt, aufgesucht und frequentiert wurden. Der Wandel vom Hospital für Bedürftige aller Art zum Krankenhaus zeichnet sich dabei in der ersten Hälfte des 18. Jahrhunderts deutlich ab.

Das im frühen 14. Jahrhundert gestiftete Inselspital in Bern in der Schweiz bekam von 1718 bis 1724 nach den Plänen des Architekten Franz Beer einen umfangreichen Neubau (Abb. 10). In den Jahren zuvor war geregelt worden, daß bevorzugt Patienten in das Inselspital eingewiesen werden sollten, die sich größeren chirurgischen Eingriffen wie Amputationen der Gliedmaßen, Stein- und Bruchschnitte, Geschwülste und Staroperationen unterziehen mußten. Man errichtete für das neue Krankenhaus einen dreigeschossigen, von Ost nach West verlaufenden Längstrakt mit kurzen Seitenflügeln. Durch geschickten Wechsel der Baufluchtlinie verlief der Korridor einseitig an der Nord- und Südwand. Die meisten Krankenzimmer, deren Größe zwischen drei und zwölf Betten schwankte, gingen nach Süden. Ein großer Operationssaal machte deutlich, daß in diesem Neubau vor allen Dingen die Wundchirurgen das Sagen hatten. Das anfangs für 45 Betten geplante Krankenhaus wurde schon bald auf 50 erweitert, von denen der Chirurgischen Abteilung 38 Betten und der Medizinischen Abteilung 12 Betten zur Verfügung standen.

In London begann man das Guy's Hospital, das im Jahre 1722 von einem Privatmann noch im Sinne der alten Hospitalidee für Sieche und chronisch Kranke gestiftet worden war, bald zu einer Krankenanstalt zu reformieren. Im Jahre 1725 war ein Neubaukomplex vollendet worden, der zwar noch große, hallenartige Krankensäle hatte, aber doch schon in seinen Betriebsabläufen unter ärztlicher Kontrolle stand.

Noch wesentlicher für den Übergang vom Hospital zum Krankenhaus wurde das 1546 gegründete St. Bartholomew's Hospital. Man baute dieses traditionsreiche Hospital nach den Plä-

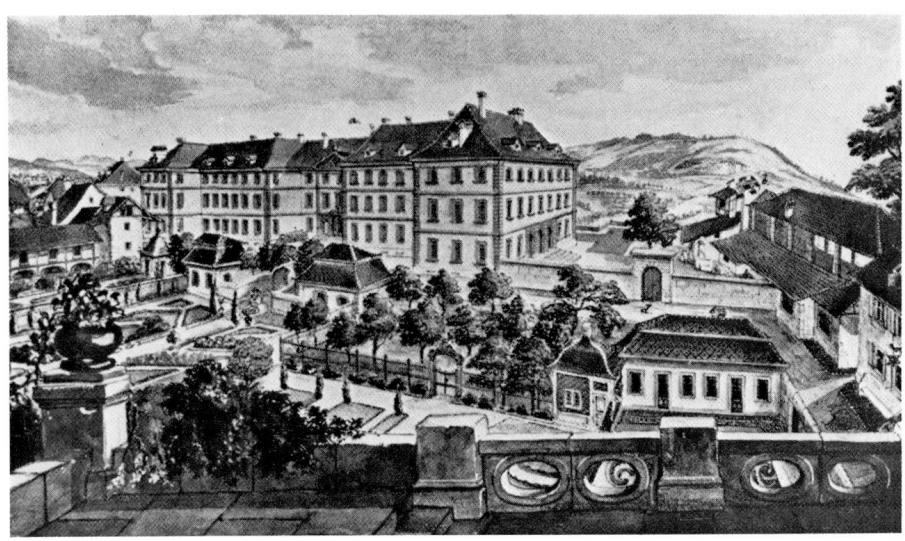

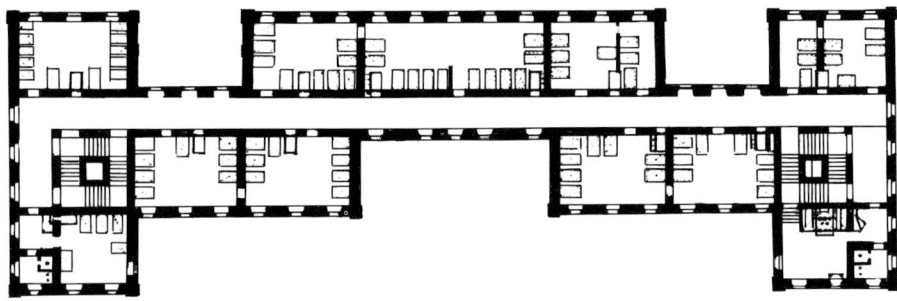

10 Das Inselspital in Bern (1718–1724). Blick von Nordwesten auf die Hauptfassade, nach einer Zeichnung von Ed von Roth, und Grundriß

nen des Architekten Jakobus Gibbs seit 1730 im Laufe der nächsten drei Jahrzehnte völlig neu. Schon beim ersten Blick auf den Grundriß dieses Hospitals, das 1750 vollendet wurde, fällt ins Auge, daß das Hospital aus vier baulich unabhängig voneinander errichteten Gebäuden bestand. Die Säle für die Kranken lagen zu beiden Seiten des Mitteltraktes auf drei Geschosse verteilt. Anstelle des alten, großen Hospitalsaales, der von beiden Außenmauern begrenzt worden war, zog man in London im Bartholomew's Hospital noch eine Trennmauer in der Längsachse ein. Auf diese Weise entstanden zwei kleinere Krankenräume, die 12 bis 15 Betten gut aufnehmen konnten. Jeweils am rückwärtigen Ende der Säle befanden sich in einem kleinen Vorbau die Toiletteneinrichtungen. Man nannte diese Anordnung der Krankenzimmer *side by sidewards*.

Wenig später entstanden mit dem Royal Infirmary in Edinburgh (1738–1748) und dem Middlesex Hospital (1755–1775) in London zwei Krankenhausneubauten, die der jungen Klinischen Medizin die Wege bereiten halfen. Aber auch in kleineren Hospitälern, wie etwa dem St. George's Hospital in London, begann man kontinuierlich, die Chirurgie von der Behandlung von Kopfverletzungen nach Unfällen über die Geschwulsttherapie bis zu den Amputationen kranker Glieder zu erweitern. Entscheidend war dafür, daß man sich nicht nur um die Entwicklung der medizinischen Grundlagenforschung bemühte, sondern auch dazu überging, in Klinik und Praxis mehr Gewicht auf die genaue Beobachtung und Erfahrung zu legen. Mit Recht betont 1774 der ›ordentliche Wundarzt‹ des St. George's Hospitals zu London, William Bromfield, den neuen ärztlichen Forschergeist und Tatendrang sowie die Bedeutung der Krankenhäuser für den Fortschritt der Medizin.

Schweden vollzog 1749 ebenfalls mit dem Serafimer-Lazarett in Stockholm den Schritt zu einem ›Reichskrankenhaus‹ für akut kranke Patienten. Das Serafimer-Krankenhaus erhielt dreißig Jahre später, von 1785–1788, einen völligen Neubau nach den Plänen des Stockholmer Stadtbaumeisters Erik Palmstedt in Zusammenarbeit mit dem ersten ärztlichen Direktor Abraham Bäck.

In den Jahren von 1757 bis 1782 entstand unter Frederik V., König von Dänemark und Norwegen, das nach ihm benannte Königliche Frederikus-Hospital in Kopenhagen. Um eine zeitgemäße medizinische Strukturierung und Ausstattung dieser Krankenanstalt zu gewährleisten, hatte man eine Kommission eingesetzt, zu der neben dem Inspektor des Krankenhauses als Fachleute der Chirurg S. Crieger, der Chirurg des Könighauses Wohlert und der königliche Leibarzt Berger gehörten. Man ergänzte dieses Krankenhaus bis 1788 kontinuierlich mit Erweiterungsbauten, die vor allem dem Apothekenbetrieb und der Chirurgie zugute kamen. In den Bettenflügeln zu beiden Seiten des Hofes hatte man große rechteckige Krankensäle angelegt. Zwei nur durch eine Mauer getrennte Säle nahmen nach dem englischen Vorbild des St. Bartholomew's Hospitals die gesamte Breite des Flügels ein. Solche *side by side wards* kennzeichneten auch das Royal Naval Hospital von Plymouth (1756–1764).

Die Gründung von Krankenhäusern in Deutschland zur Zeit Friedrichs des Großen

Schon bald nach der Eröffnung der Charité in Berlin kam es auch in anderen Orten Deutschlands zur Gründung von Krankenhäusern, die im Rahmen des öffentlichen Armenwesens der Gesundheitsfürsorge dienen sollten. Diese neuen Wohlfahrtseinrichtungen unterschieden sich deutlich von den bisherigen Hospitälern, indem sie wie die Charité in ihrer Zweckbestimmung vor allen Dingen auf die Pflege kranker Menschen unter ärztlicher Obhut ausgerichtet wurden. Auf kommunaler wie auch auf staatlicher Ebene entstanden solche sozial-karitativen Anstalten, für die man bereits in dieser ersten Phase des Krankenhauswesens eigene Häuser von Grund auf

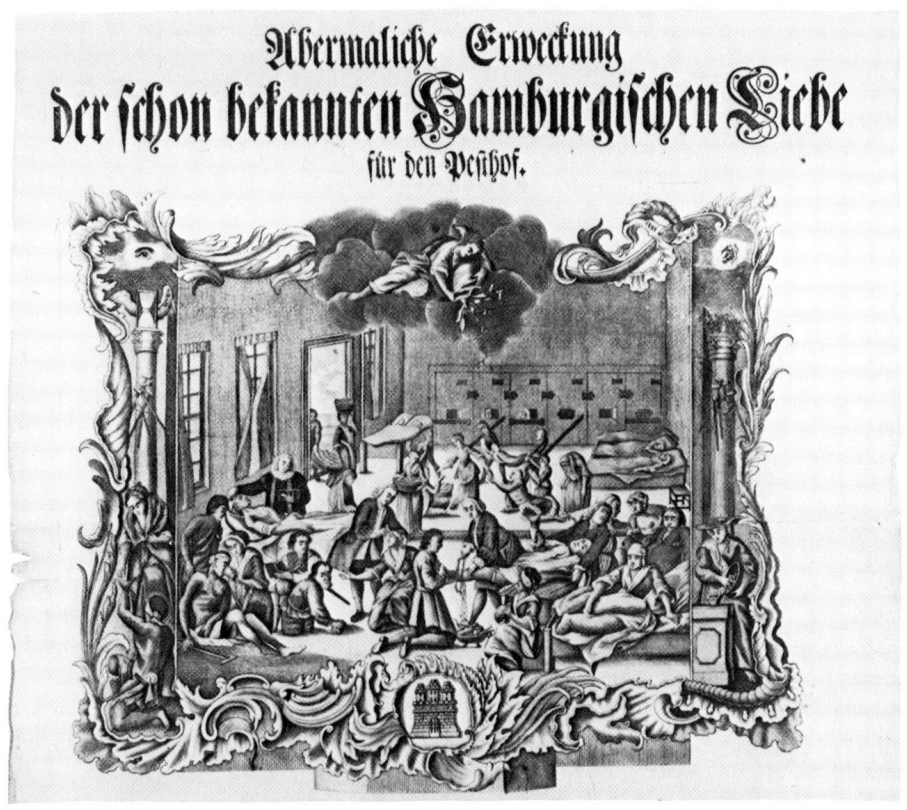

Abermalige Erweckung der schon bekannten Hamburgischen Liebe für den Pesthof.

11 Blick in einen Saal des ›Pesthofes‹ zu Hamburg, der Ende des 16. Jahrhunderts gegründet wurde. Die Darstellung führt drastisch die Situation in dieser Anstalt vor Augen. Spendenaufruf aus dem Jahre 1782. Kupferstich

neu baute oder bestehende Hospitäler und Seuchenanstalten mit mehr oder weniger Nachdruck für die Zwecke der Krankenpflege umwandelte, wie es mit dem Pesthof in Hamburg während der Aufklärungszeit geschah (Abb. 11).

Eines der frühesten neuen Krankenhäuser dieser Art ließ der Magistrat von Stettin als ›Stadtlazarett‹ nach den Plänen seines Stadtarztes Daniel de Superville von 1733 bis 1734 errichten (Abb. 12). Es handelte sich dabei um ein Fachwerkgebäude, das in acht Zimmern 30 Patienten aufnehmen konnte. Nach der Eröffnung übertrug man dem Stadtarzt die Leitung dieser, für die damaligen Verhältnisse durchaus großen Anstalt.

Das neue Städtische Krankenhaus in Hannover eröffnete im selben Jahr, 1734, ebenfalls unter der Bezeichnung ›Stadtlazarett‹ seine Tore. Man hatte sich in den Jahren zuvor entschlossen, einen stattlichen Neubau von drei Etagen zu errichten. Auch in diesem Fall war ein Mediziner

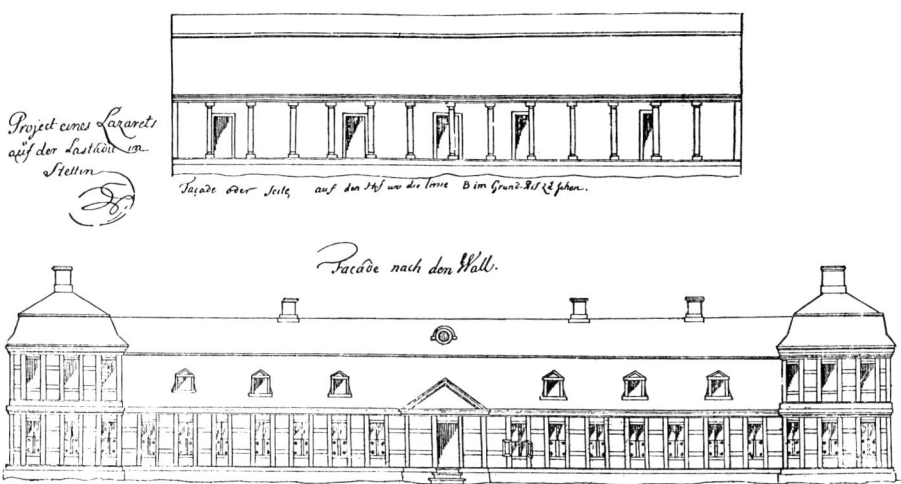

Project eines Lazaretti auf der Lastadie in Stettin

Façade der Seite auf den Hof wo die Forme B im Grund-Riß zu sehen.

Façade nach dem Wall.

12   Haupt- und Seitenansicht des Stadtlazaretts von Stettin (1733–1734). Vermutlich Zeichnung von Daniel de Superville

maßgeblich, der Direktor des seit 1711 bestehenden Anatomischen Instituts, daran beteiligt, daß in der niedersächsischen Hauptstadt ein Krankenhaus vorhanden war. Man gliederte der neuen Krankenanstalt das bereits seit 1708 existierende Infektionshaus an, so daß es drei getrennte Abteilungen für Chirurgie, Innere Medizin und für Kranke mit ansteckenden Leiden gab. Aufnahme, Betreuung und Entlassung der Patienten lag in den Händen eines von der Stadt mit dieser Aufgabe beauftragten Arztes.

Doch eine der aufwendigsten Krankenanstalten dieser Epoche der frühen Aufklärungszeit plante man seit 1758 in Braunschweig. Unmittelbar nach dem Siebenjährigen Krieg (1756–1763) mit seinen schweren Not- und Hungerjahren ließ der Braunschweiger Landesregent Herzog Karl von 1764 bis 1780 ein repräsentatives ›Armenkrankenhaus‹ in seiner Regierungshauptstadt errichten (Abb. 13). In dem dreistöckigen Gebäude richtete man eine Chirurgische und eine Internistische Abteilung sowie eine Geburtshilfliche Klinik ein. Die räumliche Aufteilung sah so aus, daß im Erdgeschoß die Wohnung des Verwalters und administrative Räume lagen, im ersten Stockwerk die beiden Abteilungen für Chirurgie und Innere Medizin untergebracht waren und im obersten dritten Stock die Schwangeren und Wöchnerinnen betreut wurden. Große Außenfenster und Fenster über den inneren Türen sollten in den Krankenzimmern, die nicht mehr als vier Betten hatten, bei Bedarf eine gute Durchlüftung ermöglichen. Einen großen Saal stellte man für die Genesenden zum Aufenthalt bei Tag zur Verfügung, wenn aufgrund schlechter Witterung ein Spaziergehen im Anstaltsgarten nicht möglich war.

Ganz aus eigener Tasche finanzierte der Frankfurter Arzt Johann Christian Senckenberg im Rahmen einer größeren Stiftung eine kleine Anstalt »für kranke Bürger und Beysassen«, die von 1771 bis 1779 nach den Plänen des Baumeisters Joseph Therbu gebaut wurde. Das Hospital, in dem neben Pfründnern zwölf Kranke stationär versorgt werden konnten, bestand aus drei Flügeln, die zweigeschossig ausgeführt worden waren und von einem auf der Hofseite verlaufenden Flur erschlossen wurden. Auch in der Schweiz gründete 1780 der Arzt Jean-André Venel eine Klinik aus eigenen Mitteln, die allerdings als erstes Sonderkrankenhaus ihrer Art nur orthopädisch zu behandelnde Patienten aufnehmen sollte.

Ein äußerst repräsentatives Krankenhaus, dem man ebenfalls den Namen Charité gab, errichtete man in Kassel im Vorort Bebenhausen 1783 bis 1785, in dem bis zu 400 Patienten betreut werden konnten. Es war, wie der zeitgenössische Bericht vermerkt, nur für heilbare Kranke bestimmt, die von einem Arzt und zwei Wundchirurgen versorgt wurden. Falls die überlieferte Bauzeichnung den ursprünglichen Zustand wiedergibt, wurden die beiden Etagen des rechten Flügels jeweils von einem großen Krankensaal eingenommen, während auf der linken Seite zu beiden Seiten eines in der Mittelachse verlaufenden Flurs kleinere Krankenräume eingerichtet wurden. Im Mittelbau und in den Eckpavillons brachte man die Treppenhäuser und kleine Funktionsräume unter. Die verblüffende Gleichzeitigkeit von großem, hospitalähnlichen Krankensaal und kleinen Räumen dokumentiert sehr schön – auch wenn es sich um Veränderungen aus späterer Zeit handeln sollte – den baulichen Übergang vom Hospital zum Krankenhaus mit differenzierten, kleineren und größeren Raumstrukturen.

Das gleichzeitig gebaute Krankenhaus von Karlsruhe zeigt schon durchgehend Grundrißstrukturen, die auf die Beachtung sorgfältiger hygienischer Maßnahmen schließen lassen (Abb. 14). Es wurde nach den Plänen des Karlsruher Baumeisters Wilhelm Jeremias Müller in

13   Ansicht vom Armenkrankenhaus in Braunschweig (1764–1780). Kupferstich von Anton August Beck, um 1790

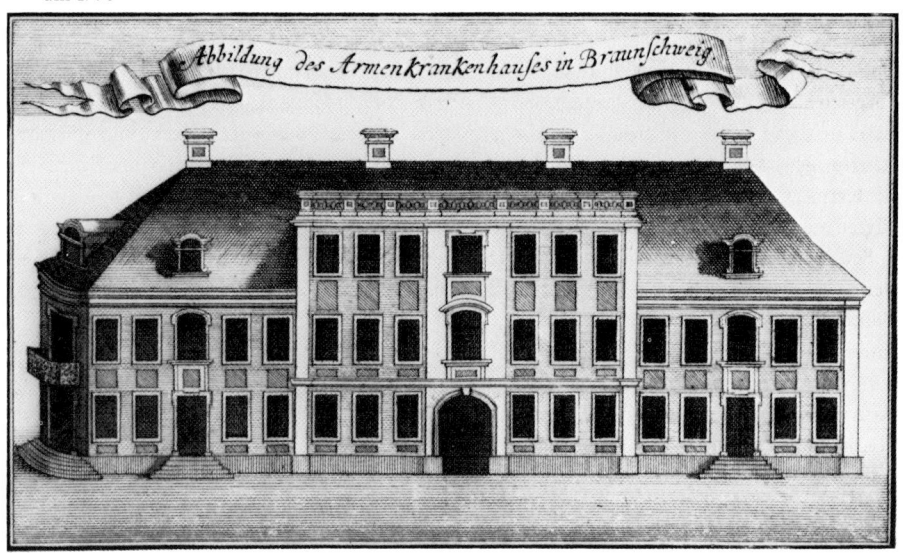

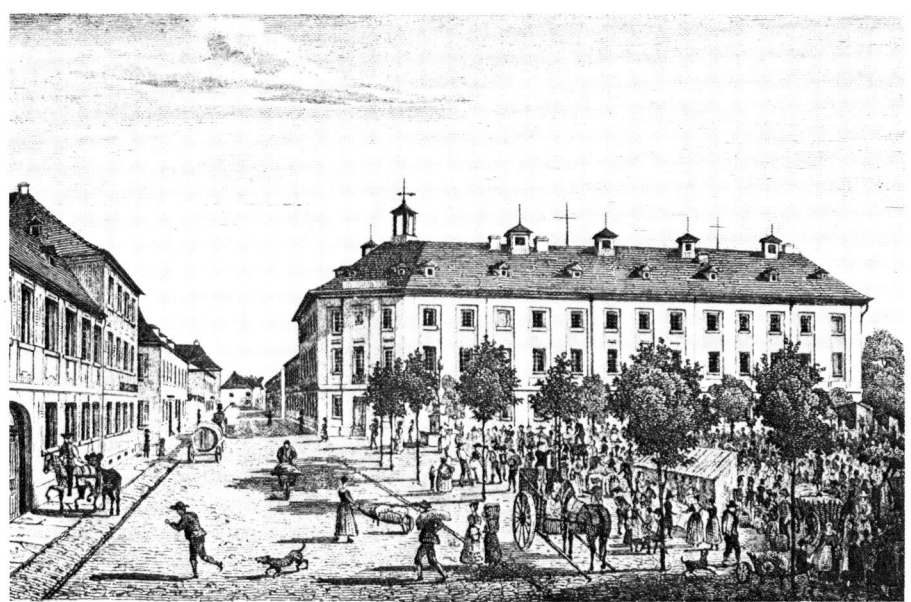

14 Blick auf das Bürgerkrankenhaus in Karlsruhe (1783–1788) mit dem Markt im Vordergrund. Lithographie, um 1830

enger Absprache mit dem Arzt Christian Ludwig Schweickhardt von 1783 bis 1788 für sechs klinische Abteilungen mit vier Krankheitsgruppen gebaut: für »Hitzige mit Ausschlag, Hitzige ohne Ausschlag; Chronisch Kranke, ansteckende Chronisch Kranke, nicht ansteckende; Chirurgisch Kranke; Rekonvaleszenten, wozu auch die kalten Fieber gehören«. Den Raumbedarf hatte man von Anfang an ziemlich großzügig zugeschnitten, um in wechselnder Folge die Krankenzimmer zu gründlicher Reinigung und Lüftung leerstehen lassen zu können. Die Räume für die Kranken lagen seitlich eines Flures; sie hatten schon ein künstliches Lüftungssystem und verfügten auf der Flurseite über kleine Vorräume zum Aufbewahren des tragbaren Abortes.

Seit 1770 stieg die Zahl der Krankenhausgründungen in Deutschland sprunghaft an. Neben den skizzierten errichtete man noch weitere repräsentative Neubauten in Erfurt (1764–1765), Passau (1770–1775), in Worms (1772–1773), in Stralsund (1782–1788), in Altona (1783–1785) und in Wiesbaden (1785–1789). Charakteristisch für diese erste Generation von Krankenhäusern war, daß sie in der Regel in den Randbezirken der Städte als ein-, zwei- oder dreiflügelige Korridorgebäude mit zwei bis drei Geschossen errichtet wurden. Andererseits vermag man aber keine Gemeinsamkeiten in Grundriß und räumlicher Gliederung erkennen, so daß man nicht von einem Grundtypus sprechen kann. Außerdem mußten sich die Patienten der stationären Krankenpflege häufig noch den Platz mit Pfründnern und Waisen teilen. Einige Hospitalneubauten wie etwa das ›Neue Spital, Waysen- und Armenhaus‹ Worms (1772–1773) machten

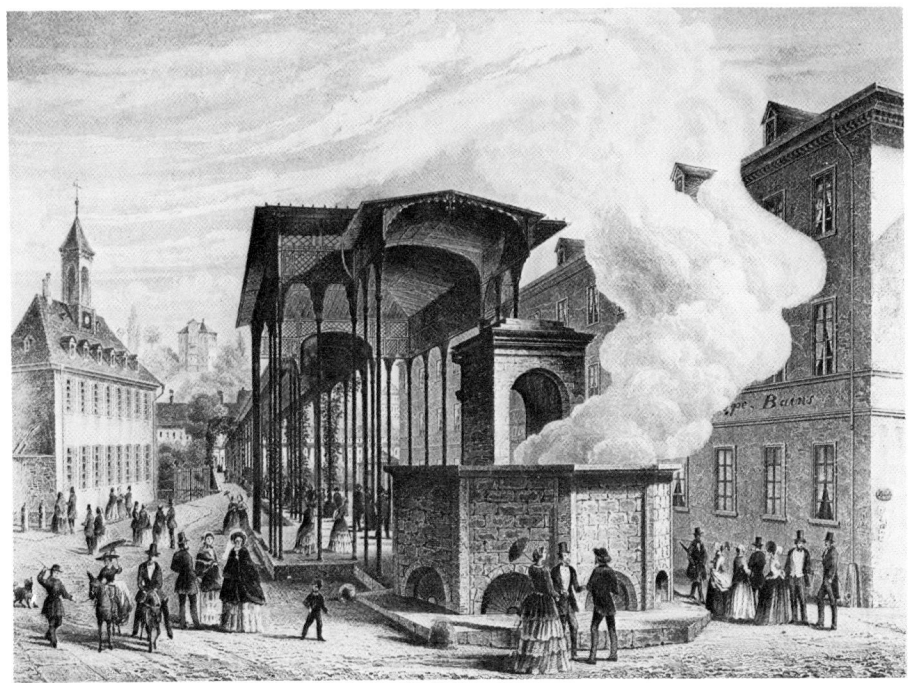

15 Der ›Kochbrunnen‹ in Wiesbaden, eine heiße Thermalquelle, zwischen dem Stadtkrankenhaus
(1785–1789) und dem Badehotel. Stahlstich von C. M. Kurz nach L. W. Bayer

nur bei Bedarf ihre Tore für arme Kranke auf. Diese Krankenhäuser der ersten Entwicklungs-
stufe stellten sehr unterschiedliche und teilweise noch sehr zögernde Versuche dar, zweckent-
sprechende Anstalten für therapierbare Kranke zu errichten. Ein Hauptproblem bestand darin,
neue bauhygienische Lösungen zu finden, so daß sich die Patienten nicht gegenseitig infizierten
oder mit ihren Krankheiten behinderten. Denn man begann damals schon, Hospitalepidemien
zu fürchten. Doch erst in den achtziger Jahren des 18. Jahrhunderts begann man Konzepte zu
entwickeln, die dem Krankenhaus bald bestimmte Grundmuster auferlegten. Für die Krankenhausentwicklung im deutschsprachigen Raum spielten dabei die neuen Großkrankenhäuser
von Wien und Berlin eine bedeutsame Rolle.

3 Die Entwicklung des Krankenhauses im ausgehenden 18. Jahrhundert

Die Pariser, Wiener und Berliner Entwürfe für Großkrankenhäuser am Vorabend der Französischen Revolution

Die Zeit des aufgeklärten Absolutismus schuf in Mitteleuropa für die Entwicklung des Krankenhauswesens günstige Voraussetzungen. In den europäischen Monarchien setzte sich unter Federführung Friedrichs II., Maria Theresias und ihres Sohnes Joseph II. konkret das Bestreben durch, für die ärmeren Bevölkerungsschichten – Dienstboten, Tagelöhner, Handwerker oder in Not geratene Bürger – gut ausgestattete, sorgsam kontrollierte und hygienisch einwandfreie Wohlfahrtseinrichtungen zu erstellen. In den beiden mächtigsten mitteleuropäischen Staaten, in Preußen und Österreich, erließen gerade in den achtziger Jahren des 18. Jahrhunderts Monarchen wie Friedrich II. und Joseph II. während ihrer Regierungszeit entscheidende Gesetze zur Reorganisation und Verbesserung des Armenwesens, das durch die Gründung von Krankenhäusern gestützt werden sollte. Damit begann man, eine Art sozialer Medizin zu realisieren, die es mit der Fürsorgepflicht des Staates ernst zu nehmen begann. Kein Geringerer als einer der berühmtesten Ärzte der Goethe-Zeit, Christoph Wilhelm Hufeland, gab diesen neuen Tendenzen 1799 lebhaft Ausdruck:

»Hier wird der ärmeren und verlassenen Klasse nicht bloß medizinische Hilfe, sondern auch bessere Wohnung (vorausgesetzt, daß man auf Luftreinigung in Hospitälern gehörig sieht), Kost, Pflege, Wartung, Bedeckung gewähret, Umstände, die oft bey der Kur wichtiger sind, als die Arzneyen selbst, um deren Mangel oft das Wohltätige der klinischen Anstalten sehr hindert. Hier steht alles unter der Disposition des Arztes, und folglich kann die Luft, Temperatur, Nahrung und alle Diäthülfe genau nach den Regeln der Kunst und dem jedesmaligen Heilplan eingerichtet werden. Hier ist man der größten Pünktlichkeit im Gebrauch der Mittel gewiß, und man ist ihrer Anwendung durch nichts gebunden.«

Doch die Geburtsstunde des europäischen Krankenhauses wurde eigentlich erst durch den schrecklichen Brand des Hôtel Dieu in Paris am 29. und 30. Dezember 1772 eingeläutet. Denn unmittelbar nach der Zerstörung von mehreren Gebäudeflügeln dieser riesigen, auf der Seine-Insel von Paris mit langen Bettentrakten beheimateten Anstalt entspann sich über das Wenn und Aber eines möglichen Wiederaufbaus eine intensiv geführte Diskussion. Täglich versorgte man dort seit Mitte des 18. Jahrhunderts durchschnittlich 2500 Kranke unter katastrophalen hygienischen Bedingungen. Die Mortalität erreichte zeitweise den erschreckend hohen Prozentsatz von 20 bis 25 Prozent. Es war so, wie der berühmte Wiener Kliniker Maximilian Stoll nach eigenem Augenschein 1785 resignierend bemerkte, daß »auf fünf Kranke allezeit eine Leiche kam«.

In den siebziger und achtziger Jahren des 18. Jahrhunderts wurden daraufhin in Paris zwei verschiedene Konzeptionen für ein neues Großkrankenhaus für 5000 Patienten entwickelt: das dezentralisierte in Rechteckform von Jean Baptiste Le Roy und Charles François Viel und das zentralisierte in Kreisform von Antoine Petit und Bernard Poyet mit weiträumig auseinandergezogenem Krankengebäude (Abb. 16 u. 17). Eine 1786 eingesetzte Kommission der *Académie Royale des Sciences* im Auftrag Ludwigs XVI. lehnte solche gigantischen Krankenhausanlagen als unpraktikabel ab. Statt dessen schlug man in einem mehrfach überarbeiteten Entwurf vor, anstelle eines großen Hauses vier kleinere Krankenhäuser mit 1200 Betten am Rande von Paris als Pavillonanlage mit einer Reihe von symmetrisch angeordneten Bettenhäusern zu errichten. Den

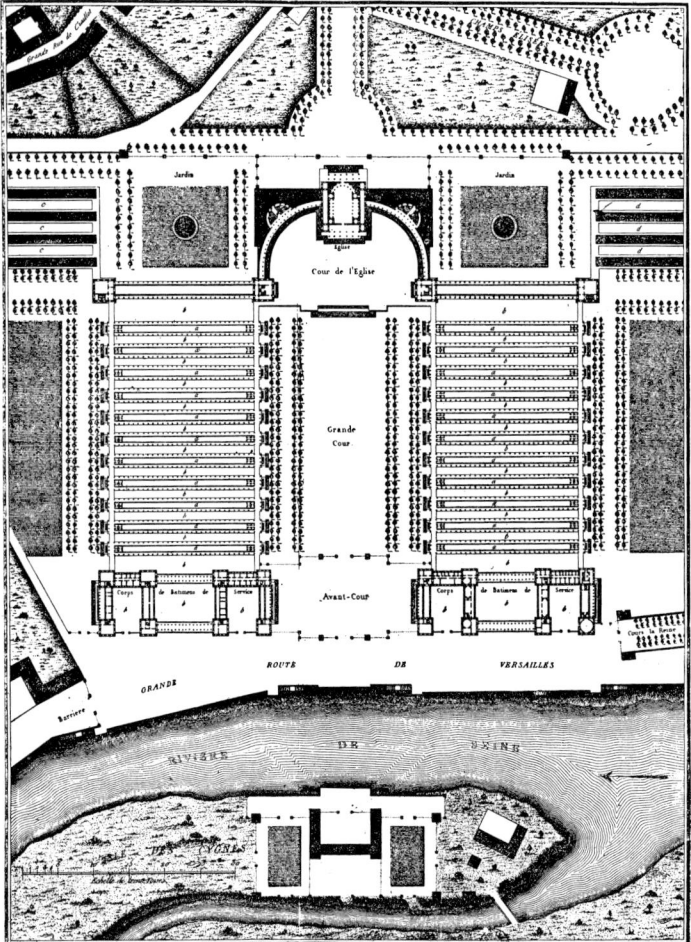

16 Entwurf für einen Neubau des Hôtel Dieu in Paris im Pavillonsystem nach den Vorstellungen des Mediziners Jean Baptiste Le Roy (1773). Zeichnung von Charles François Viel. Kupferstich, um 1780

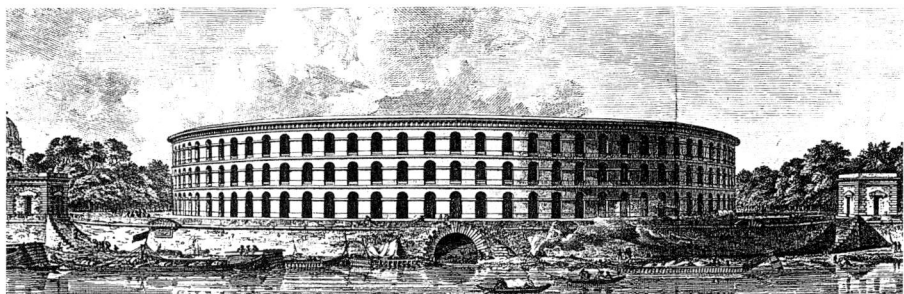

Vue perspective du nouvel Hôtel Dieu proposé par le S.ʳ Poyet, prise du Chemin de Versailles

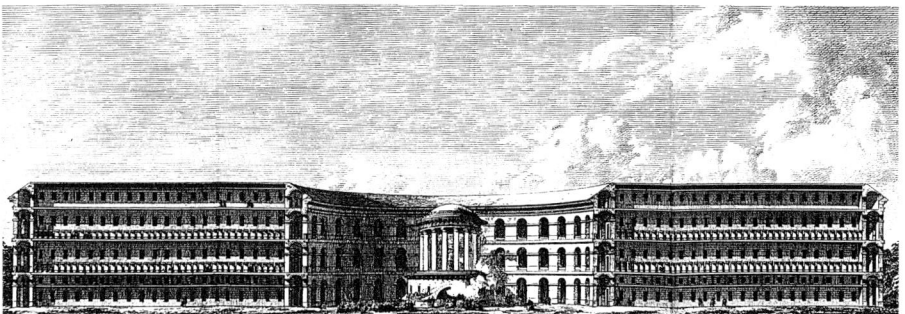

Coupe en perspective de la Cour, du centre et des Salles du nouvel Hôtel Dieu

17 Entwurf für einen Neubau des Hôtel Dieu in Paris als gigantischer Rundbau, in dem die viergeschossigen Bettentrakte wie die Speichen eines Wagenrades angeordnet sein sollten. Oben die Außenfront des riesigen Rundbaus an den Ufern der Seine, unten der Querschnitt durch das Gebäude. Zeichnung von Bernard Poyet nach Vorstellungen des Chirurgen Antoine Petit. Kupferstich, um 1785

Empfehlungen der Pariser Krankenkommission scheint der König sofort gefolgt zu sein, denn schon 1787 erließ er einen Aufruf zur Unterstützung für die geplanten vier neuen Krankenhäuser. In den zwei Jahre später eintretenden Wirren der Revolution (1789) gingen diese Pläne aber völlig unter. Erst im ausgehenden Biedermeier kam man auf die Vorschläge der Pariser Hospital-Kommission von 1787 zurück, als man die ersten Pavillonkrankenhäuser in Frankreich baute, von denen später noch ausführlich zu sprechen sein wird (vgl. S. 131f.).

Obwohl diese Empfehlungen für eine Krankenhausreform von Paris zu keiner konkreten Entscheidung führten, wurden sie im deutschsprachigen Raum sehr beachtet und weiter diskutiert. Man beschäftigte sich nicht nur an den Fürstenhöfen mit dem noch jungen Wohlfahrtstyp des Krankenhauses, seiner Architektur, Einrichtung, Hygiene und Verwaltung, sondern auch die Ärzteschaft setzte sich auf breiter Front mit den Problemen und Möglichkeiten des Krankenhauses auseinander, was eine Reihe von bedeutsamen Publikationen zum Krankenhauswesen seit 1788 mit sich brachte.

Ein Großklinikum für 2000 Kranke – die Gründung des Allgemeinen Krankenhauses in Wien

Der entscheidende Schritt zur Reformierung des Hospitalwesens in der österreichisch-ungarischen Monarchie – mit Auswirkungen auf ganz Mitteleuropa – vollzog sich mit der Thronbesteigung des reformfreudigen österreichischen Kaisers Joseph II. im Jahre 1780. Schon kurz nachdem er die Regierungsgeschäfte von seiner Mutter Maria Theresia übernommen hatte, erließ er für das Armenwesen sogenannte Direktivregeln. Unabhängig von den bisher bestehenden Wohlfahrtsanstalten sollten viererlei Maßnahmen eingeleitet werden:

1. die Aufnahme ausgesetzter oder armer Kinder in Findel- oder Waisenhäuser *(solatio loquentium)*
2. Schaffung von ›Gebärhäusern‹ für hilfsbedürftige Schwangere *(securitas partium)*
3. Verwahrung von Geisteskranken in ›Tollhäusern‹ *(custodiae mente captorum)* und nicht zuletzt
4. Pflege von Kranken in einem Krankenhaus *(saluti aegrotum)*.

Die chronisch Kranken, die ›Ekelhaften und Abscheuerweckenden‹ sollten schließlich in Siechenhäusern eine Bleibe finden.

In der Hauptstadt der Donaumonarchie, die damals 250 000 Einwohner hatte, wurden nun innerhalb von vier Jahren die Planungen zu einem großen Allgemeinen Krankenhaus verwirk-

18 Ansicht des Allgemeinen Krankenhauses in Wien (1783–1784) aus der Vogelschau. Kupferstich von Joseph und Peter Schaffer, um 1784

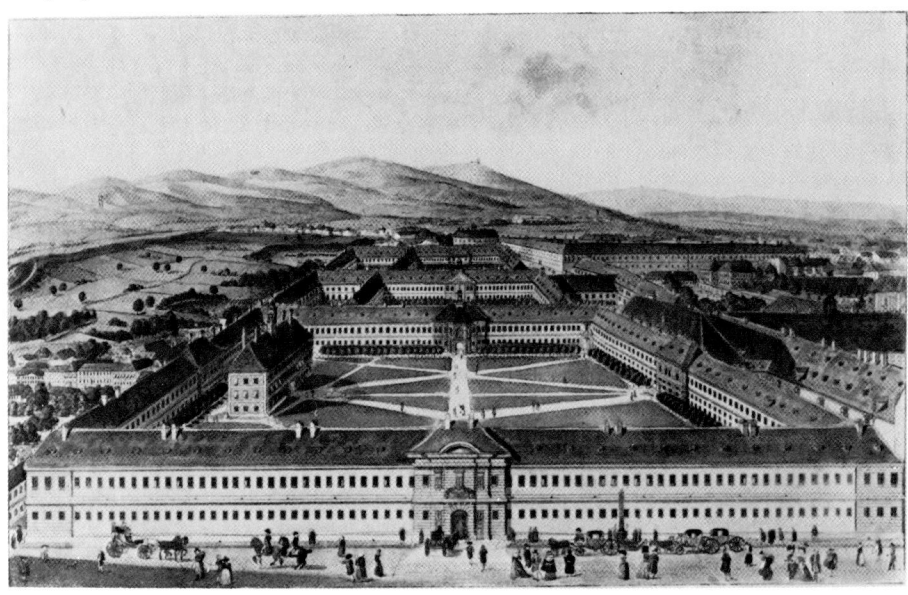

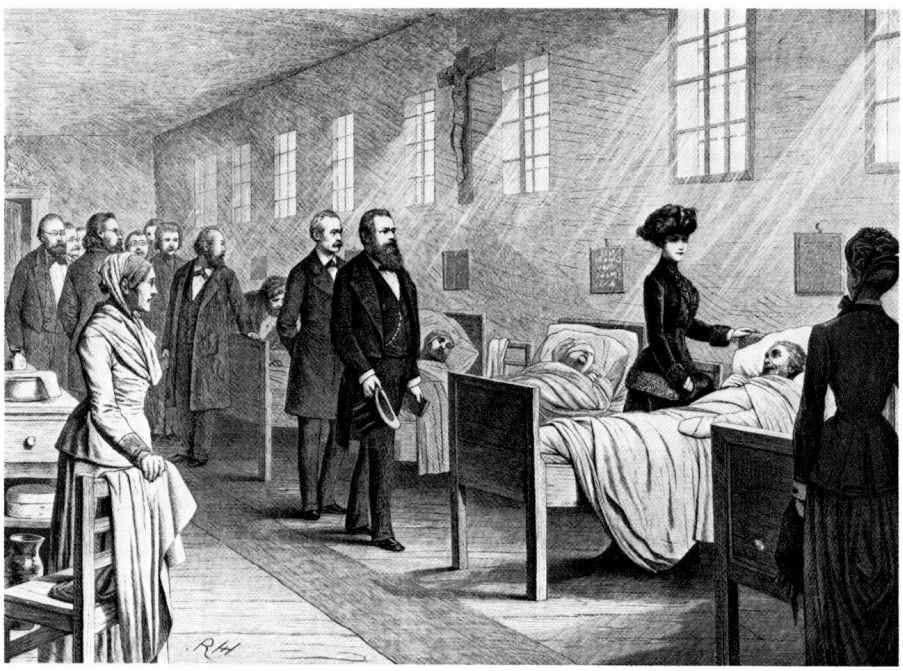

19   Blick in einen Krankensaal des Allgemeinen Krankenhauses in Wien anläßlich eines Besuchs der
Kaiserin von Österreich. Zeichnung von R. Hausleithner, um 1880

licht, in dem die Krankenfürsorge für eine ganze Region vollständig zentralisiert und rationalisiert werden sollte. Als Standort bestimmte man schon sehr bald das große Armenhaus, ein Siechenheim in der Alservorstadt. Joseph II. hatte, um ein zweckmäßiges, den medizinischen Vorstellungen der Zeit entsprechendes Krankenhaus gründen zu können, 1783 zehn Wiener Ärzte aufgefordert, Entwürfe dafür vorzulegen. Der nach langen Debatten schließlich angenommene Plan für das neue Krankenhaus mit 2000 Betten stammte von dem königlichen Leibarzt Joseph von Quarin. Die bauliche Ausführung übertrug man dem Baumeister Joseph Gerl. Das Wiener Armenhaus, dessen riesiger Baukomplex im Laufe von zwei Generationen von 1693–1760 entstanden war, bot sich mit seinen vielen Gebäudeflügeln und großen Innenhöfen wie kein anderer Baukomplex in Wien als Großkrankenhaus an. Man konnte hier die verschiedenen Abteilungen, darunter auch eine Entbindungs- und Irrenanstalt, in einem Areal zusammenfassen, ohne eine strenge bauliche Trennung dabei aufzugeben. Noch im Jahre 1783 begann man, den gesamten Hospitalkomplex zu räumen, indem man Pfründner, Sieche und sonstige bedürftige Insassen in aufgelösten Klöstern unterbrachte. Nach einer zweijährigen Umbauzeit, in der man eine behutsame Sanierung und sparsame Erweiterung vornahm, konnte man seit dem 16. August 1785 die ersten Kranken ins neue Allgemeine Krankenhaus einweisen (Abb. 18).

Schon drei Jahre später betreute und versorgte man hier täglich 1208 Patienten, davon 389 Männer, 424 Frauen, 111 Wöchnerinnen, 33 Kinder und in der Irrenanstalt 183 Männer und 78 Frauen.

Bei der neuen Ausgestaltung des Krankenhauses hatte man die Architektur und Grundrißführung der schon bestehenden Gebäude beibehalten. Nur einige wenige Flügel wurden »vom Grunde erbauet«. Erst 50 Jahre später, von 1832 bis 1834, erweiterte man das Krankenhaus um weitere Neubauflügel. Die Gebäude bestanden nach dem Ausbau von 1783–84 aus drei Stockwerken, in denen jeweils zwei Krankenzimmer zu einer Einheit zusammengefügt waren. An ihrem Ende richtete man die Nebenräume ein und legte Treppen an. Die Krankenzimmer umfaßten durchschnittlich 20 Betten, die an den Längswänden unterhalb der Fenster aufgestellt worden waren. Da man auf einen Korridor verzichtet hatte, mußte man die Räume jeweils von ihren Schmalseiten her betreten (Abb. 19).

Mit der Eröffnung des Allgemeinen Krankenhauses in Wien war für Österreich-Ungarn in nur wenigen Jahren deutlich der Schritt vom Hospital zum Krankenhaus vollzogen worden. Der gesamte Anstaltskomplex stand nach dem Wunsch des Monarchen unter ärztlicher Leitung und war völlig dem Einfluß der Kirche entzogen. Die Josephinische Gesetzgebung und die Eröffnung des Wiener Allgemeinen Krankenhauses führten zu ähnlichen Anstaltsgründungen auch in anderen Hauptstädten der von Österreich damals beherrschten Länder wie in Olmütz (1787), Linz (1788), Prag (1790), Padua (1798), Budapest (1799). In Prag, der Hauptstadt des damaligen Böhmens, baute man mit großem Aufwand das sogenannte Neustädter ›Fräuleinstift‹ zu einem 300 Betten umfassenden Krankenhaus in den Jahren von 1788 bis 1790. Die größeren Krankensäle umfaßten in der Regel 15 bis 23 Betten. Das Wartepersonal, 34 am Anfang, bekam seine Schlafplätze in den Sälen zwischen den Kranken zugewiesen. Ein großer Operationssaal war mit einem Zimmer für die Frischoperierten verbunden. In einem Nebengebäude wohnten die drei dem Hause zugeordneten Wundchirurgen. In unmittelbarer Nachbarschaft entstand die Irrenanstalt, die in ihrer Zelleneinteilung dem Wiener Irrenturm ähnelte.

Das erste Großkrankenhaus Preußens – der Neubau der Charité in Berlin (1785–1800)

Unmittelbar nach der Vollendung des Allgemeinen Krankenhauses in Wien hatte man in Berlin 1785 damit begonnen, den alten Fachwerkbau der Charité von 1710 abzureißen und durch eine dreiflügelige Gebäudeanlage zu ersetzen. Obwohl man schon seit Mitte des 18. Jahrhunderts den geschlossenen vierflügeligen Gebäudekomplex lüftungstechnisch für völlig unhaltbar ansah und die Räumlichkeiten nicht mehr den hygienischen und ärztlichen Vorstellungen der damaligen Zeit entsprachen, erteilte Friedrich II. erst nach langen Besprechungen und Verhandlungen von 1780 bis 1785 die Bewilligung für einen Neubau der Charité, der nach Fertigstellung etwa 800 Krankenbetten enthalten sollte. Damals am Ende der Regierungszeit Friedrichs des Großen konnte man wohl noch nicht voraussehen, daß die Bauzeit über 15 Jahre dauern und

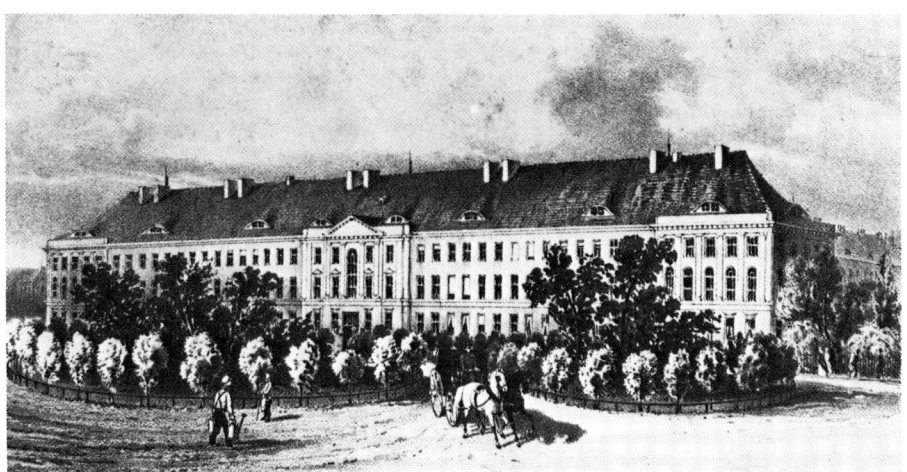

20   Die Charité in Berlin (1785–1800). Lithographie von C. Köppen

schließlich eine völlige Revision der Pläne in der letzten Phase des Baus erforderlich machen würde (Abb. 20). Die 1785 endlich gutgeheißenen Bauentwürfe stammten aus der Hand Georg Christian Ungers, der sie in Zusammenarbeit mit den Charité-Ärzten Christian Selle und Johann Christoph Friedrich Voitus erstellt hatte. Sie sahen eine dreiflügelige Gebäudeanlage mit vier ausgebauten Geschossen vor.

Aus Kostengründen hatte man trotz den Einwänden der Ärzte einen zweihüftigen Grundriß zugrunde gelegt. So lagen sowohl im Nordwestflügel (1788) wie im Südostflügel (1794) zu beiden Seiten der Flure eng aneinander die Krankenzimmer, Baderäume, Wohnungen und weitere Funktionseinrichtungen (Abb. 21). Immer wieder hatten die Ärzte gefordert, daß »in einem Stockwerk nicht mehr denn eine Reihe Zimmer sein (dürfe), weil sonst die Corridors Behälter der faulen Luft werden«. Aber nicht nur die enge bauliche Ausführung der Bettenstationen brachte die Charité seit 1795 in Verruf, sondern auch die schlechte, wenn nicht sogar entwürdigende Behandlung der Kranken durch das Pflegepersonal. Man rekrutierte es zum großen Teil aus Personen dubioser Herkunft, die kaum eine Unterweisung in Krankenpflege bekommen hatten. Der Anstaltpfarrer Wilhelm Prahmer ging dazu über, der Öffentlichkeit schonungslos die Misere in der Charité bekannt zu machen. Er wandte sich direkt an König Friedrich Wilhelm III. und Königin Luise mit der Bitte, sofort für eine Änderung zum Besseren in diesem preußischen Staatskrankenhaus zu sorgen. Tatsächlich wurde auf königlichen Befehl umgehend eine Untersuchungskommission eingesetzt, zu der die prominenten Berliner Ärzte Johann Ludwig Formey und Ernst Ludwig Heim zählten. Daraufhin wurde der noch fehlende Mitteltrakt von Grund auf neu geplant und wesentlich großzügiger gestaltet. An die Stelle des dunklen Mittelflures trat nun ein seitlich an der nördlichen Außenwand verlaufender Korridor, und die sanitären Einrichtungen legte man zwischen den Krankenzimmern an. Aber auch die

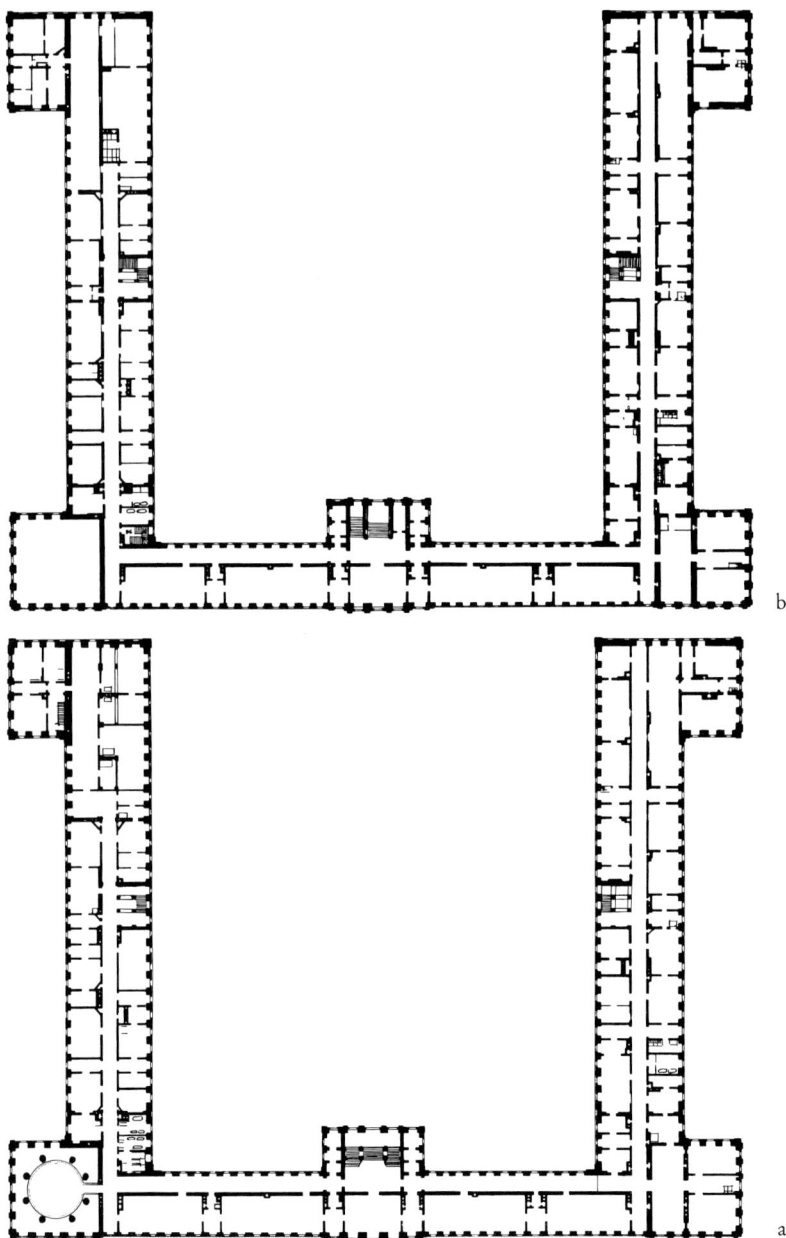

21   Die Charité in Berlin. Grundrisse vom ersten (a) und zweiten (b) Obergeschoß

Planungen für die Verwaltungs- und Funktionsbereiche wurden völlig revidiert, nachdem der Mittelbau 1800 als letzte Baumaßnahme vollendet worden war.

Die in der Mittelachse gelegene Eingangshalle trennte die Gebäudeanlage in eine Abteilung für Frauen links und eine für Männer rechts. Im Erdgeschoß lagen hauptsächlich die Räumlichkeiten für die allgemeineren Dienstleistungen wie Büros, Badestuben, Apotheke, Ärztemensa, aber auch ein Teil der Chirurgie. Das erste der beiden Geschosse nahmen chirurgische und innere Stationen ein. Während man in den Seitenflügeln kleinere Krankenzimmer einrichtete, die über einen kaum von Tageslicht beleuchteten Flur erreichbar waren, standen im mittleren, der Straßenfront zugewandten Gebäudeflügel einhüftige Krankenstationen zur Verfügung. Hier hatte man jeweils zwischen zwei Sälen mit 16 Krankenbetten eine Sanitärzone und eine Toilette eingerichtet. Den Operationsraum baute man im rechten Eckflügel als Amphitheater, den anderen Eckbau füllte die Anstaltskirche aus. Es kam aber schon 1827 zu einer Verlegung des Operationssaals in die Mittelachse, wo man ihn über zwei Geschosse mit Zuschaueremporen und einem besonderen Operationstisch ausstattete. Damit einher verlief eine weitere Umorganisation, in der man der Chirurgie das gesamte erste Obergeschoß zuwies und die Medizinische Klinik ins zweite Stockwerk verlegte.

Nach der Eröffnung stand die Charité in Berlin aufgrund der Eroberungszüge Napoleons unter keinem glücklichen Stern, obwohl sie seit 1800 mit Christoph Ludwig Hufeland einen der engagiertesten Ärzte an der Spitze hatte. Die notwendigen Geldmittel zum weiteren Innenausbau, der anfangs mit etwa 650 Patienten belegten Staatskrankenanstalt fehlten. Im Jahre 1806 beschlagnahmten die Franzosen die Charité für einige Jahre, um sie als Lazarett für ihre erkrankten und verwundeten Soldaten zu nutzen. Doch trotz dieser Widrigkeiten nahm die Zahl der behandelten Patienten seit 1801 von 4726 Aufnahmen auf 6298 jährlich weiter zu. Nachdem mit der Gründung der Berliner Universität entgegen der Absicht Wilhelm von Humboldts der Charité auch die Aufgabe eines Universitätsklinikums zufiel, wuchsen die Anforderungen seit 1810 stark an. Man richtete bald 1814 eine »geburtshilflich-practische Lehranstalt« und seit 1816 eine »chirurgisch-ophthalmologische Klinik« ein. Die Ausweitung und Differenzierung der klinischen Medizin läßt sich gerade in diesen Jahrzehnten von 1800 bis 1830 an der Berliner Charité beobachten, die dem Krankenhausbetrieb schließlich nicht weniger als acht selbständige Kliniken bescherte:

1. Medizinische Klinik für Ärzte
   (Ärztl. Direktor: Ernst Horn, seit 1805)
2. Medizinische Klinik für Wundärzte
   (Ärztl. Direktor: Eduard Wolff, seit 1818 [?])
3. Chirurgische Klinik
   (Ärztl. Direktor: Johann Nepomuk Rust, seit 1816)
4. Augenärztliche Klinik
   (Ärztl. Direktor: Johann Christian Jüngken, seit 1828)

5. Geburtshilfliche Klinik
   (Ärztl. Direktor: K.-A. Kluge, seit 1814)
6. Klinik für syphilitische Krankheiten
   (Ärztl. Direktor: K.-A. Kluge, seit 1825)
7. Klinik für Kinderkrankheiten
   (Ärztl. Direktor: Stephan Friedrich Barez, seit 1829)
8. Klinik der psychischen Krankheiten
   (Ärztl. Direktor: Karl Wilhelm Ideler, seit 1828).

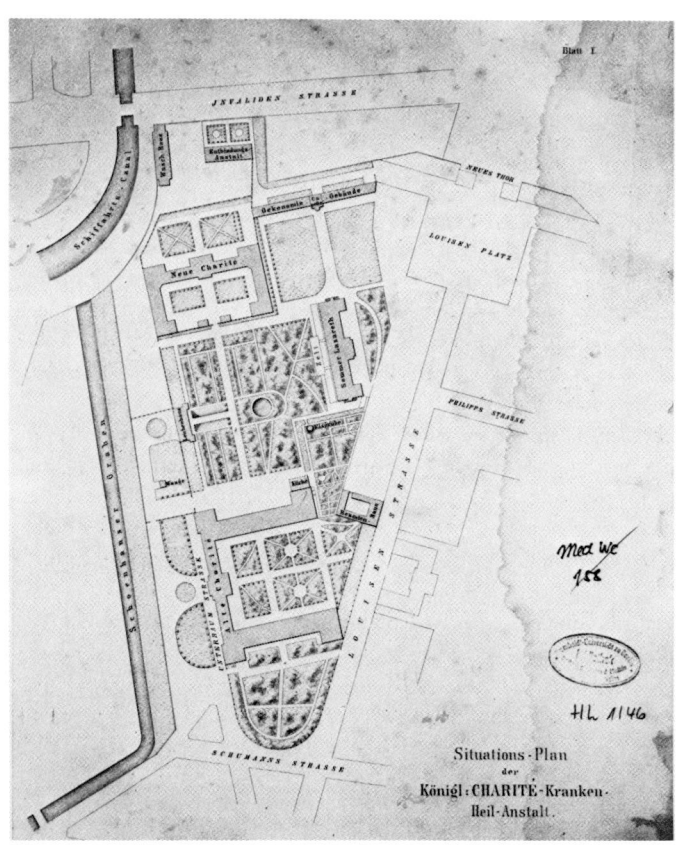

22 Lageplan der Charité in Berlin aus dem Jahre 1865. Im Laufe von zwei Generationen waren fünf Satellitengebäude um die Alte Charité entstanden: Die Neue Charité (1832–1833), das Pockenhaus (1836–1837; ab 1854 Entbindungsanstalt), das Waschhaus (1846–1847), das Sommerlazarett (1850–1852 und die Pathologie (1856–1857). Humboldt-Universität, Berlin (Ost)

Ein großes Problem blieb seit der Eröffnung des Neubaus der Charité wie für alle Krankenhäuser auch die Eindämmung der Wundfieberepidemien. Man führte diese ›Hospitalbrände‹ allgemein auf ungenügende Lüftung und die Überfüllung zurück, die in der Charité seit 1827 ständig gegeben war.

Praktisch seit dem Eröffnungsjahr sah sich die Direktion der Charité permanent dem Zwang ausgesetzt, sanitärtechnische Verbesserungen vorzunehmen, vorhandene Krankenstationen auszubauen, den Personalbestand zu vergrößern und weitere Gebäude für klinische und versorgungstechnische Zwecke zu konstruieren. Die bauliche Entwicklung der Charité kam deshalb im ganzen 19. Jahrhundert von Anfang an nicht mehr zur Ruhe. Aus dem Jahr 1865 liegt ein Übersichtsplan zur Charité vor, der weitere fünf Gebäude zeigt, die zur Erweiterung und Verbesserung der Krankenversorgung in dem Zeitraum von 1800 bis 1860 errichtet worden sind (Abb. 22). Die Zahl der stationären Krankenbetten sollte sich im Laufe von nur zwei Generationen verdoppeln.

Eine vorbildliche Modellanstalt für die stationäre Krankenpflege: das Allgemeine Krankenhaus in Bamberg (1787–1789)

Die Gründung eines Krankenhauses in Bamberg kann man unmittelbar auf Joseph II. und sein Wiener Großkrankenhaus-Projekt zurückführen. Franz Ludwig von Erthal, Fürstbischof von Bamberg und Würzburg, war sehr stark von dessen aufklärerischen Ideen und Bestrebungen beeinflußt, mit denen er am Wiener Hofe in den siebziger Jahren als Diplomat in Berührung gekommen war. So ist es nicht verwunderlich, daß er nach seiner Wahl zum Fürstbischof im Frankenland im Jahre 1779 die Reform der Armenfürsorge mit all ihren gesundheitspolitischen Aspekten in Angriff nahm. Im Mittelpunkt dieser sozial-karitativen Bestrebungen stand auch bei ihm das Projekt eines Allgemeinen Krankenhauses. Sein damaliger Leibarzt, der bald in aller Welt berühmte Adalbert Friedrich Markus, schrieb 1797 aus der Rückschau schon über diese für einen Landesfürsten vorbildlichen Reformpläne:

»Die hiesigen Krankenhäuser, welche er gleich nach seinem Regierungsantritte in Augenschein genommen, überzeugten ihn, daß sie mit der hiesigen Volksmenge in keinem Verhältnis ständen, und daß bey ihrer Einrichtung auf Reinlichkeit, Reinigung der Luft, Pflege und Wartung wenige oder keine Rücksicht genommen worden sey. Bey Errichtung der hiesigen Armenanstalten fand er, daß diese so lange mangelhaft bleiben würden, bis sie mit einer guten Krankenanstalt vereinigt worden wären.«

Als Modell für die Konzeption eines Allgemeinen Krankenhauses spielte in Bamberg der 1784 von dem Wiener Arzt Johann Peter Xaver Fauken publizierte Wettbewerbsentwurf für ein Großkrankenhaus mit 1400 Betten eine führende Rolle. Die Grundidee Faukens, die ursprünglich auf den Umbau des Wiener Armenhauses zum Klinikum zugeschnitten worden war, bestand darin, große Krankensäle mit entsprechenden Funktionszimmern und sanitären Einrichtungen zu verbinden. Deshalb konzipierte er in einhüftigen Bettentrakten seine 32 Betten fassenden Säle mit Zwischengängen, mit Toiletten, die eine direkte Rohrleitung zur unterirdisch angelegten Kanalisation haben sollten. Nur jeweils einen Saal von zwei benachbarten sah er für Kranke vor, um eine zu dichte Belegung zu vermeiden. Weiterhin war geplant, alternierend zu den Krankensälen Teeküche, Wartezimmer und Arzträume einzurichten. Dadurch wurden kleine, in sich überschaubare Stationen geschaffen, die dem Personal lange Wege ersparten. Die Apotheke und die Wohnungen der Wundchirurgen lagen funktionsgerecht in der Mitte der Gesamtanlage.

Der Mediziner Fauken hatte so eine großzügige Gestaltung vorgenommen, die betriebswirtschaftliche und ärztliche Belange zu verbinden suchte und zugleich den »Kranken so gut zu pflegen als ein wohlhabender Bürger in dem Schoße seiner Angehörigen verpfleget werden kann«. Nicht in Wien, sondern in Bamberg kam es dann von 1787 bis 1789 in kleinem Maßstab zur Realisierung dieses genial durchdachten Entwurfs. Die vom Fürstbischof seit 1786 eingesetzte Baukommission, zu deren Mitgliedern die beiden Baumeister Johann Lorenz Fink und Johann Philipp Geigel sowie der Leibarzt Adalbert Friedrich Markus gehörten, plante ein kleines 120-Betten-Krankenhaus, das man um 1785 für die zu dieser Zeit 21 000 Einwohner zählende Stadt Bamberg und die nähere Landbevölkerung als notwendig errechnet hatte. Die endgültige

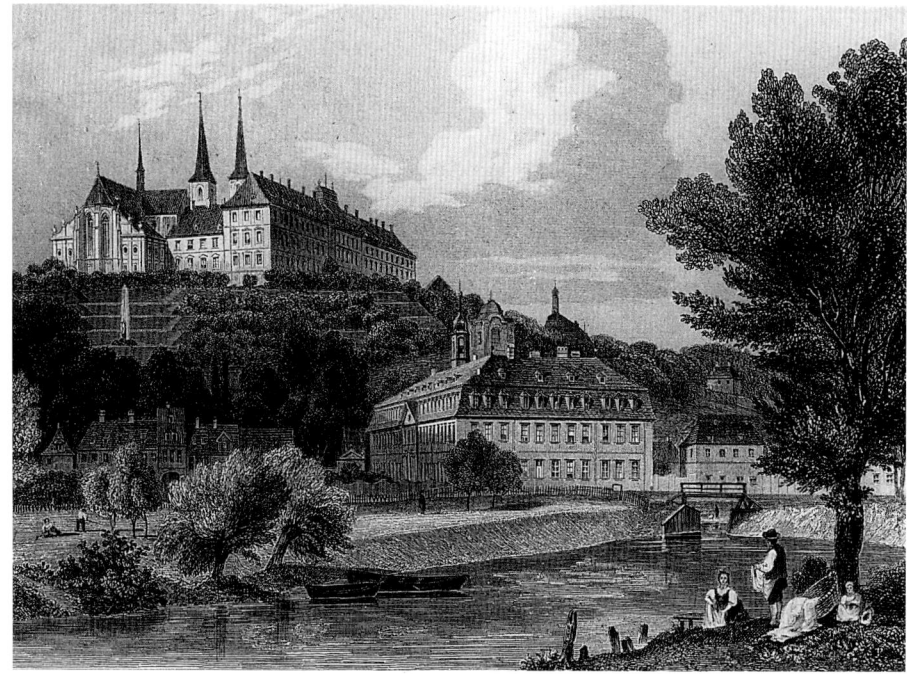

23 Das Allgemeine Krankenhaus in Bamberg (1787–1789) am Ufer der Regnitz. Rechts hinter der Holz-
brücke, die über den Abwässerkanal der Anstalt führt, erkennt man das Wäschereigebäude. Auf der
Anhöhe liegt das ehemalige Benediktinerkloster Michelsberg. Stahlstich von Johann Poppel nach
Eduard Gerhardt, um 1845

Planung einer dreiflügeligen Gebäudeanlage bezog zwei vorhandene ältere Gebäude auf dem
vorgesehenen Gartengrundstück am Ufer der Regnitz als seitliche Flügel ein.

Das noch heute in seinem Kern erhaltene Krankenhaus bestand aus drei Geschossen, einem
Längs- und zwei fast gleichlangen Querflügeln (Abb. 23). Die Achse des Längsgebäudes verlief
von Nord nach Süd, die Seitentrakte lagen im Westen, so daß der dreiseitig umschlossene Hof
auf der Westseite offen blieb. Der im klassizistischen Stil neuerrichtete zweigeschossige Längsbau mit seitlich verlaufenden Fluren barg im Mittelrisaliten den Haupteingang mit einer großzügigen Eingangshalle, von der man links zur Männer- und rechts zur Frauenabteilung gelangte.
Die darüberliegende zweigeschossige, gut ausgestattete Kapelle stand mit den Krankenräumen
durch unverschlossene Türöffnungen an der Außenmauer in Verbindung. Rechts von der Eingangshalle befand sich ein kleines Apothekerzimmer, anschließend ein Unterrichtsraum zur
Ausbildung der angehenden Ärzte. Für einige Jahre, bis zur Errichtung einer Entbindungsanstalt 1804, wurden hier auch die Hebammenschülerinnen unterrichtet. Links reservierte man
zwei Stuben für den Wundarzt, dahinter befand sich das Operationszimmer. Auch die Wohnung des Verwalters und die Küche fanden im Erdgeschoß Platz. Weiterhin lagen hier auf

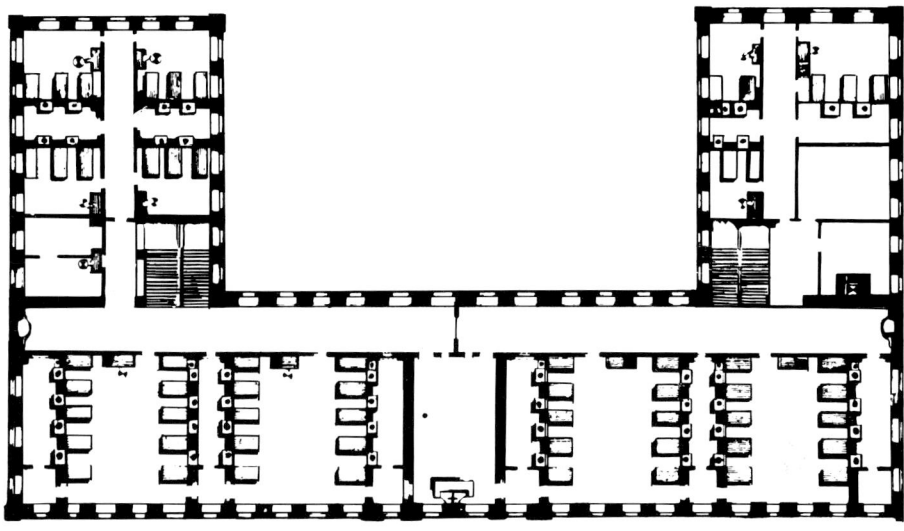

b

24 Grundrisse vom Erdgeschoß (a) und dem ersten Stockwerk (b) des Allgemeinen Krankenhauses in
  Bamberg. Nach einem Kupferstich von 1797

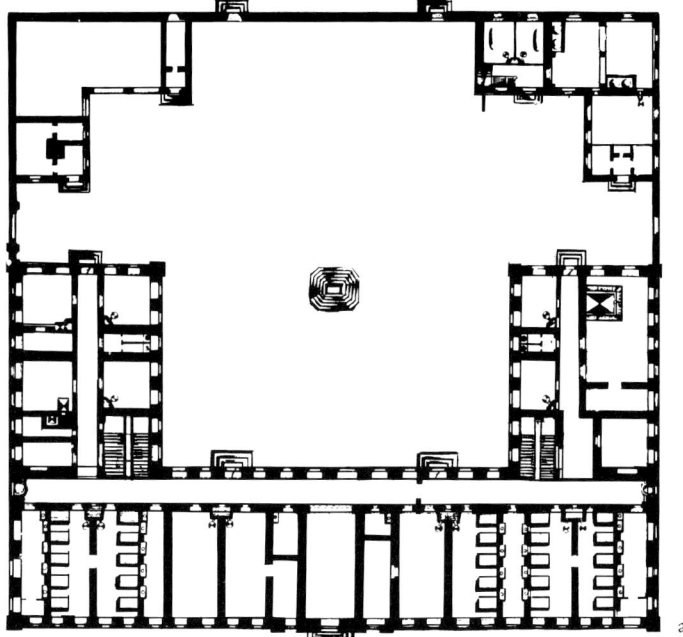

a

beiden Flügelseiten jeweils drei Krankenzimmer der Chirurgischen Station. Sie waren nur halb so groß wie die Krankensäle im 1. und 2. Stock mit 10 Betten. Diese standen, wie es schon im Altbau der Berliner Charité von 1727 der Fall gewesen war, mit dem Kopfteil zur Zwischenwand, so das die Längsachse zwischen der Fenster- und der Flurwand frei blieb (Abb. 24 a).

Schon bei den Krankenzimmern des Erdgeschosses sorgte man in vorbildlicher Weise durch angrenzende schmale Räume dafür, daß jeder Kranke mittels einer in die Wand eingebauten verschiebbaren Konstruktion seinen eigenen Leibstuhl hatte. Noch deutlicher kommt dieses sanitärtechnische Bauprinzip im ersten Geschoß zur Geltung (Abb. 24 b), wo man jeweils zwischen zwei Krankenzimmern einen sogenannten Toilettenraum anlegte. Durch dieses Novum machte man es möglich, flexible Aborte zu installieren, die vom zwischen den Krankenzimmern gelegenen Gang gereinigt werden konnten. Markus war der Spiritus rector dieser genialen Konstruktion, die vor allem die übelriechende Luft, in der man die krankmachenden Kontagien fürchtete, aus den Krankensälen fernhalten sollte. Die Krankensäle hatten über die einfache Fensterlüftung und die besonderen, wegschiebbaren Abortstühle hinaus noch zusätzliche Lüftungseinrichtungen: In den Innen- und Außenmauern hatte man direkt über dem Fußboden Öffnungen angebracht, durch die frische Luft in die Krankenzimmer einströmen sollte. Gleichwohl baute man zusätzlich noch Abzugskanäle ein, sogenannte ›Dunstschlote‹, die über Öffnungen in der Zimmerluft nach oben über das Dach abführten. Man verfügte auch schon über komfortable Baderäume an den Enden des Mittelbaus. Kleinere Krankenräume für ›Selbstzahler‹ lagen in beiden Obergeschossen in den Seitenflügeln. An den Seiten des Längsflures gaben prächtige Brunnen frisches Wasser ab, das von Quellen des benachbarten Michelsberges gespeist wurde. Die eigentliche Waschküche bekam ein gesondertes Gebäude im Garten am Flußufer der Regnitz, nicht weit davon brachte man in einem weiteren Haus Vorratsräume und Totenkammer sowie zwei Wohnräume für den Pförtner unter.

Die Gliederung des klinischen Betriebs sah so aus, daß in der nördlichen die Männerabteilung, in der südlichen die Frauenabteilung die Chirurgische und die Innere Station geschoßweise trennten. Der Chirurgie blieb dabei das Erdgeschoß, der Inneren Medizin das erste Obergeschoß vorbehalten. Später wich man jedoch davon ab, indem man nach dem von Markus eingeführten Krankheitssystem des englischen Mediziners John Brown die Patienten in ›sthenische‹ und ›asthenische‹ Gruppen unterschied. Dies war eine charakteristische Idee der sogenannten ›Romantischen Medizin‹, die das Bamberger Krankenhaus eine Weile neben seiner vorbildlichen Bauanlage zum Anziehungspunkt für Ärzte aus ganz Europa werden ließ.

Das Krankenhaus war, das sei noch einmal betont, in erster Linie für die Kranken der armen Bevölkerung errichtet worden. Die Allerbedürftigsten unter den Stadtarmen, die über keine entsprechende Wohnung, sonstige Hilfestellung und Mittel verfügten, mußten in der Regel für die Klinikaufnahme eine Bescheinigung über ihre Armut vorlegen, um frei behandelt werden zu können. Damit hatte sich in Deutschland neben den schon älteren Armenkrankenhäusern wie in Braunschweig und Karlsruhe eine weitere Institution dieser Art etabliert, die die neuen Errungenschaften der Klinischen Medizin für sozialfürsorgerische Zwecke einsetzte. Jedoch war erstmals ein ganz spezifischer Grundriß dafür entwickelt worden, der über ein Jahrhundert seine Bewährungsprobe bestand.

4 Das Krankenhaus im Biedermeier

Die Entwicklung des Krankenhauses von der singulären Staatsanstalt zur zentralen Institution der städtischen Wohlfahrtspflege im Rahmen der Armenfürsorge vollzog sich in der Biedermeierzeit. Wenn auch am Anfang der Bamberger Krankenhausarzt Adalbert Friedrich Markus für Sinn und Zweck dieser neuen Anstalten werben mußte, wie es der Titel seiner Schrift »Von den Vortheilen der Krankenhäuser für den Staat« (1790) prononciert deutlich macht, so stellte am Ende, 1848, niemand mehr das Krankenhaus als eigenständige Institution in Frage (Abb. 25). Inzwischen hatten die Ideen Kants, die die Achtung vor der Würde des Menschen zum inhaltlichen Kern seiner Sittenlehre machten, eine große Resonanz nicht nur in der preußischen Beamtenschaft und den Offizierskorps, sondern auch in anderen deutschen Ländern gefunden. Der Ausweitung der Krankenpflege stand von daher nichts im Wege. Bald wurde dieser Geist des deutschen Idealismus durch die Reformpolitiker Heinrich Friedrich Carl vom und zum Stein und Karl August von Hardenberg in Preußen in die Tat umgesetzt. Diese Reformen begleiteten die Industrialisierung, die in ihrer ersten Phase auch die deutschen Staaten voll erfaßt hatte. Dampfmaschine, Eisenbahnen und Telegraphen veränderten zunehmend die Städte und ermöglichten ihre Ausdehnung, da sie den Menschen in seinem Arbeitsprozeß unabhängig vom Standort machten. Der Ausbau des deutschen Krankenhauswesens wurde aber in erster Linie durch die Fortschritte der ärztlichen Kunst beflügelt, die die stationäre Krankenpflege in den Mauern von zweckmäßig ausgestatteten Gebäuden zu einem sinnvollen, Erfolg versprechenden Unternehmen werden ließen. Neue diagnostische Untersuchungsmethoden wie die Perkussion seit 1762 und die Auskultation seit 1818 sowie die Entfaltung der Pathologie brachten neue Erkenntnisse über Krankheitsverläufe, womit sie die Heilungschancen durch Früherkennung und differenziertere Therapien verbessern halfen. Die stationäre Betreuung und Überwachung der Patienten durch die tägliche Visite des Arztes wurde zum Routinealltag des Krankenhauses. Im Ausklang der Biedermeierzeit eröffnete die 1846 entdeckte Narkose ganz neue Tätigkeitsfelder wie die Bauchchirurgie, die bei ihren großen Operationen mehr Aufwand erforderte. Denn sie verlangte eine größere Vor- und Nachsorge des operierten Patienten, die konsequente Weiterentwicklung spezieller Gerätschaften und Instrumente sowie die Notwendigkeit gut ausgestatteter Operationsräume. All diese Voraussetzungen konnte aber auf die Dauer nur eine Institution wie das Krankenhaus leisten, wo man sich nach und nach die entsprechenden Räumlichkeiten schaffen und das Personal fachlich geschult und ganztägig einsatzbereit sein mußte.

Parallel zu diesem Aufschwung der naturwissenschaftlich orientierten Medizin entfaltete sich langsam eine gesundheitspolitische Gesetzgebung, die die Krankenversorgung als einen

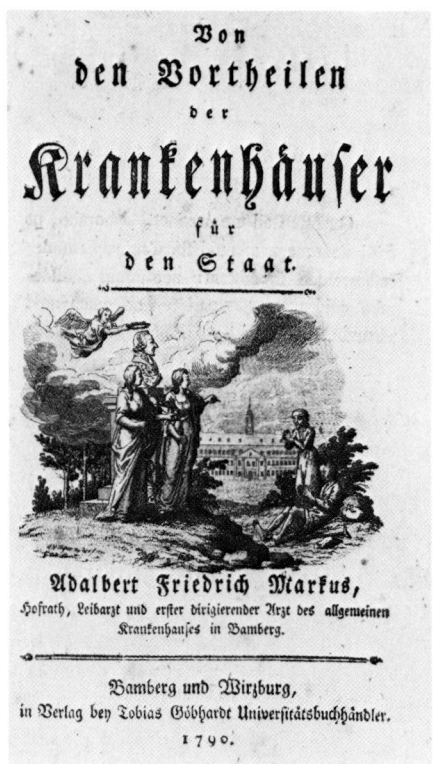

Von
den Vortheilen
der
Krankenhäuser
für
den Staat.

Adalbert Friedrich Markus,
Hofrath, Leibarzt und erster dirigierender Arzt des allgemeinen
Krankenhauses in Bamberg.

Bamberg und Wirzburg,
in Verlag bey Tobias Göbhardt Universitätsbuchhändler.
1790.

25 Titelseite des Buches »Von den Vortheilen der Krankenhäuser für den Staat« von Adalbert Friedrich Markus. Bamberg und Würzburg, 1790

eigenen Bereich der Armenfürsorge förderte. Der Anspruch des einzelnen an den Staat zur Sicherung seiner Gesundheit, wie es engagiert der Berliner Arzt Salomon Neumann 1842 in seiner Schrift »Die öffentliche Gesundheitspflege und das Eigenthum« forderte, wurde nicht mehr bestritten. Allerdings fanden diese Anschauungen, die der berühmte Rudolf Virchow als »Recht auf Gesundheit« schlagwortartig in seiner »Medizinischen Reform« (1848) zusammenfaßte, keinen wesentlichen Niederschlag in der Preußischen Verfassung von 1848/50. Doch die Deutsche Nationalversammlung in Frankfurt am Main verabschiedete 1849 immerhin eine Verfassung für das Deutsche Reich, in der die Reichsgewalt Einfluß auf die allgemeine Gesundheitspflege zugesprochen bekam. Schon zuvor hatte die Preußische Regierung 1835 aufgrund der ersten Choleraepidemien in den dreißiger Jahren des vorigen Jahrhunderts ein Gesetz erlassen, das den Gemeinden über 5000 Einwohner die Bildung von Sanitäts-Kommissionen auferlegte. Sie hatten bei Ausbruch von Seuchen die erforderlichen Räume zur Betreuung und Behandlung der Betroffenen zur Verfügung zu stellen. Die gleichzeitig beschlossenen Gewerbeordnungen Preußens von 1846 und 1849 gaben den Städten das Recht, die schon seit längerem bestehenden Ortskassen für Handwerksgehilfen und Fabrikarbeiter zu Zwangskassen zu erklären.

Wie nirgendwo anders bot sich das Krankenhaus als eine zentrale Stätte an, in der sich auf der einen Seite die neuen diagnostischen und therapeutischen Möglichkeiten der Medizin entfalten und andererseits die wachsenden gesundheitspolitischen Ansprüche und die sozialkaritativen Verpflichtungen des Staates unmittelbar in die Tat umsetzen lassen konnten. Nicht umsonst kennzeichnete die Ärzteschaft des ausgehenden Biedermeier nicht nur ein ungewöhnlicher Forscherdrang, sondern auch ein bisher kaum gekanntes soziales Engagement, das dem Ausbau der stationären Krankenhausversorgung in der Stadt und auf dem Land zugute kam. Aus dem ›Armenkrankenhaus‹ für die unterprivilegierten Schichten reifte langsam das ›Bürgerkrankenhaus‹ heran, das allmählich für alle Schichten der Bevölkerung interessant zu werden begann. Es war damals auch die Zeit, in der die ersten Fachkrankenhäuser für kranke Kinder ins Leben gerufen wurden. In Berlin war 1782 wohl das erste Kinderkrankenhaus überhaupt von französischen Emigranten eingerichtet worden. Doch entscheidend für die Entwicklung der klinischen Pädiatrie wurde das 1802 in Paris gegründete ›Hôpital des enfants malades‹. Von Seiten der Medizin begann man sich verstärkt darum zu bemühen, die stationäre Krankenbehandlung in die ärztliche Ausbildung zu integrieren, nachdem es erste Ansätze schon im 17. Jahrhundert in Holland gegeben hatte. Die medizinischen Fakultäten bemühten sich um die Einrichtung eigener Kliniken oder um die Kooperation mit schon bestehenden Krankenhäusern, in denen ein systematischer Unterricht durchgeführt werden konnte. Christoph Wilhelm Hufeland, der berühmte Arzt Goethes, definierte bei der Beschreibung des akademischen Krankenhauses von Jena 1797 schon dreierlei Aufgaben:

»Es kommt hierbey allein auf die Bestimmung und den Zweck solcher Anstalten an, und dieser ist dreifach: Hülfe den ärmeren oder verlassenen Kranken, Vervollkommung der Heilkunst durch genauere Beobachtung und unter Aufsicht angestellte Versuche und Bildung der Wund-Ärzte zum practischen Heilgeschäft.«

Auf dem Wege zum modernen Krankenhauswesen

In der Biedermeierzeit handelte es sich bei den neuen Allgemeinen Krankenhäusern fast ausschließlich um Anstalten, die vom Staat gegründet und getragen wurden. Sie umfaßten in der Regel eine Chirurgische und eine Internistische Abteilung mit kleinen zusätzlichen Stationen für Patienten mit ansteckenden Krankheiten. Die Aufsicht lag in den Händen eines akademisch ausgebildeten Arztes.

Wegweisend für die Entwicklung des deutschen Krankenhauswesens war das 1789 vollendete Allgemeine Krankenhaus in Bamberg. Es gewann in der ersten Hälfte des 19. Jahrhunderts fast mehr noch als die Charité in Berlin oder das Allgemeine Krankenhaus in Wien eine kaum zu unterschätzende Bedeutung. Die in Bamberg entwickelten sanitärhygienischen Errungenschaften wie die permanente Be- und Entlüftung der Krankensäle, die sofortige Fäkalienbeseitigung, die Wasch- und Bademöglichkeiten sowie die umweltfreundliche Lage hatten ein beachtlich hohes Niveau der Krankenhaushygiene geschaffen, dem man damals kaum etwas an Vorbildlichkeit Vergleichbares entgegensetzen konnte.

Das Landkrankenhaus in Fulda (1806–1810)

Als ein erstes Musterbeispiel für die prägende Wirkung, die von Bamberg ausging, kann das neue Landkrankenhaus in Fulda dienen, das 1803 von Wilhelm von Oranien gestiftet worden war. Durch den Reichsdeputationshauptschluß von 1803 war dieses niederländische Fürstenhaus für seinem Stammland verlorengegangene Gebiete aufgrund der diktatorischen Eingriffe Napoleons mit den ehemaligen geistlichen Fürstentümern Fulda, Corvey und Weingarten neben anderem entschädigt worden. Schon 1804, wenige Monate nach der Inbesitznahme seiner neuen Herrschaft in Fulda, unterschrieb Wilhelm von Oranien die Stiftungsurkunde für ein neues ›Kranken-Hospital‹.

Für das neu zu schaffende Krankenhaus in der alten Residenz- und Bischofsstadt Fulda sah man in enger Absprache mit dem fürstlichen Leibarzt ein Allgemeines Krankenhaus mit vier Abteilungen vor: 1. Innere, 2. Chirurgie, 3. Geburtshilfe und 4. Psychiatrie. Eine solche vierfache klinische Gliederung unter einem gemeinsamen Dach war im Kern schon in dem bereits erwähnten Allgemeinen Krankenhaus von Braunschweig 1780 vorgenommen worden. Dagegen tendierte man andernorts wie in Bamberg oder ganz besonders in den Universitätsstädten schon früh dazu, die Geburtshilfe und Psychiatrie baulich und administrativ zu verselbständigen. In Fulda scheint man sich von der Zusammenlegung dieser vier verschiedenen Disziplinen in einer Krankenanstalt eine bessere ärztliche und betriebliche Fürsorge versprochen zu haben.

Man hatte für das neue Haus den Gebäudekomplex des 1756 vollendeten Kapuzinerklosters ausersehen, das teilweise abgerissen werden sollte. Der Baumeister Clemenz Wenzeslaus Coudray, der sich später als Architekt Goethes in Weimar einen Namen machte, übernahm die

26 Das Landkrankenhaus in Fulda, das sogenannte Wilhelms-Hospital (1806–1810). Lithographie, um 1825

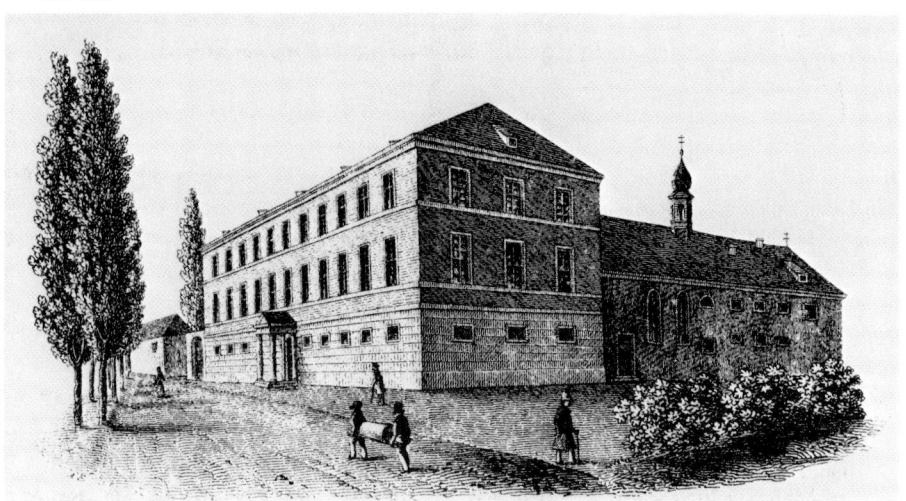

Entwurfsplanungen. Sie liefen letzten Endes, wie es bald charakteristisch für den Krankenhausbau bis zum Beginn der Pavillonära werden sollte, auf eine dreiflügelige Anlage hinaus. Das dreigeschossige Hauptgebäude wurde dann von 1806 bis 1810 längs der Landstraße neu gebaut und mit den umgebauten früheren Klostertrakten zu einem 65-Betten-Haus verbunden (Abb. 26).

Obwohl diese Krankenanstalt nur halb so groß wie das Bamberger Vorbild war, beweist die Grundrißführung in der alternierenden Anlage der Krankenzimmer und Zwischengänge eine deutliche Übereinstimmung (Abb. 27). Aber auch die bauliche und organisatorische Strukturierung zeigte mehrere Ähnlichkeiten. Im Erdgeschoß brachte man verschiedene allgemeine Einrichtungen wie Wohnungen für den Hausmeister und Gehilfen des Wundarztes, das Pförtner- und Aufnahmezimmer sowie einen Konferenzraum und ein Kabinett für medizinische Präparate unter. Die eigentlichen Krankenzimmer mit acht Betten fanden in den beiden Obergeschossen Platz, wobei die Männerstation das erste Stockwerk einnahm. Der zwischen zwei Krankensälen angelegte schmale Gang nahm die Toiletten auf. Eine vom Flur zu bedienende Ofenheizung sorgte für die notwendige Wärme an kalten Tagen. Die an den Hauptflügeln angebundenen Klosterflügel renovierte man nur notdürftig innen. Erst 1852 stockte man sie auf die gleiche Höhe von drei Geschossen wie den Hauptbau auf und überbaute dann zusätzlich den früheren Kreuzgang, so daß auch hier der Zugang zu den Krankenzimmern über einen seitlichen Flur erfolgen konnte.

Im Vergleich zu anderen zeitgenössischen Krankenhäusern war die äußere Fassadengestaltung betont einfach im klassizistischen Architekturstil gehalten worden. Auffallend klar gegliedert wurden auch die Krankenstationen. Ebenso wie fast alle neuen Krankenhäuser des Bieder-

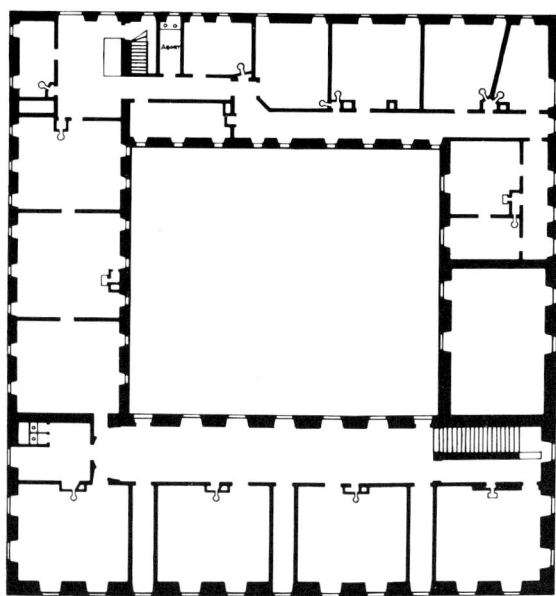

27 Grundriß vom ersten Geschoß des Krankenhauses in Fulda, das seinen baulichen Zustand um 1850 zeigt. Architekturzeichnung von Israel Schwelm

meier erfreute sich das Fuldaer von Anfang an einer steigenden Belegung. Den überlieferten Aufnahmestatistiken kann man entnehmen, daß sich die Patientenzahl von 333 im Jahre 1816 auf 606 im Jahre 1825 fast verdoppelte. Bis Mitte der siebziger Jahre diente dieses Landkrankenhaus, das aufgrund seiner großzügigen Konzeption mehrere Umbauten im Laufe von sechs Generationen gut zuließ, der stationären Krankenpflege. Es wurde 1980 nach den alten Plänen von 1810 zur Aufnahme der städtischen Musikschule vollständig renoviert und blieb so als ein wertvolles Kulturdenkmal der Medizin- und Sozialgeschichte erhalten.

Bei der Errichtung von mittleren Krankenhäusern, die die Größe von 120 bis 200 Betten nicht überschritten, schien es wie hier in Fulda lange Zeit sehr sinnvoll zu sein, das sogenannte *Bamberger System* zu übernehmen. Damit meinte man damals vor allem die baulichen Maßnahmen und sanitären Installationen zur Regulierung der Lufthygiene der Krankenzimmer mit direkt an die Krankenzimmer angrenzenden Zonen für die Toiletten. Ein solches Raumprogramm mußte aber dann Probleme aufwerfen, wenn man Krankenhäuser mit 600 oder sogar 1000 Betten gründen wollte. Denn daraus hätte sich, auch bei mehrgeschossiger Bauweise, eine endlose Aneinanderreihung von Zimmern ergeben. Deshalb lag es nahe, nach weniger Platz fordernden und weniger Kosten verursachenden Lösungen zu suchen, die ebenfalls den wachsenden sanitär-hygienischen Anforderungen gerecht wurden.

Ein neues Großkrankenhaus für München (1808–1813)

Bei den Planungen für ein neues Allgemeines Krankenhaus in München (Abb. 28), das seit 1799 im Gespräch war, versuchte man, einen anderen Weg als bei der Bamberger Anlage zu beschreiten. Bei der Größenordnung von 600 Betten schien es sonst baulich zu aufwendig zu werden. Maßgebend für das in München neu zu erstellende Krankenhaus war in erster Linie der Arzt Franz Xaver Häberl, der 1799 dem bayerischen Monarchen ein detailliert ausgearbeitetes Konzept für die angestrebte Krankenhausreform vorlegte und auch Entwürfe für ein Großkrankenhaus unterbreitete. Häberl hatte schon vorher im alten Krankensaal des Hospitals der Barmherzigen Brüder in München durch Umbauten erreichen können, daß zwischen jedem Bett an der Stirnwand ein Abortsitz angebracht wurde. Damit war für die bettlägerigen Patienten ein ähnlicher Komfort wie in Bamberg erreicht worden. Diese sanitäre Installation ließ sich aber wegen der Größe auf die neugebaute Anstalt nur schwer übertragen. Deshalb rückte Häberl von einer solchen komfortablen Ausstattung der Krankensäle mit den zugehörigen Toiletten in seinem Plan für ein 600-Betten-Krankenhaus ab. Man baute dann von 1808 bis 1813 auf den Grundmauern der schon vorhandenen Hofanlage des Hospitals der Barmherzigen Brüder unter Hinzufügung von drei weiteren Flügeln das neue Krankenhaus. Durch zwei quer zu den als Bettenstationen angelegten Längsflügeln, die die Administrations-, Personal- und Wohnräume aufnahmen, entstanden zwei Innenhöfe, die man an sich schon damals aus lüftungstechnischen Überlegungen vermied (Abb. 29).

Gänzlich neu für den Krankenhausbau war, daß man zum ersten Mal hier für den zehn Betten enthaltenden Krankensaal kleine vorgelagerte Kammern für verschiedene Funktionszwecke (Teeküche, Abstellzonen) schuf. Alternierend lagen sie flurwärts im Eingangsbereich und ließen dazwischen Platz für die Heizöfen, die in den beiden oberen Stockwerken von dem

Rauch der im Erdgeschoß aufgestellten Öfen erwärmt wurden. Damit war eine funktionale Grundrißlösung für das Krankenzimmer geschaffen worden, die bis zum heutigen Tage ihre Gültigkeit nicht verloren hat. Die eigentlichen Toiletten legte man auf der Mittelachse auf jeder Etage in jedem Bettenflügel an. Zusätzlich gab es noch von Häberl selbst konstruierte, geruchlos verschließbare Abortstühle, um die Innenluft ›rein‹ zu halten.

An jedem mit einer Tafel versehenen Krankenbett stand ein Nachttisch. Die Wände trugen einen weißen Farbanstrich, die Möbel, wie Tische und Nachtschränke, Betten und Türen, hatte man hellgelb angestrichen. In jedem Krankenzimmer war fließendes kaltes Wasser vorhanden, das aus einem eigenen Brunnen mittels eines Pumpwerks gespeist wurde. Die Abwässer führte man über einen hauseigenen Kanal in den nahegelegenen Stadtbach. Anfangs schlossen halbhoch gemauerte Alkoven je zwei Betten zu einer räumlichen Einheit zusammen. Einzigartig für die damalige Zeit war das ausgefeilte Ventilationssystem, das Häberl erdacht hatte. Es sah neben anderen Details Wandöffnungen zum Absaugen der verbrauchten Luft unter den Bettstellen vor, die mit einem abführenden Kanalsystem verbunden waren. Für das Einströmen der Frischluft, die über Ventilationstürme angesaugt und im Keller in den Heizöfen erwärmt werden sollte, brachte man entsprechende Öffnungen über den Betten an. Zwei Lüftungstürme sollten auf dem Dach zum generellen An- und Absaugen der Luft dienen, womit es aber wohl zeitgenössischen Berichten zufolge gehapert hat.

Erstaunlicherweise baute man erst sieben Jahre nach der Eröffnung des Krankenhauses in München einen Operationssaal im hinteren westlichen Flügel aus. Man errichtete dafür einen über zwei Etagen hohen Turm mit einer umlaufenden Galerie aus weißem Glas (1820).

Die Eröffnung des Münchener Krankenhauses, das nach der Charité in Berlin die zweitgrößte Anstalt in Deutschland darstellte, war ein wichtiger Meilenstein in der Krankenhausgeschichte. Die Spezialisierung und Differenzierung des Krankenhausbaus kündigte sich in München symbolisch in den über zwei Meter hohen Ventilationsräumen und in der Sichtkuppel des Operationssaales an. Die nüchterne, vom Baumeister Karl von Fischer gestaltete Architektursprache ist in einem strengen Klassizismus gehalten, der dem Zweck gemäß war. Kritische Zeitgenossen betrachteten den Neubau des Münchener Krankenhauses in seiner Größe, Kostspieligkeit und repräsentativen Gestaltung mit einer gewissen Zwiespältigkeit. So schrieb der damalige Münchner Chronist Christian Müller 1816 über das neue Krankenhaus am Sendlinger Tor:

»Die Frage, in wie fern haushälterisch mit den vorhandenen Fonds umgegangen, ob hie und da nicht das Glänzende und Luxuriöse dem Nützlichen und Einfachen vorgezogen worden sey? diese Frage mag hier immer unentschieden bleiben … Den würdigen Charakter des Aeusseren, die großen Verhältnisse finden wir auch größtenteils in der inneren Konstruktion wieder; denn solche Korridore, Treppen findet man selten anderswo als in fürstlichen Prunkwohnungen.«

Auch weiterhin widmete man dem Krankenhaus in München sorgfältige Aufmerksamkeit, was sich aufgrund der permanenten baulichen Veränderungen gut dokumentieren läßt. Hier begann sich eine Entwicklung abzuzeichnen, die bis heute für die Krankenhäuser charakteristisch ist: Trotz exakter Vorausplanungen mußte sich diese Anstalt dem Wandel hygienischer Vorstellungen, dem Fortschritt der Medizin, der sozialen Veränderung der Bevölkerung und den tech-

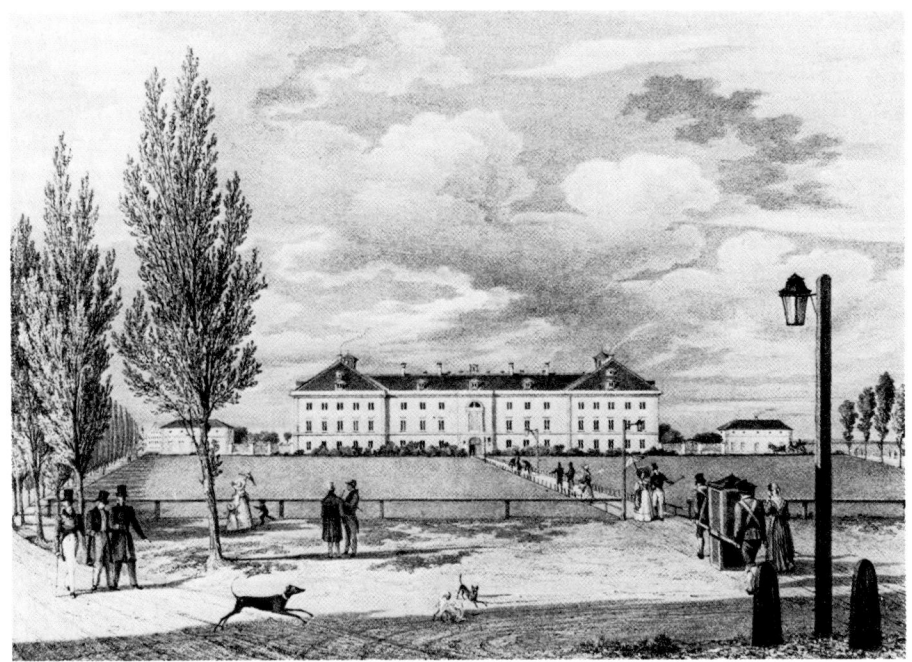

28   Das Allgemeine Krankenhaus in München (1808–1813) vom Sendlinger Tor aus. Lithographie von Carl
     August Lebschée, um 1830

nischen Möglichkeiten anpassen. Wichtige Aufgabenerweiterungen waren in den ersten beiden
Jahrzehnten die Einrichtung einer Geburtshilflichen Klinik, die Gründung einer ›praktisch
medizinischen Schule‹ (1824) und die Umwandlung in eine Akademische Klinik 1826, nachdem
die Medizinische Fakultät von Landshut nach München verlegt worden war. Jedoch legte der
Magistrat großen Wert darauf, daß der klinische Unterricht »dem Hauptcharakter des Hospitals als einer lokalen, der Krankenpflege gewidmeten Stiftung nicht nachteilig sein darf«. Seit
1827 unterstand der Krankenhausverwaltung auch das ehemalige Leprosorium St. Nicolai als
Absonderungshaus.

   Eine gewisse Schlüsselrolle, die das Münchener Krankenhaus für den zukünftigen deutschen
Krankenhausbau für zwei Generationen bekam, lag vor allem in dem hohen Aufwand, den man
für die technisch-hygienischen Einrichtungen der Lüftungen und Aborte als notwendig angesehen hatte. Auch wenn sich später herausstellen sollte, daß dieses Lüftungssystem, insbesondere die Lüftungstürme Häberls, nicht richtig funktionierten, so führten sie doch erstmals in
Deutschland vor Augen, welche umfangreichen sanitärtechnischen Vorrichtungen ein leistungsfähiges Krankenhaus dieser Größenordnung haben konnte. Häberl hatte selbst ein
umfangreiches Fachbuch über den Krankenhausbau herausgebracht, das die bauliche und sanitärtechnische Konzeption, die dieser Anstalt zugrunde lag, wissenschaftlich begründete (1813).

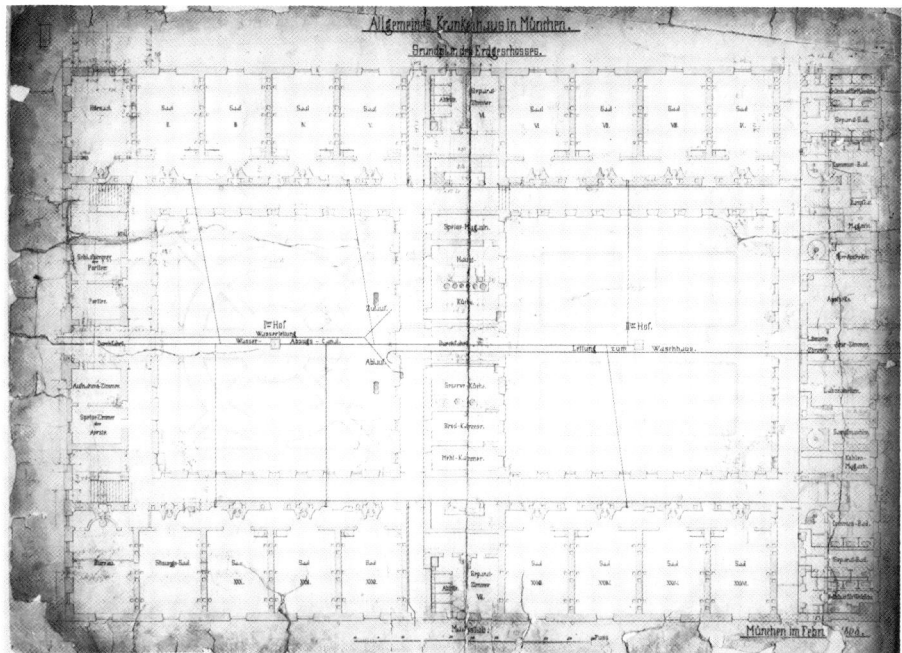

29 Grundriß vom Erdgeschoß des Allgemeinen Krankenhauses in München. Baulicher Zustand von 1868.
    Tuschzeichnung, 1868

Erst 1846 wurde von anderen Klinikärzten sachliche Kritik laut, die verschiedene Mängel-punkte aufzeigte. An erster Stelle war es der Chirurg Philipp von Walther, der 1846 in einer wohlbegründeten Schrift »Über klinische Lehranstalten in städtischen Krankenhäusern. Eine Prinzipienfrage zugleich in näherer Beziehung auf ihre gegenseitigen Verhältnisse in München« die Schwächen des Münchener Krankenhauses darstellte: weite Entfernung von der Stadtmitte, Unsauberkeit der Aborte, Fehlen eines Kellergeschosses zur Isolierung, Steinfußböden in den Krankenzimmern im Erdgeschoß, die Verbindung der Krankenzimmer untereinander, unge-nügendes Ventilations- und Heizungssystem oder die Vorrichtung, unter dem Kopfende der Betten in einem Behälter Sachen aufzubewahren. Trotzdem war mit diesem Krankenhaus ein Meilenstein für die allmählich aufblühende Klinische Medizin gesetzt worden. Das 1813 voll-endete Gebäude diente bis in unsere Zeit als Krankenhaus und ist bis heute als ein bedeutendes Kulturdenkmal bewahrt worden.

Der erste deutsche Krankenhausneubau für 1000 Betten:
das Allgemeine Krankenhaus St. Georg in Hamburg (1821–1823)

Kaum war das Allgemeine Krankenhaus in München eröffnet, liefen in der alten Hansestadt Hamburg Planungen zur Errichtung eines neuen Großkrankenhauses an. Bei den vielfältigen

Diskussionen und Entwürfen, die dem Baubeginn vorangingen, wertete man die Erfahrungen von Bamberg und München aus. Hamburg hatte seit 1800 schon über 100 000 Einwohner und war durch seinen traditionsreichen Elbhafen mit aller Welt verbunden.

Die Hamburger Stadtväter wollten von Anfang an in dem geplanten Allgemeinen Krankenhaus neben den Internistischen und Chirurgischen Stationen auch die Geisteskranken aufnehmen, wie es im Landkrankenhaus Fulda der Fall war. Dagegen sollte die Geburtshilfe nicht berücksichtigt werden.

Die Hamburger Krankenhausanlage, die sich bis heute im Stadtteil St. Georg erhalten hat, ist in ihrer für die Biedermeierzeit weiträumigen und großzügigen Planung besonders bewundernswert. Nach einem veranlaßten Preisausschreiben für den Neubau eines Großkrankenhauses entwickelte dann der Stadtbaumeister von Hamburg, Carl Ludwig Wimmel, die endgültige Planung. Man hatte sich inzwischen für die Aufgabe des alten, aus dem Pesthof hervorgegangenen Krankenhofes im Vorort St. Pauli entschieden und einen völlig neuen Standort an der Außenalster gewählt. Das in den Jahren von 1821 bis 1823 gebaute Krankenhaus bildete mit seinen drei langen Gebäudeflügeln eine langgezogene U-Form, die auf Nordostseite einen weiten Gartenhof einfaßte (Abb. 30). An der Straße erhob sich ein dreigeschossiger Mittelbau, an den sich rechts und links die langgestreckten zweigeschossigen Flügel der Bettenabteilungen anschlossen. Sie endeten jeweils in größeren Eckpavillons, die hauptsächlich die sanitären Einrichtungen aufnahmen. Rückwärts auf der Hofseite lagen die beiden Seitenflügel, denen man am Ende wiederum Pavillongebäude angefügt hatte. Die Flure verliefen in den Bettentrakten auf der Nord- oder Ostseite, nur der Mittelbau war zweihüftig angebaut. Deutlich läßt sich bei der Betrachtung der Gesamtanlage erkennen, daß man trotz des zusammenhängenden Baukörpers baulich und organisatorisch eine gewisse Dezentralisierung angestrebt hatte. Dafür spricht, daß man den Mitteltrakt von den angrenzenden Flügeln an den Übergängen durch Einfahrten im Erdgeschoß und durch Funktionsräume in den Obergeschossen abtrennte. Gleichzeitig stattete man jeden einzelnen Baukörper mit einem eigenen Treppenhaus aus.

Das Hauptgebäude diente hauptsächlich für allgemeine Zwecke der Aufnahme, des Personals und der Ärzte. Hier befanden sich die Wohnung des Verwalters, der zentrale Kirchenraum, die Apotheke, ein Labor, einige kleine Räume für selbstzahlende Patienten sowie die Küche. Auffallend großzügig gestaltete man die Eingangshalle im Erdgeschoß mit dem ihr gegenüberliegenden Treppenhaus.

Die beiden Seitenflügel, die eigentlichen Bettengebäude, die beiderseits an das Hauptgebäude anschlossen, stimmten in ihren Grundrissen nahezu überein. An den Übergangszonen über den Durchfahrten richtete man rechts das Operationszimmer, links einen Raum zum Verbinden und Untersuchen ein. Der südöstliche Trakt bildete die Männer-, die gegenüberliegende Seite die Frauenabteilung. Die knapp 6 Meter breiten und 11 Meter langen Krankensäle umfaßten in der Regel zwölf mit dem Kopfende zur Zwischenwand gestellte Betten. Das Tageslicht flutete durch drei Außenfenster in die Krankensäle, nachts wurden die Räume und Flure durch Öllampen beleuchtet, ein Ofen in der Raummitte sorgte in der kalten Jahreszeit für die Beheizung. Verschiedene kleine Luftöffnungen in den Außenwänden und in der Zimmertür sollten eine gehörige natürliche Ventilation bewirken. Vom Krankensaal hatte man zwei kleine Kammern

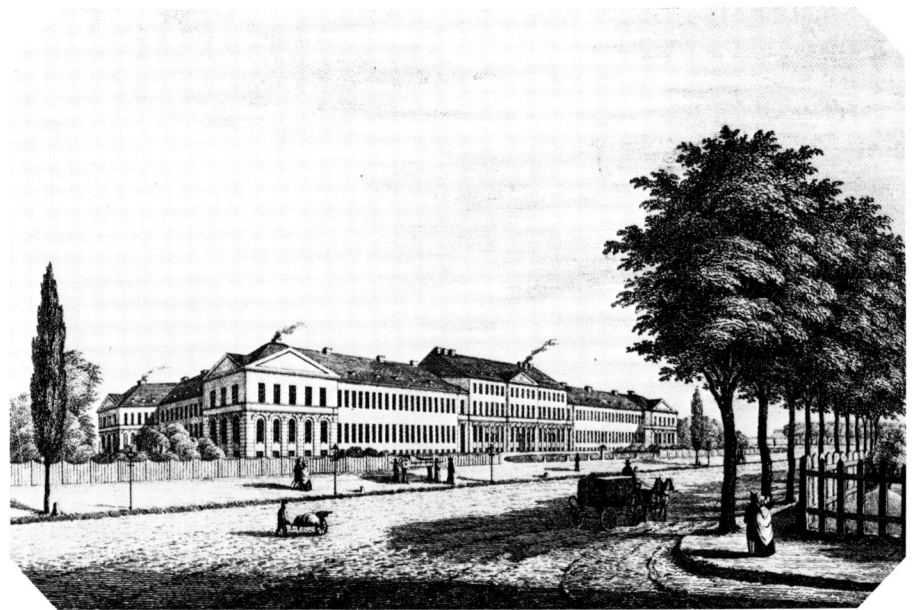

30 Die Hauptfront des Allgemeinen Krankenhauses in Hamburg, das im Vorort St. Georg nahe der Außenalster von 1821 bis 1823 mit über 1000 Bettenplätzen gebaut wurde. Aquatinta von Otto Spekter, 1830

mit Flurfenstern abgetrennt, die man wohl in München kennengelernt hatte, aber doch nicht als Vorräume benutzte, sondern zu kabinettartigen Einbauten umwandelte. Die eine diente dem Pflegepersonal als Ablageraum, die andere barg nach englischem Vorbild ein Wasserklosett, das neben einer automatischen Spülung auch schon einen geruchbindenden Syphon hatte. Durch ein eigenes Wasserwerk war es möglich, überall im Hause, wo es notwendig erschien, Badezimmer, Waschbecken und die schon erwähnten vorbildlichen Wasserklosetts einzurichten. Die großen Krankensäle standen untereinander durch Zwischentüren in Verbindung. Die Innere Station hatte eine Bettenkapazität von 484 Betten, die Chirurgische dagegen mit 203 Betten eine wesentlich geringere Aufnahmemöglichkeit. Hinzu kamen die kleineren Abteilungen für Geschlechts- und die Stationen für die Geisteskranken in den hinteren Seitenflügeln mit bald 500 Insassen.

Am 11. November 1823 wurde das Krankenhaus von den ersten Patienten bezogen. Im selben Jahr legte der Magistrat von Hamburg eine vorläufige Hausordnung für das Krankenhaus vor. Der bisherige Name ›Krankenhof‹ wurde abgeschafft. Dazu hieß es in der Einleitung zu den Bestimmungen: »Wenn gleich der Name unwesentlich ist, so erinnert doch der ›Krankenhof‹ noch zu sehr an den alten Pesthof, und scheint es zweckmäßig, nach dem Beispiele anderer großer Hospitäler z.B. in Wien, München etc., das Institut Allgemeines Krankenhaus zu benennen.« Das Krankenhaus sollte in erster Linie »alle Kranken, die dem Staate anheim fallen«, aufnehmen und war damit ein zentraler Bestandteil der städtischen Armenpflege. Die bisher im Krankenhof versorgten »armen Siechen« beließ man notgedrungenerweise, soweit sie nicht anderweitig untergebracht werden konnten, der Obhut des Krankenhauses, sah aber von der weiteren Aufnahme von altersschwachen Patienten nach Möglichkeit ab.

Das ärztliche Personal bestand 1830 aus dem dirigierenden Arzt, einem Oberwundarzt und sechs Hilfsärzten. Ferner gehörten vier Apotheker zum Haus. Knapp 300 Beschäftigte hielten den Krankenhausbetrieb mit bald über 1000 Patienten in Gang. Die Kommunalbehörde von Hamburg mußte schon in wenigen Jahren die gleiche Erfahrung wie die Verantwortlichen der Charité in Berlin machen, daß trotz aller großzügigen Planungsabsichten bereits bei der Eröffnung des Krankenhauses die Bettenkapazität bei weitem nicht ausreichte. Nicht weniger als 1455 Patienten zählte man um 1846 im Hamburger Krankenhaus.

So ist es nicht verwunderlich, daß die zuständigen Hamburger Behörden des vorigen Jahrhunderts gezwungen waren, das Hamburger Krankenhaus St. Georg ständig weiter auszubauen. Eine besonders große weitere Baumaßnahme war der Anbau von zwei weiteren Bettenflügeln, wodurch man seit 1856 die Bettenkapazität verdoppeln konnte. Es folgten dann eine neue Dampfküche (1858), ein Waschhaus (1867), ein gesondertes Pockenhaus (1868), sechs freistehende Krankenbaracken (1874) und ein neues Wirtschaftsgebäude (1875). Nachdem 1864 Hamburg endlich eine zeitgerechte selbständige Heilanstalt für Geisteskranke im Ortsteil Friedrichsberg erhalten hatte, gewann man durch Verlegung dieser Abteilungen weiteren Platz. Aber trotz dieser Ausbauten und trotz der allmählichen Ausgliederung der psychiatrisch zu betreuenden Patienten blieb das St. Georg-Krankenhaus bis weit in die zweite Hälfte des 19. Jahrhunderts ständig überfüllt. Dieses führte dann in den achtziger Jahren zu einer weiteren großen Krankenhausplanung im Stadtteil Eppendorf, von der noch zu sprechen sein wird.

Das Catharinen-Hospital in Stuttgart (1820–1827)

In Stuttgart war es vor allem die Königin Catharina, die endlich 1817 den Anstoß gab, sowohl ein Krankenhaus als auch eine Entbindungsanstalt zu bauen. Vorher gab es außer einem kleinen Hofkrankenhaus keine Möglichkeit der stationären Krankenpflege für die Bevölkerung der 22000 Einwohner großen Residenzstadt. Die ersten konkreten Pläne für ein 400-Betten-Krankenhaus legte der Hofarchitekt Giovanni Salucci um 1818 vor, die wohl keinen Anklang im Königshaus fanden. An seine Stelle trat eine Baukommission, die sich aus Spitzenbeamten der königlichen Verwaltung, zwei Stuttgarter Ärzten und dem Baumeister Nikolaus von Thouret zusammensetzte und als erstes eine gutachterliche Stellungnahme einholte, in der nun 220 Betten als notwendig empfohlen wurden. Im Rahmen der Neuplanungen entwickelte Thouret einen völlig neuen Entwurf für ein Krankenhaus, das 230 Betten aufnehmen konnte. Das dreigeschossige Gebäude hatte einen Längs- und zwei Seitenflügel, die H-förmig zusammengefügt wurden. Die Bauzeit des Stuttgarter Krankenhauses als traditioneller Korridorbau auf einem Hanggrundstück im Norden der Stadt dauerte von 1820 bis 1827, über sieben Jahre (Abb. 31). Im Hauptflügel mit seiner breiten Durchfahrt und großem Treppenhaus fiel der Mittelflur insofern aus dem gewohnten Rahmen, als man für Krankenhäuser schon seit 1787 soweit wie möglich einhüftige Fluranlagen bevorzugte. Man mag es insofern für vertretbar gehalten

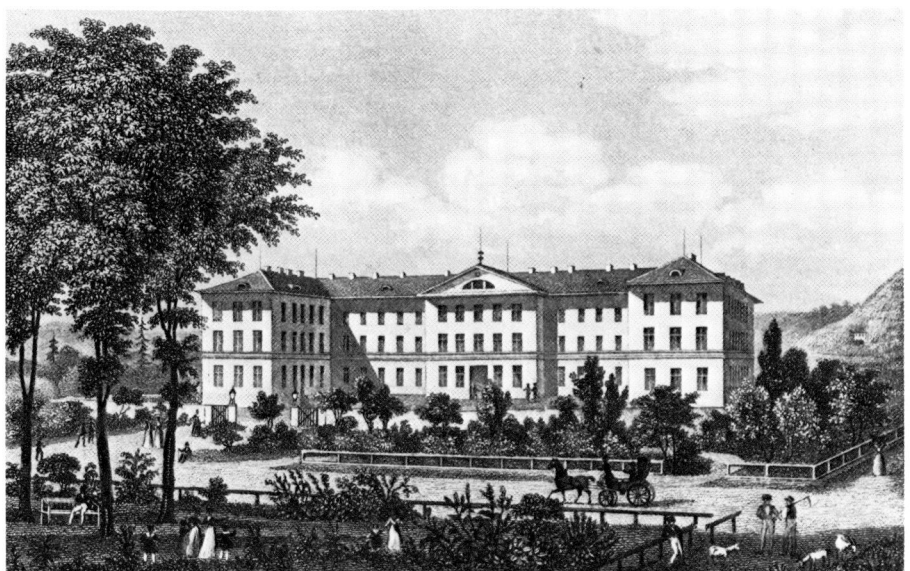

31   Das Catharinen-Hospital in Stuttgart (1820–1827). Stahlstich von Grünewald und Cooke nach einer Zeichnung von Frid Keller, um 1840

haben, weil in diesem Gebäudeteil hauptsächlich Funktions- und Wohnräume – wie die Wohnung des Verwalters, die Apotheke, die Küche – und nur einige separate Krankenräume lagen. Auf der anderen Seite bewies die differenzierte räumliche Unterteilung dieser Krankenanstalt nach der Krankheitsart der Patienten schon in einem hohen Maße die Fortschrittlichkeit dieser Anstalt. So unterschied man »abzusondernde Kranke, die nicht ansteckenden innerlich Kranken, akut Kranke und Augenkranke«. Der größte Teil der Krankenzimmer befand sich in den beiden Seitenflügeln. Im linken Trakt hatte man vorn den Operationssaal eingerichtet. Rückwärtig lag hier noch eine kleine Station für Haut-(Krätze)-kranke mit zwei Zimmern, einer Toilette und einem Baderaum. Die Geburtshilfliche Klinik hatte man im ersten Stock untergebracht und schon mit ausreichenden Nebenzimmern (Operationszimmer, Milchküche, Reserveraum) ausgestattet. Im zweiten Stock lagen ein Hörsaal, die Bibliothek und der Raum des Chirurgen. Die infektiösen Patienten, hauptsächlich die Syphilitiker, betreute man gut abgetrennt auf dieser Ebene im Seitenflügel. Vor den meisten Krankensälen hatte man wie in München noch kleine Kammern angelegt, die einerseits der Installation der Heizung, andererseits der Einrichtung von Toiletten dienten und mit zusätzlichen Lüftungsrohren ausgestattet waren. Die Größe der Krankenzimmer schwankte von drei bis 16 Betten. Im Obergeschoß der Seitenflügel hatte man in einem großen Krankenzimmer einen etwas mehr als ein Meter hohen und ein Meter breiten Zwischengang eingefügt. Dieser eigentümliche Einbau sollte angeblich eine bessere Ventilation des Krankensaales bei Öffnung der Fenster bewirken. Zugleich sollten sich hier die Rekonvaleszenten bewegen.

Die Architektur des Stuttgarter Krankenhauses stand ebenso wie die der Krankenhäuser von Fulda, München und Hamburg ganz in der klassizistischen Bautradition. Der schlichte Klassizismus mit seiner klaren Fassadenarchitektur und Baugliederung ließ sich für die neuen Krankenhäuser in der ersten Hälfte des 19. Jahrhunderts ausgezeichnet verwenden und funktional adaptieren. Nicht von ungefähr bezeichnet ein Beschreiber von 1827 das Stuttgarter Krankenhaus als in »einfachen, ernsten Style« erbaut. Als das Krankenhaus am 9. Januar 1828 eröffnet wurde, standen letzten Endes 300 Betten zur Verfügung, 160 bis 200 waren bald ständig belegt. Ein Vergleich mit den Gegebenheiten in Bamberg, wo 40 Jahre zuvor für etwa 20 000 Einwohner ein 120-Betten-Krankenhaus mit einer Inneren und einer Chirurgischen Abteilung gebaut worden war, unterstreicht eine weitblickende Planung in Stuttgart. Nicht umsonst rühmte Joseph Dietl, einer der angesehensten Wiener Medizinprofessoren der damaligen Zeit, 1852 dieses Haus. In der Vielfältigkeit seiner medizinischen Dienstleistungen und klaren baulichen Gliederung stellte das Catharinen-Hospital einen ersten Höhepunkt im deutschen Krankenhausbau dar. Bezeichnenderweise brauchte man diese Anstalt erst in den sechziger Jahren des 19. Jahrhunderts zu erweitern und errichtete dann erst für die Geburtshilfe eine eigene Frauenklinik mit 190 Betten (1862–69, Architekt: von Bok). Bis zu seiner Zerstörung durch Bomben 1944 wurde dieses Gebäude aus der Biedermeierzeit als Krankenhaus genützt.

Krankenhäuser im ausgehenden Biedermeier

Die bisher neugebauten Krankenhäuser waren mehr oder weniger den vereinzelten Initiativen von sozial denkenden Landesherren zu verdanken gewesen. Sie standen damit noch ganz in der Tradition des aufgeklärten Absolutismus. Seit den zwanziger Jahren des vorigen Jahrhunderts bemühten sich aber auch die nach der Säkularisation sich neu formierenden religiösen Ordensgemeinschaften und Privatpersonen um die weitere Verbesserung und Ausweitung des Krankenhauswesens. In Münster vergrößerte beispielsweise die 1808 gegründete Organisation der Barmherzigen Schwestern ihre karitativen Arbeitsfelder. Sie übernahmen 1820 das Clemens-Hospital im Auftrag der Stadt aus den Händen des Ordens der Barmherzigen Brüder und wandelten es in ein Allgemeines Krankenhaus für Männer und Frauen um. Fast überall unterstützten die Kommunen die Etablierung leistungsfähiger Krankenhäuser, so daß selbst in den ländlichen Bezirken die stationäre Krankenpflege im Rahmen der öffentlichen Armenpflege ausgebaut wurde.

Damals gab es die ersten Ansätze für die Gründung von Krankenhäusern, die von privaten Vereinen oder Einzelpersonen finanziert und vom Staat unabhängig waren. Eines der ersten Beispiele dafür ist das 1817 vom sogenannten Kornverein in Elberfeld, einem Zusammenschluß wohlhabender Bürger, getragene Bürgerkrankenhaus, das 1823 mit knapp 60 Betten eröffnet werden konnte (Abb. 32). Außerdem entstanden aus privater ärztlicher Initiative nach englischen und österreichischen Vorbildern ›Krankeninstitute‹, in denen kostenlos ambulante medizinische Hilfe gegeben wurde. Sie bildeten die Kernzelle für die ersten Kinderkrankenhäu-

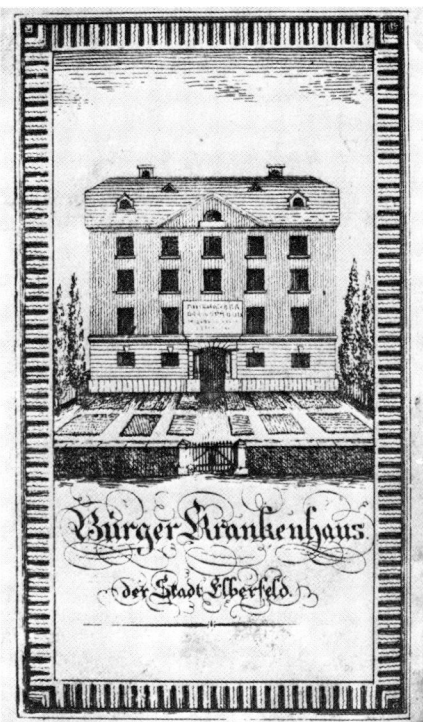

32 Die Hauptfront des Bürgerkrankenhauses in Elberfeld (1821–1823). Holzschnitt von Jacques Korff, um 1821

ser in Hamburg (1840), in Frankfurt (1843/44) und in München (1836; vgl. S. 98). Doch eigentlich war es erst für die Zeit nach 1860 charakteristisch, daß unternehmungsbereite Ärzte mit privaten Mitteln Kliniken gründeten, in denen neue Errungenschaften der Klinischen Medizin schneller als in den Krankenanstalten der öffentlichen Hand in die Praxis umgesetzt werden konnten.

Eine weitere Wurzel des Krankenhauswesens muß man in der zwar langsamen, aber sich doch beharrlich von 1780 bis 1840 über zwei Generationen hinziehenden Ausweitung des klinischen Unterrichts an den Universitäten sehen. Kurz nach 1800 besaß die Mehrzahl der deutschen Hochschulen Akademische Krankenhäuser: Freiburg 1780, Göttingen 1781, Kiel 1785, Würzburg 1791, Marburg 1786/1813, Tübingen 1805, Heidelberg 1818, Bonn 1819. Es handelte sich anfangs um sehr einfache, kleine Lehrkrankenhäuser mit kaum mehr als 20 bis 30 Betten, die in den ersten Jahrzehnten in adaptierten Privathäusern mehr oder weniger notdürftig eingerichtet waren. Erst im Laufe der Biedermeierzeit befreite man sie von ihrem in der Regel privaten Status und erhob sie zu staatlichen Kliniken. Auf diese Weise wuchs das Krankenhaus zu einer bald unverzichtbaren Ausbildungsstätte für Mediziner heran und gewann auch dadurch an Gewicht. In den dreißiger Jahren begann man dann, hier und dort beachtliche Neubauten für die Akademischen Krankenhäuser zu errichten.

Eine von Jahrzehnt zu Jahrzehnt anwachsende Reihe solide eingerichteter Krankenhäuser, deren Bettenzahl allerdings in der Regel nicht die Grenze von 100 überschritt, dokumentiert diesen Weg zur Ausbreitung der geschlossenen Krankenpflege in dieser Zeit. In Erfurt faßte die Stadtverwaltung 1823 die bisherigen krankenpflegerischen Einrichtungen in dem Evangelischen Krankenhaus zusammen (Abb. 33). Die hessische Residenzstadt Darmstadt bekam in den Jahren von 1824 bis 1826 ein neues Allgemeines Krankenhaus im klassizistischen Stil errichtet, das in der Verantwortung der Kommune lag. Es hatte noch eine Siechenstation im Haus. Auch kleinere Orte wie Kamenz (1824–1828), Fürth (1828–1830) oder Speyer (1828–1832) gründeten Krankenanstalten. In der sächsischen Stadt Kamenz kam es von 1824 bis 1828 zu einem Krankenhausneubau. Dieser verdankte seine Entstehung dem Engagement des ortsansässigen Arztes

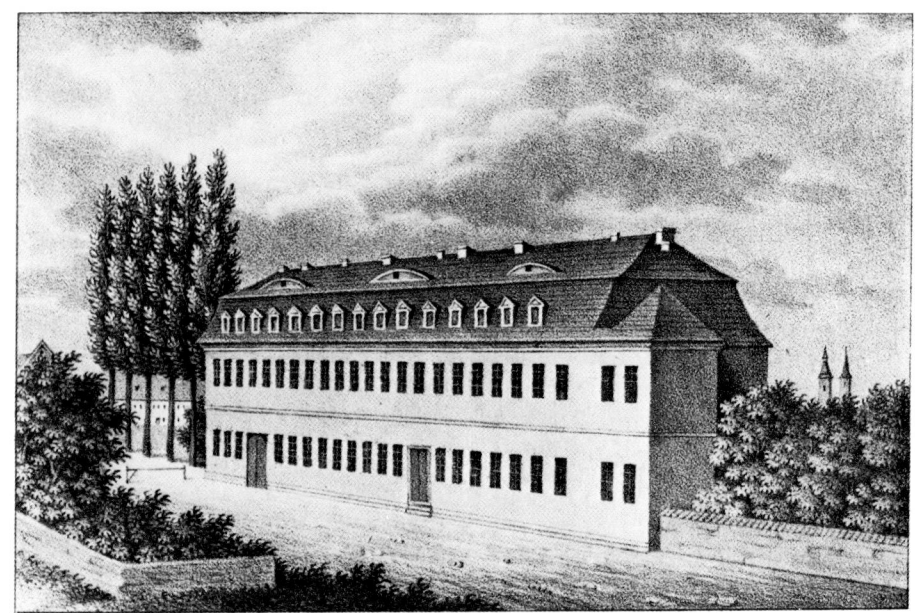

33 Das Evangelische Städtische Krankenhaus in Erfurt (1821–1823). Stahlstich, um 1838

Johann Gottfried Böhnisch, der mit Hilfe von Spenden seit Beginn der zwanziger Jahre für ein solches Haus warb. Trotz eines äußerlich imposant erscheinenden Gebäudes, das der Baumeister Friedrich Salomon Mörbitz entworfen hatte, fanden kaum mehr als 20 Patienten darin Platz. Man bezeichnete diese Armenkrankenanstalt auch als Barmherzigkeitsstift und gab ihr zu Ehren des in Kamenz geborenen Gotthold Ephraim Lessing auch noch den Beinamen ›Lessing-Denkmal‹. Einschränkend muß man aber feststellen, daß man häufig in diesen Anstalten die stationäre Krankenpflege mit Pfründneranstalten und manchmal auch Arbeitshäusern verband. Das 1830 eröffnete Städtische Krankenhaus zu Fürth war zum überwiegenden Teil noch ein Altersheim mit 100 Plätzen, dagegen stellte die Krankenabteilung mit 30 Betten weniger als ein Drittel dar. Die Universitätsstadt Halle an der Saale erhielt 1826 ein eigenes Krankenhaus unter städtischer Regie, das neben 50 Krankenbetten auch 50 Pfründnern Wohnung und Pflege bot (Abb. 34). Als Muster für die kleineren Stadtkrankenhäuser der dreißiger Jahre des vorigen Jahrhunderts kann die von 1829 bis 1832 gebaute Anstalt in Hannover dienen (Abb. 35). Maßgeblichen Einfluß auf die Konzeption hatte der weit über Hannover bekannte Stadtarzt Georg Philipp Hölscher. Die bauliche Gestaltung lag in den Händen des Baumeisters August Heinrich Andreae. Das Krankenhaus bildete einen dreiflügeligen, H-förmig angelegten Gebäudekomplex mit zwei ausgebauten Geschossen, die seitliche Flure hatten. Der Mittelbau nahm nach dem schon bekannten Schema im Erdgeschoß zu beiden Seiten der zweigeschoßhohen Halle die Räume der Verwaltung, die Apotheke und den Konferenzraum auf. Im ersten

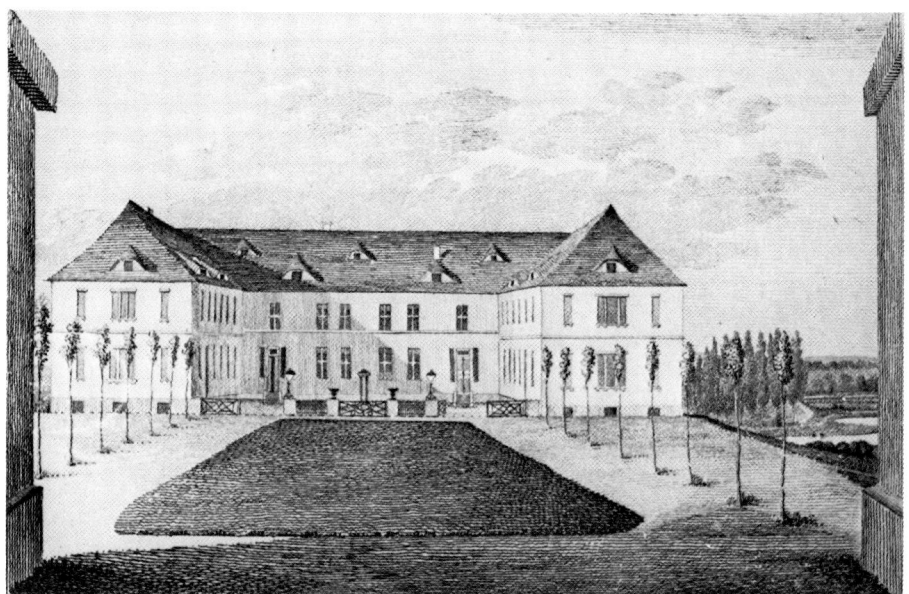

34 Die Rückfront des Stadtkrankenhauses in Halle an der Saale (1825–1826). Stahlstich, um 1826

35 Blick auf das Städtische Krankenhaus in Hannover (1828–1832) von der Calenberger Chaussee aus. Lithographie von Friedrich Baumgartl, um 1840

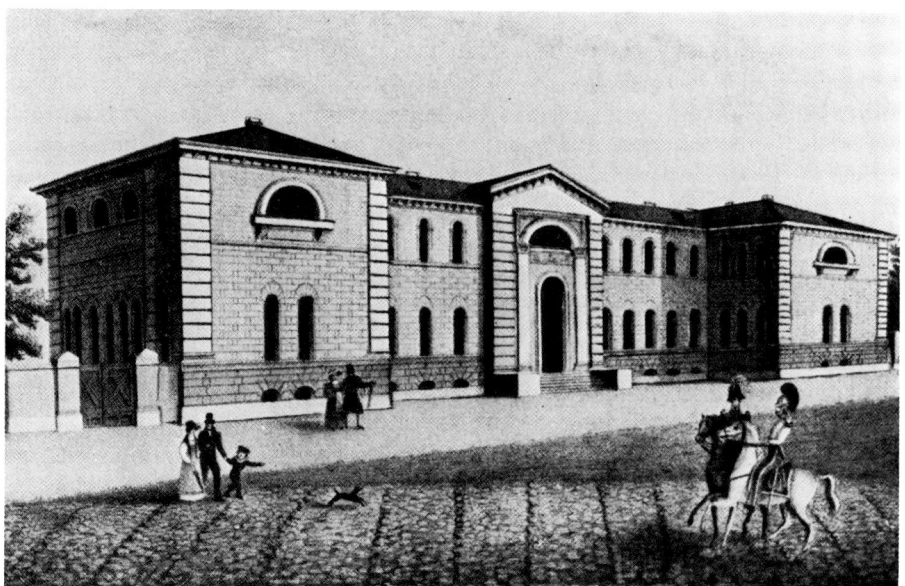

Stockwerk richtete man einige kleine Privatzimmer ein. Die Seitentrakte beherbergten die Stationen, die sich aus Krankenzimmern unterschiedlicher Größe von einem bis zehn Betten zusammensetzten. Die großen Krankenräume mit zehn Betten verfügten über Wasserspülklosetts. Die Bettstellen bestanden aus Eisen, waren lackiert und besaßen dreiteilige Matratzen, um eine leichte Reinigung zu ermöglichen. Jeder Patient bekam Hospitalkleidung und hatte einen eigenen Nachttisch mit Spucknapf und Uringlas. Die Luft in diesen Zimmern wurde über verschiedene Abzugsschächte im Fußboden und der Decke abgezogen. Neben dem Leichenhaus gab es ein Betriebsgebäude mit einer Dampfmaschine, die erste dieser Art im Königreich Hannover, die das Wasser aus dem Brunnen über eiserne Rohre in die beiden Wasserreservoirs auf die Dachböden der Querflügel pumpte. Die Behälter deckten, wenn sie gefüllt waren, den Wasserbedarf für Bäder und Reinigung der Toiletten für zwei Tage. Die äußere Gestaltung des Hannoveraner Krankenhauses wurde durch den Baumeister Andreae bewußt künstlerisch herausgehoben und im Stil der Neorenaissance gestaltet.

Mit dem Neubau des Hospitals zum Heiligen Geist in Frankfurt am Main (1833–1839), dem Städtischen Krankenhaus in Kempten (1835–1841), dem Peter-Friedrich-Ludwigs-Hospital in Oldenburg (1838–1841) und dem Städtischen Krankenhaus in Nürnberg (1839–1845) entstanden weitere vorbildliche Krankenanstalten. Wenn auch diese Krankenhäuser in ihrer Konzeption kaum über das Bamberger und Münchener Vorbild hinausgingen, so versuchte man doch, die baulichen Strukturen zu verfeinern und sowohl dem medizinischen wie dem sozialen Wandel anzupassen. Die Ansprüche an den Komfort der Krankenzimmer und der sanitären Anlagen steigerten den Raumbedarf und die technischen Voraussetzungen.

Dem Neubau des 1262 gegründeten Frankfurter Hospitals zum Heiligen Geist, der äußerlich im schlichten Stil der Neorenaissance gehalten wurde, kann man einen besonderen bautechnischen Stellenwert einräumen (Abb. 36). Entgegen den damaligen Gepflogenheiten errichtete man auf begrenztem Terrain im Stadtgebiet ein knapp 300 Betten umfassendes Krankenhaus mit vier Gebäudeflügeln. Um die gefürchteten lüftungstechnischen Probleme bei einer geschlossenen Innenhofanlage nicht zu groß werden zu lassen, führte man nach den Plänen des Frankfurter Stadtbaumeisters Friedrich Rumpf den straßenwärts gelegenen Flügel nur eingeschossig aus, während die anderen drei Trakte jedoch dreigeschossig gebaut wurden. Es handelte sich bei diesem Neubau um eine einhüftige Anlage, die man immer mehr bevorzugte. Im linken Seitenflügel, dessen Zimmer nach Norden gingen, befanden sich in allen drei Geschossen Personal- und verschiedene Nebenräume wie die Pathologie und das Operationszimmer. Die Krankenstationen für Frauen und Männer mit 12-Betten-Sälen lagen im östlichen und südlichen Seitenflügel. Zwischen ihnen waren nach Bamberger Vorbild schmale Räume für die Toiletten eingerichtet. In jeder Etage gab es noch zusätzliche kleinere Krankenräume mit ein bis fünf Betten für sogenannte Selbstzahler. Aus betriebstechnischen Gründen plazierte man die Chirurgische Abteilung im Erdgeschoß, die Innere Abteilung nahm die beiden oberen Geschosse ein. Die Zimmer wurden mittels Kachelöfen mit Holz und Koks geheizt, nachts erhellte man die Räume, wie damals üblich, mit Öllampen. Erst 1867 kam es zu einer wesentlichen Verbesserung sanitärhygienischer Einrichtungen durch die Installierung von Wasseranschlüssen und Abflußrohren in den Krankenzimmern.

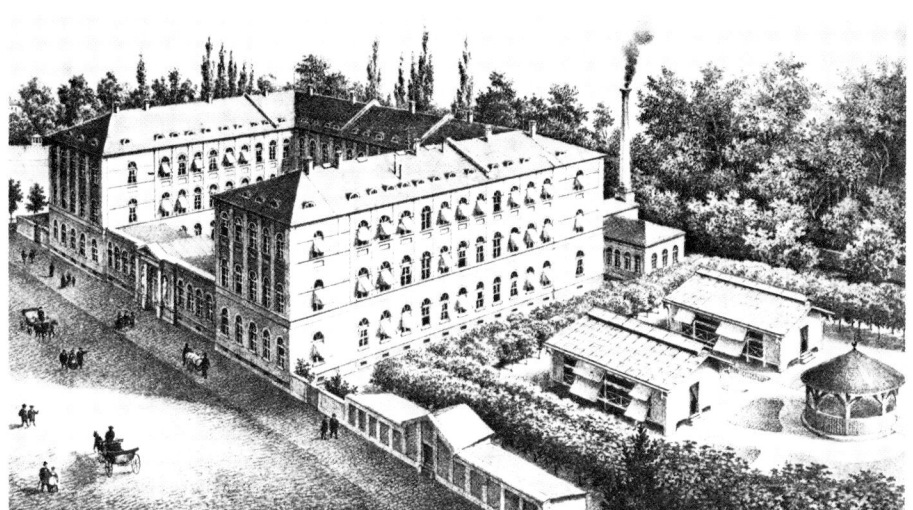

36 Das Hospital zum Heiligen Geist in Frankfurt a. M. (1835–
    1839). Blick aus der Vogelschau und Grundriß. Auf dem
    Krankenhausgelände im Vordergrund erkennt man die
    Krankenzelte (1866) der Chirurgischen Abteilung für die
    Freilufttherapie. Lithographie, 1866

Nach der Eröffnung, 1839, standen 270 Betten zur Verfügung, die etwa zu 60 bis 70 Prozent in Anspruch genommen wurden. Noch zu dieser Zeit wurde dieses Krankenhaus für die armen und ärmeren Einwohner Frankfurts gebaut und andere Bevölkerungsgruppen ausdrücklich ausgeschlossen:

»Neben sämtlichen dem Bürgerverbande Angehörigen, Israeliten und Soldaten sind auch Irre und Epileptische, Krätzige, Syphilitische, an Blattern Leidende, Gebärende und kleine Kinder von der Aufnahme ausgeschlossen.«

Man ging davon aus, daß die Hauspflege bei den nicht Notleidenden selbstverständlich war. Obwohl sich spätestens seit 1830 ein deutlicher Trend aufzeigen läßt, nur noch heilbare Kranke aufzunehmen, läßt sich noch lange beobachten, daß man von kommunaler Seite gern Kranke und Pfründner unter einem Dach zusammenfaßte. Ein weiteres Beispiel dafür ist das Städtische Kranken- und Pfründnerhaus in Kempten im Allgäu, das 1841 bezogen werden konnte. Neben 196 bettlägerigen Kranken richtete man 36 Pfründnerplätze ein. Man kann diese Anstalt als einen verspäteten Anstaltstyp auffassen, in dem Kranke und Sieche in einer Institution nur nach baulichen Kompromissen untergebracht werden konnten. Der Bauplan läßt dies deutlich erkennen, in dem man auf eine zweihüftige Anlage zurückgriff, die aus hygienischen und licht-technischen Gründen seit 1784 abgelehnt wurde. Im übrigen richtete sich der verantwortliche Baumeister Simon Mayr nach den Vorbildern von Bamberg und München. Vor den Kranken-zimmern lagen die schon bekannten Kammern, die einerseits zwei benachbarte Räume mitein-ander verbanden, andererseits zur Aufstellung eines Abortes dienten. Zwischen den Kranken-sälen richtete man schmale Kammern für das Pflegepersonal ein. Auch beim Heizungs- und Lüf-tungssystem orientierte man sich nach München, verbesserte jedoch technische Details. Über zwei Aufzüge konnten Speisen und Medikamente aus dem Souterrain zu den Bettgeschossen be-fördert werden. In der Rustizierung des Erdgeschosses, den runden Fensterleibungen, in der regelmäßigen Gliederung der Fensterachsen und dem flachen Baukörper ergeben sich bei der Fassadengestaltung deutliche Übereinstimmungen mit der zur gleichen Zeit von Friedrich von Gärtner gebauten Königlichen Bibliothek in München.

Als eine herausragende soziale Tat werteten die Kissinger Bürger die Stiftung eines Kranken-hauses durch das Bayerische Königshaus für ihre Badestadt in der späten Biedermeierzeit (Abb. 37). Die Gründung war Therese Charlotte Louise, Königin von Bayern, zu verdanken, nach der das von 1833 bis 1834 im spätklassizistischen Stil gebaute Theresienhospital benannt wurde. In der 1839 veröffentlichten Stiftungsurkunde legte die Königin ausdrücklich fest, daß die neue Krankenanstalt, die wohl kaum mehr als 25 Bettplätze umfaßt haben dürfte, nur für heilbar angesehene Patienten gedacht war und in erster Linie der in Bad Kissingen ›dienenden Klasse‹ (Dienstboten, Handwerksgesellen und -Lehrlingen, Bauhandlangern, Handlungsdie-nern etc.) zur Verfügung stehen sollte. Die städtischen Behörden forderte man auf, einen Unter-stützungsverein ins Leben zu rufen, der für die Pflegekosten der einheimischen Dienstboten im Krankenhaus aufkommen sollte. Über 60 Jahre benutzte man dieses Krankenhaus, dann wurde es 1895 durch einen größeren Neubau mit 40 Betten an anderer Stelle ersetzt.

Den Höhepunkt im deutschen Krankenhausbau des Spätbiedermeier bildet das 1841 eröff-nete Peter-Friedrich-Ludwigs-Hospital in Oldenburg (Umschlagabbildung vorn). Es handelt

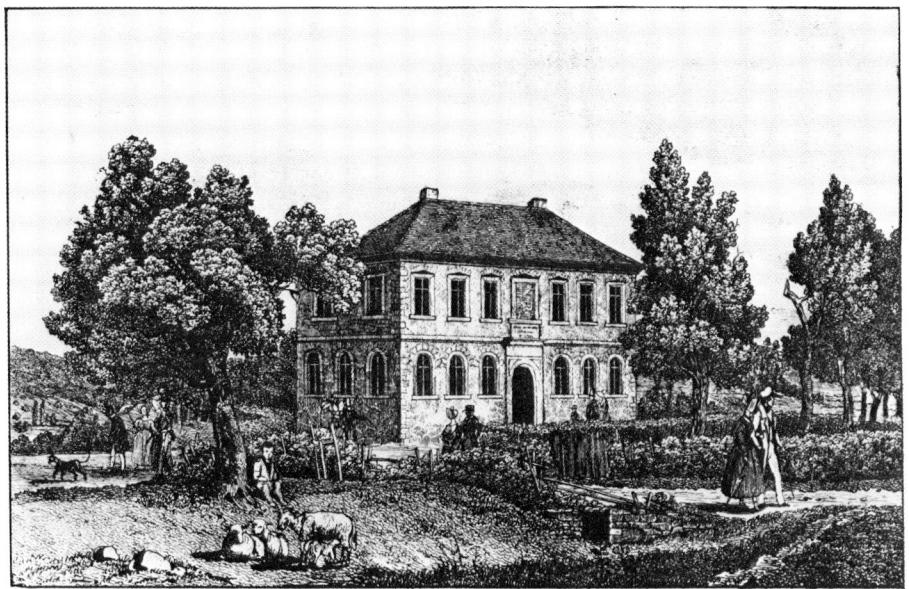

37　Das Theresien-Hospital in Bad Kissingen (1833–1834). Lithographie von I. A. Leichtlein nach einer Zeichnung von H. A. Eckert, um 1834

sich um eine staatliche Krankenhausanstalt, die auf den Oldenburger Herzog Peter Friedrich Ludwig zurückgeht, der 1821 die finanzielle Basis für die Gründung eines Allgemeinen Krankenhauses schuf. Der von dem Oldenburger Baumeister Heinrich Strack, einem Schüler Karl Friedrich Schinkels, 1838 im Auftrag der herzoglichen Landesregierung vorgelegte und genehmigte Entwurf fiel durch seine außergewöhnliche repräsentative Architektur aus dem bisher üblichen Rahmen. Andererseits entsprach die kompakte dreiflügelige Anlage mit einseitigen Fluren, die in den beiden Seitenflügeln jeweils auf der Nordseite lagen, in klassischer Weise den Vorstellungen, die man im ausgehenden Biedermeier an ein Allgemeines Krankenhaus einer 20 000 bis 30 000 Einwohner umfassenden Residenzstadt stellte. Als Bauplatz hatte man ein großes, unbebautes Gelände vor dem Stadtwall gewählt, das dem späteren Ausbau des Krankenhauses keine Einschränkungen auferlegte. Die unterschiedlich großen Krankenzimmer im Erdgeschoß und im ersten Stockwerk, die zur Sonne nach Westen und Süden orientiert waren, hatten zehn, sechs, drei und zwei Betten (Abb. 38). In den größeren Sälen installierte man flurwärts in abgetrennten Verschlägen Toiletten mit Wasserspülung, wie man es wahrscheinlich im Hamburger Krankenhaus St. Georg gesehen hatte. Neben komfortablen Badezimmern zeichnete dieses Haus ein großzügiger Operationssaal aus, der an zentraler Stelle im ersten Geschoß an der rückwärtigen Seite des Mitteltraktes gegenüber der Kapelle lag. Im Souterrain fand eine gut ausgestattete Küche Platz. Im Dachgeschoß richtete man eine Abteilung für abzusondernde Kranke ein, die vornehmlich an Infektionskrankheiten litten.

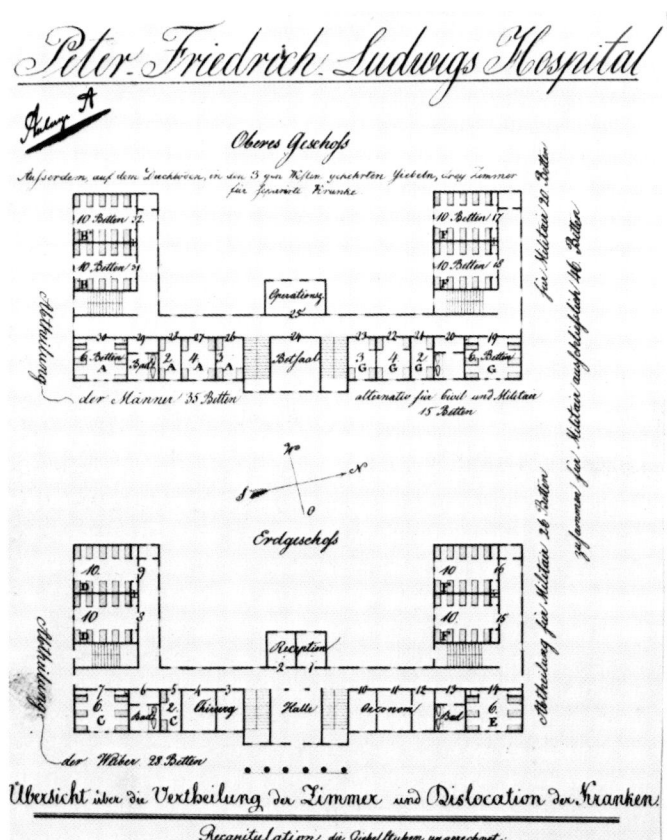

38 Grundrisse vom
Erdgeschoß und
vom ersten Stock
des Peter-Fried-
rich-Ludwigs-
Hospitals
in Oldenburg
(1838–1841).
Architekturzeich-
nung, um 1840

In diesem Krankenhaus versuchte man, allgemeinmedizinische Abteilungen mit einem Militärlazarett zu verbinden. Vorbilder für eine solche Kombination von ziviler und militärischer
Krankenpflege lieferten die Berliner Charité und das Krankenhaus in Karlsruhe. Erst seit dem
ausgehenden Biedermeier strebten die Heeresverwaltungen in allen deutschen Staaten mit
großem Nachdruck danach, eigene Krankenhäuser für die Angehörigen des Heeres einzurichten, die man als Garnisonlazarette vollständig von den staatlichen und städtischen Krankenhäusern abtrennte. So entstanden in Minden (1829–1832), in Karlsruhe (1844–1845), in Hannover
(1846–1856), in Leipzig (1858–1859), in Ulm (1862–1866), in München (1868–1874), in Münster
(1856–1859), in Kiel (1869–1872) und in Königsberg (1876–1879) und auch in Oldenburg
(1878–1881) neugebaute Militärkrankenhäuser.

Im Peter-Friedrich-Ludwigs-Hospital trennte man von den ursprünglich 124 Krankenbetten
46 permanent für die Militärverwaltung ab. Gegebenenfalls durfte diese Zahl aber von Seiten des

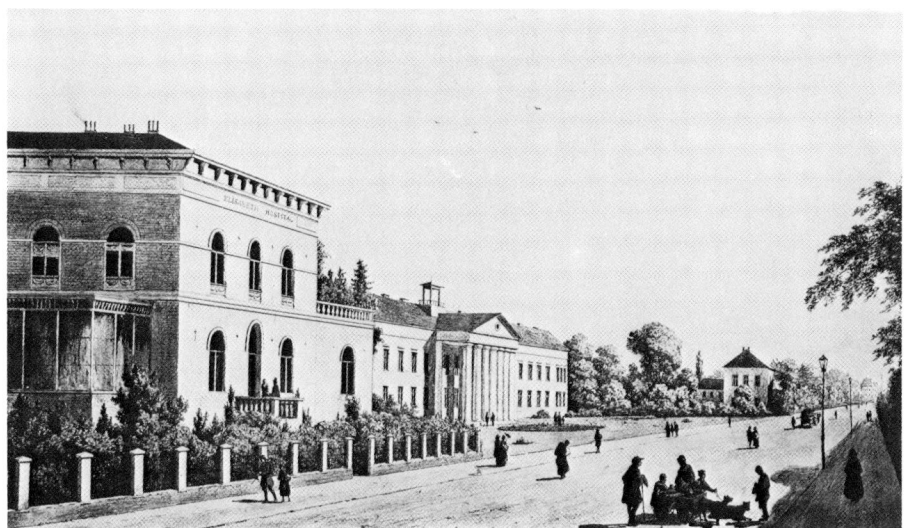

39   Die Peterstraße in Oldenburg mit dem Elisabeth-Kinderkrankenhaus (1870–1872), dem Peter-Friedrich-Ludwigs-Hospital und der Hebammen-Lehranstalt. Lithographie von Heinrich Schilking, um 1880

Heeres, das in der rechten Gebäudehälfte Zimmer mit einem eigenen Treppenhaus und einem eigenen Eingang zugewiesen bekam, überschritten werden, so daß bis zu 15 weitere kranke Soldaten aufgenommen werden konnten. Erst mit der Fertigstellung des Oldenburger Garnisonslazaretts 1881 kam es zu einer Entflechtung der zivilen und militärischen Belange.

Das von Anfang an großzügig bemessene Gelände ließ eine bauliche Erweiterung ohne Umstände zu, die schon bald mit dem 1843 errichteten Pockenhaus begann. So war es auch möglich, 1872 in unmittelbarer Nähe mit dem Elisabeth-Kinderkrankenhaus eine der modernsten Kinderkliniken ihrer Zeit zu gründen (Abb. 39). Weitere Satellitenbauten wie ein eigenes Isolierhaus erhielt das Peter-Friedrich-Ludwigs-Hospital im letzten Jahrzehnt vor der Jahrhundertwende. Die Architektursprache des Oldenburger Krankenhauses mit seinem sechsteiligen Säulenportikus, dem mächtigen Dreiecksgiebel und der ausgewogenen Gestaltung der Fenster zieht durch ihre gelungene Harmonie noch heute die Aufmerksamkeit auf sich. Als weithin sichtbares, majestätisch gelagertes Gebäude, das den spätklassizistischen Baustil dieser alten Residenzstadt mitgeprägt hat, trug es sicherlich dazu bei, einen vertrauensvollen Eindruck zu schaffen. Bis 1984 sind in diesem Krankenhaus fast fünf Generationen von Patienten versorgt und behandelt worden. Seit einigen Jahren ist geplant, in diesem herausragenden Krankenhaus der ausgehenden Epoche des Biedermeier das Deutsche Krankenhausmuseum aufzubauen.

Der Stadt Nürnberg, die damals knapp 50000 Einwohner zählte, stand in den dreißiger Jahren nur eine kleine Krankenabteilung in einem Flügel des Heilig-Geist-Hospitals zur Verfügung. Diese hatte man 30 Jahre zuvor, 1813, auf Betreiben des Nürnberger Stadtarztes Friedrich Wilhelm von Hoven eingerichtet. Ein eigenes Städtisches Krankenhaus war längst notwendig

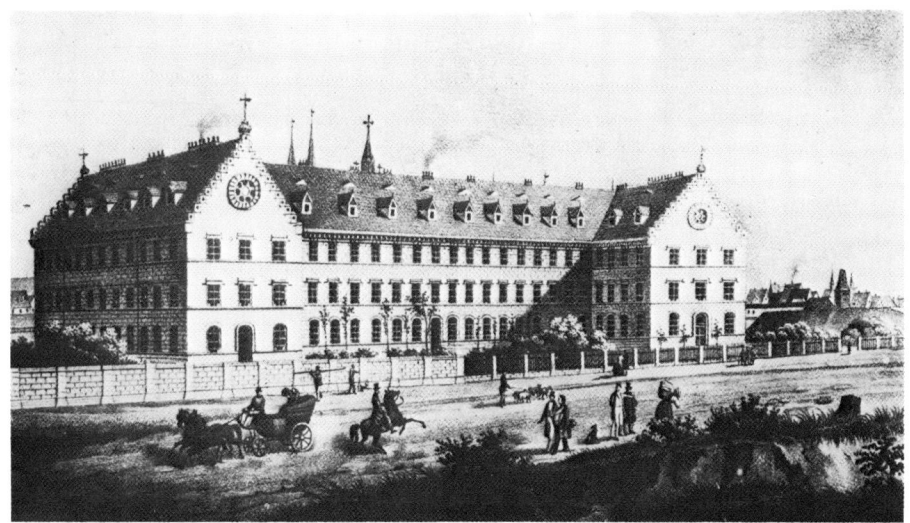

40 Das Städtische Krankenhaus zu Nürnberg (1839–1945), Südseite. Lithographie von S. B. Birckmann nach einer Zeichnung von Georg Christian Wilder, um 1850. Germanisches Nationalmuseum, Nürnberg

geworden. Bei dem in den Jahren von 1839 bis 1845 nach den Plänen des Baurates Bernhard Solger gebauten Krankenhaus findet man die wesentlichen Prinzipien wieder, die im Bamberger Krankenhaus zum ersten Mal ausgebildet worden waren. Allerdings baute man dieses Krankenhaus mit 268 Betten und 86 Krankenzimmern mehr als doppelt so groß (Abb. 40). Erstaunlich ist nur, daß man bei dem dreigeschossigen Gebäude in den Seitenflügeln, die in H-Form an den Hauptflügel angefügt worden waren, eine zweihüftige Fluranlage bevorzugte. Im Mittelbau lagen die Funktionszonen nach dem Bamberger Muster zwischen den Krankenzimmern mit acht Betten. Sie dienten im vorderen, dem Flur zugewandten Raum der Unterbringung von Toiletten, im hinteren Bereich dem Pflegepersonal zum Aufenthalt. Über der zentral gelegenen Eingangshalle befanden sich die Kapelle und anschließend Räume für den ärztlichen Direktor und Verwaltungsleiter.

Die östliche Gebäudehälfte stand den kranken Männern, die westliche den kranken Frauen zur Verfügung. In den beiden oberen Stockwerken richtete man zahlreiche kleinere Krankenzimmer ein. Der nördliche Flügel beherbergte auch das Operationszimmer. Man hatte auch an Wohnungen für Assistenzärzte und Verwaltungsbeamte gedacht, die man im Erdgeschoß der beiden Seitenflügel einrichtete. Auffallend ist besonders, daß man neben Abteilungen für Chirurgie, Innere Medizin und Geburtshilfe eine eigene Station für Geisteskranke mit sechs Zimmern im Erdgeschoß des Seitenflügels gründete. Jeder Gebäudeteil war über eigene Eingänge direkt zugänglich und mit einem selbständigen Treppenhaus ausgestattet. Das in einer gotisierenden Architektursprache gebaute Krankenhaus ergänzte man einige Jahre später um einstöckige Nebengebäude, die die Waschküche und die Pathologie aufnahmen.

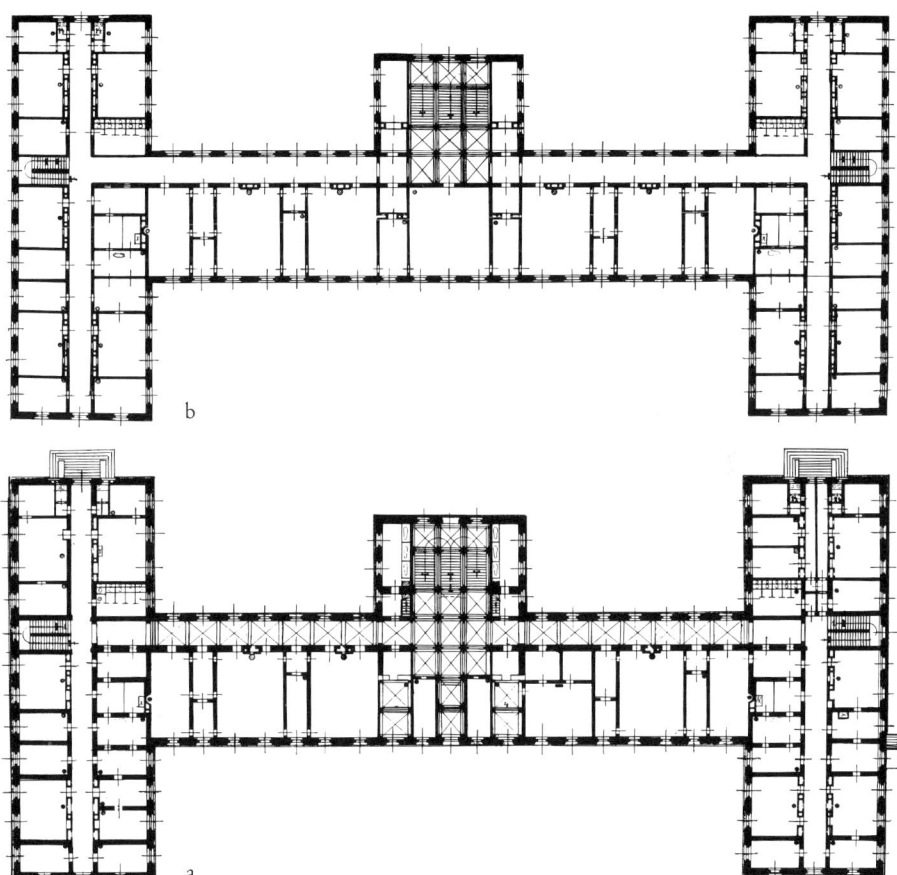

41 Grundrisse vom Erdgeschoß (a) und vom ersten Stockwerk (b) des Städtischen Krankenhauses zu
Nürnberg. Nach einer Lithographie von C. Dunzinger

Wie in den anderen Städten nahm mit zunehmender Bevölkerung die Belegung des Krankenhauses in Nürnberg zu, so daß fortlaufend Erweiterungen und Umbauten notwendig waren (Abb. 41). Die jährliche Frequenz betrug seit Mitte des 19. Jahrhunderts zwischen 3600 und 4400 Patienten. Problematisch wurde hier die stationäre Krankenpflege, als sich auf der Chirurgischen Station Wundfieberinfektionen epidemieartig ausbreiteten. Dieses war der Anlaß, aufgrund der Vorschläge des damaligen Leiters der Chirurgischen Abteilung, Johann Simon Dietz, ein sogenanntes ›Sommerspital‹ einzurichten. Vorbilder dafür waren die Baracken für ›Pyämiekranke‹ in den Allgemeinen Krankenhäusern in Dublin, Leipzig – die Dietz 1827 und 1852 selbst besichtigt hatte – und Berlin (Charité) sowie die Sanitätsbaracken für die europäischen Feldzüge in den fünfziger Jahren des vorigen Jahrhunderts. Die Vorschläge des Chirurgen Dietz

71

wurden dann 1865 verwirklicht. Dieser hölzerne Fachwerkbau, der wohl als die erste mit First-ventilation versehene Baracke eines Allgemeinen Krankenhauses im deutschsprachigen Raum gelten kann, soll später noch ausführlicher behandelt werden (vgl. S. 125).

Neue Krankenhäuser im Rheinland

Mit dem Beginn der vierziger Jahre begann man im Rheinland eine Reihe neuer Krankenhäuser zu schaffen. Den Anfang bildete der Krankenhausneubau in Wuppertal-Barmen (1839–1840), der nach den Plänen des ortsansässigen Baumeisters Paul Röder von der Stadtverwaltung als ein vierstöckiges Gebäude mit 60 Betten errichtet worden war (Abb. 42). Obwohl bei der Anlage dieser Anstalt der Arzt Vincent Paul Sonderland mitwirkte, war anfangs noch kein Operations- oder Untersuchungszimmer vorhanden. Auch die Grundrißaufteilung kann im Vergleich zu den schon genannten älteren Krankenhäusern in Bamberg oder München nicht als sehr fortschrittlich angesehen werden.

Wesentlich größer wurde das Allgemeine Krankenhaus der Stadt Köln in den Jahren von 1843 bis 1845 geplant. Im Jahre 1804 hatte die französische Militärverwaltung der Stadt die aufgelösten Klöster St. Caecilien und St. Michael zur Einrichtung eines Bürgerhospitals überlassen, die Geisteskranke ebenso aufzunehmen hatten wie Altersschwache und Kranke. Schon bald entwickelten sich in dieser Anstalt, die noch in längst überholter Anschauung Sieche und heilbare Kranke unter einem Dach zusammenfaßte, wegen der starken Inanspruchnahme ärztlich kaum noch vertretbare, schlechte hygienische Verhältnisse. Doch erst im Jahre 1836 faßte die Kölner Stadtverwaltung den Entschluß, ein neues Bürgerkrankenhaus zu bauen und einen Wettbewerb dafür auszuschreiben. Man beabsichtigte, ähnlich wie es in Kempten, Halle an der Saale und Darmstadt auch in neugebauten Häusern durchgeführt worden war, das Altenheim mit der Krankenanstalt unter einem Dach zusammenzufassen. Im Jahre 1839 legte Johann Peter Weyer nach einem Wettbewerb einen Entwurf vor, der eine dreiflügelige, hufeisenförmige Anlage vorsah. Auf Anraten der beiden Hospitalärzte Johann Benedikt Daniel Nückel und Otto Fischer mußte Weyer seine streng symmetrisch angelegte Planung insofern ändern, als die Flure in den Seitentrakten nicht mehr in allen Teilen auf der Hofseite, sondern generell auf der Nordseite verliefen. Man erreichte dadurch auch in Köln, daß die eigentlichen Krankenzimmer mit ihren Fenstern nach Süden ausgerichtet wurden. Über die Wahl des Bauplatzes entspann sich, wie es auch in anderen Städten bei neuen Krankenhäusern der Fall war, eine heftige Diskussion. Der Kölner Magistrat entschied sich schließlich 1841 gegen den Willen der beiden oben genannten Hospitalärzte, die den Standort gern in unbebauter Landschaft vor den Stadtmauern gesehen hätten, für den im Stadtkern gelegenen Platz des zum Abbruch freigegebenen Caecilien-Klosters.

Mit dem Neubau wurde 1843 begonnen, zwei Jahre später konnten die ersten Kranken und Pfründner einziehen. Die von 1843 bis 1845 vollendete Anstalt bestand aus drei Flügeln und vier Eckpavillons, die hufeisenförmig um einen 450 qm großen Rasenplatz angeordnet waren

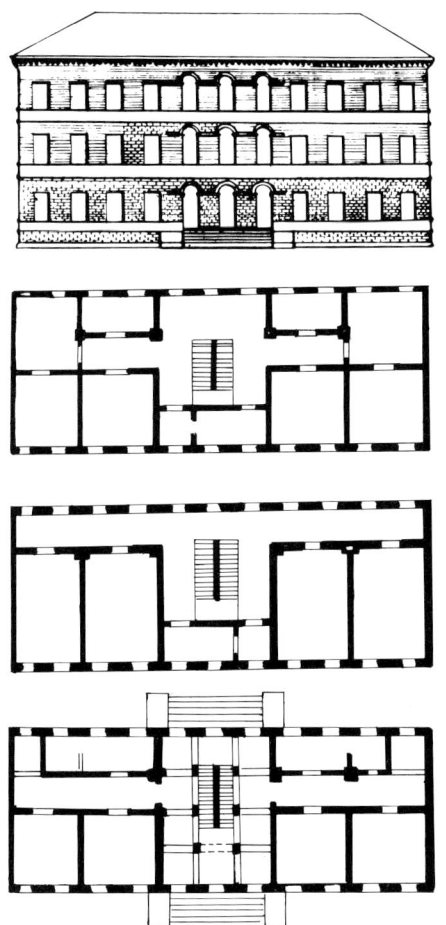

42 Hauptfassade und Grundrisse der 3 Stockwerke
des Städtischen Krankenhauses in Wuppertal-
Barmen (1839–1840)

(Abb. 43). Die ursprünglich nach Osten offen geplante Anlage wurde durch die stehengebliebene Kirche des Caecilien-Klosters geschlossen, die über offene Galerien von beiden Seitenflügeln zu erweitern war. Im Hauptflügel hatte man beiderseits einer repräsentativen Eingangshalle Räume für die Verwaltung und einige Funktions- und Wohnräume eingerichtet. Die rechte Seite des Hauses war für die weiblichen, die linke für die männlichen Kranken bestimmt. Im Erdgeschoß fand die Chirurgie, im ersten und zweiten Stock die Innere Abteilung ihren Platz. Ein Operationsraum wurde erstaunlicherweise erst wesentlich später um 1860 eingerichtet. Die kleineren Zimmer in den Eckpavillons konnten für selbstzahlende Patienten benutzt werden. Der letzte Abschnitt der Seitenflügel mit den hinteren Eckpavillons gehörte zur Siechenabteilung. Die Wirtschaftsräume, den Heizungs- und den Küchenbetrieb legte man in den Keller. Durch breite Lichtschächte auf der Hofseite erzielte man eine ausreichende Belichtung und Belüftung dieser Räume im Souterrain.

Die architektonische Anlage des Hauses erwies sich inmitten einer dichten Bebauung und einer nahegelegenen hochaufragenden Kirche als schwierig. Weyer nahm in der architektonischen Gliederung des dunkelroten Backsteingebäudes verhalten barocke Stilelemente auf, die sich besonders in der Ausführung der leicht vortretenden Seiten- und Mittelrisalite, die ihre eigenen Walmdächer hatten, äußerten (s. Frontispiz).

Die Krefelder Stadtverwaltung beriet seit 1843 über Pläne für ein neues Krankenhaus, die der Baumeister Johann Heinrich Freyse gezeichnet hatte. Erst nach viermaliger Umzeichnung fand der Entwurf Freyses, den er in Zusammenarbeit mit dem Kreisphysikus Friedrich Wilhelm Runbach erstellt hatte, allgemeine Zustimmung (Abb. 44). Im Unterschied zu den meisten bisherigen Krankenhausentwürfen hatte man auf seitlich in den Garten reichende Flügel verzichtet. Statt dessen wurde in der Mittelachse ein Anbau angefügt, der das Treppenhaus und sanitärtechnische Funktionsräume aufnahm. Die Anstalt wurde mit etwa 88 Betten als einhüftige

73

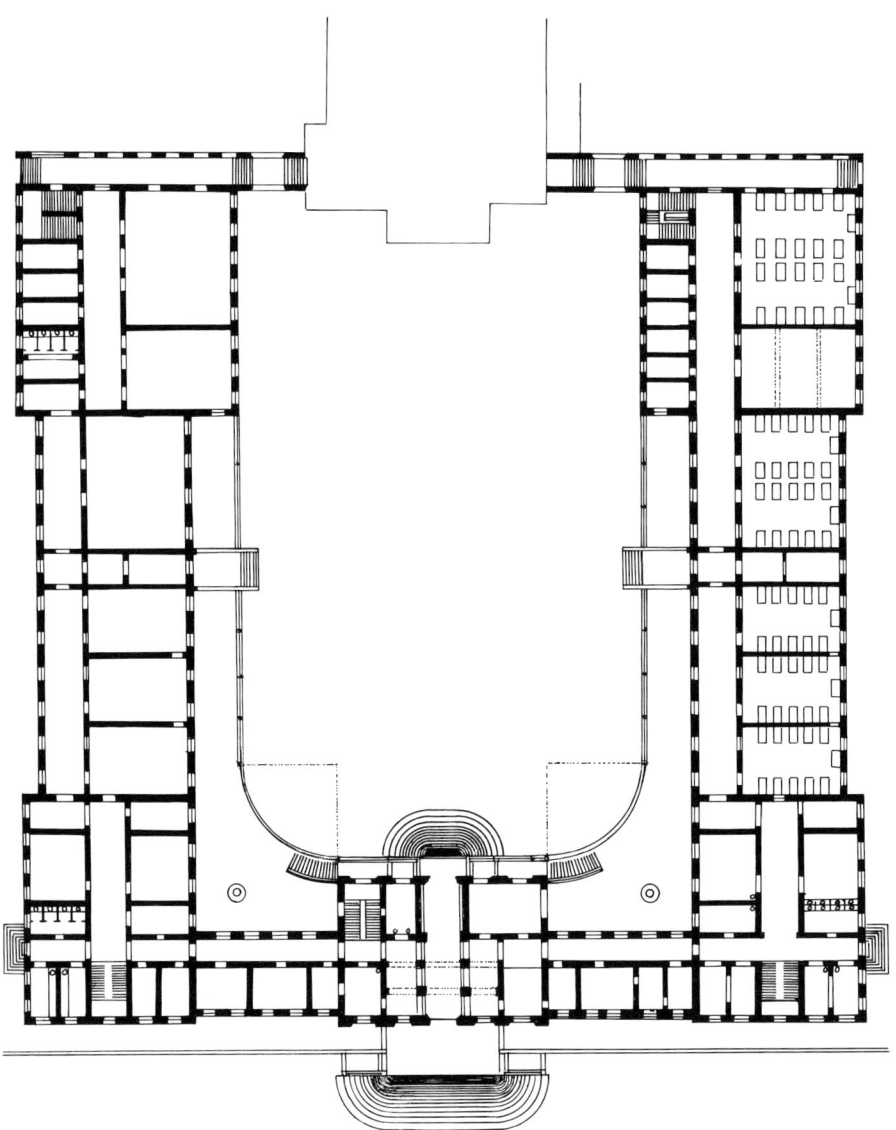

43 Grundriß vom ersten Stockwerk des Bürgerkrankenhauses in Köln. Nach einer Zeichnung von Johann Peter Weyer, 1842. Städtisches Hochbauamt, Köln

Anlage mit nach Nordosten ausgerichteten Krankenzimmern von 1845 bis 1847 gebaut. Im ersten Obergeschoß hatte man einen besonderen Operationsraum genau in der Mitte über der Eingangshalle eingerichtet. Es handelte sich wohl um einen der ersten klinischen Operationsräume, die im Rheinland in einem Allgemeinen Krankenhaus Platz fanden. Zu beiden Seiten lagen jeweils drei Krankenzimmer für vier, sechs und acht Betten. Die beiden hinteren Räume waren durch einen Vorraum miteinander verbunden, in welchem seitlich zwei Aborte aufgestellt waren. Bemerkenswert ist aus heutiger Sicht, daß man im zweiten Obergeschoß in der Mitte ein Spielzimmer für kranke Kinder eingerichtet hatte, das an beiden Seiten von je einem Krankenzimmer flankiert wurde. Daran schlossen sich beidseitig jeweils drei weitere Krankenräume an. Der von Freyse errichtete Backsteinbau mit seinen rundbogigen Flügeltüren wurde durch die Ausgestaltung des Mittelrisaliten architektonisch repräsentativ betont.

Auch in Bonn diskutierte man um diese Zeit im Rahmen der Reorganisation des städtischen Kranken- und Hospitalwesens den Plan, ein zentrales Allgemeines Krankenhaus zu schaffen. Es bildete sich aus Privatleuten ein Hospitalverein, der sich zur Finanzierung der neu zu errichtenden Anstalt zusammengeschlossen hatte. Dieser Verein baute dann als Träger von 1846 bis 1849 das 120 Betten umfassende St. Johannis-Hospital nach dem Entwurf des Bonner Baumeisters Christian van der Emden.

Im Vergleich zu dem nur wenig kleineren Krefelder Krankenhaus wählte man eine dreiflügelige Anlage, in der man verhältnismäßig große, bis zu 16 Betten umfassende Krankenzimmer anlegte. Der Haupteingang befand sich ungewöhnlicherweise auf der linken Schmalseite und

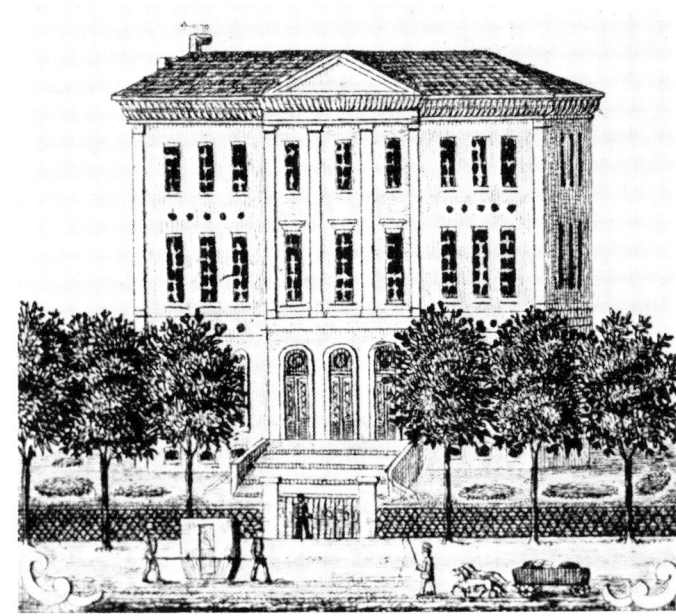

44 Das Städtische
    Krankenhaus
    in Krefeld
    (1845–1847).
    Lithographie,
    1847. Stadtarchiv,
    Krefeld

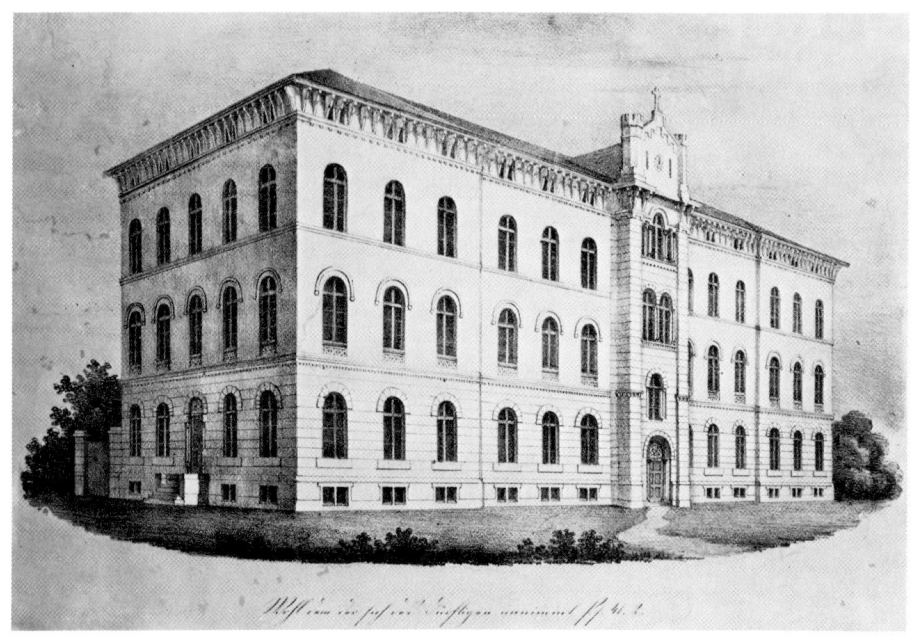

45   Das Friedrich-Wilhelm-Hospital in Bonn (1852–1854). Lithographie, um 1854

ermöglichte einen direkten Zugang zu der vor den Bettenstationen gelegenen Hospitalkirche. Die eigentlichen Krankenstationen lagen im Obergeschoß des Hauptflügels, die Seitentrakte nutzte man zur Absonderung von an ansteckenden Krankheiten leidenden Kranken und zu sonstigen Separatzimmern.

In diesem Zusammenhang muß auch das wenig später in Angriff genommene Friedrich-Wilhelm-Stift in Bonn (1852–1854) erwähnt werden, das, nachdem im St. Johannis-Hospital die Schwesterngenossenschaft vom hl. Borromäus aus Trier die Krankenpflege übernommen hatte, der evangelischen Gemeinde als Allgemeines Krankenhaus dienen sollte (Abb. 45). Auch diese etwas kleinere Krankenanstalt wurde von dem Baumeister Christian van der Emden gebaut. Sie bestand aus einem längsrechteckigen Gebäudeteil, dem man auf der Hofseite zwei Eckpavillons angefügt hatte. In der Darstellung der Hauptfassade mit dem Eingangsportal und den neuroma-nischen Fensteröffnungen orientierte sich der Baumeister deutlich an dem wenige Jahre zuvor vollendeten Berliner Diakonissenkrankenhaus Bethanien, von dem noch zu sprechen sein wird.

Akademische Krankenhäuser

Die ersten Akademischen Krankenhäuser, in denen neben der Krankenpflege auch Unterricht am Krankenbett für angehende Ärzte erteilt wurde, gehen in ihrer Entwicklungsgeschichte in Deutschland bis ins frühe 18. Jahrhundert zurück. Sie haben ihre Wurzeln in privat getragenen poliklinischen und klinischen Einrichtungen, die nach und nach in der Aufklärungszeit an den deutschen Universitäten entstanden waren. Seit der Biedermeierzeit kann man in den deutschen Universitätsstädten eine starke Neigung verzeichnen, die schon bestehenden kommunalen Krankenanstalten mit den noch jungen Hochschulkliniken, die sich seit einer Generation mit Erfolg zu entwickeln begannen, zusammenzulegen. Beispielsweise hatte man in Leipzig bereits 1798 das Stadtkrankenhaus St. Jacob mit den beiden klinischen Abteilungen der Universität verbunden. In Jena vereinigte man 1822 das Stadtkrankenhaus mit der errichteten Universitätsklinik.

Teilweise verzichteten die Stadtväter ganz auf die Errichtung einer eigenen Krankenanstalt, wie man es in Erlangen und Heidelberg verfolgen kann. In der bayerischen Universitätsstadt Erlangen war 1803 auf Kosten der königlichen Regierung ein akademisches Krankenhaus errichtet und 1824 mit 25 Krankenbetten eingerichtet worden, das den der Armenversorgung anheimfallenden Kranken offenstand. Es handelte sich dabei um eine ausgewogene, streng symmetrische dreiflügelige Anlage. Nicht weniger als 21 Fensterachsen überzogen im besten klassizistischen Gleichmaß die Fassade. Im Grundriß des Obergeschosses erkennt man noch

46 Das Akademische Krankenhaus in Tübingen (1842–1846). Lithographie, um 1850

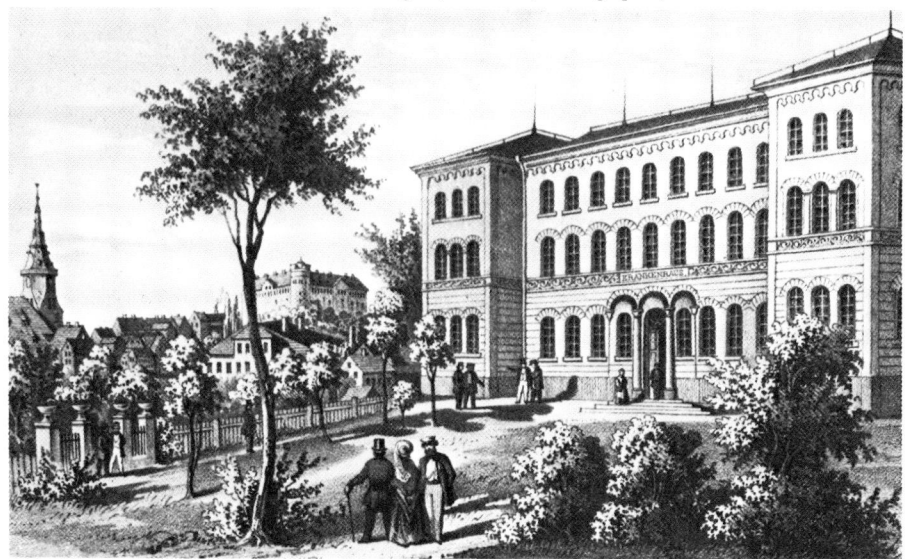

besser als im Erdgeschoß, daß man wie in Bamberg zwischen großen Krankensälen eine Funktionszone für die Toiletten und ein Wartezimmer einbaute. Heidelberg bekam 1804 ein Klinikum, das man 1818 in einer umgebauten Kaserne einigermaßen gut etablieren konnte.

Sehr großzügig erstellte man für die Medizinische Fakultät der Universität Freiburg ein neues Krankenhaus, nachdem schon seit 1768 eine klinische Unterrichtsanstalt im Hospital der Stadt bestanden hatte (1826–1829). Dieser Klinikneubau nach den Plänen des Architekten Christoph Arnold fällt durch seine aufwendige Fassadenarchitektur mit zwei markanten Portaltürmen und mit großen rundbogigen Fenstern für die Mittel- und Seitenrisalite auf. Die innere Gliederung des Hauses mit seiner Raumfolge verfolgt deutlich die in Bamberg beim Allgemeinen Krankenhaus vorgegebene Linie. Bereits beim ersten Blick auf den Grundriß erkennt man die schon bekannte alternierende Anordnung von Krankenzimmern mit Funktionszonen. Diese zwischen den Krankenräumen gelegenen Kammern nahmen flurseits in einem separaten Verschlag die Abortstühle und pflegerischen Utensilien auf, während der andere Teil dem Pflegepersonal zur Verfügung stand. Alle Räume waren direkt miteinander durch Türöffnungen an der Außenwand verbunden. Günstiger als in Bamberg war die Führung des Flurs, der im Hauptflügel auf der Nordseite und in den Seitenflügeln an der östlichen bzw. westlichen Außenmauer verlief. So konnte man vermeiden, daß irgendein Krankenzimmer mit seinen Fenstern nach Norden ausgerichtet war. Die Anstaltskirche nahm die zentrale Stelle über dem Hauptzugang im Mittelteil ein. Die Chirurgie mit ihrem Operationssaal lag im östlichen Seitenflügel, die Geburtshilfliche Station mit den zugehörigen Räumen wie Kreißsaal und Hebammenzimmer im Westflügel. Das Freiburger Klinikum tat im wesentlichen bis 1864, über eine Generation, ohne größere Umbaumaßnahmen seine Dienste.

Auch andere Universitätsstädte wie Gießen, Göttingen, Halle a. d. S. oder Tübingen (Abb. 46) richteten in den folgenden Jahren eigene Akademische Krankenhäuser mit Chirurgischen und Internistischen Abteilungen und den dazugehörigen Polikliniken ein. Während man in Gießen wie in Heidelberg eine ehemalige Kaserne 1830 für das Klinikum umbaute, entstanden in Halle (1839–1840, Architekt: Justus Peter Schulz), in Tübingen (1841–1846, Architekt: Gottlob Georg von Barth) und in Göttingen (1846–1850, Architekt: Adolf Vogell) sehr großzügige Neubauten. Das Göttinger Akademische Krankenhaus war gegenüber dem Klinikum von Halle mit 60 Betten und dem von Tübingen mit 100 Betten am großzügigsten angelegt und hatte knapp 170 Betten. Es imponierte besonders durch seine majestätische Anlage, die aus einem Längsbau mit einem Mittel- und zwei Seitenflügeln bestand (Abb. 47). In den Seitenflügeln lagen jeweils vier Krankenzimmer, zwischen denen man nach dem Bamberger Vorbild die Toiletten eingerichtet hatte. Im Mitteltrakt des zweiten Stockwerkes richtete man den großen Operationssaal ein. Sowohl die Medizinische Abteilung im ersten Stockwerk wie die Chirurgische im zweiten verfügte über Badezimmer. Noch bis Ende des 19. Jahrhunderts diente dieses Gebäude voll dem Klinikbetrieb; es wurde dann durch ein neues Klinikviertel mit großen Neubauten für die Medizin und Chirurgie (1887–1891) abgelöst.

Das neue Stadtkrankenhaus Rostock (1852–1854, Architekten: Schwedler und Klitzing), das zugleich als klinische Anstalt der Universität diente, stellte ein gelungenes Beispiel für ein kleineres Haus mit 120 Betten dar (Abb. 48). Das 1824 gegründete Klinikum integrierte man 1854

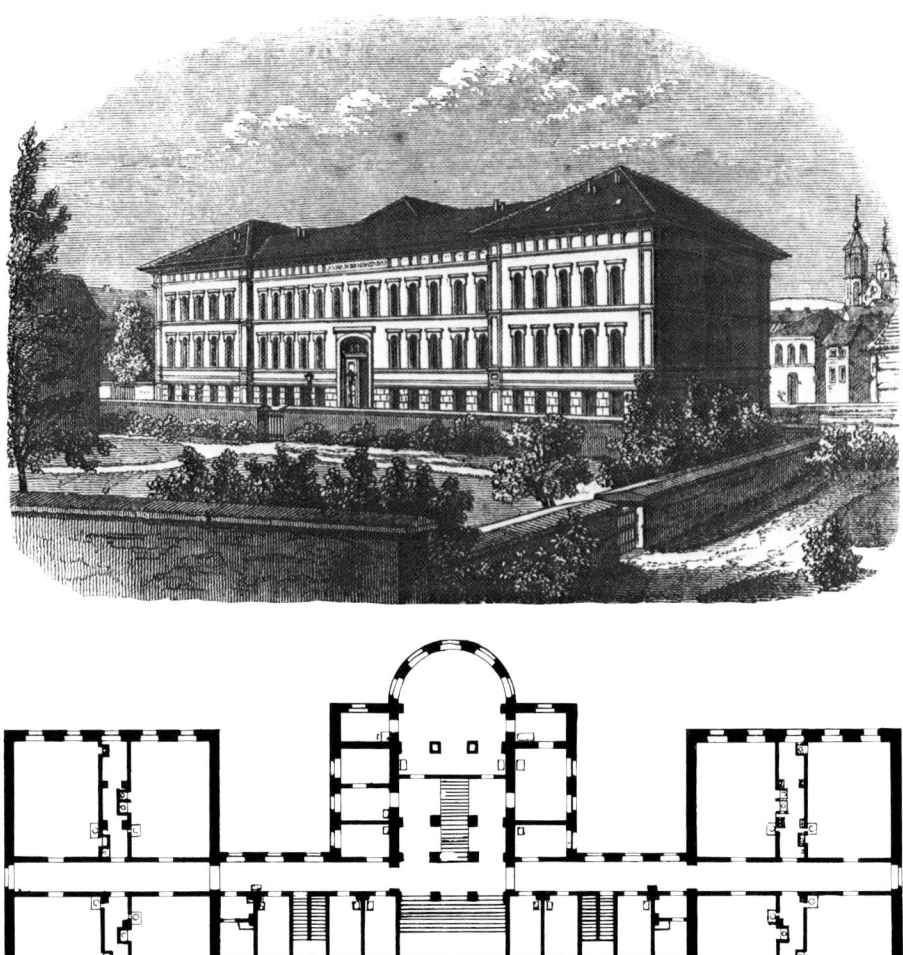

47   Das Akademische Krankenhaus (Ernst-August-Hospital) in Göttingen (1846–1850). Außenansicht.
Holzschnitt, um 1854, und Grundriß des 1. Stockwerks

in diese Krankenanstalt, die noch bis 1900 unter städtischer Verwaltung stand. Der für diesen
Neubau maßgebliche Stadtbaumeister Schwedler entwickelte in den Außenfassaden einen
eigentümlichen Mischstil mit spätklassizistischen und gotischen Elementen. Die hochgezoge-
nen, an Renaissancevorbilder erinnernden Türme für die Wendeltreppe, die den Bau flankieren,
geben der Anstalt ein ausdrucksvolles, prägendes Gesicht. Der Grundriß dieses 120 Betten
umfassenden Krankenhauses, der nach den Vorstellungen des Medizinprofessors Karl Friedrich

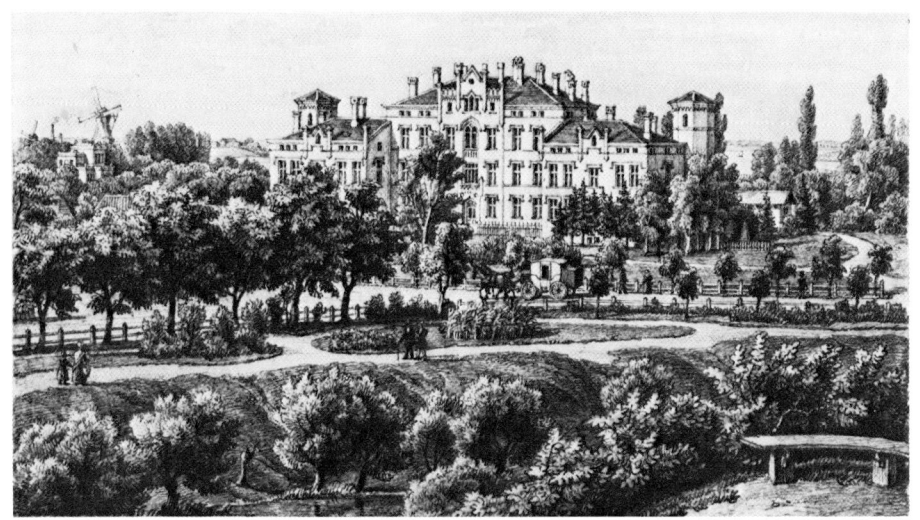

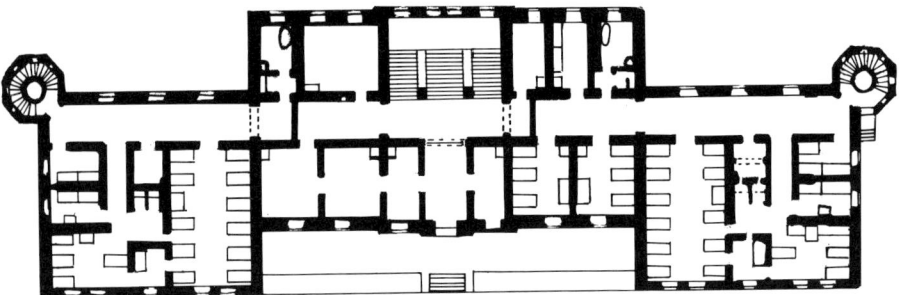

48 Das Akademische Krankenhaus in Rostock (1852–1854), Außenansicht und Grundriß vom Erdgeschoß. Zeichnung von Bernhard Schmidt, 1860

Strempel und des Amtsarztes Lesenberg angelegt wurde, läßt im Hinblick auf die Krankenhaushygiene selbst jedoch keine Neuerungen erkennen, die nicht schon vorher verwirklicht
worden wären. Die Anlage der wichtigsten Nebenräume zwischen den Krankenzimmern
und zu den beiden Seiten der Haupttreppe wurde nach dem damals üblichen Muster wie
etwa dem Berliner Bethanien gebaut. Im Gebäude selbst hatte man einige Räume für den
akademischen Unterricht vorgesehen und zusätzlich noch ein kleines Haus für die Pathologie
im Gartengelände errichtet.

Die Universität Kiel trug sich schon seit Beginn der fünfziger Jahre energisch mit Neubau-
plänen für ihre klinischen Lehranstalten. Das 1785 als private Institution des Medizinprofessors
Georg Heinrich Weber gegründete Klinikum hatte 1788 eine Bleibe an der Prüne gefunden, wo

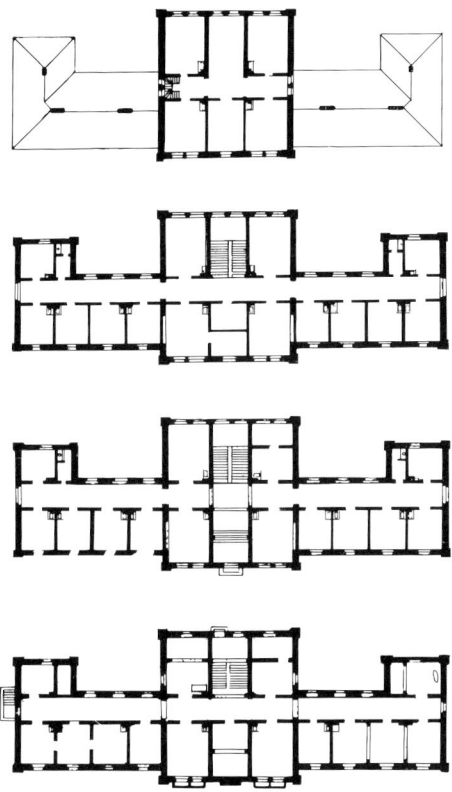

49 Grundrisse der vier Geschosse der Geburtshilflichen Klinik der Universität Kiel (1859–1862)

man in einem umgebauten Haus 50 Krankenbetten aufstellen konnte. Eine wesentliche Erweiterung erfuhren die klinischen Einrichtungen, die 1802 vom Land übernommen
worden waren, 1811, als die Chirurgische Abteilung in ein eigenes Haus, das sogenannte
Friedrichshospital umzog. Hier arbeiteten in
kurzer Zeit hintereinander von 1848 bis 1862
die bedeutenden Chirurgen Bernhard Langenbeck, Georg Friedrich Louis Stromeyer
und Friedrich von Esmarch, die der Klinischen Chirurgie ganz wesentliche Impulse geben sollten. Nach langem Zögern setzten es
die Professoren Carl Theodor Litzmann und
von Esmarch 1854 bei der dänischen Regierung, die Schleswig-Holstein verwaltete, durch,
daß drei Klinikneubauten in die Wege geleitet
wurden und von 1859 bis 1862 nach den Plänen des Architekten Krüger gebaut werden
konnten: Geburtshilfliche Klinik, Chirur-
gisch-Medizinisches Krankenhaus und Pockenhaus.

Das eigentliche Akademische Krankenhaus
bestand aus einem zweigeschossigen Längsbau mit einer dreigeschossigen Mittelpar-
tie und zwei breiter angelegten Eckbauten.
Der Korridor verlief auf der äußeren Nordseite, so daß die Krankenräume nach Süden
ausgerichtet waren. Das erste Stockwerk nahm die Medizinische Klinik auf, die mit Direktions-
zimmer, zwei Räumen für Assistenten, einem Hörsaal, einem Laboratorium, zwei Küchen und
anderem mehr über zahlreiche Funktionsräume verfügte. Neben den vier Krankensälen mit
zehn Betten gab es noch Dreibett- und Einzelzimmer, denen Wasserspülklosetts zugeordnet worden waren. Im zweiten Obergeschoß hatte man für die Chirurgische Klinik einen Operationssaal
mit Nebenräumen – einen davon für Untersuchungen augenkranker Patienten – eingerichtet.

Für die Geburtshilfliche Klinik errichtete man ebenfalls einen zweigeschossigen Korridorbau. Dieses Gebäude gewann damals besondere Aufmerksamkeit als Muster einer ›Gebärklinik‹, weil der damalige ärztliche Direktor Litzmann das ›Zellensystem‹ durchgesetzt hatte. In
den Seitenflügeln wurden vier Abteilungen eingerichtet, die immer vier Krankenzimmer umfaßten (Abb. 49). In jeder Krankenstube war Platz für eine Wöchnerin und eine Hebammenschülerin vorgesehen. Mit dieser Isolierung der Wöchnerinnen hoffte man, dem Kindbettfieber
vorbeugen zu können, dessen Ursache zu dieser Zeit immer noch in der Übertragung durch die

Luft gesehen wurde. Zusätzlich arbeitete man noch einen Organisationsplan aus, nachdem in einem bestimmten Rhythmus jeweils eine der vier Abteilungen eine Zeitlang zur gründlichen Lüftung und Reinigung leerstehen sollte.

Mit diesen Gebäuden und dem neuen Akademischen Krankenhaus von Greifswald (1862–1864), die in ihrer Konzeption noch ganz von den Vorstellungen der späten Biedermeierzeit getragen wurden, schließt die erste Ausbauphase der Akademischen Krankenhäuser in Deutschland im 19. Jahrhundert ab. Die nächste Etappe begann nur wenige Jahre später, als die Idee des Pavillonsystems auch die baulichen Strukturen der Universitätskliniken wesentlich verändern sollte.

Zwei ausländische Krankenhäuser als Musteranstalten: das Kantonsspital in Zürich und das Ziekenhuis in Rotterdam

In den vierziger Jahren des vorigen Jahrhunderts hielt man sich bei neuen Krankenhausplanungen fast im gesamten mitteleuropäischen Raum an die in Bamberg und Hamburg ausgebildete Typologie. Immer noch bildete das schon 50 Jahre alte Allgemeine Krankenhaus in Bamberg einen Anziehungspunkt für Krankenhausarchitekten und Ärzte aus der damaligen Welt. Es ist deshalb auch nicht verwunderlich, daß selbst bei dem neuen Universitäts- und Bürgerkrankenhaus des Kantons Zürich ebenfalls diese Anstalt als Vorbild zur Diskussion stand. Aber man entwickelte dann doch, wie es gerade das Beispiel Zürich beweist, weiterführende bauliche Konzeptionen.

Das neue Kantonsspital in Zürich wurde gleichsam zum Katalysator für den deutschen Krankenhausbau durch den bedeutenden Mediziner Johann Lukas Schönlein, der aus Bamberg kommend von 1833 bis 1845 in Zürich als ärztlicher Direktor wirkte und anschließend als Medizinprofessor nach Berlin ging. In Zürich hatte dieser geniale Mitbegründer der Klinischen Medizin im deutschsprachigen Raum den Lehrstuhl für Pathologie, Therapie und Medizin inne und beeinflußte die Neubauplanungen von Anfang an kräftig mit. Schönlein begann damals, die klinische Diagnostik und Therapie nach rein naturwissenschaftlichen Kriterien auszurichten. Indem man ihn zu den Planungen des Krankenhauses hinzuzog, bewies man in Zürich eine besonders glückliche Hand.

Während fast zur gleichen Zeit das Kantonsspital in Basel nur einen Erweiterungsbau (1838–1842) erhielt, entstand in Zürich von 1836–1842 durch das Zusammentreffen eines genialen Klinikers mit den zwei aufgeschlossenen, gut informierten Architekten Gustav Albert Wegmann und Leonhard Zeugheer eines der vorbildlichsten Krankenhäuser Europas (Abb. 50). Sie hatten nach dem Gewinn des für den Neubau ausgeschriebenen Wettbewerbes 1836 zwei Monate lang Krankenhäuser in Frankreich und England studiert. Das Haus verfügte bei der Eröffnung 1842 über 250 Krankenbetten, die teils der Kantonsregierung, teils der Universität Zürich für Lehre und Forschung zur Verfügung standen.

Im breit dimensionierten Mittelbau, der drei Geschosse umfaßte, lagen vorn die Verwaltungsräume. Rückwärts hatte man auf der Nordseite im ersten Stock in einem Anbau den Operationssaal eingerichtet. In den langgestreckten Seitenflügeln kombinierte man die Kranken-

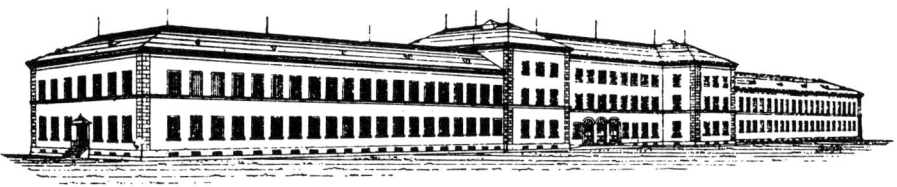

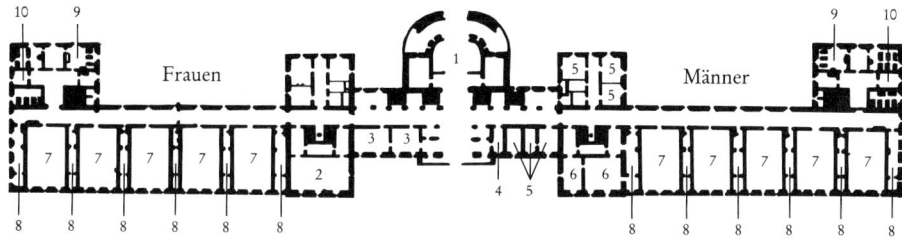

50   Ansicht und Grundriß des Kantonsspitals in Zürich (1836–1842)
     1 Operationssaal 2 Lesesaal 3 Apotheke 4 Portier 5 Büros 6 Empfangshalle 7 Krankenzimmer
     8 Räume für Pflegepersonal, Vorräte etc.   9 Bäder   10 Isolierstation

zimmer nach dem Bamberger Muster alternierend mit Funktionsräumen. Diese sogenannten Zwischenzonen wurden aber wesentlich mehr als in Bamberg ausgebaut, so daß sie dreifach unterteilt werden konnten. Für die Tätigkeit der Wärter und ihre Überwachung des Krankensaals stand der größte mittlere Teil zur Verfügung. Die Aborte installierte man flurwärts und rüstete sie mit einer Wasserspülung aus, die es ermöglichte, den Unrat über eine Schwemmkanalisation abzuführen. Anstelle einer dreiflügeligen Anlage hatte man jedoch in Zürich einen langgestreckten, zweigeschossigen Baukörper vorgezogen, der wenig dunkle Ecken oder verwinkelte Situationen ergab. Bemerkenswert ist, daß man neben der Schwemmkanalisation eine zentrale Warmwasserheizung nach dem System des englischen Ingenieurs Perkins einbaute. Damit hatte man die lästige und nicht immer sauber zu bewerkstelligende Ofenheizung in den Krankensälen abgelöst.

In dem neuen Kantonsspital in Zürich fanden nur chirurgisch und internistisch zu behandelnde Patienten eine Bleibe. Man hatte es bei den Vorplanungen abgelehnt, für unheilbare Kranke auch Zimmer vorzusehen. Ebenso war die Überlegung, die Geburtshilfe mit einzubeziehen, abschlägig beschieden worden. Für die infektionsverdächtigen Kranken baute man zusätzlich ein Absonderungshaus im rückwärtigen Teil des Gebäudes. Es wurde schon 1840 während einer Epidemie mit an Typhus und an Pocken erkrankten Patienten belegt.

Das Züricher Krankenhaus wurde bald für zwei Generationen unter dem bedeutenden Chirurgen Heinrich Locher-Zwingli und seinen beiden berühmten Nachfolgern, Theodor Billroth und Edmund Rose, zu einem Mekka der Krankenhausexperten und beeinflußte seinerseits den Krankenhausbau in Deutschland (vgl. Akademisches Krankenhaus Göttingen und Allgemeines Krankenhaus Bremen).

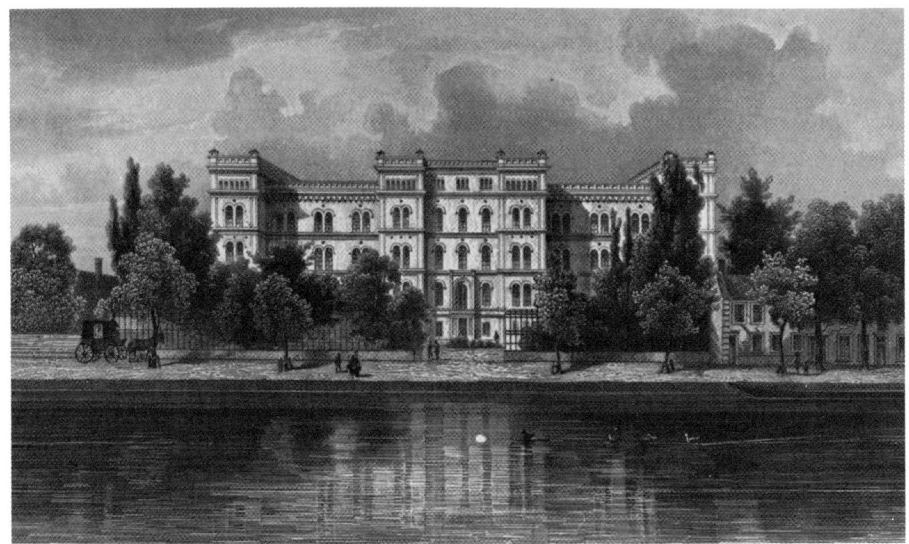

51 Das Ziekenhuis in Rotterdam (1844–1850). Stahlstich von Georg Michael Kurz nach einer Zeichnung
    von Ludwig Rohbock

Schon der berühmte Wiener Internist Joseph Dietl (1804–1878) hatte 1853 dem Kantonsspital
in Zürich das höchste Lob gezollt:

»Abgesondert und doch nicht all zu ferne von der Stadt, auf dem sogenannten Schönhausgute,
dem Uetliberge gegenüber, mitten unter grünenden Auen und blumigen Gartenanlagen, frei
und erhaben, eine Zierde der Stadt und des Kantones, liegt das Kantonal-Krankenhaus zu
Zürich, den Fremden von Ferne verkündend, daß hier eines der herrlichsten Denkmäler zum
Wohle und zur Ehre der leidenden Menschheit aufgeführt wurde! Schwerlich dürfte das Züricher Kantonal-Krankenhaus in Bezug auf Lage und äußere Form von irgendeinem Krankenhause übertroffen werden.«

Nicht nur die klare Gliederung der langgezogenen Gebäudetrakte mit nach Südwesten gelegenen Krankensälen wurden gerühmt, sondern auch die zentrale Lage des halbkreisförmigen
Operationsraumes im Mittelteil auf der Nordseite. Der Operateur erhielt sowohl von oben als
auch von den Seiten Licht. Rechts und links waren Zimmer angelegt, in denen die Kranken nach
der Operation überwacht werden konnten. Die Verwirklichung des Kantonsspitals in Zürich
bewies auch, daß das in Bamberg zum ersten Mal ausgeführte Krankenhausmodell wohl das
beste der damaligen Zeit war. Dies bestätigten auch die Reiseberichte von Ärzten aus den Jahrzehnten von 1820 bis 1850, die sonst immer wieder ihrer Enttäuschung über die mangelnde Sauberkeit, fehlende Lüftungseinrichtungen und überholten sanitärtechnischen Einrichtungen in
den ausländischen Krankenhäusern Ausdruck gaben. Ganz deutlich sprach dies der Frankfurter
Arzt Johann Georg Varrentrapp 1839 in seinem »Tagebuch einer medizinischen Reise nach
England, Holland und Belgien« aus.

Noch ein anderes neues Krankenhaus sollte damals in Deutschland sehr beachtet werden, bei dem man wohl den Einfluß des Züricher Kantonsspitals wie auch des Allgemeinen Krankenhauses in Hamburg spürt: das von 1840 bis 1848 gebaute ›Ziekenhuis‹ in Rotterdam mit 300 Betten (Abb. 51). Der ausführende Architekt Willem Nicolaas Rose legte 1839 einen ersten Entwurf vor, der dann noch zweimal vollständig überarbeitet wurde. Sah der zweite Entwurf noch die schon bekannten Funktionsräume zwischen den Krankenzimmern vor, so kam beim dritten und endgültigen Plan das München-Hamburger Modell mit den Vorkammern zum Tragen. Entscheidend war hierfür wohl eine Studienreise von Rose nach Hamburg, wo er im August 1839 das Allgemeine Krankenhaus St. Georg besichtigte. Auf diese Weise kombinierte man dann in Rotterdam die baulich vorteilhaft erscheinende mehrgeschossige Linearform mit einem breitgefügten, noch höher gezogenen Mitteltrakt. Bei der inneren Strukturierung bevorzugte man anstelle der Zwischenzonen kleine, flurseits angelegte Vorräume. Den mittleren Bauteil reservierte man für verschiedene sekundäre Dienste wie Apotheke, Arztzimmer, Wäschekammer. Im rückwärtigen Anbau plazierte man neben einem Konferenzzimmer durch einen Flur abgetrennt den Operationssaal. Unmittelbar davor lagen kleine Krankensäle mit Kabinetten für die Toiletten und Waschbecken. Die Krankenzimmer in den Seitenflügeln umfaßten zehn Betten, jedes war beiderseits des Einganges mit kleinen Vorräumen für die Toiletten und Wascheinrichtungen versehen. Vor den beiden an den äußersten Enden gelegenen Krankensälen richtete man im Eingangsbereich noch zwei weitere kleine Räume für das Pflegepersonal ein. Dieses neue Krankenhaus in Rotterdam wurde wie auch das Kantonsspital in Zürich von deutscher Seite als ein vorbildlich gelungenes Modell angesehen, das den medizinischen Ansprüchen ausgezeichnet entgegenkam.

Ende und Neubeginn einer Ära des Krankenhauses

Das Diakonissenkrankenhaus Bethanien in Berlin

Gleichsam am Ausgang der Biedermeierzeit steht für die deutsche Krankenhausgeschichte das Diakonissenkrankenhaus Bethanien in Berlin, dessen Gründung im Vormärz noch ganz von dem Gedankengut und der Stimmung der deutschen Romantik getragen war. Diese evangelische Krankenanstalt bildete aber zugleich den ersten Meilenstein der aufblühenden Diakonie, die im Rheinland durch die Protestanten Franz Klönne, Adalbert Franz Graf von der Recke und Theodor Fliedner maßgeblich gefördert wurde. Fliedner hatte diese Ideen einer sozial-religiösen Bewegung, von der zuvor schon die katholische Kirche erfaßt worden war, handfest in der von ihm 1836 gegründeten Diakonissenanstalt in Kaiserswerth bei Düsseldorf in die Tat umgesetzt. Dort schuf er nicht nur ein bald aufblühendes Krankenhaus, sondern eine Lehranstalt, in der die Diakonissen in der Krankenpflege ebenso wie in anderen Bereichen der Sozialarbeit in Theorie und Praxis ausgebildet wurden (Abb. 52).

Die Krankenpflege begann damals eine angesehene Tätigkeit zu werden, die den Frauen Wege zur beruflichen Emanzipation öffnete. Große Beachtung fand dann die Kaiserswerther Anstalt

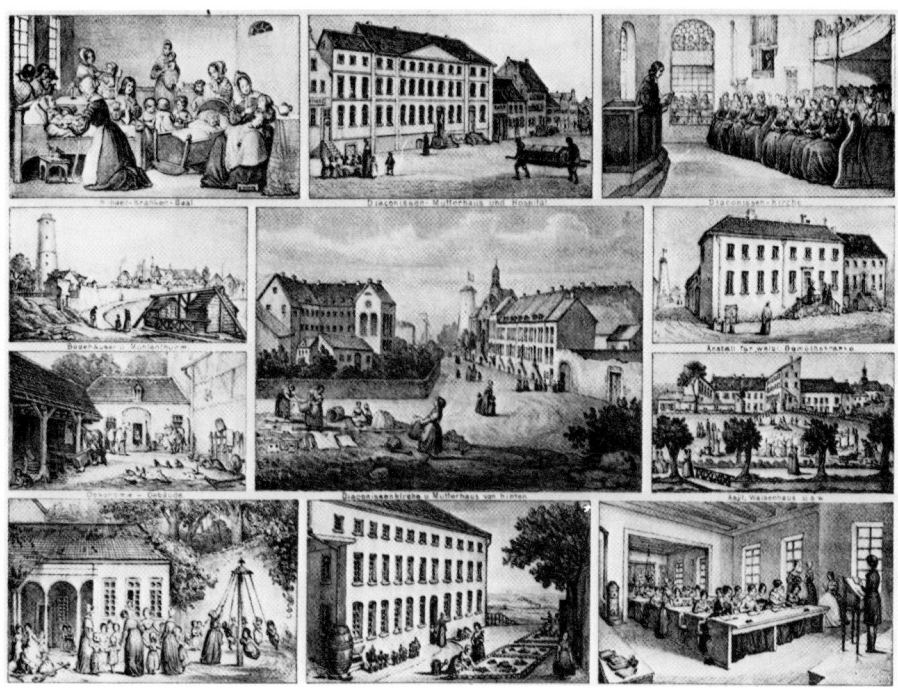

52 Sammelbild der von Theodor Fliedner gegründeten Diakonissenanstalt Kaiserswerth mit verschiedenen Darstellungen der Gebäude und der Tätigkeitsbereiche der Diakonissen. Lithographie von
Johann Baptist Sonderland, 1850

in den fünfziger Jahren durch Florence Nightingale, die 1850 und 1851 in Kaiserswerth hospi-
tierte und von Fliedner wesentliche Impulse für die Reformierung der Krankenpflege in England bekam.

Bei Friedrich Wilhelm IV., dem Romantiker auf dem preußischen Königsthron, fanden
solche sozial-karitativen Institute, die von einer neuen protestantischen Erweckungsbewegung
begleitet wurden, ein offenes Ohr. Sie brachte ihn 1843 auf den Gedanken, ein diakonisches
Mutterhaus in Berlin aus eigenen Mitteln zu stiften. Es sollte neben der Krankenpflege vor allen
Dingen eine angemessene Ausbildung von Krankenpflegerinnen garantieren, um als Mutterhaus für die Gründung weiterer zukünftiger Diakonissenkrankenhäuser zu dienen. Bei den vor-
bereitenden, organisatorischen Planungen und bei der baulichen Konzeption zog der Preußische König Fliedner als Berater zu der 1843 gegründeten Baukommission hinzu. Nachdem ein
Bauplatz auf dem noch unbebauten Köpeniker Feld gefunden worden war, übertrug man dem
angesehenen Baurat Ludwig Persius die Ausarbeitung der Baupläne.

Persius hatte in seinem ersten Entwurf das geplante Gebäude für 600 Kranke berechnet. Dies
stieß auf heftige Ablehnung Fliedners, der auf eigene Faust mit Hilfe des Düsseldorfer Architek-

ten Bergius einen Alternativentwurf für 350 Bettplätze vorlegte. Schließlich zog man auch den schon erwähnten Kliniker Johann Lukas Schönlein heran, der seit 1841 großen, prägenden Einfluß auf die medizinische Fakultät der Universität Berlin gewann. Zurückgreifend auf seine vorherigen Erfahrungen im neuen Züricher Kantonsspital lehnte er alle bisher vorgelegten Entwürfe, die eine kompakte vierflügelige Hofanlage vorgesehen hatten, als hygienisch überholt völlig ab. Der Monarch, dem das Krankenhausprojekt selbst sehr am Herzen lag, ordnete sofort eine vollständig neue Planung an. Diese ging nun in die Verantwortung des Baumeisters Theodor August Stein, eines Mitarbeiters von Persius, über, der nach dem plötzlichen Tod von Persius 1845 die endgültige Ausführung für das neue Diakonissenkrankenhaus entwickelte. Stein hatte zuvor auf einer ausgedehnten Studienfahrt die neuen Krankenhäuser von Bamberg, München, Zürich, Freiburg, Padua (Ospedale Civile, 1778–98) und Turin (Ospedale San Luigi Gonzaga, 1794–1824) kennengelernt.

Am 23. Juli 1845 war es in Berlin endlich so weit, daß im Beisein des Königs der Grundstein zu einem 350 Betten umfassenden Krankenhaus gelegt werden konnte, das nach zwei Jahren Bauzeit (1847) als dreiflügelige Gebäudeanlage für 345 Betten vollendet werden konnte (Abb. 53). Die Krankenzimmer befanden sich im ersten und zweiten Geschoß und wechselten – nach dem Bamberger Vorbild alternierend – mit schmalen Raumzonen für Toiletten, Teeküche und Personal ab. In den großen Krankensälen stellte man in der Regel zehn Betten auf. Bemerkenswert war, daß jedes Krankenzimmer über einen Waschtisch mit fließendem Wasser verfügte, jedoch wurde das Schmutzwasser aus unter den Waschtischen aufgestellten Eimern

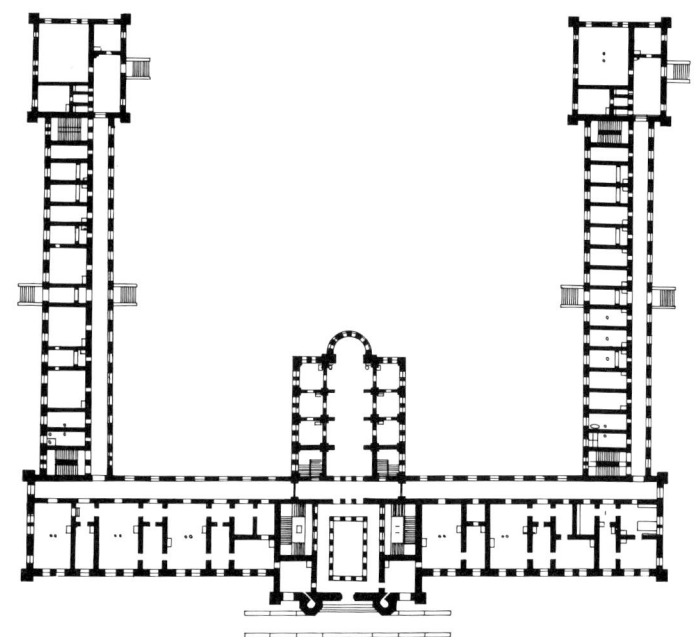

53 Grundriß vom
ersten Stockwerk
des Diakonissen-
krankenhauses
Bethanien in
Berlin (1845–1847)

manuell in die Spülsteine oder Toiletten ausgeleert. Wie in Bamberg oder Oldenburg gestaltete man im Mittelteil eine repräsentative, von gußeisernen Säulen eingefaßte Eingangshalle, die in Berlin über zwei Geschosse hoch war.

Das Haus war so gegliedert, daß die linke Gebäudehälfte die weiblichen Patienten, die rechte die männlichen aufnahm. Im ersten Geschoß lag die Chirurgische, im zweiten Stock die Abteilung für Innere Krankheiten. Erstaunlicherweise gab es in diesem großzügig angelegten Krankenhaus nur einen kleinen provisorischen Operationsraum, das sogenannte ›Bandagenzimmer‹, das eigentlich für Verbände und zum Abstellen des klappbaren Operationstisches gedacht war. Am Vorabend der Entdeckung der Narkose, 1846, war es an sich nicht unüblich, im Krankenzimmer selbst (wie auch anfangs im Berliner Bethanien) zu operieren, obwohl dies angesichts der vergleichbaren Krankenhäuser in Hamburg oder in Oldenburg als Fehlplanung angesehen werden muß.

Dafür brachte aber die großzügige Planung der Krankenstationen des Berliner Diakonissenkrankenhauses wie kaum zuvor den bettlägerigen Patienten ein komfortables Wohngefühl (Abb. 54). Noch heute imponiert die auch für die damalige Zeit einzigartige Architektur dieser Berliner Diakonissenanstalt, die früh nach der 1972 erfolgten Auflassung als Krankenhaus unter Denkmalschutz gestellt und bald darauf zu einem Kulturzentrum umgewandelt wurde. Einen besonderen Blickfang bieten dem vom Mariannenplatz kommenden Besucher die beiden mittleren achteckigen, den Eingangsbereich flankierenden Türme, die nach Skizzen des Königs

54 Ansicht von einem Krankenzimmer der Diakonissenanstalt in Berlin (1845–1847) mit Diakonissen und bettlägerigen Patienten. Holzschnitt, 1848

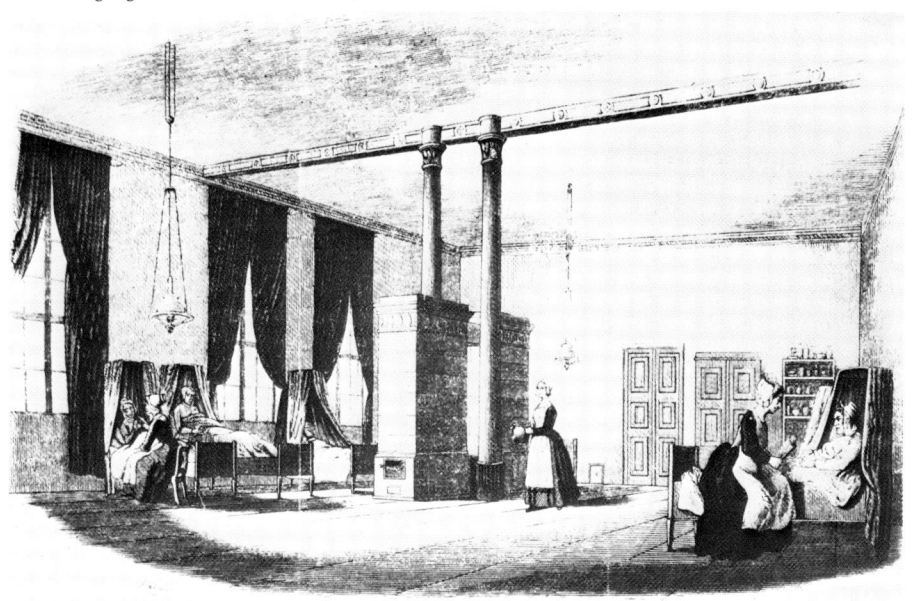

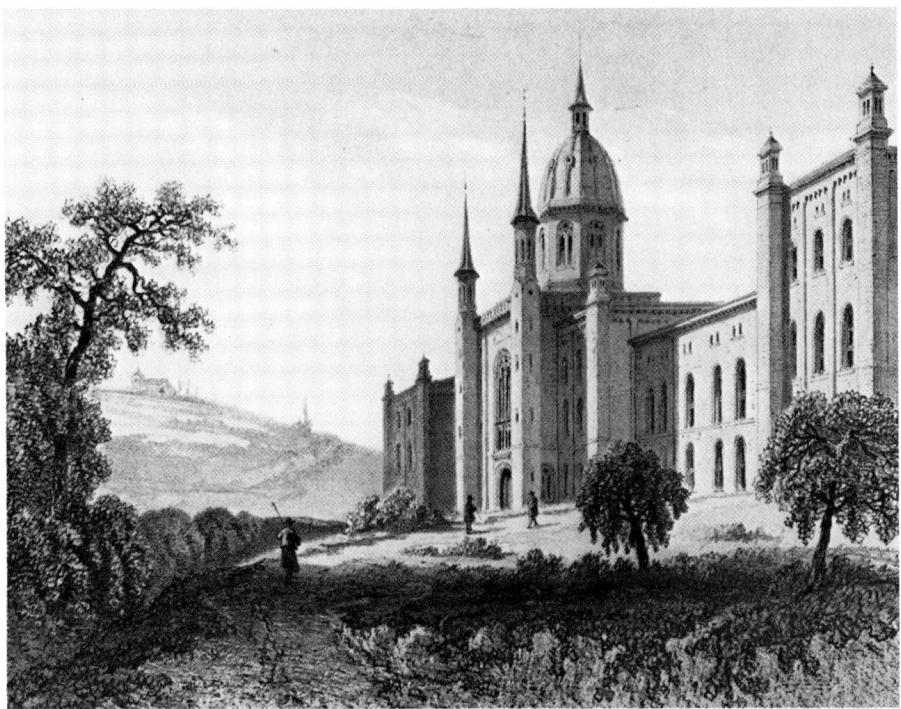

55 Das Mariahilf-Hospital in Aachen (1848–1854) mit Salvatorberg. Farblithographie von Louis Stroo-
bant, 1858

selbst von dem Architekten Friedrich Stüler gezeichnet wurden. Die Hauptfront ist in allen
drei Etagen abwechselnd in regelmäßiger Abfolge unter Einschluß der architektonisch nicht
betonten Seitenflügel von rundbogigen Einzel- und Doppelarkadenfenstern überzogen. Die
Rückfront beherrscht der Anbau der Anstaltskirche, die mit ihrem Mittelschiff weit in den
Hof ragt. Die gesamten Baukosten der aus der Privatschatulle des Monarchen finanzierten
Anstalt, der sie 1857 als Stiftung der Evangelischen Kirche deklarierte, beliefen sich auf
490 000 Taler.

In seiner architektonischen Gestaltung und baulichen Struktur machte das Diakonissenkrankenhaus Bethanien in Berlin schon bald Schule. Eine Reihe von nachfolgenden Krankenhausbauten in den Preußischen Staaten, besonders in konfessioneller Trägerschaft, wurde von seiner
Architektur geprägt. Ein schönes Beispiel stellt dafür das von 1848 bis 1854 gebaute Mariahilf-
Hospital in Aachen dar, das zugleich eine erste Blüte der Krankenhausbautätigkeit im Rheinland bedeutete (Abb. 55). Ähnlich wie in Köln erwiesen sich die alten Hospitäler in Aachen, die
in der Napoleonischen Zeit zusammengefaßt, verbessert und erweitert worden waren, schon in
der beginnenden Preußenzeit als hygienisch und medizinisch kaum noch tragbar. Aber es

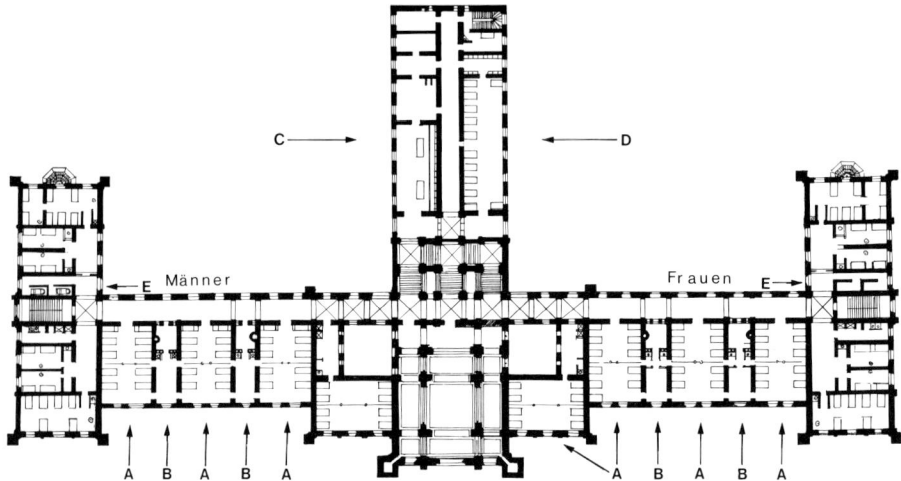

56 Grundriß vom ersten Stockwerk des Mariahilf-Hospitals in Aachen. A = Krankenzimmer mit
10 Betten, B = Funktionsräume (Toiletten in der Mitte), C = Saal für Rekonvaleszenten, D = Schlafsaal
der Barmherzigen Schwestern. Nach einer Zeichnung von Friedrich Ark von 1884

dauerte 30 Jahre, bis konkret die ersten Schritte für eine Abhilfe getan wurden. Im Jahre 1845
legte der Aachener Stadtbaumeister Friedrich Ark der preußischen Zentralbehörde in Berlin
einen Entwurf für ein 200 Betten umfassendes Allgemeines Krankenhaus in Aachen vor, der
nicht akzeptiert wurde und eine längere Diskussion in Gang setzte. Ark unternahm anschließend eine Reise nach Brüssel, wo er das Krankenhaus Saint Jean (1828–1830, Architekt: Henry
Louis François Partoes) studierte und reiste dann noch nach Antwerpen, Hamburg und Berlin
zur Besichtigung weiterer Krankenhäuser.

Seine daraufhin revidierten Pläne führten dann im Revolutionsjahr zum Baubeginn. Der Baukomplex setzte sich aus einem 129 Meter langen, von Nordwest nach Südost verlaufenden dreigeschossigen Längsflügel und drei rechtwinkligen, um ein Geschoß reduzierten Quertrakten
zusammen. In dem vorgezogenen Mittelbau nahm die Eingangshalle die ganze Breite ein und
führte direkt zu den chirurgischen Stationen, die als einhüftige Fluranlagen gestaltet waren
(Abb. 56). Der rückwärtige Mitteltrakt barg vorn das Treppenhaus, dahinter den Verwaltungs-
teil mit den verschiedenen Administrations- und Funktionsräumen wie Apotheke, Küche, Ver-
waltungszimmer, Räume der Barmherzigen Schwestern und weiteres mehr. Im ersten Obergeschoß, wo die Stationen der Abteilung für Innere Medizin lagen, richtete man über der Eingangshalle die Anstaltskirche ein. In den anschließenden Seitenflügeln, rechts und links nach
den Geschlechtern getrennt, lagen jeweils drei große Krankenzimmer für jedes Geschoß.

Die großen, zehn Betten umfassenden Krankensäle, die man mit zwei Fenstern nach Südwesten ausgerichtet hatte, wechselten in den Seitenflügeln nach dem bewährten Prinzip zwischen einer Funktionszone und zwei Nebenräumen ab. Während man die Säle mit Öfen be-
heizte, erwärmte man die Flure, die Eingangshalle und die Küche schon mit Dampfheizung.

Zusätzliche Frischluft wurde von außen mittels eines im Fußboden gelegenen Luftkanals zur äußeren Ofenummantelung und von dort erwärmt in den Krankensaal geführt. Am nordöstlichen Querflügel richtete man ähnlich wie beim Freiburger Universitätskrankenhaus einen Operationssaal ein, der durch einen vorspringenden Erker auch von oben beleuchtet werden konnte.

Die Fassade des roten Backsteinbaues wurde durch die unterschiedlichen Baufluchten aufgelockert und rhythmisch gegliedert. Hauptblickpunkt des langgestreckten Gebäudes, das mit einer aufwendigen, von dem berühmten Berliner Gartenarchitekten Peter Josef Lenné gestalteten Park umgeben wurde, war die hohe Kuppel mit einem Dachreiter, die an das 1751 vollendete Hôtel Dieu in Lyon erinnert. In der majestätischen Hauptfront mit ihren Doppel- und Einzelfenstern, den beiden Türmen und linsenförmigen Mauerstreifen und der zentral angelegten Kirche kommt deutlich die Verwandtschaft mit dem Diakonissenkrankenhaus in Berlin zum Ausdruck. Die doppelte Zweckbestimmung dieses Hauses – sowohl einer stationären Krankenpflege den medizinischen Ansprüchen Rechnung tragend als auch der kirchlich-karitativen Fürsorge katholischer Repräsentanz – bekam beim Aachener Mariahilf-Krankenhaus ihren sprechenden architektonischen Ausdruck.

57 Das Evangelische Krankenhaus in Gütersloh (1861–1862). Ausschnitt aus einem Sammelbild von 1864. Lithographie von Friedrich Georg Müller, 1864

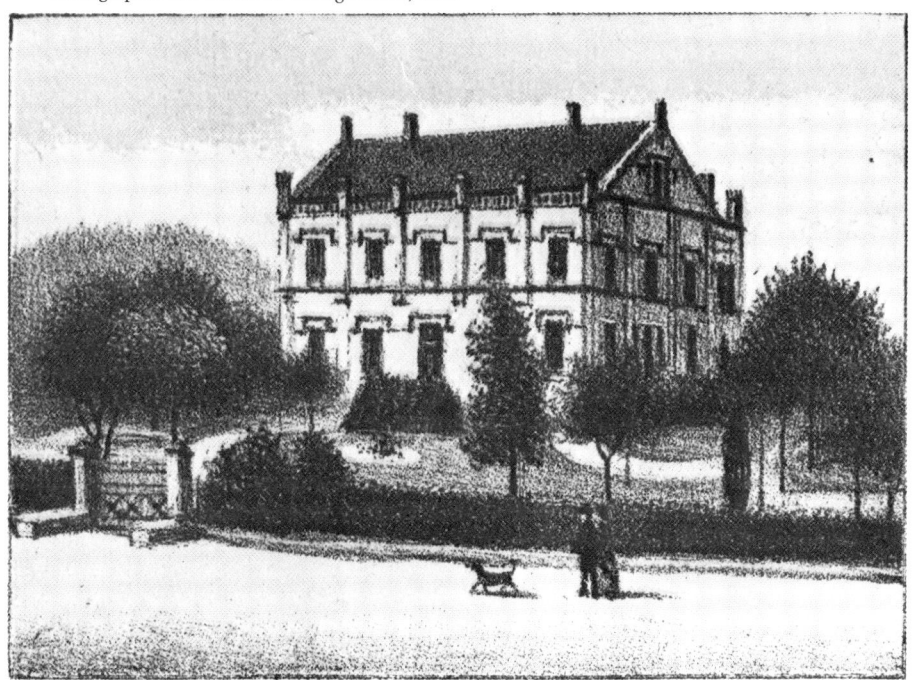

Ein Jahr nach der Fertigstellung konnten die ersten Patienten in die Chirurgischen und Internistischen Abteilungen einziehen, nachdem konfessionelle Streitigkeiten zwischen der katholischen und evangelischen Bevölkerung beigelegt worden waren. Trotz der Mühe und Sorgfalt, die man diesem Krankenhaus in Aachen angedeihen ließ, diente es nur knapp zwei Generationen. Das Mariahilf-Hospital erwies sich mit seinen 200 Betten schon bald als zu klein für die wachsende Bevölkerungszahl der alten Kaiserstadt. Spätestens seit der Aachener Choleraepidemie von 1866 wurde deutlich, daß dieses Haus nicht ausreichte. Es entstand dann in den achtziger Jahren der Vorschlag, ein völlig neues Krankenhaus am Stadtrand zu bauen, das Ende des 19. Jahrhunderts verwirklicht werden sollte (vgl. S. 204).

Auch an anderen deutschen Orten findet man Nachfolgebauten der aus dem Geist der Spätromantik entstandenen Diakonissenanstalt in Berlin. Einige Beispiele sollen hier genannt werden:

1. Friedrich-Wilhelm-Stift, Bonn (1852–1854, Architekt: Christian van der Emden),
2. Evangelische Huyssensstiftung, Essen (1853–1854, Architekt: Carl Wilhelm Freyse),
3. Städtisches Armen- und Krankenhaus Bethanien, Iserlohn (1853–1855, Architekt: Diekmann; Abb. 89),
4. Evangelisches Krankenhaus Bethesda, Mönchengladbach (1854–1855),
5. Städtisches Krankenhaus, Elberfeld (1858–1863, Architekt: Loefke),
6. Evangelisches Krankenhaus, Gütersloh (1861–1862, Architekt: Christian Heyden),
7. Städtisches Krankenhaus, Siegen (1862–1864, Architekt: Friedrich Spies),
8. Evangelisches Krankenhaus, Düsseldorf (1866–1868, Architekt: Albrecht Moritz) oder
9. Augusta-Krankenanstalt, Bochum (1868–1870, Architekt: Haarmann).

Es handelte sich dabei um Krankenhäuser in ganz unterschiedlicher Trägerschaft und von ganz verschiedenen Größenordnungen. In einigen, wie der Anstalt von Iserlohn, stand die Armen- und Altersfürsorge mit 180 Plätzen ganz im Vordergrund vor der Krankenpflege, die nur über 42 Krankenbetten verfügte. Der wohl kleinste Nachfolgebau entstand mit dem Evangelischen Krankenhaus in Gütersloh, das anfangs nur über 16 Krankenbetten verfügte, aber für die damalige Einwohnerzahl von 10 000 Bürgern ausreichend war (Abb. 57).

5 Zwischen Restauration und Gründerzeit

Der deutsche Krankenhausbau von 1846 bis 1871

Den Zeitraum von der Berliner Märzrevolution bis zur Gründung des Deutschen Reiches kann man in der Geschichte des Krankenhauswesens als Übergangszeit bezeichnen. Bis in die späten sechziger Jahre baute man im wesentlichen die neuen Krankenhäuser in den deutschen Staaten nach dem in Bamberg 1787 sowie in München und Hamburg 1813 und 1821 entwickelten Grundmustern. Trotzdem läßt sich ein allmählicher Wandel beobachten, der mit dem Ausbau der Operationsräume, der Verselbständigung der betriebswirtschaftlichen Einrichtungen und dem wachsenden Komfort der Krankenzimmer dokumentiert wird. Ganz besonders die Operationssäle rückten betriebswirtschaftlich neben Küchen- und Wäschereibetrieb in den Vordergrund und bekamen einen bevorzugten Platz im Zentrum des Krankenhauskomplexes zugewiesen. Es wurde seit 1850 fast zur Regel, daß man sie, wie im Kantonsspital Zürich, erstmals in Mitteleuropa vorbildlich entwickelt, jeweils in den mittleren Bauabschnitt nicht weit vom Haupteingang auf der nach Norden gewandten Seite etablierte.

Sicherlich hat die Entdeckung von Lachgas, Äther und Chloroform in den Jahren 1845–1847 zur Narkotisierung und Schmerzlinderung bei operativen Eingriffen durch die Amerikaner Horace Wells, William Thomas Green Morton und Charles Thomas Jackson den Ausbau der Operationseinrichtungen in den Krankenhäusern gefördert. Die erste Operation unter einer Ätherinhalationsnarkose wurde 1846 im großen *Operating theatre* des Massachusetts General Hospital in Boston durchgeführt. Das Krankenhaus war von 1821–1823 mit großem Aufwand von dem Architekten Charles Bulfinch gebaut und 1846 gerade rechtzeitig erweitert worden. Damit eröffneten sich den Klinischen Chirurgen neue Heilmöglichkeiten, da sie nun in Sorgfalt und Ruhe Krankheitsherde beseitigen und erfolgversprechend auch im Inneren der Bauchhöhle operieren konnten. Es lag nahe, daß seitdem epochemachende neue chirurgische Methoden wie etwa die Blinddarm- (1848) und Magenoperationen (1867) sowie gynäkologisch-operative Eingriffe entwickelt wurden (Abb. 58).

Aber auch die sanitärtechnischen Vorkehrungen nahmen zu. Schon 1848 hatte man für die Charité in Berlin ein eigenes Waschhaus errichtet, was anschaulich zeigt, wie sehr die Hygiene der Bettwäsche und der Patientenkleidung ernst genommen wurde (Abb. 59). Zugleich begann man, sich gezielter als je zuvor mit der Reinigung der Sanitäranlagen, der Fußböden und der schnellen, hygienisch einwandfreien Beseitigung des Abfalles zu beschäftigen.

Allerdings blieben insgesamt die Möglichkeiten, die die medizinische Forschung in der ersten Blüte der Klinischen Medizin dem Krankenhaus in praktisch anwendbarer Form zur besseren

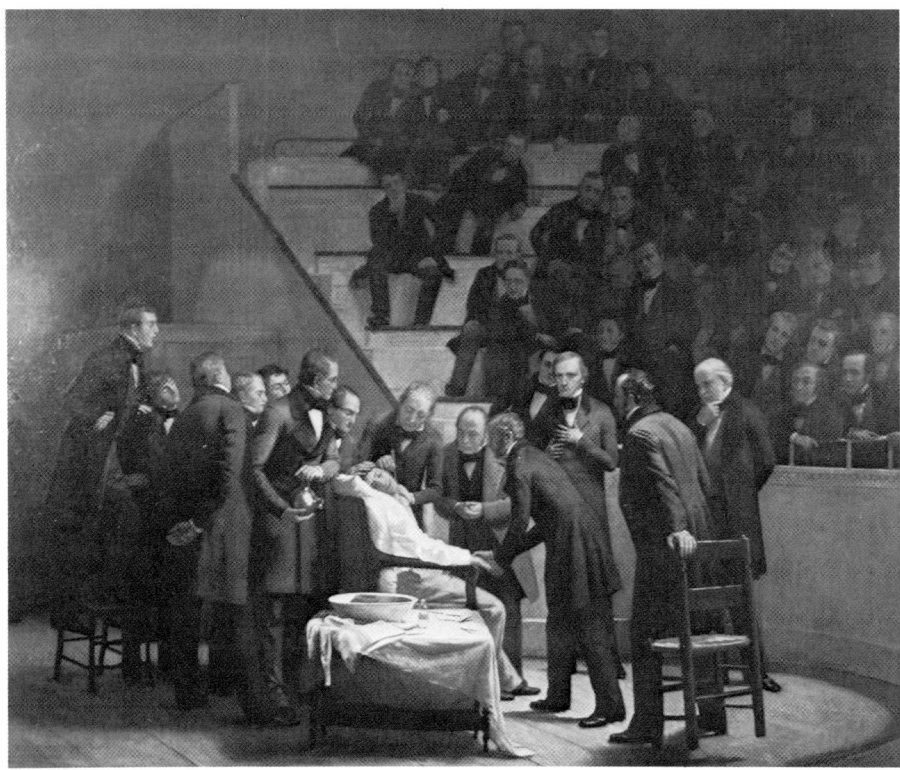

58 Darstellung der ersten öffentlichen Demonstration einer gelungenen Operation unter Narkose am
16. Oktober 1846 im Massachusetts General Hospital. Gemälde von Robert Hinckley, 1882. Boston
Medical Library, Cambridge/USA

Diagnostik und Therapie anbot, gering. Die Hauptschwierigkeit bedeuteten die häufigen
Wundfiebererkrankungen, die in der nachoperativen Phase meistens auftraten und nur schwer
beherrschbar waren. Die ersten vorbeugenden Maßnahmen der Desinfektion, der Abtötung
der die tödlichen Eiterprozesse hervorrufenden Keime wurden erst 20 Jahre später nach der
Einführung der Narkose getroffen. Gleichfalls brachten diagnostische Neuerungen wie etwa
die Einführung der Auskultation durch den Pariser Internisten René Théophile Hyacinthe
Laennec um 1818, der Fiebermessung durch die in Berlin und Leipzig tätigen Internisten
Ludwig Traube und Karl Wunderlich um 1851 oder der Injektionsspritzen durch den Lyoner
Arzt Charles Pravaz 1853 keine solche Umwälzung mit sich, die sich in dem bisherigen baulichen, strukturellen Gefüge der Krankenhäuser sichtbar niedergeschlagen hätte. Man konnte
die dafür benötigten Instrumente und Apparaturen noch leicht auch außerhalb des Krankenhauses in der Wohnung des Patienten einsetzen.

Über die Vorgänge bei der Wundinfektion und über die Entstehung der Infektionskrankheiten herrschte immer noch völlige Unklarheit. Nach der im Jahre 1840 von Jacob Henle in Göttingen geäußerten Vermutung, daß die sogenannten ›miasmatischen‹ und ›kontagiösen‹ Krankheiten von einem lebenden Erreger, dem *Contagium vivum,* erzeugt würden, sollten noch knapp 40 Jahre bis zur beginnenden Bakteriologie und der Erforschung der Infektionskrankheiten vergehen. Praktische Konsequenzen ergaben sich daraus vorläufig nicht. Selbst die 1847 gemachte Entdeckung des Wiener Geburtshelfers Ignaz Philipp Semmelweis, daß die gefährlichen, krankmachenden Keime an den Händen der Ärzte und Medizinstudenten klebten und von ihnen auf die Wöchnerinnen übertragen wurden, konnte sich bis 1867 kaum durchsetzen. Seine seit 1847 erfolgreich praktizierte Desinfektion der untersuchenden Hände in der Wiener Geburtshilflichen Klinik blieb eine Episode, die mit seinem Weggang aus Wien 1849 abgebrochen wurde. Die seit Ende des 18. Jahrhunderts für Krankenhäuser entwickelten Prinzipien behielten mehr oder weniger bis 1868, bis zum Anbruch der Pavillonära, ihre Gültigkeit:

1. gesunde Stadtrandlage, die eine optimale Belüftung und Beleuchtung der Zimmer garantierte,
2. trockener Boden,
3. genügend Wasser aus Flüssen oder eigenen Brunnen,
4. eine strenge Ordnung des inneren Krankenhausbetriebes und
5. Korridorgebäude, in denen die Flure auf der Nordseite lagen.

Die Sauberkeit war dabei in allen Details das oberste Gebot, ohne daß man sich von Seiten der Medizin darüber klar und einig war, was man darunter letzten Endes außer dem bloßen Augenschein zu verstehen hatte.

Es ist in der Tat interessant, daß ein Vertreter der damals in aller Welt gerühmten Wiener Medizinischen Fakultät, Gerhard von Breuning, noch 1859 die damals über 60 Jahre alten »Vorschläge zur Verbesserungen der Hospitäler und anderer mildtätiger Anstalten« des englischen Arztes William Blizard aufgriff. Breuning konnte den Hauptforderungen Blizards nach ausreichender Luft, Beleuchtung, Vermeidung von Überfüllung, geregelter Einnahme der Medikamente, Einhaltung der Diät und Einhaltung einer strikten Reinlichkeit kaum noch etwas hinzufügen. Gleichzeitig drängte er wie schon Blizard darauf, daß »verständige Personen daher die Vorurteile zu entkräften suchen (sollten), die man bey der geringeren Klasse von Menschen gegen diese nützlichen Anstalten zuweilen findet«.

Allerdings wurden sich die Regierenden seit den vierziger Jahren immer mehr bewußt, daß angesichts der überproportionalen Zunahme des Proletariats unter der ständig wachsenden städtischen Bevölkerung vor dem Hintergrund der fortschreitenden Industrialisierung dem kranken Menschen mehr räumliche und hygienische Möglichkeiten zur Heilung angeboten werden mußten. Im deutschen Reichsgebiet nahm die Bevölkerung von 35,4 Millionen im Jahre 1850 auf 40,8 Millionen im Jahre 1870 zu. Innerhalb des gleichen Zeitraums verdreifachte sich die Industrieproduktion. Die Chance einer besseren Krankenpflege ließ sich aber nur in Gebäuden schaffen, die eine differenzierte Raumaufteilung zur Abtrennung der verschiedenen Gruppen von Patienten nach Krankheitsart, Geschlecht und Alter und bessere personelle Betreuung anbieten konnten, als das in einem Gasthaus, Mietshaus oder Armenasyl möglich war. Dieser

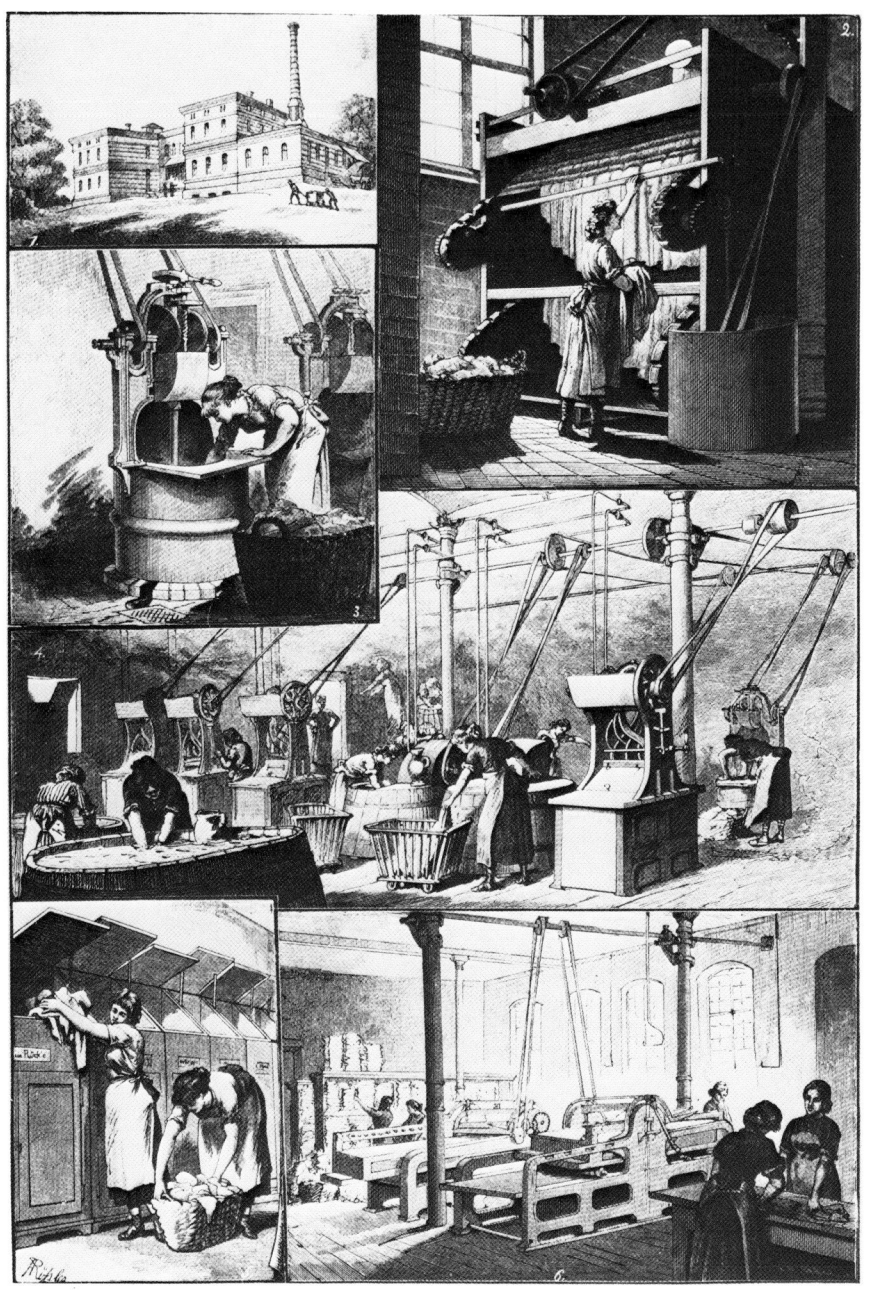

Einsicht konnten sich die Verwaltungen der größeren Gemeinden im Deutschen Staatenbund, die an einer weiteren Industrieansiedlung und am Ausbau der Verkehrswege interessiert waren, immer weniger verschließen.

Schon 1838 hatte der großherzogliche badische Medizinalrat Peter Joseph Schneider aus Offenburg vorgeschlagen, Allgemeine Krankenhäuser für jede Stadt, in der ein Amtsarzt waltete, zu bauen und führte sechs Punkte dafür auf:

1. Anfälligkeit der ärmeren Bevölkerungsschichten für eine Vielzahl von Krankheiten,
2. Mangel an ärztlicher Betreuung,
3. frühzeitige Bekämpfung von Infektionskrankheiten,
4. Kostenersparnis für die Gemeinden durch sofortige Krankenhausbehandlung,
5. Aufnahme von Reisenden, die auf der Durchreise erkrankten,
6. Gewinn neuer Erkenntnisse für die Medizin durch das Zusammenführen der verschiedensten Patienten und durch die Überwachung des Krankheitsverlaufs.

Mit der verstärkten Forderung, die Einrichtung von Krankenhäusern zu einer notwendigen Sache der öffentlichen Hand zu machen, ließen sich auch umfangreiche hygienisch-medizinische Ansprüche verbinden. Zugleich war gar nicht mehr zu übersehen, daß auf die Krankenhäuser neben medizinischen auch soziale Aufgaben zukamen. Es ging dabei nicht nur um die Erhaltung der Arbeitskraft nach kapitalistischen merkantilen Grundsätzen, sondern auch um die Berücksichtigung des allgemeinen, von der Französischen Revolution nachhaltig postulierten Naturrechts, das jedem menschlichen Individuum einen Anspruch auf Gesundheit zubilligte. Der schon erwähnte Breuning betont dies ausdrücklich, wenn er schreibt:

»Vor allem ist nie zu vergessen, daß der Spitalsbelag aus den einzelnen Individuellen besteht, deren jedes das – wenn auch nach dem Grade der Bildung und Gewohnheit mehr oder weniger ausgebildete – Gefühl, dort eben mehr als irgendwo, in sich trägt: an sein Naturrecht und Lebensglück apellieren zu dürfen und zu wollen – und daß die so oft gepriesene und mit Selbstgefälligkeit ausposaunte sogenannte Großartigkeit einer derlei Anstalt nur dann anzuerkennen sein wird, wenn sie sich auf die beglückenden Einrichtungen für jeden Inwohner, nicht aber vielmehr auf die Ausdehnung des Institutes mit theilweiser Vernachlässigung der nöthigen oder doch billigen Berücksichtigung des Individuums fußt, um solcher gestalt zu einer Fabrikheilanstalt herabzusinken.«

Wenn sich diese Tendenz der sozial-karitativen Hinwendung zum leidenden Menschen auch schon seit Ende des 18. Jahrhunderts in den sozialreformerischen Werken eines Franz-Anton Mai, Adalbert Friedrich Markus und eines Johann Peter Frank auszuprägen begann, so verstärkte sie sich jedoch in Deutschland in der Restaurationszeit. Die Mißstände der Wohnverhältnisse in den Mietshäusern der Industriearbeiter und die unhygienischen Zustände einer fehlenden städtischen Kanalisation und Abfallbeseitigung bedrohten den Lebensnerv und die Umwelt der Städte. Die ersten nachhaltig sozialkritischen Stimmen, aus denen bald Friedrich

◁ 59 Verschiedene Tätigkeiten in der Dampfwaschanstalt der Berliner Charité in Berlin (1846–1847). Holzschnitt, um 1868

Engels und Karls Marx als Wortführer hervorgehen sollten, meldeten sich schon Ende der dreißiger Jahre des vorigen Jahrhunderts in Deutschland. Auch anderenorts mehrten sich die Kritiker, die anklagend auf das Elend der Armen im Falle von Erkrankungen hinwiesen.

Schließlich erwachte staatlicherseits eine größere Bereitschaft, das Gesundheitswesen insgesamt zu regeln aufgrund der Choleraepidemien von 1831–1832, die in einigen größeren deutschen Städten verheerende Folgen hatten. Ihre Bekämpfung bewirkte in Preußen eines der wichtigsten gesundheitspolitischen Gesetze der späten Biedermeierzeit, indem mit dem Erlaß von 1835 den Gemeinden mit über 5000 Einwohnern die Bildung von Sanitätskommissionen auferlegt wurde. Sie mußten beim Ausbruch von Seuchen die erforderlichen Räume zur Betreuung und Behandlung von Erkrankten zur Verfügung stellen. Die zehn Jahre später in Preußen verabschiedeten Gewerbeordnungen von 1846 und 1849 ließen es wie schon erwähnt zu, die Ortskassen für Handwerksgehilfen und Fabrikarbeiter zu Zwangskassen zu erklären. Somit waren die Kommunen eher als bisher in der Lage, die Verpflegungskosten für erkrankte Arbeiter in ihren Krankenhäusern erstattet zu bekommen.

Die ersten Fachkliniken für Pädiatrie und Geburtshilfe

Kinderkrankenhäuser

Die in der späten Biedermeierzeit auf breiter Basis beginnende Sozialgesetzgebung und die Entfaltung der naturwissenschaftlich ausgerichteten Medizin stärkten den Ausbau des Krankenhauswesens. Dies läßt sich nicht nur an dem wachsenden allgemeinen Interesse am Krankenhaus, den seitdem vermehrt einsetzenden Stiftungen durch konfessionelle und bürgerliche Trägervereine sowie durch private Mäzene erkennen, sondern auch an den ersten Gründungen von Kinderkliniken und dem Ausbau von Entbindungskliniken.

Wenn auch schon 1722 der Basler Arzt Theodor Zwinger den Begriff ›Pädiatrie‹ erdacht und man in der Epoche der Aufklärung erkannt hatte, daß das Kind kein kleiner Erwachsener sei, sondern ein seelisch-körperliches Wesen ganz eigener Art, so setzte sich die Kinderheilkunde als selbständiges medizinisches Fach nur sehr langsam durch. Erst mit der Gründung des Hôpital des enfants malades in Paris im Jahre 1802 entstand das erste große, 300 Betten umfassende Kinderkrankenhaus der Welt. Es nahm kranke Kinder zwischen 2 und 15 Jahren auf, die dort unter ärztlicher Obhut behandelt und gepflegt wurden. In Deutschland sollten noch 30 Jahre vergehen, bis man in der Berliner Charité auf Betreiben des preußischen Generalstabsarztes Johann Nepomuk Rust die erste selbständige Abteilung für kranke Kinder einrichtete. Zwar hatte es schon in den achtziger Jahren des 18. Jahrhunderts für kurze Zeit in Berlin ein kleines Hospital für kranke Kinder als Stiftung französischer Emigranten gegeben, welches nahe bei dem französischen Krankenhaus gelegen hatte. Außerdem existierten zu dieser Zeit in Österreich (Wien 1787) und Deutschland (Breslau 1790, München 1818, Freiburg 1818) bereits einige sogenannte ›Kinderkrankeninstitute‹, die nach dem Vorbild englischer *Dispensaries* für kranke Kinder armer Bevölkerungsschichten zur ambulanten Behandlung gegründet worden waren. Aus einigen dieser Kinderkrankeninstitute gingen Kinderkrankenhäuser zur stationären Pflege von kranken Kindern

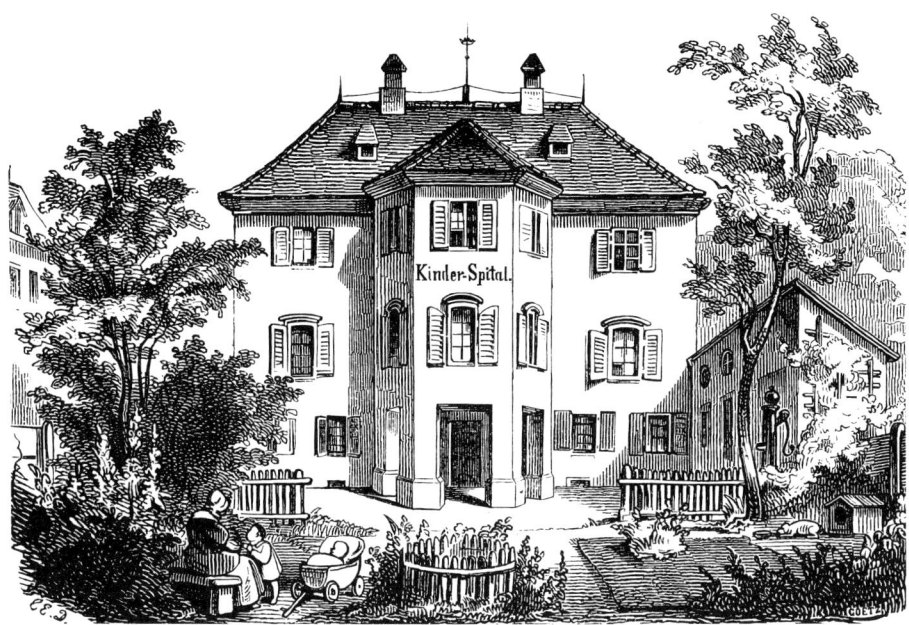

60 Das Kinderspital in München, 1836

hervor, wie z. B. in München 1836 (Abb. 60). Doch eigentlich erst mit der Etablierung der Pädiatrie an der Berliner Charité 1829 begann in Deutschland die Entwicklung dieses klinischen Fachs.

Die von Rust gegründete Kinderklinik in Berlin wurde im Erdgeschoß des nordwestlichen Flügels des dreigeschossigen Charitégebäudes eingerichtet. Die Abteilung umfaßte anfangs 30 Betten, die man auf drei größere und zwei kleinere Krankenräume verteilte. Zuvor waren diese Zimmer als Hausmeister-Wohnung benutzt worden. Diese erste deutsche Kinderklinik sollte nicht nur der Pflege und der ärztlichen Betreuung von kranken Kindern dienen, sondern auch dem klinischen Unterricht zur Verfügung stehen. Als 1836 Theodor Fliedner in Kaiserswerth bei Düsseldorf seine Diakonissenanstalt ins Leben rief, sorgte er bald dafür, daß ihr eine kleine Abteilung für kranke und verwaiste Kinder angegliedert wurde (Abb. 61). Man bildete hier auch angehende Diakonissinnen in der Kinderpflege aus.

Im Jahre 1843 ging man in Frankfurt bei der Errichtung einer eigenen Kinderkrankenanstalt noch einen Schritt weiter, indem man gleich von Anfang an ein eigenes Gebäude von Grund auf neu für diesen Zweck baute. Das Frankfurter Kinderkrankenhaus ging auf die Initiative des praktischen Arztes und Geburtshelfers Johann Theobald Christ zurück, der testamentarisch der Stadt Frankfurt 150 000 Taler zur Erbauung einer Kinderheilanstalt vermacht hatte. Dieser erste Neubau für ein deutsches Kinderkrankenhaus mit 52 Betten wurde vom damaligen Frankfurter Stadtbaumeister Karl Friedrich Henrich entworfen und in den Jahren 1843–1844 errichtet. Die kleineren Krankenzimmer sollten vor allem für Kinder mit Augenerkrankungen und

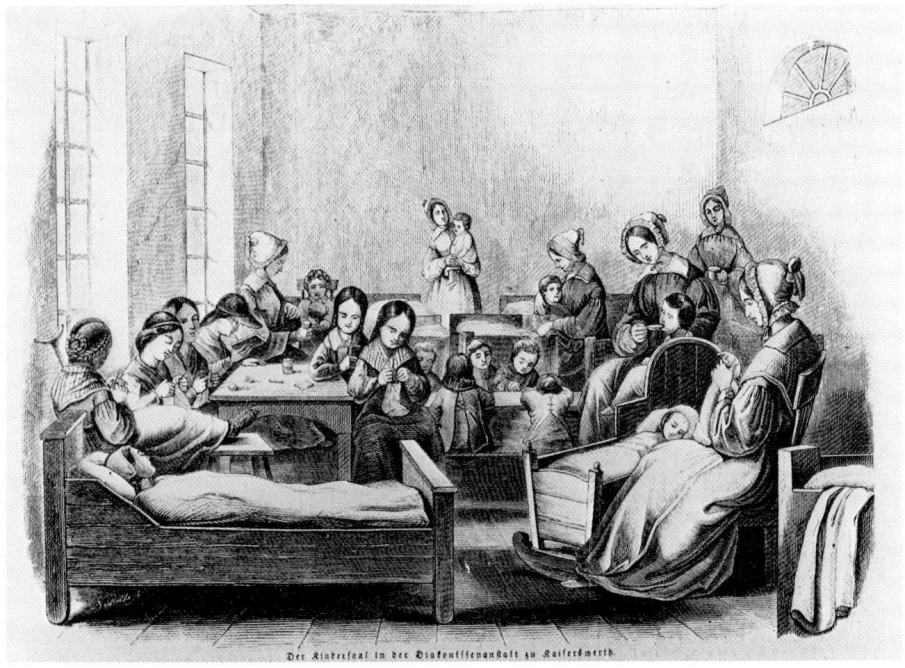

Der Kinderfaal in der Diakonissenanstalt zu Kaiserswerth.

61 Blick in die Kinderabteilung der Diakonissenanstalt von Kaiserswerth, die 1836 von Theodor Fliedner
ins Leben gerufen wurde. Holzschnitt, 1846

ansteckenden Erkrankungen reserviert bleiben. Im Erdgeschoß richtete man ein Operationszimmer, einen Warte- und einen Untersuchungsraum ein. Außerdem befanden sich hier auch
noch Räume für den Arzt und den Verwalter, darüber hinaus noch die Leichenkammer.

Fast zur gleichen Zeit beschäftigte man sich auch in Hamburg mit einem Neubau für das seit
1840 bestehende Kinderkrankenhaus, das von dem Hamburger Arzt Moraht gegründet worden
war. Die Trägerschaft dieses Kinderkrankenhauses übernahm 1843 der weibliche Verein für
Armen- und Krankenpflege, der von der Hamburger Kaufmannstochter Amalie Sieveking 1832
ins Leben gerufen worden war. Wenig später konnte dann die Kinderklinik in ein eigenes, neu-
gebautes Haus einziehen, das der Baumeister Eduard Averdiek von 1846–1847 geplant hatte.
Der anderthalbgeschossige Backsteinbau mit Platz für 30 Betten zeichnete sich durch seine technischen Einrichtungen aus: Fußbodenheizung in allen Krankenzimmern, Lüftungsschächte,
eine Wasserleitung, die neben den Krankenzimmern auch das Bad und den Sektionssaal mit
heißem und kaltem Wasser versorgte. Zwei Hamburger Ärzte, die eng mit dem Verein für
Armen- und Krankenpflege zusammenarbeiteten, kümmerten sich um die Betreuung der
Kinder. Zwei im Hause wohnende Diakonissen übernahmen die Kinderpflege. Wie auch in den
anderen Krankenhäusern dieser Zeit war diese Anstalt in erster Linie für die kranken Kinder der

Armen gedacht, doch wurden auch die Kinder wohlhabender Eltern gegen Entgeld gepflegt. Der für die damaligen Verhältnisse im deutschsprachigen Raum großzügigste Neubau eines Kinderkrankenhauses entstand jedoch Ende der vierziger Jahre des vorigen Jahrhunderts in Wien, als man für die 1837 gegründete Kinderheilanstalt des Kinderarztes Ludwig Wilhelm Mauthner ein eigenes Haus errichtete. Nachdem im Jahre 1841 ein Förderverein den Betrieb des Kinderkrankenhauses im Einvernehmen mit dem Gründer übernommen hatte, flossen der Anstalt vermehrt Stiftungsmittel zu. Eine im Jahre 1847 gebildete Baukommission bestimmte dann nach den Vorstellungen Dr. Mauthners und den Plänen des Baumeisters Florian Schaden die endgültige Bauform. Einzelne Kommissionsmitglieder hatten sich vorher eingehend mit den für die damalige Zeit vorbildlichen Krankenhäusern in Bamberg, in Hamburg und in Stuttgart beschäftigt.

Der Bau des zweigeschossigen Gebäudes mit einem auf der Nordseite verlaufenden Flur wurde von 1848 bis 1850 trotz der Revolutionsunruhen in Wien durchgeführt. Die innere Einrichtung hatte man so gestaltet, daß die einzelnen Funktionsbereiche wie Poliklinik, stationäre Abteilung und Wirtschaftsbereich in ihrem Betriebsablauf völlig voneinander getrennt waren. Während im Erdgeschoß Zimmer zur Untersuchung und Behandlung lagen, richtete man die

62   Ein Kinderkrankensaal im St. Annen-Kinderkrankenhaus in Wien (1848–1850). Holzschnitt, 1856

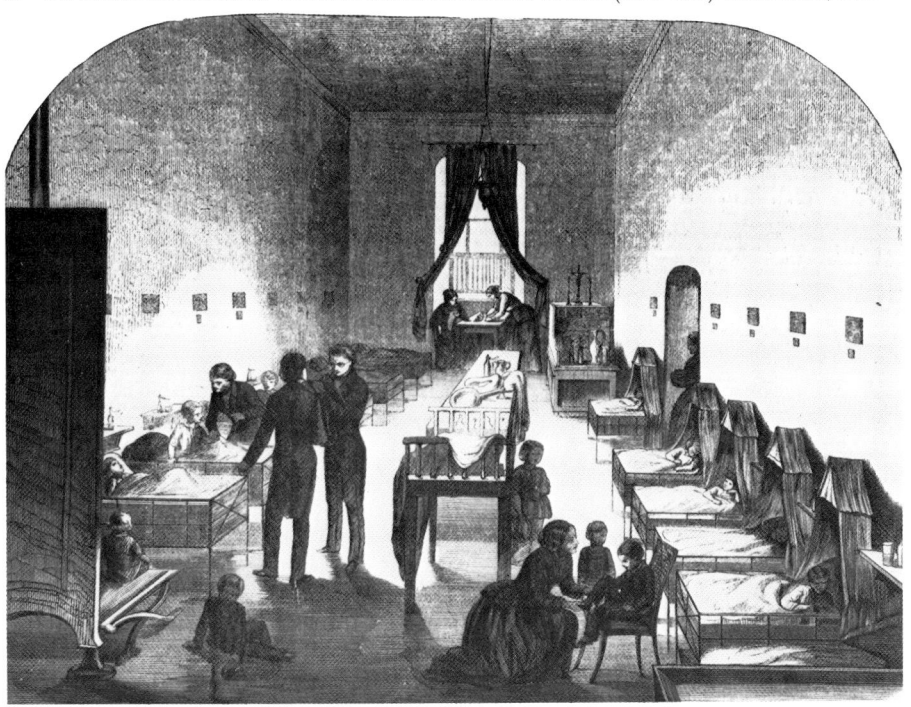

eigentliche Bettenstation im Obergeschoß auf der Südseite ein (Abb. 62); jeweils vier große Zimmer, die 8 bis 10 Betten aufnehmen konnten, hatte man zu beiden Seiten der in der Mitte gelegenen Kapelle angeordnet. Die Krankenräume waren über eine Doppeltür vom Flur aus zugänglich, sie verfügten über eine Toilette, die in einer Kammer an der Wand zum Flur hin eingebaut wurde. In der gegenüberliegenden Zimmerecke stand der Kachelofen. Bei der Anlage der Krankenräume wie auch bei der Gesamtplanung hatte man sich um optimale Luft- und Lichtverhältnisse bemüht und beispielsweise die Fenster der Krankenzimmer so tief angelegt, daß die Kinder nach draußen blicken konnten.

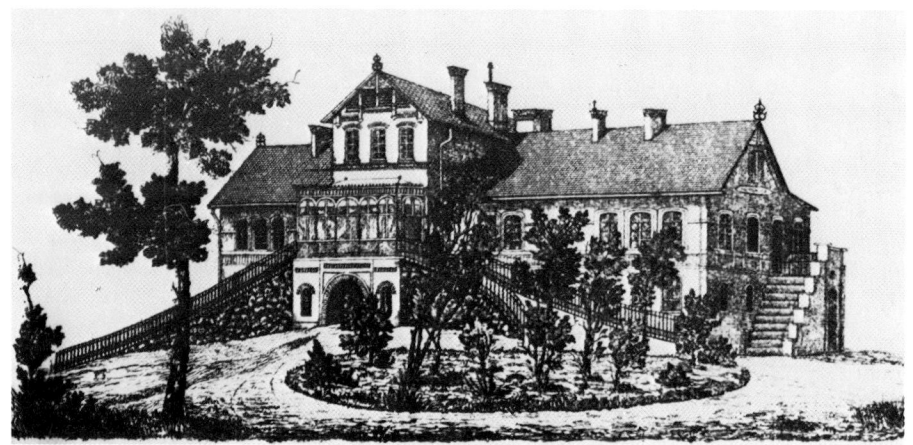

63 Das Kinderkrankenhaus in Bremen (1858–1860). Kupferdruck auf blauem Briefpapier, 1860. Stadtarchiv, Bremen

Weitere neue Kinderkliniken errichtete man im deutschsprachigen Raum in Bremen (1858–1860, Architekt: Alexander Schröder; Abb. 63), Basel (1861–1862, Architekt: Daniel Burckhardt) und Dresden (1875–1878, Architekt: Theodor Friedrich).

Freilich lehnte man in diesen ersten neuen Kinderkrankenhäusern aus Furcht vor den großen Infektionsgefahren und Nahrungsproblemen bei Säuglingen noch bis Ende des 19. Jahrhunderts die Aufnahme von kleinen Patienten ab, die an ansteckenden Krankheiten litten oder noch nicht zwei Jahre alt waren. Erst mit den Neubauten, die nach 1876 entstanden und die man von vornherein mit Isolierabteilungen ausstattete, lockerten sich die Aufnahmebeschränkungen. Dies ging vor allem auf den deutsch-russischen Pädiater Carl Rauchfuß zurück, dem das St. Wladimir-Kinderkrankenhaus (1874–1876) in Moskau zu verdanken war. Rauchfuß setzte dort durch, daß man für die vier häufigsten Infektionskrankheiten des Kindesalters – Diphtherie, Scharlach, Masern und Pocken – jeweils ein eigenes, völlig vom übrigen Krankenhausbetrieb isoliertes Gebäude errichtete. Eine bauliche Maßnahme, die mehr oder weniger bestimmend für die deutschen Kinderkrankenhäuser der Wilhelminischen Zeit werden sollten.

Entbindungskliniken

Die ersten akademischen Entbindungskliniken und Hebammenlehranstalten wurden in der zweiten Hälfte des 18. Jahrhunderts ins Leben gerufen. Lange Zeit, bis ins ausgehende 19. Jahrhundert, mußten die Geburtshilflichen Kliniken um Anerkennung kämpfen. Nicht von ungefähr plädierte noch 1867 der Geburtshelfer Adolf Gusserow dafür, die Entbindungskliniken als eine »soziale Notwendigkeit« anzusehen und nicht als »unsittliche Einrichtungen« zu diskreditieren. Die erste Entbindungsklinik gründete man, wie schon erwähnt, 1751 in Göttingen, nachdem zuvor schon 1727 an der Berliner Charité eine ›Gebärabteilung‹ eingerichtet worden war. Man errichtete für die Göttinger Klinik von 1785 bis 1791 ein schon sehr modern anmutendes Gebäude. Die meisten der damaligen Geburtshilflichen Kliniken um 1800, ob sie nun der Ausbildung von jungen Ärzten oder von Hebammen dienten, wurden anfangs in nur dürftig umgebauten Wohnhäusern untergebracht. Etwas komfortabler richtete man in Aachen 1830 auf Initiative des Arztes Vitus Metz eine bürgerliche Geburtshilfliche Klinik, das Mariannen-Institut, ein.

In der Biedermeierzeit gerieten diese Anstalten in eine besonders schwierige Situation, da das Kindbettfieber den klinischen Alltag überschattete und manchmal ein Fünftel der Wöchnerinnen hinwegraffte. Diese hohe Mortalität, die teilweise wie in Kiel und Berlin zur vorübergehenden Aufgabe der Entbindungskliniken führte, stellte naturgemäß ihre Nützlichkeit ganz in Frage. Über die Ursache des Kindbettfiebers wurde bis in die achtziger Jahre des 19. Jahrhunderts, bis die Bakteriologen Klarheit brachten, heftig debattiert. Ignaz Philipp Semmelweis hatte schon 1847 als Jungarzt am Allgemeinen Krankenhaus in Wien bewiesen, daß das Puerperalfieber durch die untersuchenden und helfenden Hände der Ärzte und Medizinstudenten bei den Wöchnerinnen hervorgerufen wurde. Sein einfacher Vorschlag, den er seit 1847 in der Gebärabteilung in dem Wiener Allgemeinen Krankenhaus verwirklichte, die Hände vor und nach jeder gynäkologischen Untersuchung mit Chlorkalklösungen zu desinfizieren, hatte einen unerwartet großen Erfolg. Seit der Einführung dieser hygienischen Maßnahme sank in der Wiener Klinik schlagartig die Sterbeziffer der Wöchnerinnen von 18,3 im April auf 2,4 Prozent im Juni 1847.

Die Semmelweissche Lehre hatte aber in den folgenden Jahrzehnten große Widerstände bei den führenden Geburtshelfern und Pathologen zu überwinden und setzte sich nur langsam durch. Die meisten prominenten Frauenkliniker, wie Carl Theodor Litzmann und Friedrich Wilhelm von Scanzoni, sahen in dem schlechten baulichen Zustand, in der Überfüllung und der schlechten Durchlüftung der Entbindungsanstalten die Hauptursache für das sich seuchenartig ausbreitende Kindbettfieber. Charakteristisch für diese Meinung ist der häufige Umzug der Berliner Geburtshilflichen Klinik in den fünfziger Jahren unter Julius Viktor Schöller und Carl Sigmund Credé in die verschiedensten Flügel und Gebäude der Charité. Die Mehrheit der führenden Geburtshelfer, Pathologen und Krankenhaustheoretiker standen der Semmelweisschen Lehre vor allen Dingen deswegen sehr reserviert gegenüber und lehnten sie teilweise sogar ganz ab, da sie an eine Übertragung der Epidemie durch die Luft glaubten. Es blieb nach der Meinung vieler als einzige wirksame Maßnahme gegen das Auftreten des Kindbettfiebers nur die völlige bauliche Erneuerung der bestehenden, meist überalterten Gebäude übrig und eine absolute Isolierung der schon erkrankten Wöchnerinnen. Der Krankenhausplaner Franz Oppert vertrat noch 1872 die Ansicht, daß das Kindbettfieber im engen Zusammenhang mit dem Bau der Klinik stehe:

»Manche behaupten zwar noch, daß das Puerperalfieber, an dem die Wöchnerinnen in diesen Fällen zugrunde gehen, nicht anstecke, dieser Ansicht bin ich nicht, indes muß ich mir wohl hier das Eingehen auf diese Frage ersparen. Aber ich darf wohl den Satz aufstellen, daß diese Krankheit bei der Bauart hauptsächlich ins Auge zu fassen ist.«

Es ist deshalb nicht verwunderlich, daß am Ende der Biedermeierzeit, als mit der Industrialisierung die Klinikentbindungen zunahmen, an vielen Orten Deutschlands mit der Neuplanung von Entbindungskliniken begonnen wurde, nachdem man vorher nur wenige Neubauten (Bamberg 1804, Gießen 1819 und Jena 1830) errichtet hatte. Man kann in dieser plötzlichen Neubauwelle gleichsam einen Schachzug gegen die Semmelweissche Lehre sehen, denn die Planungen wurden gerade in den Universitätskliniken am intensivsten vorangetrieben, wo, wie in Kiel, München und Würzburg, seine größten Widersacher amtierten. Innerhalb eines Jahrzehnts, von 1852 bis 1862, als die Mortalität durch das Kindbettfieber ein erschreckendes Ausmaß angenommen hatte, wurden zehn große Gebäude für Frauenkliniken in deutschen Städten gebaut: in Leipzig (1852–53), in München (1853–56), in Erlangen (1852–53), in Würzburg (1855–57), in Rostock (1855–59), in Frankfurt (1856–57), in Celle (1855–57), in Kiel (1860–62), in Hannover (1862–63) und in Hildesheim (1862–64). Gleichzeitig wurde in diesen Jahren das 1837/38 errichtete Pockenhaus der Berliner Charité in eine Geburtshilfliche Klinik (1855–56) umgebaut. Eine rege Bautätigkeit erfolgte also ausgerechnet in den zehn Jahren, in denen Semmelweis bis zu seinem frühen Tode erbittert um die allgemeine Anerkennung seiner Lehre kämpfte.

Den ersten Neubau dieser Bauperiode zog man in Leipzig von 1852–53 hoch. Dort baute man einen viergeschossigen Blockbau auf dem Gartengelände der alten Klinik für etwa 30 000 Taler. Vergleicht man diesen Bau mit der 1830 gebauten Geburtshilflichen Anstalt in Jena, so fällt in Leipzig die aufwendige spätklassizistische Architektur auf. Der Grundriß des rechteckigen Gebäudes mit einem breiten Mittelrisaliten ist fast in allen Etagen gleich. Der Flur liegt in der Mitte, er bekommt von Seitenfenstern Licht. Im Erdgeschoß befindet sich in der Mitte die Präparatesammlung, rechts schließt sich der Hörsaal an. Die Wohnung des Hausmeisters liegt rechts vom mittleren Treppenhaus, links davon befinden sich verschiedene Wirtschaftsräume und das Speisezimmer der Schwangeren. Im zweiten Stock sind die Räume für die Wöchnerinnen zur Gartenseite gelegen. In der Mitte gegenüber der Treppe ist die Teeküche. Diese Zimmer, die zum Korridor eine Tür haben, sind noch zusätzlich untereinander durch Zwischentüren verbunden. Während der dritte Stock ganz als Wohnung dem klinischen Direktor zur Verfügung stand, waren im vierten Geschoß neben Unterkunftsräumen für die Hebammenschülerinnen noch acht Privatzimmer eingerichtet.

Die leitenden Ärzte der Charité beschlossen Mitte der fünfziger Jahre, die Entbindungsabteilung ganz von der Chirurgie zu trennen und in einem besonderen Haus unterzubringen. Dadurch hoffte man, das in der Berliner Klinik besonders häufig auftretende Kindbettfieber einzudämmen. Deshalb ließ man das von dem Hofbaumeister Ludwig Ferdinand Hesse errichtete Pockenhaus (1837–38) für die Geburtshilfliche Klinik 1854 umbauen. Dieser freistehende

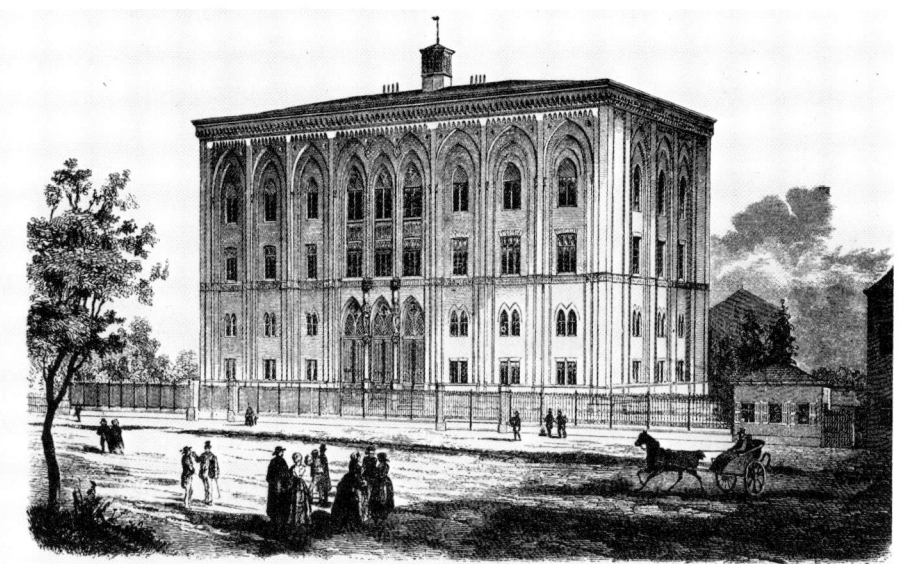

64　Die Geburtshilfliche Klinik in München (1853–1856), heute Postgebäude. Holzschnitt, 1857

Längsbau, vom Architekten im Stil florentinischer Renaissancepaläste entworfen, verfügte über die wesentlichen Voraussetzungen, die man damals an ein Gebäude für eine Entbindungsanstalt stellte: abgeschlossene, isolierte Lage innerhalb des Charité-Bezirks, übersichtlicher Grundriß und die Möglichkeit des billigen Ausbaues der schon vorhandenen sanitären Einrichtungen (vgl. Abb. 22). Beide Stockwerke verfügten über sechs Krankenzimmer mit jeweils sechs Betten, einen Kreißsaal und zwei kleine Räume mit Wasserklosetts, die, seitlich abgeteilt, am Ende der Flure lagen. Das Prinzip dieser identischen Einrichtung beider Stockwerke war, die Etagen abwechselnd zu belegen, um die leerstehenden gründlich zu lüften und zu reinigen. Eine nach der Ansicht prominenter Geburtshelfer der damaligen Zeit ausgezeichnete Methode, das Kindbettfieber zu bekämpfen.

Beim Neubau der Münchener Gebärklinik wurden die Forderungen einer strengen Separierung der Wöchnerinnen teilweise verwirklicht. In der Auswahl des Bauplatzes und der baulichen Konzeption des Gebäudes, zu dem der Grundstein 1853 gelegt wurde, war der Einfluß des Frauenklinikers Anselm Martin, der seit 1847 die Münchener Entbindungsklinik leitete, von entscheidender Bedeutung. Die Münchener Entbindungsanstalt mit 200 Betten kann als besonders eindruckvolle Leistung sowohl von der Grundrißplanung als auch von der Fassadenarchitektur her gelten. Der Neubau fällt in die Regierungszeit Maximilians II. und wurde nach langer Vorplanung in seiner dann verwirklichten Gestalt von dem Architekten Friedrich Bürklein entworfen und unter der Bauleitung von Arnold Zenetti verwirklicht (Abb. 64). Der rechteckige, dreigeschossige Baukörper bekam eine aufwendige Fassade, die harmonisch renaissancistische und neugotische Elemente miteinander verband und ein typisches Gebäude im Maximilianstil darstellt. In ihrer Außenarchitektur unterschied sich diese Entbindungsklinik an der Sonnenstraße auf diese Weise nur wenig von den gleichzeitig gebauten Geschäfts-, Wohn- und Postgebäuden. Wie ungewohnt dieser Bau für die damalige Zeit gewesen sein muß, geht daraus hervor, daß man sich dagegen wehrte, daß diese »sogleich in das Auge fallende Bauart die ›Moralität und das Schicklichkeitsgefühl‹ benachteilige«. Durch die rechteckige kubische Form sollten Hinterhöfe und unübersichtliche Flächen vermieden werden und die hohe Lage der Wöchnerinnenstationen in den obersten Stockwerken besonders gute Luft garantieren. Im Grundriß waren die Seitenteile durch Glastüren vom Mittelbau abtrennbar, vor jeweils zwei Zimmern war ein Vorraum gelegt, um weitere Abtrennungsmöglichkeiten zu bekommen. In der ersten Klasse im oberen Stockwerk konnte jede Patientin für sich ein Zimmer beanspruchen, in der dritten Klasse, in welcher die Entbindung kostenfrei war, wurden sechs Schwangere in einem Saal untergebracht. In der bevorzugten Lage im obersten Stock lagen zwei Entbindungszimmer, im Zentrum die Kapelle.

Inzwischen hatten sich im Ausland in Dublin und Kopenhagen Entbindungsanstalten bewährt, die entweder nur zur Hälfte belegt wurden oder jeder Wöchnerin ein eigenes Zimmer zuwiesen. Das 1757 erbaute und 1768 vergrößerte Geburtshilfliche Dubliner Lying-in-(Rotunda)-Hospital besaß 146 Betten, die selten mit mehr als 60 Wöchnerinnen belegt waren. Man konnte dadurch einen Teil der Zimmer zur Lüftung leerstehen lassen. Der Gynäkologe Bernhard Breslau hatte schon 1854 in einer Kontroverse mit dem Leiter der Münchener Entbindungsanstalt Martin auf den Nutzen des Zellensystems für die geburtshilflichen Neubauten hingewiesen. Nach seiner Meinung sprach für dieses System, daß es mehr den räumlichen Bedingungen der Hausentbindung entsprechen würde, die nur 0,5 Prozent Todesfälle unter den Entbundenen hatten. Die Auffassung, daß es sich bei dem Kindbettfieber um eine hochinfektiöse Krankheit handele wie bei der Cholera, dem Typhus oder der Diphtherie, sollte noch bis 1880 die meisten Neubauplanungen für die Geburtshilflich-Gynäkologischen Kliniken beeinflussen. Man wandelte die reine Zellenbauweise etwas ab, indem man die Bettenzahl beschränkte, möglichst nicht mehr als vier pro Zimmer, zahlreiche Abtrennungsmöglichkeiten vorsah und sogar identische Stockwerke anlegte, die abwechselnd belegt werden konnten. Eine solche Lösung wurde bei der Planung der Hannoveraner Landesfrauenklinik angestrebt, die von dem Architekten Funk 1862–1863 errichtet wurde. Das neuromanisch-gotische Gebäude umfaßt einen T-förmigen Grundriß, im Vorderbau sind die Wohnungs- und Verwaltungsgebäude untergebracht, im Mittelflügel liegen die Krankenzimmer mit jeweils vier Betten. Insgesamt konnten 34 Wöchnerinnen und 12 Schwangere aufgenommen werden.

In Kiel war unter der Leitung und Beratung von Carl Theodor Litzmann die neue Geburtshilfliche Klinik 1860–1862 von dem Bauinspektor Krüger nach dem Zellenprinzip gebaut worden. Sein Schüler Rudolf Dohrn, 1863 in Marburg Ordinarius für Geburtshilfe geworden, plante nach dem gleichen Schema die Marburger Klinik. Die Zimmer waren für maximal zwei Wöchnerinnen mit einem zusätzlichen Schlafplatz für eine Hebammenschülerin konzipiert, die von einem seitlich gelegenen Korridor zugänglich waren. In Dresden baute man 1869 für die von einem Wohltätigkeitsverein 1774 gegründete Hebammenlehranstalt einen dreigeschossigen Gebäudekomplex, der aus drei Flügeln bestand. Die Planung lag in den Händen des bedeutenden sächsischen Architekten Moritz Haenel. Das Zellensystem fand hier ebenso mit kleinen Raumeinheiten für die Wöchnerinnen seinen Niederschlag. Erst in den siebziger Jahren des vorigen Jahrhunderts rückte man von dieser Bauform ab, als die Semmelweissche Lehre mit der Einführung antiseptischer Verbands- und Operationsmethoden allgemeine Anerkennung fand. Es entstanden seitdem die ersten modernen Frauenkliniken, die die alten Vorstellungen völlig unberücksichtigt ließen und die Geburtshilfe mit der Gynäkologie in einer Klinik zusammenfaßte.

Bedeutende Neubauten für Allgemeine Krankenhäuser

Bereits 1696 hatte die Bremer Bürgerschaft, wie erwähnt, ein Städtisches Krankenhaus ins Leben gerufen und dafür das sogenannte Ballhaus umbauen lassen (vgl. S. 17). Nach der französischen Besatzungszeit von 1811–1813, in der dieses Haus als Militärlazarett diente, wurde die Krankenanstalt kontinuierlich erweitert, um die ansteigende Zahl von Patienten auffangen zu können. Da dies aber in dem alten Gebäude nicht mehr hygienisch einwandfrei möglich war, faßte der Magistrat 1847 den Entschluß zu einem völlig neuen Krankenhaus. Mit dem Entwurf beauftragte man den Bremer Stadtbaumeister Alexander Schröder, dem auf Drängen verschiedener Bürgerstimmen der im alten Städtischen Krankenhaus tätige Arzt Daniel Meier als Sachverständiger beigesellt wurde. Schröder legte 1849 einen Plan für ein knapp 300 Betten umfassendes Krankenhaus vor. Es kam aber noch nicht zu einer Entscheidung, sondern man schickte im Auftrag der Stadt Schröder und Meier auf eine mehrmonatige Besichtigungsreise, auf der in 27 Städten Deutschlands und des benachbarten Auslands Krankenhäuser studiert wurden.

Der Baumeister Schröder zeichnete anschließend, besonders beeindruckt von den neuen Kantonsspitälern in Zürich, St. Gallen und Basel, seinen Entwurf völlig um. Die Bettenzahl wurde reduziert und die Krankenstationen mit mehr Funktionsräumen wie Wärmeküchen, Wärterkabinetten oder Waschsälen ausgerüstet. Außerdem sah man neben dem eigentlichen Krankenhausgebäude ein Irrenhaus, ein Wohngebäude für den Chefarzt, ein Absonderungshaus und zusätzlich für eine eigene Milchproduktion Stallungen für sechs Kühe vor. Nachdem eine neugebildete Hospitalkommission der Bürgerschaft diesen Plan gutgeheißen hatte, konnte noch im Sommer der Grundstein auf einer draußen vor der Stadt befindlichen 42 Morgen großen Gemeindewiese gelegt werden. Die beiden Hauptgebäude, das Kranken- und das Irrenhaus, errichtete man als langgestreckte Bautrakte, die an den Seiten von leicht vorspringenden Querflügeln begrenzt wurden. Die Längsachse des Krankenhauses verlief von Nordost nach Südwest, die des rückwärtigen Irrenhauses rechtwinkeling dazu von Nordwest nach Südost. Der Mittelteil des Krankenhauses war, wie schon im Vorentwurf, dreigeschossig und lag vor der Bauflucht der Seitenflügel, die nur zwei Geschosse hatten.

Wie beim Kantonsspital in Zürich wurde der Mittelteil durch eine unterschiedliche Baufluchtlinie von den Seitengebäuden abgehoben, dreiflügelig errichtet und mit einem zweihüftigen Flur versehen. In der Mitte zum Garten hin legte man den Operationssaal mit zwei seitlich angegliederten Räumen für die Frischoperierten in einen Anbau. Diese Übereinstimmungen mit den Strukturen des kantonalen Züricher Krankenhauses der Schweiz sind insofern überraschend, weil in unmittelbarer Nachbarschaft von Bremen, in Hamburg und Oldenburg, kurz zuvor neue Anstalten vollendet worden waren, die die beiden Bremer Krankenhausplaner Meier und Schröder sicherlich kannten. Für Zürich als nachahmenswertes Vorbild sprach wohl der gutgegliederte, dreigeschossige Mittelbau mit kleineren Raumeinheiten und die großzügige Operationsabteilung.

In Bremen entsprach der Mittelbau mit drei Stockwerken funktional ausgezeichnet der Zunahme der sekundären Dienste, die neben den Zimmern für die Pflege immer mehr Platz beanspruchten. Hier lagen vor allem die Administrationsräume für Ökonomie, Labors und Apotheke sowie Untersuchungszimmer des Arztes. Für den Operationsraum schuf man gartenwärts wie in Zürich und Göttingen einen zusätzlichen halbrunden, lichtdurchfluteten Anbau mit zwei Räumen für die Frischoperierten als eine Art ›Aufwachstation‹. Darüber, im ersten Stockwerk, richtete man die Kapelle ein. Im Erdgeschoß der Seitenflügel befand sich die Chirurgische Station mit fast 70 Quadratmeter großen Krankensälen für zehn Betten, zwischen denen drei kleine Räume für Wärmeküche, Toilette und Wärterraum angeordnet waren. Türverbindungen führten von beiden angrenzenden Krankenzimmern zu den Toiletten und zum Wärterzimmer, während die Teeküche nur über den Flur erreichbar war. Zusätzlich hatte man neben dem ersten Nebenraum und dem zweiten Krankenzimmer einen Raum als Wachsaal für Schwerkranke eingeschoben. In den beiden Seitenflügeln und im Obergeschoß lagen die Stationen der Inneren Abteilung. Im Obergeschoß richtete man eine separate Entbindungsstation mit einem Arzt- und einem Hebammenzimmer, einen Entbindungssaal, ein Badezimmer und eine Teeküche ein. Im zweiten Stock des Mittelbaus brachte man noch eine kleine Station für infektionsverdächtige Patienten unter. Das Dach über den Seitenflügeln wurde zu Mansardenräumen für das Personal ausgebaut. Im Kellergeschoß befanden sich die technischen Funktionsräume, Lagerkammern und Küchen. Außerdem richtete man hier auch eine kleine therapeutische Badeabteilung für Hautkranke ein, die aus einem Dampf- und einem Schwefelbad bestand.

Einen wichtigen Meilenstein in der Geschichte des deutschen Krankenhauswesens stellt das Hauptkrankenhaus in Augsburg dar, das die Stadtverwaltung von 1855 bis 1857 errichten ließ (Abb. 65). Die großzügige Geldstiftung des Augsburger Bürgers Georg Henle für ein neues Krankenhaus im Jahre 1852 brachte die Stadtverwaltung in die Lage, das bisherige, völlig veraltete Krankenhaus, das 1811 in einem ehemaligen Zucht- und Arbeitshaus eingerichtet worden war, durch einen Neubau zu ersetzen. Der Augsburger Magistrat hatte inzwischen ein umfassendes Programm für eine Krankenanstalt von 300 Betten erstellt, deren Entwurf dem Stadtbaurat Franz Josef Kollmann übertragen wurde. Es waren neben Hauptabteilungen für Chirurgie und Innere Medizin abgeschlossene Stationen für Haut- und Geschlechtskranke – in erster Linie Syphilitiker – und für die Geburtshilfe vorgesehen. Außerdem galt die Auflage, daß man das Haus nicht nur nach den beiden Geschlechtern unterteilte, sondern auch die katholischen von den protestantischen Kranken streng abtrennte. Kollmann begab sich nach der Auftragserteilung zur Information über den neuesten Stand des Krankenhauses auf eine umfangreiche Studienreise nach Berlin, in die Schweiz, nach Österreich, Belgien, Frankreich und England.

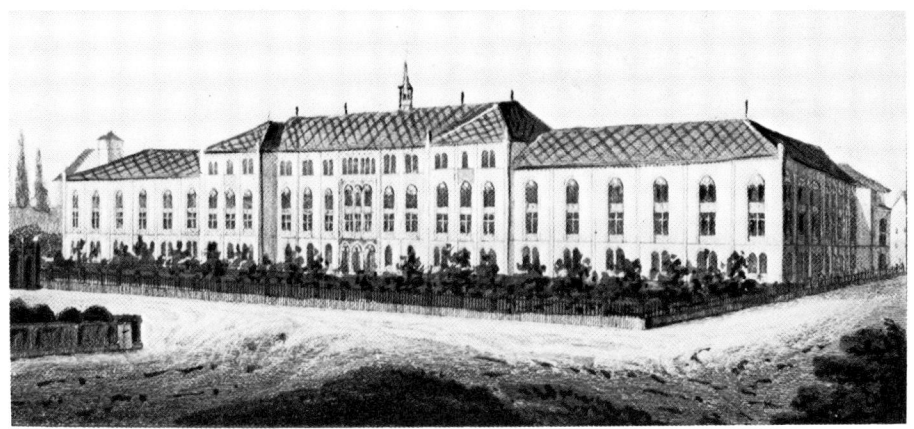

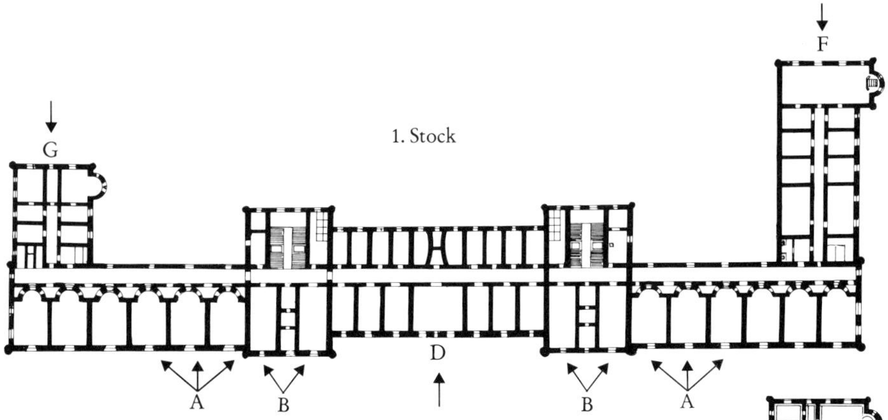

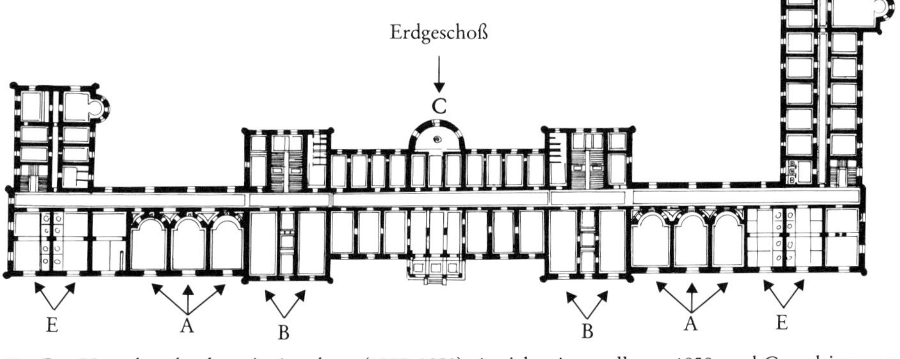

65 Das Hauptkrankenhaus in Augsburg (1855–1859). Ansicht. Aquarell, um 1858, und Grundrisse von
Erdgeschoß und erstem Stockwerk. A u. B = Krankensäle, C = Apotheke, D = Operationszimmer,
E = Baderäume, F = kath. Kapelle, G = evangl. Kapelle

Wie es wohl zuerst im deutschsprachigen Raum in Zürich und dann in Göttingen und Bremen verwirklicht worden war, hatte der Baumeister in Augsburg eine dreiflügelige Anlage mit einem erweiterten dreigeschossigen Mittelbau und einem etwas zurückspringenden zweige-schossigen Seitenflügel vorgeschlagen. Dieser Plan wurde dann von 1855 bis 1859 ausgeführt. Zwei unterschiedliche Strukturen ergaben sich bei der Verknüpfung der Krankenzimmer mit den Funktionsräumen, die man als ›Bamberger Säle‹ und als ›Münchener Säle‹ bezeichnete, je nachdem, ob die Toiletten neben oder vor den Krankenzimmern lagen. Auf den Einbau von Ventilationsanlagen verzichtete man ganz, da in den Augen der Augsburger Krankenhausplaner die bisher bestehenden zu unsicher und auch ungenügend funktionierten. Dies ist an sich erstaunlich, da man sich im mittleren Hauptflügel für eine zweihüftige Anlage mit einem sehr schlecht beleucht- und belüftbaren Flur entschieden hatte. Den Operationssaal richtete man in Augsburg wie zuvor in Zürich und Bremen in einem nach Norden gelegenen Anbau der Mittel-achse ganz zentral ein, bevorzugte allerdings dafür das erste Stockwerk, während im Erd-geschoß darunter die Apotheke ihren Platz fand. Neben den Treppenhäusern im Hauptgebäude und den Seitentrakten legte man Toiletten und Bäder an. Die Längsflügel des Mittelbaus nahmen die chirurgischen Stationen auf, den Seitenflügeln wurde die Innere Medizin zugeord-net. Die großen Krankensäle belegte man auf der Inneren Abteilung mit zehn Patienten, auf der Chirurgie aus lufthygienischen Gründen nur mit acht Kranken. Die unbedingte Einhaltung der konfessionellen Parität brachte es mit sich, daß man die östliche Hälfte des Gebäudekomplexes der katholischen, die westliche der evangelischen Krankenpflege mit jeweils einer eigenen Kapelle zuordnete. Selbst den Küchenbetrieb hatte man getrennt und jeder Konfession im Sou-terrain eine eigene Kochküche eingerichtet. Die für das Krankenhaus vorgesehene Dampfhei-zung verlegte man in ein 1858–1859 auf dem Gelände errichtetes Nebengebäude, das auch die Wäscherei aufnahm. Von dort aus versorgte man mit zwei Dampfkesseln über Leitungen die Bäder und die Küchen mit der notwendigen Energie.

Das 1859 in Betrieb genommene Hauptkrankenhaus in Augsburg bekam wegen seiner gelun-genen baulichen Ausführung regional und überregional viel Zustimmung. So hieß es in der Leipziger Illustrirten Zeitung damals: »Die neue Heilanstalt ist nicht allein ein schönes Denk-mal für den Wohltätigkeitssinn, welcher unter Augsburg's Bürgern herrscht, sondern auch als bedeutendes Bauwerk beachtenswert.« Tatsächlich imponiert noch heute das seit langem unter Denkmalschutz stehende, mit roten Ziegeln verblendete Gebäude des ehemaligen Augsburger Hauptkrankenhauses durch seine harmonisch gegliederte Fassade, die ein glänzendes Beispiel für den unter Maximilian II. von Bayern gepflegten Baustil ist. Aber auch die innere Gestaltung hat sich über fünf Generationen bewährt, so daß es bis 1981 der stationären Krankenpflege dienen konnte.

In den preußischen Provinzen blieben – wie schon erwähnt – Architektur und bauliche Glie-derung des Diakonissenkrankenhauses Bethanien in Berlin noch lange Vorbild. Die Pläne für das Städtische Krankenhaus in Elberfeld wurden in Rücksprache mit Berliner Regierungsstellen von dem ortsansässigen Baumeister Loefke entworfen. Es entstand von 1859 bis 1863 ein gut durchdachtes Krankenhaus als dreiflügelige Anlage mit 250 Betten. Man behielt auch bei diesem Anstaltsbau das alternierende Schema von Krankenzimmern und Funktionsräumen bei. Der seitlich verlaufende Korridor lag auf der Nordseite, so daß die Krankenzimmer mit jeweils zwei großen Fenstern die Südfront einnahmen. Die an den Mittelrisaliten anschließenden Seitenflügel waren gerade so bemessen, daß jeweils zwei große Krankenzimmer mit der dazwischen liegenden Funktionszone Platz fanden. Diese Zone bestand aus dem nach außen hin liegenden Wärterraum, dem Verbindungsgang der beiden angrenzenden Krankenzimmer und der zum Flur hin liegenden Teeküche mit Abort. Im Unterschied zur Anstalt Bethanien wurden die beide Haupttreppenaufgänge nicht unmittelbar mit der Eingangshalle verbunden, sondern an die Enden des Flures in der Nordseite der Eckbauten angelegt.

Eine Reihe von kleineren Krankenhäusern war Friedrich Wilhelm IV. zu verdanken. Durch Stiftungen gab er Anlaß zu Krankenhausgründungen, die häufig von evangelischen Vereinen getragen wurden. Das schon erwähnte Friedrich-Wilhelm-Stift in Bonn (1852–1854; vgl. Abb. 45) erinnert unmittelbar an diesen sozial engagierten Monarchen. Der Neubau für die vom Bürgermeister Heinrich Arnold Huyssen ins Leben gerufene Krankenhausstiftung in Essen ging ebenfalls auf eine Spende Friedrich Wilhelms IV. 1852 zurück. Es handelte sich dabei um ein kleines Anstaltsgebäude mit anfangs knapp 40 Betten, das jedoch in den folgenden beiden Jahrzehnten kontinuierlich um das Dreifache vergrößert wurde.

Bei der Fülle von Krankenhäusern, die seit Mitte der fünfziger Jahre des vorigen Jahrhunderts sowohl in den neu sich herausbildenden Industriezentren als auch in kleineren Landstädten errichtet wurden, fällt die oft anspruchslose, kaum zur Repräsentation neigende Architektursprache auf. Hier hat man wohl betont auf die mildtätigen Stiftungen und auf die häufigen Spenden und Beiträge der Krankenhausvereine Rücksicht genommen und, um jeden Eindruck von Luxus und Verschwendung zu vermeiden, auf dekorative Elemente verzichtet. Die klassizisti-

66   Das Städtische Krankenhaus in Baden-Baden (1859–1860). Holzschnitt, um 1860. Stadtarchiv, Baden-Baden

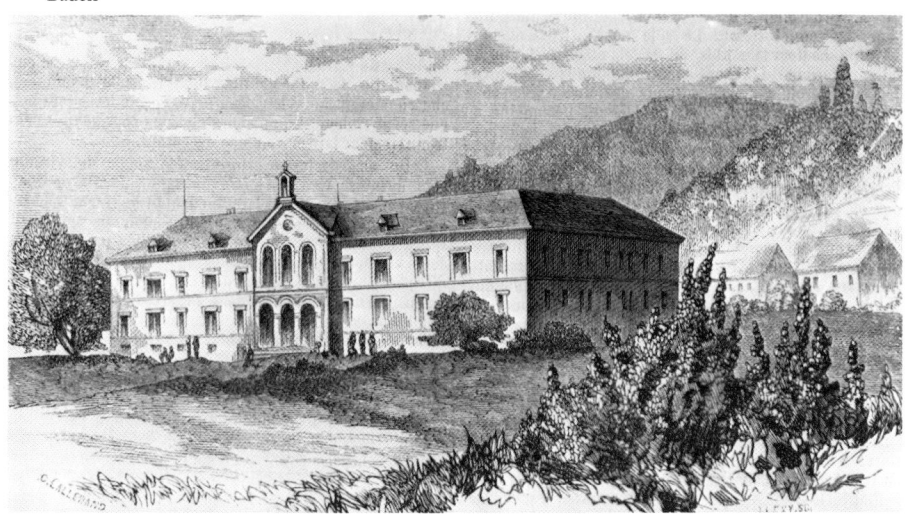

sche Bautradition in der Nachfolge Karl Friedrich Schinkels kam diesen Überlegungen ebenso entgegen wie die wachsenden funktionalen Anforderungen in medizinischer, sanitärtechnischer und betriebswirtschaftlicher Hinsicht an die damaligen Krankenhäuser. Einige gute Beispiele für das Bestreben der Kommunen, den wachsenden Bedürfnissen der Bevölkerung durch äußerlich adäquat gestaltete Gebäude nachzukommen, seien hier genannt:

Sommerlazarett der Berliner Charité (1851–1855, Architekt: Ludwig Ferdinand Hesse), Kreiskrankenhaus (Friedrich-Wilhelm-Hospital) Herford (1858–1861), Städtisches Krankenhaus Baden-Baden (1859–1860, Architekt: Lang), Stadtkrankenhaus Greiz/Sachsen (1858–1860, Architekt: Oberländer), Städtisches Krankenhaus Siegen (1863–1864, Architekt: Friedrich Spies), Städtisches Krankenhaus Solingen (1862–1863), Städtisches Krankenhaus Hof (1862–1864, Architekt: Johann Gottlob Thomas), Städtisches Krankenhaus Berlin-Charlottenburg (1865–1866, Architekten: Eduard Knoblauch und Hollin), Städtisches Krankenhaus Ingolstadt (1866–1868, Architekt: Joseph Hanslmeier).

Der Neubau in Baden-Baden (1860) stellt ein typisches mittelgroßes Krankenhaus der damaligen Zeit dar (Abb. 66). Etwa 120 Kranke konnten in dem dreiflügeligen Gebäude, dessen Krankenzimmer nach dem Entwurf des Karlsruher Architekturprofessors Lang nach Süden ausgerichtet waren, untergebracht werden. Eine Chirurgische und eine Medizinische Abteilung fanden in dem zweigeschossigen Haus ausreichend Platz. Als Besonderheit sei noch erwähnt, daß die Stadtverwaltung von Baden-Baden 1861 eine Thermalwasserleitung direkt vom Quellgebiet in das Krankenhaus führen ließ und somit dort Badekuren durchgeführt werden konnten.

Ein sowohl in der äußeren Formgebung wie auch der inneren Strukturierung ausgewogenes Krankenhaus errichtete man im oberfränkischen Hof. Es wurde von der Stadtgemeinde für 64 Kranke im Korridorstil errichtet. Der Rahmen, den ein leistungsfähiges Krankenhaus, gleich welcher Größe, in medizinischer, hygienischer und administrativer Hinsicht zu erfüllen hatte, war inzwischen abgesteckt worden. Der Berliner Arzt Louis Pappenheim faßte die Vorstellungen in neun bis heute noch nicht überholten Forderungen zusammen:

»1. Das Hospital soll vor allem keine Schädlichkeit sein.

2. Dasselbe muß auf die Basis einer den Zweck nicht beschädigenden, sonst aber minutiösen Sparsamkeit gestellt sein.

3. Dasselbe muß sich ganz in einer Hand, und zwar der eines Arztes, nicht eines Verwaltungsbeamten befinden.

4. Es muß im natürlichen Bezirke der auf dasselbe Angewiesenen liegen.

5. Es muß nicht direkt von Zufälligkeiten abhängen, welche sich an eine große Zahl von Beitragenden knüpfen.

6. Es darf keinerlei religiöse oder politische Form haben, wenn für die einzelnen Bekenntnisse nicht gesonderte Hospitäler vorhanden sind.

7. Es darf nicht größer sein, als ein Dirigent es überschauen kann.

8. Es muß in Betracht des Wachstums der Bevölkerung und anderer Momente ohne unverhältnismäßige Kosten erweiterungsfähig sein.

9. Es darf, wenn Spezialhospitäler nicht vorhanden sind, keine Krankheitsart ausschließen, wenn das befallene Individuum der Hospitalpflege bedarf.«

Konfessionelle Krankenhäuser

Seit Mitte des 19. Jahrhunderts entstanden in den deutschen Staaten in immer größerer Zahl konfessionelle Krankenanstalten, die teilweise von privaten katholischen oder evangelischen Vereinen oder von neu ausgebildeten, sich der Krankenpflege widmenden Genossenschaften getragen wurden. Grundlage für die rechtliche Situation dieser religiös gebundenen Krankenanstalten war in Preußen die Verfassung von 1848 bis 1850, die der Evangelischen und Katholischen Kirche ebenso wie anderen Religionsgemeinschaften das Recht auf eigene Wohltätigkeitsanstalten zusicherte. Gern griff man bei dem Neubau dieser konfessionellen Krankenhäuser auf eine an das christliche Mittelalter erinnernde Architektursprache zurück. Die bisher entwickelten Grundrißformen des Korridorkrankenhauses wurden dabei nicht in Frage gestellt. Ein herausragendes konfessionelles Haus entstand von 1852 bis 1854 für 250 Betten mit dem St. Hedwigs-Hospital in Berlin. Den Entwurf fertigte der damals schon berühmte Kölner Dombaumeister Vinzenz Statz. Das Krankenhaus bestand eigenwilligerweise aus zwei länglichen Flügeln, die an den äußeren Enden miteinander verbunden waren und eine Kirche als krönenden Abschluß vorgesetzt bekamen (Abb. 67). Beim inneren Ausbau griff man auf das Vorbild von München insofern zurück, als man in kleinen Kabinetten zwischen Flur und Krankenzimmer Toiletten anlegte. Diese konfessionelle Anstalt wurde fortlaufend seit 1868 erweitert, so daß um 1895 ein umfangreicher Krankenhauskomplex mit 400 Betten entstanden war.

Als ein weiteres Beispiel für die rasche Entwicklung konfessioneller Krankenhäuser mag das St. Franziskus-Hospital in Münster in Westfalen dienen, das schon wenige Jahre nach der Gründung 1854 einen komfortablen Neubau bekam. In den nächsten zwei Jahrzehnten wurde dieses Haus ständig weiter zu einem leistungsfähigen Krankenhaus ausgebaut, dessen Einzugsgebiet weit über das Münsteraner Stadtgebiet hinausging.

Im folgenden sollen nur einige wenige Beispiele für diese auch von der Karitas und pietistischen Erweckungsbewegung getragenen Krankenanstalten aufgeführt werden.

Beim Evangelischen Krankenhaus in Düsseldorf mit 80 Betten, das 1864 bis 1866 von dem Architekten Albrecht Moritz gebaut wurde, kann man deutlicher als beim Berliner Bethanien historische Stilelemente erkennen (Abb. 68). Diese protestantische Anstalt sollte zusammen mit dem wenig später in Düsseldorf gebauten katholischen Marienhospital die Einrichtung eines Städtischen Krankenhauses überflüssig machen. Deshalb unterstützte man finanziell den Neubau von Seiten des Magistrates. Der dreigeschossige, mit roten Backsteinen verkleidete Baukörper setzte sich aus einem Längsbau, einem mittleren und zwei seitlichen Querflügeln zusammen. Wie bei manchen anderen konfessionell geprägten Krankenhäusern dieser Zeit ragte die großräumig angelegte Kirche mit ihrem Kirchenschiff und dem Chor weit über die rückwärtige Baufluchtflucht des Längsflügels hinaus. Im vorderen Teil des zweigeschossigen Mittelbaues legte man im oberen Stockwerk über der Eingangshalle einen Operationssaal an. Für die Krankenstationen in den anschließenden Seitenflügeln übernahm man ebenfalls die alternierende Anordnung von Krankenzimmern und Nebenräumen. Auffällig war, daß man in den Quertrakten den Flur in der Mitte verlaufen ließ, wohl aus dem Grunde, kleinere Krankenzimmer einrichten zu können.

Für den 180-Betten-Neubau des Marienhospitals in Düsseldorf (1866–1871) entwarf der Baumeister August Rincklake, ein Schüler Friedrich von Schmidts, ein gut durchgliedertes Kran-

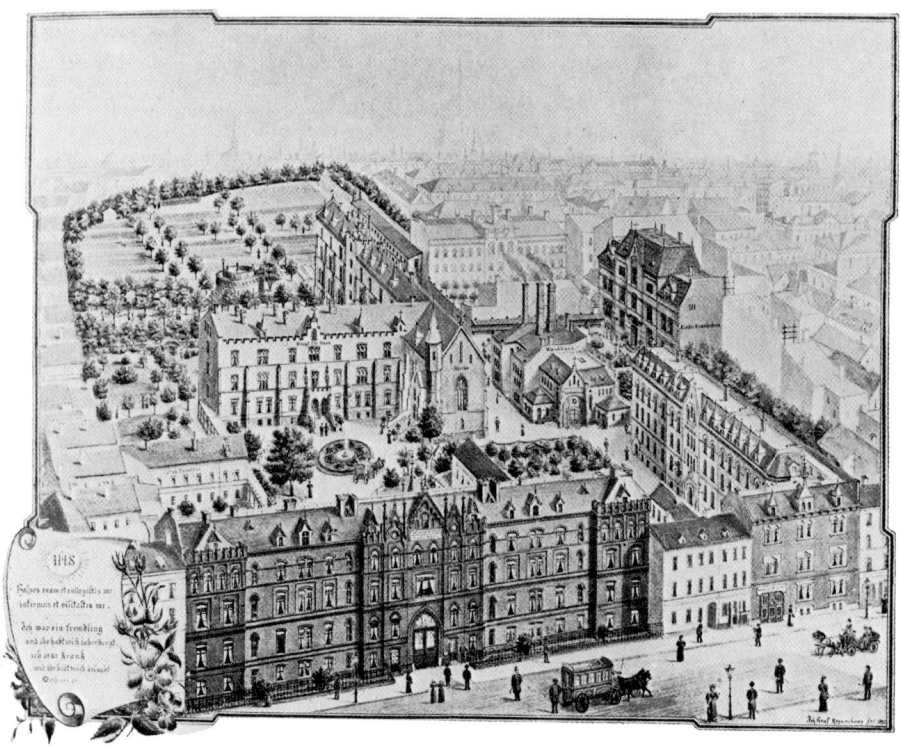

67 Das St. Hedwigs-Hospital in Berlin mit dem Gründungsbau in der Mitte (1853–1854). Baulicher Zustand von um 1895. Holzschnitt nach einer Zeichnung von Johann Graf Regensberg, 1895

kenhaus mit einer respektablen neugotischen Fassadenarchitektur. Die ursprünglich nur für 160 Betten geplante, dann aber mit 182 Betten eröffnete Anstalt bestand ebenfalls aus einem Längsgebäude mit einem mittleren und zwei seitlichen Quertrakten. Bemerkenswerterweise plazierte man in diesem katholischen Hause die Kapelle anfangs nicht, wie sonst üblich, in der Mitte des Gebäudes, sonders im nördlichen Querflügel, um jedoch später einen Anbau hierfür hinzuzufügen. Obwohl man das Marienhospital als ein gelungenes Krankenhaus für die siebziger Jahre des vorigen Jahrhunderts ansehen kann, bekommt angesichts der steigenden Anforderungen an die Hygiene, die stationäre Krankenpflege und die Funktionsräume (Operationssäle, Wäscherei, Pathologie) die historische Architektursprache etwas Unwahrhaftiges, Unrealistisches. Die dekorativen Blendbögen der Seitenflügel, die kleinen Mansardenfenster, die von den Entlüftungs- und Rauchschornsteinen erdrückt werden, und nicht zuletzt die gotisierenden Ecktürme, die notgedrungen bald für die Abortanlagen Verwendung fanden, machen diesen Anachronismus deutlich. Das Düsseldorfer Marienhospital, das in den siebziger Jahren neben dem Essener Krankenhaus der Barmherzigen Schwestern (gegr. 1841, 170 Betten) und dem

114

schon erwähnten Krefelder Städtischen Krankenhaus (1885, 282 Betten) eines der größten im Rheinland war, führt sichtbar das Dilemma der Krankenhausarchitekten seit den sechziger Jahren, hygienisch-medizinische Ansprüche und religiöse-karitative Vorstellungen baulich miteinander zu verbinden, vor Augen.

Die seit der Vollendung der Bamberger Anstalt von 1789 am häufigsten übernommene Anordnung der Nebenräume, wie Teeküche, Wärterzimmer und Toiletten zwischen den Krankenzimmern, war seit langem reformbedürftig. Außerdem mußten neugotische Fensterformen, erkerartige Ausbauten, unterschiedliche Firsthöhen und viele Ecken und Kanten den hygienischen Vorstellungen nach maximaler Sauberhaltung, Staubfreiheit, großzügiger Durchlüftung und Sicherheit für Feuer schon aus psychologischer Sicht zuwiderlaufen. Vor allem die direkte, einfach zu handhabende Zuführung frischer Luft mit Hilfe leicht zu handhabender Fenster auf Flur- und Krankenzimmerseite wurde durch die architektonisch bedingte Achsenverschiebung erheblich eingeschränkt. Ein Beispiel lieferte dafür auch das Düsseldorfer Marienhospital, wo auf den Stationen die sogenannte ›Querlüftung‹ nicht möglich war.

In Hannover errichtete man für das Henriettenstift (1861–1863, Architekt: Christian Heinrich Tramm), das Friederikenstift (1875–1877, Architekt: Heinrich Wegener) und das Clementinen-Krankenhaus (1885–1886, Architekt: Christoph Hehl) in kurzer Zeit bedeutsame Neubauten für beide christlichen Konfessionen. Eine besonders große Zahl von Gründungen konfessioneller Krankenhäuser katholischer Provenienz war von 1860 bis 1914 im Rheinland und Münsterland zu verzeichnen. Meistens scheuten die Trägervereine keine Kosten, um komfortable, repräsentative Gebäude für ihre noch jungen Anstalten zu erstellen.

68   Das Evangelische Krankenhaus in Düsseldorf (1864–1866), Rückfront. Holzschnitt, 1885

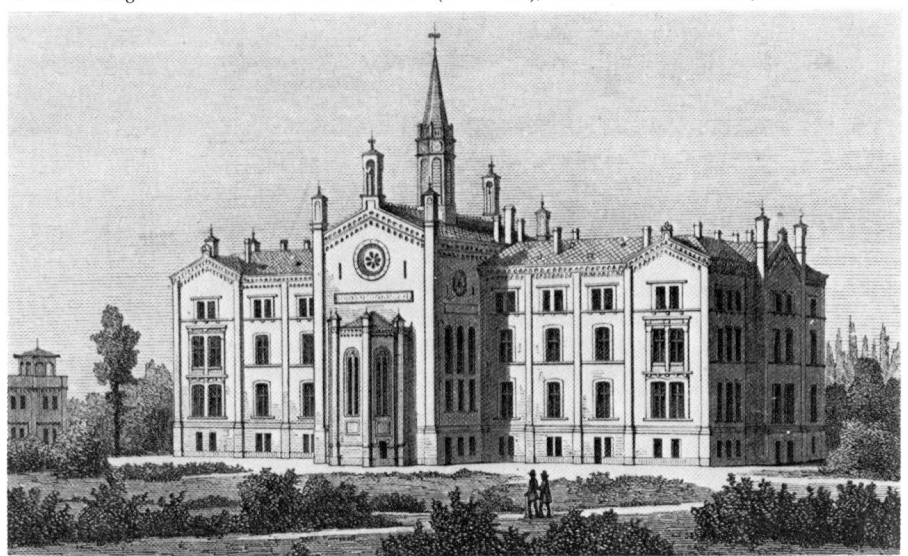

Überraschenderweise bevorzugte man für die Neubauten der israelitischen Wohlfahrtseinrichtungen des 19. Jahrhunderts im Gegensatz zu den von christlichen Glaubensgemeinschaften getragenen Anstalten gern einen wenig dekorativen, klassizistisch gefärbten Architekturstil: z.B. das jüdische Krankenhaus in Karlsruhe (1833–1834), das Fraenckelsche Hospital in Breslau (1841), das jüdische Krankenhaus in Hamburg (1840–1841, Architekt: Johann Hinrich Klees-Wülbern) und das jüdische Krankenhaus in Berlin (1857–1859, Architekt: Eduard Knoblauch).

Das Neue Israelitische Krankenhaus in Hamburg imponierte durch harmonische Gliederung des dreiflügeligen Baukörpers mit leicht vorspringenden Mittel- und Seitenrisaliten. Sie ging auf eine Stiftung des Bankiers Salomon Heine, dem Onkel Heinrich Heines, zurück. Knapp 90 Patienten konnten bei der Eröffnung 1841 aufgenommen werden (Abb. 69). Die Innenausstattung war sehr modern für die damalige Zeit und umfaßte unter anderem Dampfkochapparate für die Küche und die Wäscherei, automatisch funktionierende Wasserspültoiletten, einen großzügigen Operationssaal und Gasbeleuchtung. Sie ließ dieses neue Krankenhaus zu einem Anziehungspunkt für Krankenhausfachleute der damaligen Zeit werden.

Eine spätklassizistische Architektur verwandte Eduard Knoblauch auch für den Neubau des Jüdischen Hospitals in Berlin (Abb. 70). Man hatte während des Baus den Direktor der Charité, Carl Heinrich Esse, als Berater hinzugezogen, so daß eine den hygienischen Anforderungen der Zeit entsprechende Krankenanstalt mit 100 Betten entstand.

Insgesamt hielt man in Deutschland – unabhängig vom Krankenhausträger – aus ökonomischen und arbeitstechnischen Überlegungen an der mehrgeschossigen, zentralisierten Bauweise

69   Das Neue Israelitische Krankenhaus in Hamburg (1840–1841). Stahlstich von J. Gray, 1842

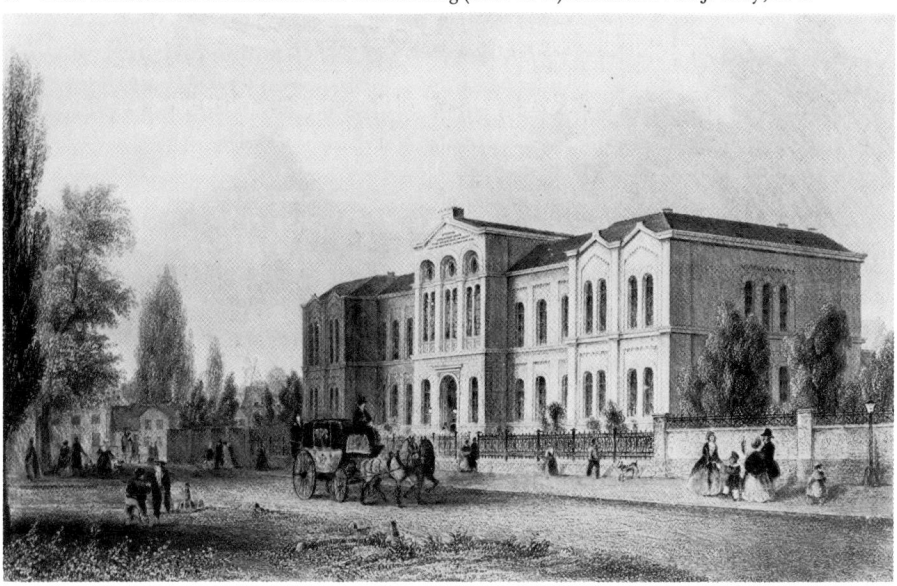

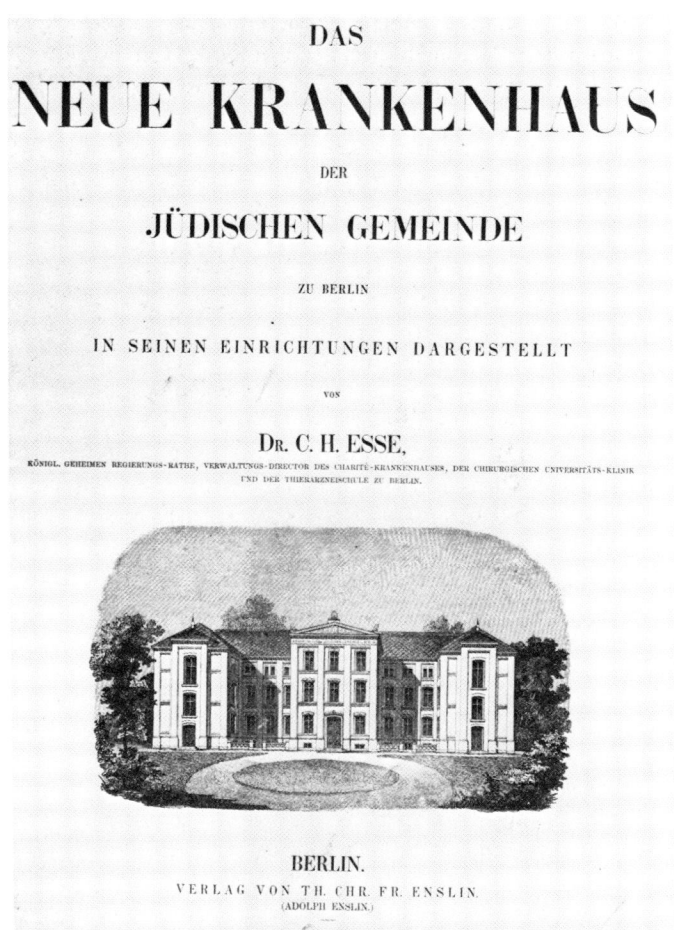

DAS

NEUE KRANKENHAUS

DER

JÜDISCHEN GEMEINDE

ZU BERLIN

IN SEINEN EINRICHTUNGEN DARGESTELLT

VON

DR. C. H. ESSE,

KÖNIGL. GEHEIMEN REGIERUNGS-RATHE, VERWALTUNGS-DIRECTOR DES CHARITÉ-KRANKENHAUSES, DER CHIRURGISCHEN UNIVERSITÄTS-KLINIK UND DER THIERARZNEISCHULE ZU BERLIN.

BERLIN.

VERLAG VON TH. CHR. FR. ENSLIN.
(ADOLPH ENSLIN.)

1861.

70 Das Jüdische Hospital in Berlin (1859–1861). Titelseite von »Das neue Krankenhaus der jüdischen Gemeinde in Berlin« von Carl Heinrich Esse. Berlin, 1861

mit ein- und zweihüftig angelegten Grundrissen fest, die seit der Biedermeierzeit ausgereift waren. Für die meisten damaligen Krankenhäuser mit etwa 100 bis 250 Betten schien diese Bauform auch bis zum Vorabend der sich auf dem Boden anti- und aseptischer Methoden seit 1867 entfaltenden Klinischen Medizin zu genügen. Nur vereinzelt waren zuvor schon in den deutschsprachigen Ländern von einigen wenigen Ärzten kritisch-abfällige Stellungnahmen über das Korridorkrankenhaus geäußert und entsprechende Schriften publiziert worden, die das Pavillonsystem als die bessere bauliche Struktur herausstellten. Diese in England und Frankreich schon verwirklichte Bauidee, das Krankenhaus mit seinen klinischen Stationen in mehrere selbständige ein- bis zweischossige Gebäude aufzulösen, blieb jedoch in den deutschsprachigen Staaten bis 1868 erstaunlicherweise bis auf einige wenige Tendenzen zur Dezentralisation nahezu ohne Konsequenz.

117

Die Auflockerung des Krankenhauskomplexes in verschiedene Einzelgebäude

Als der Architekt Joseph Horky 1858 für einen Wettbewerb des neuen Krankenhauses der Rudolf-Stiftung in Wien einen entflochtenen Grundriß zur Diskussion stellte, griff man erstmals in Mitteleuropa die schon vor zwei Generationen in Frankreich entwickelte Pavillonbauweise ernsthaft auf. Horky schlug, wie einige wenige andere Zeitgenossen, eine bauliche Dezentralisation des Krankenhauses vor, die schon 100 Jahre früher in England mit dem Bartholomew's Hospital verwirklicht und anschließend im Marinekrankenhaus von Plymouth im Pavillonstil fortgeführt worden war. Die französischen Krankenhausreformer der Revolutionszeit hatten solche Bauformen 1786 und 1788 als das beste strukturelle System für Krankenanstalten bezeichnet und danach Vorschläge für ein Musterkrankenhaus unterbreitet, die dann aber zu den Akten gelegt wurden (vgl. S. 33 u. 131).

In der Restaurationszeit war es von 1848 bis 1854 mit dem Neubau des Hôpital Lariboisière in Paris zur baulich konsequenten Realisation dieses Entwurfs gekommen, mit dem sich Horky in Wien ausführlich auseinandersetzte. Er kam nach mehreren Vorentwürfen zu dem Schluß,

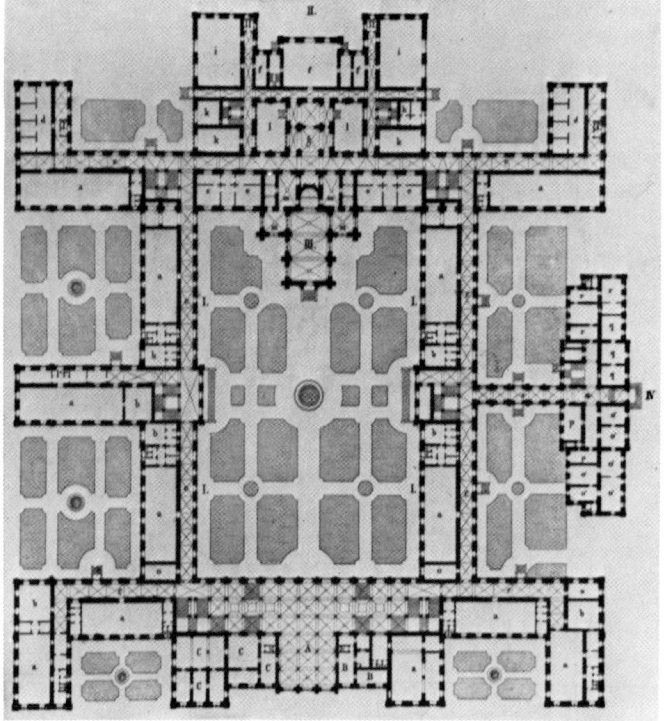

71 Die Städtische Krankenanstalt Rudolf-Stiftung in Wien (1860–1864). Grundriß des Erdgeschosses

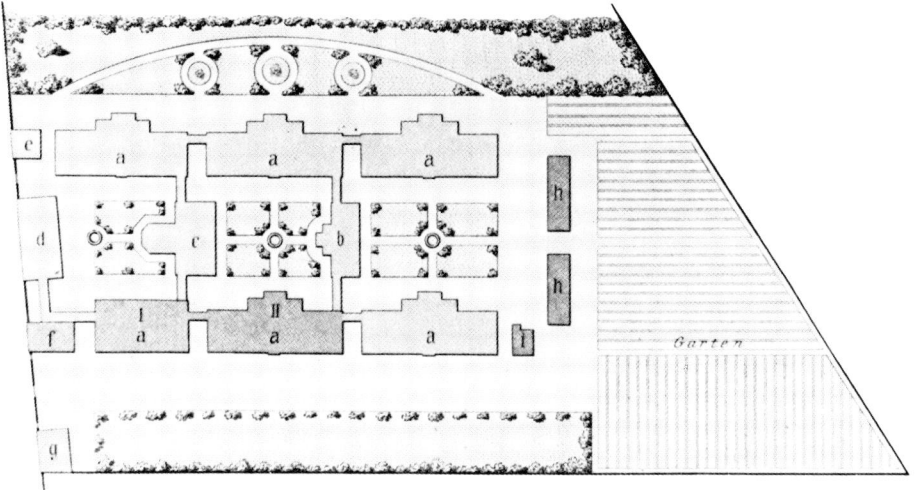

72 Das Krankenhaus ›Rechts der Isar‹ in München-Haidhausen (1846, 1868–1869). Lageplan
a allgem. Kranke b ansteck. Kranke c Personal d Ärzte u. Apotheke e Stallgebäude f Aufnahme
u. Verwaltung g Pförtnerhaus h Waschküche u. Kuhstall i Leichenhaus
[ ] ausgeführt   [ ] projektiert

daß trotz bestehender Vorteile ein Pavillonsystem nach dem bestehenden Muster wegen der
rauheren Klimaverhältnisse in Wien nur in ganz gemäßigter Form in Frage käme.

Das schließlich unter Mitarbeit des Baumeisters Ludwig Ritter von Zettl gebaute 800-Betten-
Krankenhaus der Rudolf-Stiftung in Wien hob sich tatsächlich auf den ersten Blick wenig von
den bisherigen Krankenhausbauten ab (Abb. 71). Doch lassen sich in der Anordnung der vier
Gebäudeflügel, die an den Enden nur locker mit Korridoren verbunden waren, und dem
großen, jeweils einen Gebäudeteil ausfüllenden Krankensaal, typische Kennzeichen des Pavil-
lonstils erkennen. Zwei Bettenflügel wurden vorn auf der Ostseite von einem eingeschossigen
Gebäude an der Straßenfront und am Ende von einem dreistöckigen Wirtschaftshaus zusammengefaßt. Man legte den Eingangsflügel als einstöckigen Flachkörper an, um eine geschlossene
Hofsituation zu vermeiden. An den südlichen Bettenflügel fügte man Pavillons an, von denen
die beiden ersten jeweils wieder einen Krankensaal auf jeder Etage und der dritte hauptsächlich
Funktionsräume enthielten. Der symmetrisch dazu angelegte Nordflügel war anstelle des Pavillons über eine Galerie mit dem Verwaltungshaus verbunden. Zwischen den großen Sälen lagen
zentrale Funktions- und Isolierzonen mit kleineren Räumen für die Ärzte, sanitäre Anlagen
und Treppenhäuser. Auf diese Weise konnte jeder Krankensaal als eine gesonderte Einheit angesehen und im Notfall bei einer Epidemie hermetisch abgeriegelt werden. Dafür sorgte auch die
geschickt konzipierte Verkehrsführung, die den Besucher über die große Eingangshalle direkt
zu den Außenfluren brachte. Die Flure verliefen in den Hauptflügeln auf der Nordseite, in den
pavillonähnlichen Quertrakten auf der Westseite. Auf diese Weise kamen die langen, rechtecki-

119

gen Krankenräume vorbildlich auf die Süd- und Ostseite des Gebäudekomplexes. Damit hatte Horky einen wichtigen Schritt zur Entflechtung eines großen Krankenhausbetriebes getan, der eine Kombination von Korridor- und Pavillonbauweise darstellte. Das Rudolfs-Krankenhaus war bis 1972 in Betrieb und mußte dann einem Hochhauskrankenhaus weichen.

Der Münchener Architekt Arnold Zenetti entwickelte das Horkysche Konzept insofern etwas weiter, als er für den Ausbau des Krankenhauses zwei Reihen mit jeweils drei Einzelgebäuden vorsah. Die Häuser sollten nur noch durch Galerien, »welche jedoch nur einstöckig sind, so daß der Luftzug zwischen den verschiedenen Gebäuden nicht gehemmt wird«, verbunden werden (Abb. 72). Das schon bestehende Krankenhaus der ehemaligen Gemeinde Haidhausen von 1840 sollte sehr geschickt als ›Pavillon 1‹ mit in die Anlage einbezogen werden. Zwei verbindende Querflügel sollten den Wirtschaftsbetrieb, Wohnräume, die Apotheke und die Kirche sowie rückwärtig eine private Abteilung aufnehmen.

Es kam dann aber vorläufig nur zu einem weiteren Gebäude, das man 1869 in eine Bauflucht mit dem alten Krankenhaus stellte und mit ihm durch eine Galerie verknüpfte. Es handelte sich dabei um den herkömmlichen Korridorbau, in dem die auf der Südseite gelegenen sechs Krankenzimmer mit 8 und 3 Betten jeweils eine Pflegestation bildeten. Obwohl der Baumeister Zenetti in seiner Baubeschreibung von 1869 das erste neue Krankenhausgebäude der Gesamtanlage als Pavillon bezeichnete, unterschied es sich in keiner Weise von den bisherigen Korridorbauten. Nur die projektierte Aufteilung der Krankenanstalt in sechs gleichförmig ausgebildete Häuser der Gesamtkonzeption läßt etwas von den Ideen des Pavillonsystems durchscheinen.

Eine ähnliche Situation wie in München-Haidhausen ergab sich in den gleichen Jahren in Magdeburg. Das dortige Städtische Krankenhaus ›Altstadt‹, das 1817 gegründet worden war, genügte nicht mehr den damaligen Ansprüchen der aufblühenden Klinischen Medizin. Es war 1827 und 1828 umgebaut worden, bekam 1833 ein Isolierhaus für Pockenkranke und wurde 1841 um einen neugebauten Flügel erweitert. Die von den damaligen Anstaltsärzten vorangetriebenen Renovierungs- und Neubaupläne brachten dann die Stadtverwaltung von Magdeburg dazu, von 1864 bis 1868 ein weiteres Gebäude für das Krankenhaus isoliert von dem bisherigen Gebäudekomplex als Pavillon zu errichten. Jedoch behielt man auch hier den Typ des mehrstöckigen Korridorbaus bei. Erst 1875 wurden dann in Magdeburg wie auch in München, dem Zeitgeist folgend, in der anschließenden Erweiterungsphase Bettenhäuser als typische Pavillons mit den großen korridorlosen Krankensälen gebaut.

Trotzdem kann man bei diesen Krankenhäusern wie bei einigen anderen älteren erkennen, daß sich im Laufe ihrer Entwicklungsgeschichte eine bauliche Dezentralisation vollzogen hatte, indem man nach Bedarf für die Abteilungen oder neu sich ausbildende Fächer selbständige Einzelgebäude einrichtete. Typisches Beispiel ist dafür die Berliner Charité, die um 1865 über mehr als zehn verschiedene Häuser verfügte (vgl. Abb. 22). Das gleiche kann man für das Areal des Peter-Friedrich-Ludwigs-Hospitals in Oldenburg aufzeigen, in dem das Hauptgebäude nach und nach von weiteren Kliniken wie der Hebammenlehranstalt (1842), dem Pockenhaus (1844) oder der Kinderklinik (1868–1872) flankiert wurde (vgl. Abb. 39). Aber man kann durchweg bei allen bis 1868 in Deutschland errichteten Krankenhäusern wohl in keinem Fall von typischen Pavillonanlagen sprechen.

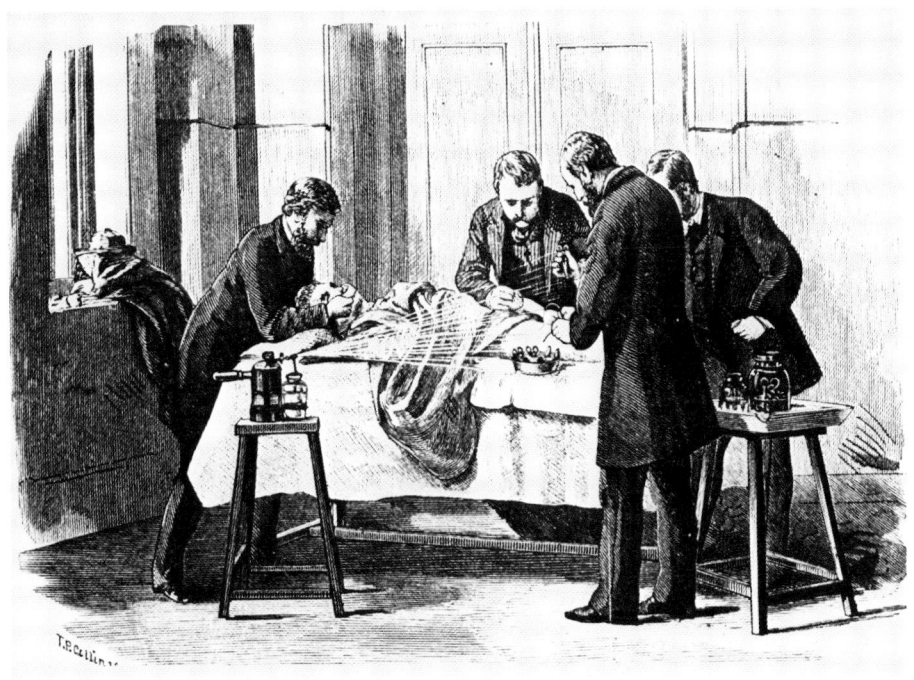

73 Darstellung einer Operation unter dem Schutz eines ›antiseptischen‹ Karbolsäuresprays, wie sie seit 1867 durch den englischen Chirurgen Joseph Lister in den Kliniken bei Operationen üblich wurde. Holzschnitt von T. P. Collings, um 1882

Das völlige Umdenken im Krankenhausbau vollzog sich in Deutschland in den führenden Köpfen äußerst plötzlich erst nach 1868. Eine Vielzahl von ein-, zwei- und dreigeschossigen Bauten für die großen Krankenhäuser wurden seitdem für fast zwei Generationen kennzeichnend. Große, von Außenwand zu Außenwand gehende Krankensäle mit 28 bis 30 Betten in beinahe flurlosen Flachbauten wurden nun in den Krankenanstalten bestimmend. Rückblickend ist es erstaunlich, wie überraschend schnell sich das Pavillonsystem trotz einiger Vorläuferbauten in Deutschland durchsetzte und das Bild der Krankenhäuser wie nie zuvor veränderte. Damit beginnt eine ganz neue Epoche in der Krankenhausgeschichte. Sie fällt mehr oder weniger zufällig mit der Einführung der antiseptischen Operationsmethoden in der Chirurgie durch den englischen Chirurgen Joseph Lister seit 1867 zusammen, die der klinischen Medizin bald eine neue Welt erschloß. Von dieser neuen Ära des Krankenhauswesens soll im folgenden ausführlich die Rede sein (Abb. 73).

6 Die Ära des Pavillonkrankenhauses

Die Krankenanstalt als eine Stadt im Kleinen

Barackenlazarette als Vorläufer

Aus heutiger Sicht ist es immer noch überraschend, welch eine Fülle von baulichen Möglichkeiten man von 1868 bis 1918 zur Gestaltung von Krankenhäusern im Pavillonstil fand. Der damals vehement neu aufgegriffenen Idee des dezentralen Pavillonsystems kam der glückliche Umstand zustatten, daß gleichzeitig neue Baumaterialien wie Eisen, Beton, Zement und Fliesen von der Bauwirtschaft für den Krankenhausbau angeboten wurden. Wie bei den Eisenkonstruktionen von Brücken, Markthallen, Bahnhöfen und Gewächshäusern hielten seit 1868 auch große Raumspannen überwindende Eisen- und Holzträger als funktionale, freistehende Elemente Einzug in die Konstruktionsweise von Krankenhäusern.

Das Bild des Krankenhauses sollte sich in kürzester Zeit ändern, indem man den bisher üblichen Mehrgeschoßbauten eine Vielfalt von ein- bis zweigeschossigen Bauten vorzog, die man in weiträumige Parklandschaften einbettete. Die schon im 17. und 18. Jahrhundert von den barocken Feudalherren für ihre Schloßbauten benutzte Pavillonbauweise wie etwa in Marly bei Versailles (1679–1686), in Schloß Favorite bei Mainz (1712–1718) oder Schloß Clemenswerth bei dem Dorf Sögel (1737–1744) begann von 1868 bis 1919 die deutschen Krankenhäuser zu prägen. Die ersten Pavillonkrankenhäuser stampfte man in weniger als zwölf Jahren mit großer Kraftanstrengung in Berlin, Leipzig, Dresden, Heidelberg und Wiesbaden als weiträumige Anlagen aus dem Boden, die mehr als je zuvor Grundflächen, Energieleistungen und Personal für sich beanspruchten.

Die wohl wichtigste Initiative, das bisherige Korridorkrankenhaus in viele baulich abgetrennte Stationseinheiten aufzulösen, ging von einer kleinen Lazarettbaracke aus, die in den Wintermonaten 1866/67 auf dem Wirtschaftshof der Charité für die dortige Chirurgische Klinik in Berlin errichtet worden war (Abb. 74). Diese windige hölzerne Baracke, die nach den Plänen des Verwaltungsleiters der Charité, Carl Heinrich Esse, und des Berliner Baudirektors, Hermann Blankenstein, erbaut wurde, schenkte den dort einquartierten Patienten, die frisch operiert waren, komplikationslose Heilverläufe. Es bestätigten sich hiermit die guten Erfahrungen, die man mit der Unterbringung von verwundeten Soldaten schon früher in Zelten und in Lazaretten im Krimkrieg (1853–56), im nordamerikanischen Sezessionskrieg (1861–65) und im Preußisch-Österreichischen Krieg (1866) gemacht hatte (Abb. 75).

Schon seit dem 18. Jahrhundert hatte sich die Theorie ausgebildet, daß Wundfieber, Puerperalfieber und andere Epidemien, die die Krankenhäuser heimsuchten und vielfach in Verruf brachten, mit Hilfe einer ständigen Durchlüftung der Räume für die bettlägerigen Kranken zu bekämpfen war. Zur Unterscheidung von ›gesunder‹ oder ›schlechter‹ Luft hatte man praktisch keine Kriterien. Das einzige, was man anzuführen glaubte, war der Geruchssinn.

Als Ursache für die Wundfieberepidemien postulierte man zwei hypothetische Stoffe, die ›Miasmen‹ und die ›Kontagien‹. Das Miasma sollte aus dem Erdboden, aus toter, fauliger Materie entspringen, während man sich bei den Kontagien vorstellte, daß sie in schlechter Luft enthalten seien und übertragbare Krankheitspartikel darstellten. Deutlich war während des Krimkriegs der Beweis erbracht worden, daß in den dezentralisierten Lazarettanlagen wie in dem General-hospital auf den Höhen von Balacalva ebenso wie in der weiträumigen Lazarettanlage von Renkioi, die im letzten Kriegsjahr 1855 am Ufer der Dardanellen aus Fertigteilen errichtet worden war, wesentlich seltener die gefürchteten Wundfiebererkrankungen auftraten.

74   Die Baracke der Chirurgischen Abteilung der Charité in Berlin (1866–1867). Seitenansicht und Grund-
     riß

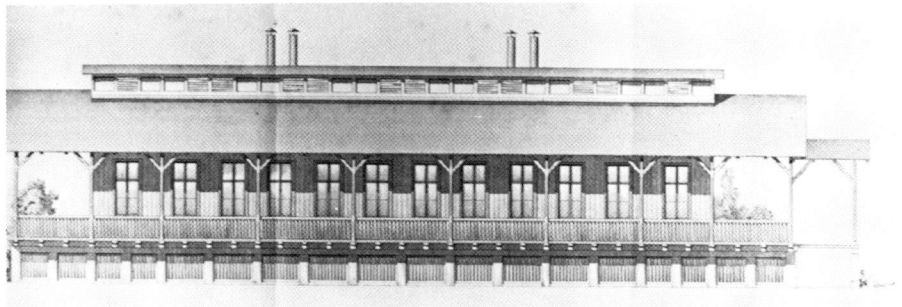

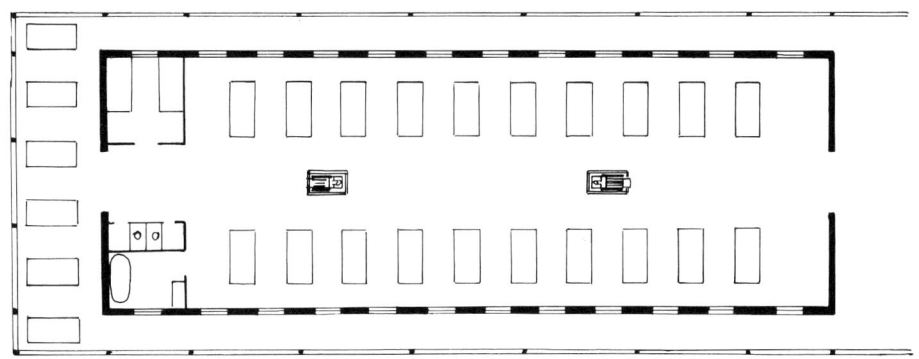

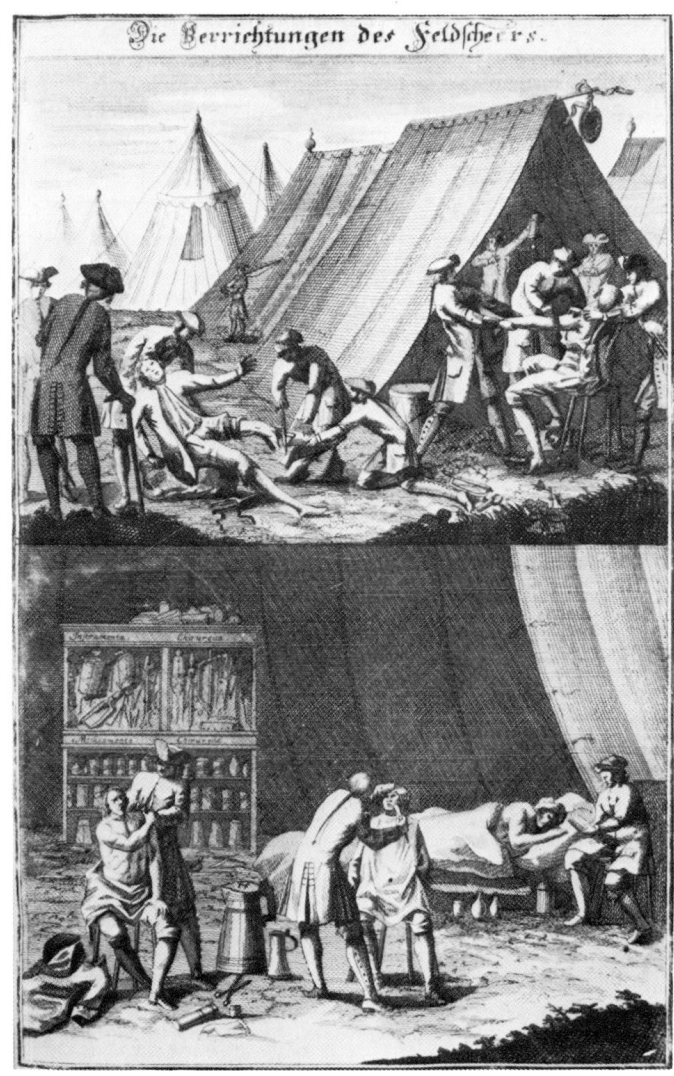

75 Das Behandlungs-
zelt eines Wund-
arztes im Felde in
der ersten Hälfte
des 18. Jahrhun-
derts. Kupferstich,
1727

Florence Nightingale, die seit 1854 hautnah die schrecklichen Zustände in den meisten Lazaretten des Krimkriegs kannte (Abb.76), faßte 1859 in ihrem berühmten Buch »Notes on Hospitals«
die für ein Krankenhaus schädlichen Einflüsse in vier Punkten zusammen:

1. Anhäufung einer großen Zahl von Kranken unter einem Dach, 2. Mangel an Raum für das
einzelne Bett, 3. mangelhafte Ventilation, 4. Mangel an Licht.

In Deutschland hatte schon 1841 der Chirurg Gustav Biedermann Günther im Garten des St. Jacobs-Krankenhauses in Leipzig mit einer ›Luftbude‹ Versuche unternommen, durch die Frischlufttherapie für Kranke der Chirurgischen Station eine besonders günstige Situation für die Heilung zu schaffen. Auf dem Gelände des Berliner Diakonissenkrankenhauses Bethanien stellte man 1863 ein Zelt mit 14 Krankenbetten auf. Man erzielte mit den dort betreuten Patienten ungleich bessere Heilerfolge als in den Mauern der Anstalt selbst. Der damals im Krankenzelt von Bethanien tätige Chirurg Edmund Rose führte den Erfolg der Zeltbehandlung auf die reine Atmosphäre dort zurück, die auf den Kranken einwirke wie die Seeluft auf den Städter.

Bald wurden solche Konstruktionen aus Holz und Leinwand als ›Barackenzelte‹ oder ›Zeltbaracken‹ vielfach eingesetzt wie etwa im Gelände der Charité 1864. So verband man ein Barackenzelt mit dem Sommerlazarett, das ursprünglich als Entlastungshaus für die beiden Hauptgebäude der Charité dienen sollte. Neben diesem angebauten großen Zelt baute man auf dem Charité-Gelände zusätzlich noch kleine Ein- bis Zweimann-Zelte für die Chirurgische Abteilung. Sie dienten vor allem der »Absonderung einzelner Kranken mit übelriechender Atmosphäre« (Abb. 77).

Etwas wetterfester war die ›Evacuationsstation‹ des Städtischen Krankenhauses Nürnberg von 1865. Sie sollte in den Sommermonaten zur Entlastung des Hauptgebäudes beitragen. Man bezweckte damit vor allem, daß die Räume gründlich gereinigt und längere Zeit gelüftet werden konnten. Der Vorschlag zu dieser Baracke, wohl die erste dieser Art in Deutschland, ging auf den am Nürnberger Krankenhaus tätigen Chirurgen Johann Simon Dietz zurück, der sich von Vorbildern in Dublin und von der Leipziger ›Luftbude‹, die er 1852 besichtigt hatte, inspirieren ließ. Diese längliche, ganz aus Holz konstruierte Baracke hatte im Unterschied zu den Charité-Zelten zusätzliche Dachreiter zur Firstventilation, die ersten dieser Art in Deutschland.

Auch für das Frankfurter Heilig-Geist-Hospital errichtete man 1866 zwei Zeltbaracken. Ein über dem als Firstventilation ausgebildeten Dachreiter angebrachtes Wasserrohr diente zur kühlen Berieselung der Glasdächer an heißen Tagen. Die von einem Eisengerüst getragenen 12-Betten-Zelte waren an den Längsseiten durch Leinwandvorhänge zusätzlich belüftbar, hatten eine Gasbeleuchtung und Heiß- und Kaltwasseranschlüsse für fahrbare Badewannen. Mit einer kleinen Küche, Toiletten und zwei Wärterkammern stellten sie kleine, intakte Abteilungen dar (vgl. Abb. 36).

Damit knüpfte man in Deutschland zum ersten Mal an die amerikanische Baracke von 1864 an, die im »Circular 6« von dem Kriegsminister Edward McMasters Stanton für die Verwundeten des nordamerikanischen Unabhängigkeitskrieges (1861–1865) empfohlen worden war. Sie stellte nur ein Modell von vielen anderen dar, die man für die knapp 200 Generalhospitäler des amerikanischen Sezessionskrieges entwickelt hat. Es handelte sich dabei um riesige Anlagen mit 3000 und mehr Krankenbetten. Eines der größten war das Mower-Hospital bei Philadelphia, das nach den Plänen des Architekten John McArthur von 1863 bis 1864 errichtet worden waren. In diesem Lazarett ordnete man nicht weniger als 50 Krankenpavillons mit je 52 Betten radial um einen ovalen Hof, der von einer überdachten Verbindungsgalerie eingefaßt wurde. Diese Lazarettanlagen fanden in Deutschland vielfach Beachtung. Rudolf Virchow stellte sie 1866 in einem Vortrag in Berlin als Musteranstalten für zukünftige Krankenhäuser heraus.

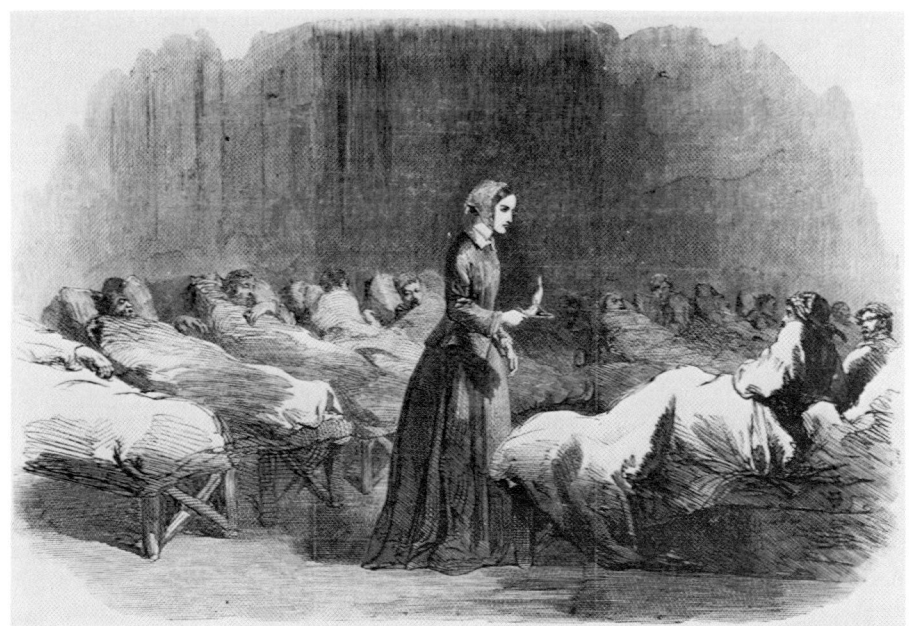

76 Florence Nightingale in einem Lazarett auf der Krim (1854). Holzschnitt, um 1855

In Deutschland begann man nach amerikanischen Vorbildern während des Preußisch-Österreichischen Krieges einzelne Lazarette für die Verwundetenpflege zu entwickeln. Beachtung fanden die Barackenzelte, die von Georg Friedrich Louis Stromeyer in Langensalza und von Richard von Volkmann in Trautenau, beide als Militärärzte verpflichtete Chirurgen, errichtet wurden. Die Stromeyersche Baracke, die etwas größer war, bestand aus einem großen Krankensaal für 30 Betten. An einem Ende des Saales hatte man einen Toilettenraum eingebaut; belüftbar war die Baracke außer durch Seitenöffnungen zusätzlich noch durch eine Firstventilation, die man in einem Dachreiter einbaute (Abb. 78).

Die anfangs erwähnte Baracke der Charité wurde im März 1867 in Betrieb genommen. Schon nach einigen Monaten äußerten sich die zuständigen Ärzte der Charité sehr befriedigt über die hier erzielten Ergebnisse. Mit der Berliner Charité-Baracke war nun in kurzer Zeit der Beweis geliefert worden, daß der mehrgeschossige, vielkammerige Korridorbau durch betriebssichere, das ganze Jahr benutzbare Baracken ergänzt, wenn nicht sogar vollständig ersetzt werden konnte. In den folgenden Jahren baute man in vielfachen Varianten ähnliche Barackenunterkünfte auf dem Gelände schon bestehender Krankenhäuser. Noch im selben Jahr 1868 errichtete man für das Berliner Militärlazarett und für die Medizinischen Kliniken der Universitäten Greifswald und Kiel Krankenbaracken, wo die Patienten direkt der frischen Luft ausgesetzt waren. Nach solchen Mustern ergänzte man dann fast überall bis 1910 die Krankenhausanlagen, um die Therapiemöglichkeiten zu verbessern und vor allem den Wundfieberepidemien vorzubeugen. Früh findet man vorbildlich weiterentwickelte Baracken dieser Art unter anderem auf den Arealen der Städtischen Krankenhäuser von Bremen (1870), Krefeld (1872) und Halberstadt (1874). Im großen Rahmen verwirklichte man das Essesche Barackenmodell erstmals auf dem Tempelhofer Felde in Berlin 1870 in Form eines dezentralisierten Lazerettes mit über 50 Einzelgebäuden für 1500 Verwundete des deutschen Eroberungszuges gegen Frankreich (Abb. 78). Für das deutsche Krankenhauswesen leistete diese Anlage in vielem Pionierdienste. In großem Rahmen probierte man nun den Esseschen Barackentyp mit seinem charakteristischen Reiterdach aus, gab einer gewissen Experimentierfreudigkeit Raum und zog von Anfang an einen der angesehensten deutschen Mediziner, nämlich Rudolf Virchow, bei der Planung und Ausführung hinzu. In der Anordnung der einzelnen Holzgebäude orientierte man sich vor allem an dem Lincoln-Hospital bei Washington (1862–1863). Die Baracken legte man in einem Fünfeck staffelförmig im Abstand von sieben Metern hintereinander an, so daß der hintere Giebel des Vorderbaues mit dem nachfolgenden in einer Linie stand. Eine die Mitte des Geländes durchquerende Eisenbahn teilte die Lazerettanlage in drei rechtwinkelige Bezirke, die dem Berliner Hilfsverein (mit 15 Baracken), dem Kriegsministerium (mit ebenfalls 15 Baracken) und der Stadt Berlin (mit 20 Baracken) unterstanden. Man errichtete zwei unterschiedliche Barackentypen: einmal nach dem Entwurf von Esse und dem Architekten James Hobrecht und zum anderen nach der vom preußischen Kriegsministerium entworfenen Baracke. Im gleichen Jahr wurde eine Vielzahl ähnlicher militärischer Lazerettanlagen sowohl in Deutschland (Aachen, Altona, Frankfurt, Karlsruhe, Leipzig, München) als auch in Frankreich (Nancy, Paris) errichtet. In Leipzig legte der dortige Baudirektor Ferdinand Dost die Baracken nach dem Reißverschlußprinzip zu beiden Seiten eines Verbindungsganges an. Die zwölf Baracken waren nach dem amt-

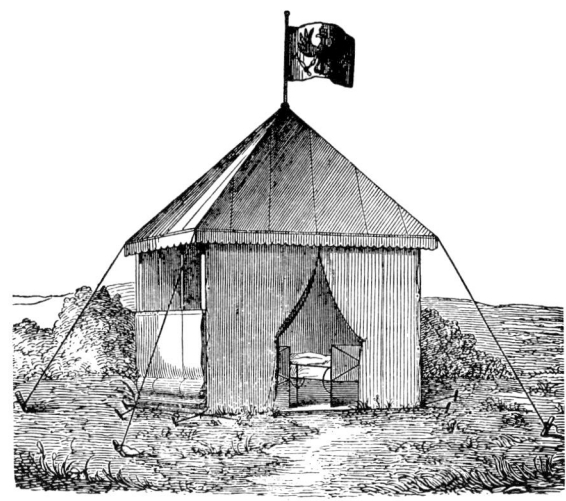

77   Das Krankenzelt der Chirurgischen Abteilung der Charité in Berlin (1865). Holzschnitt

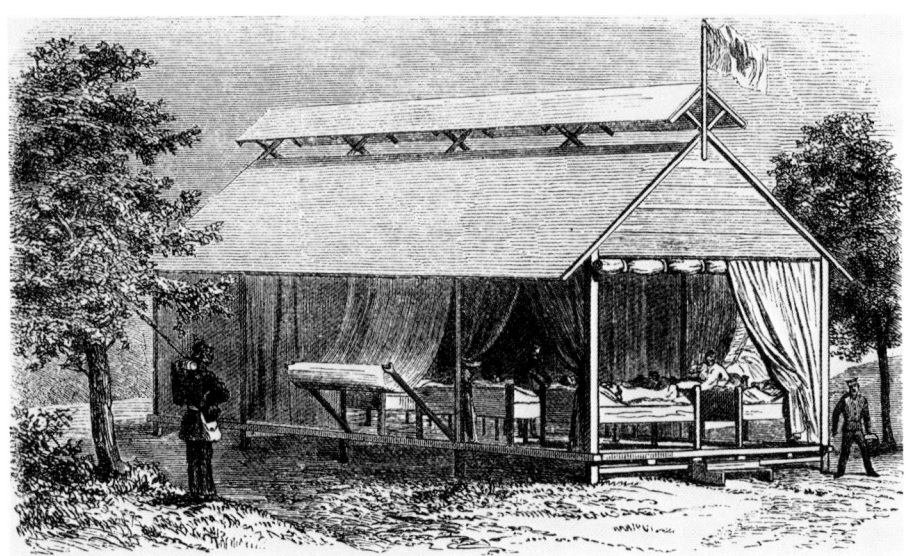

78 Lazarett für die Verwundeten des Preußisch-Österreichischen Krieges von 1866. Holzschnitt, 1866

lichen Muster der amerikanischen Baracke von 1864 gebaut und umfaßten zwei Säle mit je 30 Kranken. Zuvor hatte schon 1869-70 Esse im neugeschaffenen Augusta-Hospital in Berlin die Gelegenheit, ein zweigeschossiges Korridorgebäude mit zwei Holzhäusern nach dem Muster der Charité-Baracke über einen Galeriegang zu verbinden (Abb. 79). Dieses von der deutschen Kaiserin Augusta 1868 gestiftete Krankenhaus zur Krankenpflege und zur Ausbildung von Krankenpflegerinnen mit knapp 40 Betten diente vielfach in Deutschland als Muster für spätere kleine Häuser. Durch die Kaiserin, die dieses Haus regelmäßig besuchte, bekam diese Krankenanstalt weit über Preußen hinaus Gewicht. Die in Berlin gefundene bauliche Struktur übernahm man gern für kleinere Häuser und besonders bei Erweiterungsbauten für Chirurgische und Innere Abteilungen, so daß ein mehrgeschossiges Korridorgebäude mit symmetrisch beidseitig angehängten Betten-Pavillons verbunden wurde. Auf die Holzbauweise verzichtete man jedoch bald wegen ihrer wetterbedingten Anfälligkeit ganz.

Als Beispiele seien genannt: das Luisen-Hospital in Aachen (1872-1874, Architekt: Alfons Adenaw; Abb. 80), der Chirurgische Pavillon des Krankenhauses in Magdeburg (1881-1882, Architekt: Sturmhövel), das Krankenhaus in Kirchlinde bei Dortmund (1882-1883, Architekt: H. Bergmann), der Chirurgische Doppel-Pavillon im Bürgerhospital Worms (1888-1889, Architekt Ludwig Hofmann), die Baracken des Augusta-Hospitals Köln (1886-1888), die Chirurgische Abteilung des Städtischen Krankenhauses Frankfurt/Main (1891-1893) oder das Evangelische Krankenhaus Bethesda in Mönchengladbach (1896-1898).

Mit Vorliebe kombinierte man damit in vielen Variationen die Korridor- und Pavillonbauweise sowohl für neue Krankenhäuser bis zu 200 Betten wie auch für neue Satellitengebäude bei der Erweiterung schon bestehender Anstalten. Auch bei mehrgeschossigen Blockbauten schuf man für die Bettenstationen große Krankenräume, die den Barackensälen fast aufs Haar glichen. In der Regel bestanden die Anstalten aus einem zweigeschossigen Mittelbau im althergebrachten Korridorstil, in dem Verwaltungs- und Funktionsräume eingerichtet wurden. Weiterentwicklungen gab es beim Neubau der Städtischen Krankenanstalt in Erfurt (1880–1882, Architekt: Walter Spielhagen) mit seitlichen Annexbauten für 248 Plätze oder beim Städtischen Leopoldina-Krankenhaus in Schweinfurt (1899–1901, Architekt: Franz Steinel), für 100 Betten.

Die Anlage des kommunalen Krankenhauses für die 53 000 Einwohner große Stadt Erfurt (1882) war sehr fortschrittlich. Man errichtete in der ersten Ausbaustufe vier Häuser mit Doppel-Pavillons, die in einem langgezogenen Rechteck angeordnet waren, sowie ein Kinderkrankenhaus und ein Gebäude für Patienten mit ansteckenden Krankheiten. Dabei hatte man darauf geachtet, daß für jeden bettlägerigen Patienten 10 Quadratmeter Fläche, 2,4 Quadratmeter ›Lichtraum‹ und 40 Kubikmeter Luftraum vorhanden waren. Sehr modern war die Ausrüstung mit sanitären Installationen, die Versorgung mit fließendem Wasser aus der Wasser-

79   Das Augusta-Hospital in Berlin (1868–1870), Krankenhaus und Barackenlazarett. Ansicht und Grundriß, Holzschnitt, um 1870

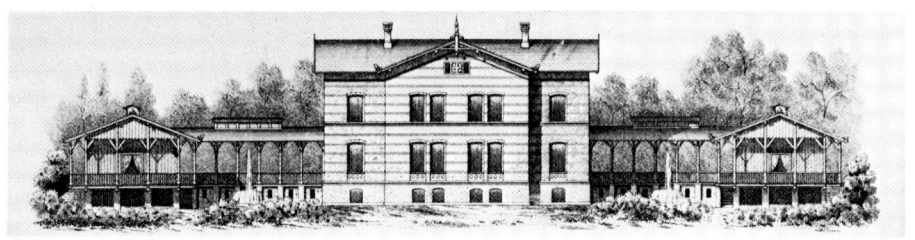

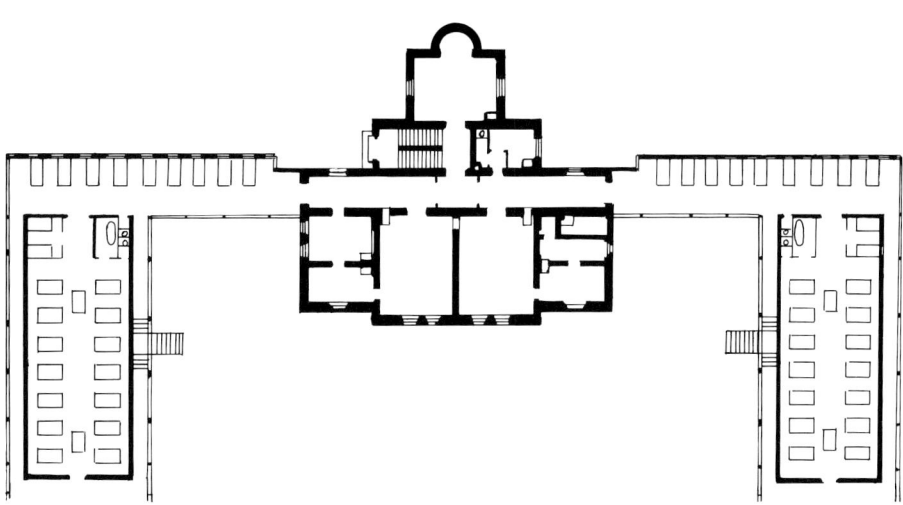

leitung des Ortes, die Kanalisation in die Gera, die Gasbeleuchtung und die Aufstellung von Desinfektionsapparaten. Die Küche und Wäscherei stellte man ganz auf Dampfbetrieb um. Zwei weitere Pavillons baute man 1896–1897 für die Infektionsabteilung hinzu.

Die langanhaltende Bedeutung der baulichen Konzeption des Augusta-Hospitals war in den folgenden Jahrzehnten auch dadurch bedingt, daß auch von englischer Seite solche sogenannten ›Hüttenhospitäler‹ *(Cottagehospitals)* für kleinere Städte propagiert wurden. Sie zeichneten sich durch die ausgereifte Konzeption und leichte Realisation aus, wodurch gleichfalls die Kosten gesenkt werden konnten.

Eine andere Alternative zu der Charité-Baracke verwirklichten 1872 die Berliner Architekten Gropius und Schmieden für den sogenannten ›Evacuationspavillon‹ des Diakonissenkrankenhauses Bethanien in Berlin (Abb. 81). Hier handelte es sich um einen eingeschossigen Doppelpavillon, der auf das Vorbild der preußischen Musterbaracke für Lazarettanlagen zurückgeht. Fast gleichzeitig findet man im Ausland solche symmetrisch konzipierten Pavillongebäude für Städtische Krankenhäuser (z. B. Hôpital Ste. Eugenie in Lille, 1873, Architekt: Morcou).

Bald konstruierte man auch zerlegbare, transportable Baracken für die stationäre Krankenpflege, die sich im Prinzip an das von Esse und Blankenstein entworfene Charité-Lazarett hielten. Am meisten Verbreitung fand die sogenannte Döckersche Baracke, die 1883 auf der Hygiene-Ausstellung in Berlin erstmals der Öffentlichkeit vorgestellt worden war. Es handelte sich dabei um eine Konstruktion des Rittmeisters G. H. Döcker aus Kopenhagen, der sie zusammen mit der dänischen Firma Christoph und Unmack als »versendbare Militär-Normal-Lazarettbaracke« auf den Markt brachte. Sie fanden bald Eingang in das allgemeine Kranken-

80 Das Luisen-Hospital in Aachen (1872–1874). Lithographie, 1874

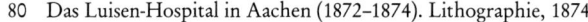

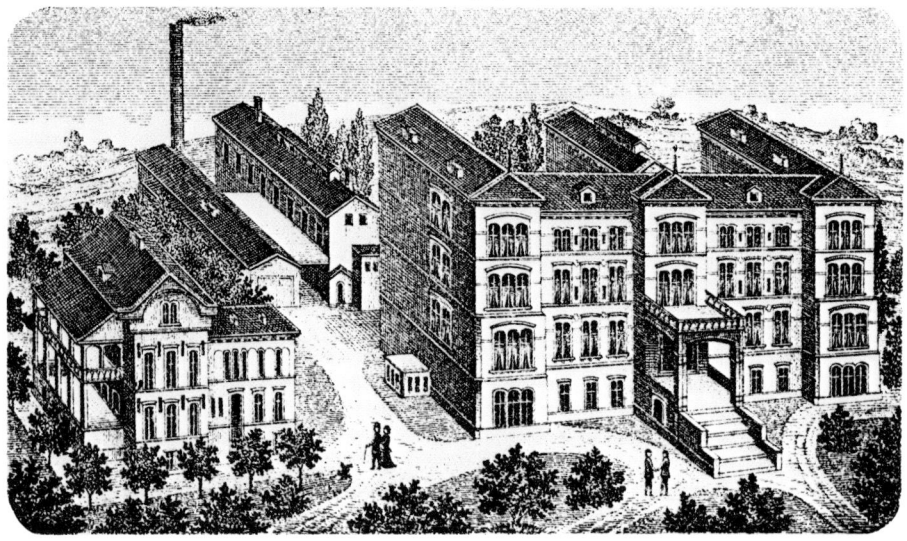

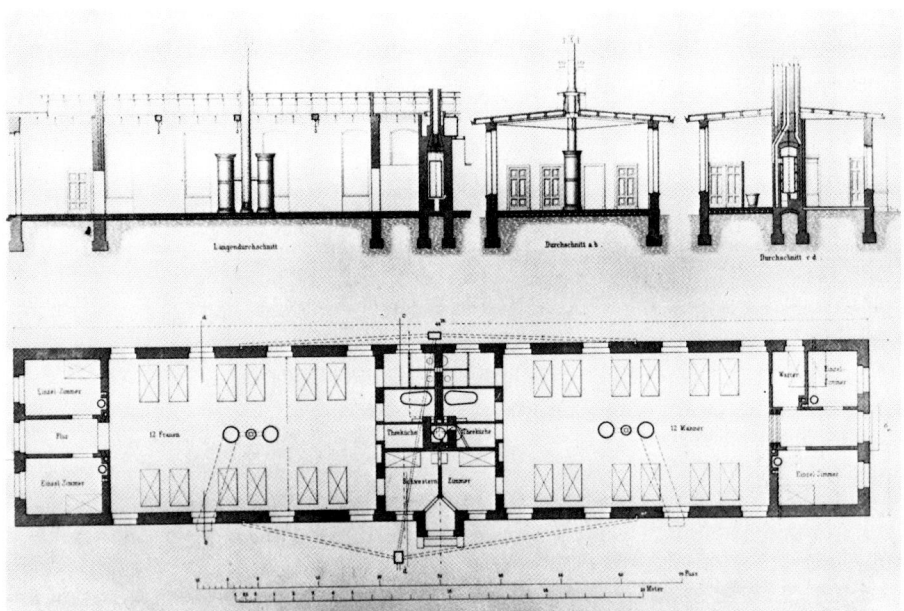

81 Der ›Evacuationspavillon‹ des Diakonissenkrankenhauses Bethanien in Berlin (1872). Lithographie von Walther

hauswesen, indem man sie anstelle von Erweiterungsbauten in den Anstaltsarealen aufstellte. Man benutzte sie auch gern zur Unterbringung von Infektionsabteilungen. Besonders das Rote Kreuz erwarb in großer Zahl solche Lazarettbaracken, um sie in Notfällen wie Katastrophen, Epidemien sofort einsetzen zu können.

Das Hôpital Lariboisière in Paris und andere Pavillonkrankenhäuser in Frankreich von 1854 bis 1872

Für den Wandel im deutschen Krankenhausbau um 1868, der das kompakte Korridorkrankenhaus durch eine dezentrale Anordnung vieler Einzelgebäude zu ersetzen suchte, spielte das 1854 vollendete Hôpital Lariboisière eine nicht zu unterschätzende Rolle. Dieses erste moderne Pavillonkrankenhaus hatte man in den Jahren von 1848 bis 1854 nach Bauideen vollendet, die schon drei Generationen zuvor von Ärzten und Baumeistern am Vorabend der Französischen Revolution konzipiert worden waren. Im deutschsprachigen Raum waren es vor allem die Ärzte Heinrich Lippert, Hermann Friedrich Bonorden, Felix Kraus und Franz Oppert, die seit 1858 auf den vorbildhaften Charakter dieses französischen Krankenhauses hingewiesen hatten, das auf Krankenhauskonzeptionen der Revolutionszeit zurückging.

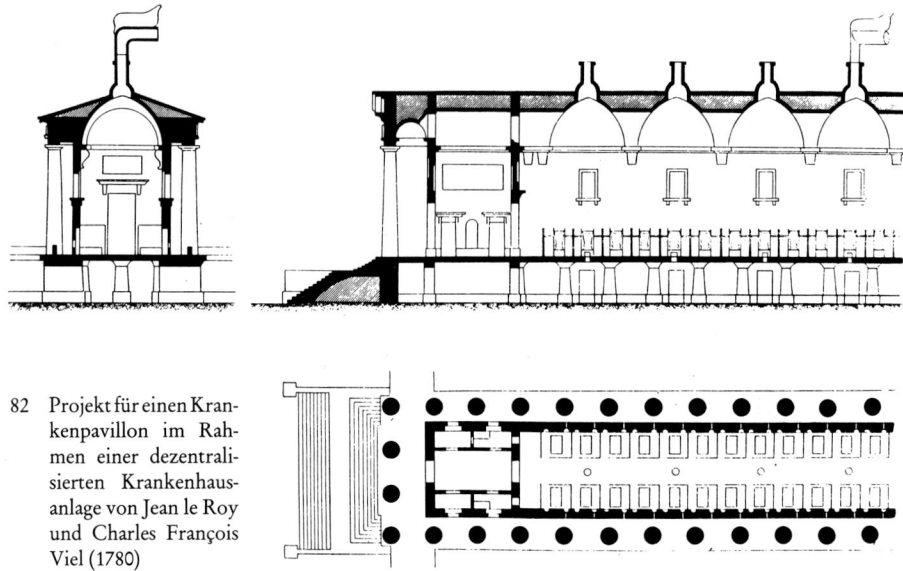

82 Projekt für einen Krankenpavillon im Rah-
men einer dezentrali-
sierten Krankenhaus-
anlage von Jean le Roy
und Charles François
Viel (1780)

Erstmals hatte 1786–1788 eine Expertenkommission der berühmten Pariser *Académie Royale des Sciences* im Auftrag des französischen Königs Ludwig XVI. solche Pläne ausgearbeitet (vgl. S. 33). Das Gremium, dem die bedeutenden Naturwissenschaftler und Mediziner Joseph Marie François de Lassone, Louis Jean Marie Daubenton, Jaques René Tenon, Jean Sylvian Bailly, Antoine Lavoisier, Simon de la Place, Charles Augustin Coulomb und Jean d'Arcet angehörten, verwarf den vorgelegten Entwurf für eine runde kolossale Anlage von 5000 Betten von Bernard Poyet (vgl. Abb. 17). Man empfahl, das bisherige Hôtel Dieu im Zentrum von Paris als Zentral-krankenhaus aufzulösen und durch vier kleinere Krankenhäuser im Pavillonsystem mit 1200 Betten am Rande von Paris zu ersetzen. Dabei bezog man sich auf Ideen des Mediziners Jean Le Roy aus dem Jahre 1773 für ein dezentral angelegtes Schwerpunktkrankenhaus (vgl. Abb. 16 u. 82).

Gegenüber der Le Royschen Konzeption für ein Großkrankenhaus mit über 2000 Betten, die in 22 eingeschossigen Pavillons untergebracht werden sollten, schlug die Kommission ein klei-neres Krankenhaus mit dreigeschossigen Pavillons vor. Man beauftragte 1786 den schon mit dem Neubauprojekt befaßten Bernhard Poyet mit der architektonischen Aufarbeitung dieses Planes, der Reihen zu sieben Pavillons vorsah. Die beiden ersten Geschosse eines jeden Pavillons sollten jeweils in einer Etage den Krankensaal, der oberste Stock Dienstwohnungen aufnehmen. Vorn an der Straße lagen die Wirtschaftstrakte, am Ende der Mittelachse, die zugleich die Tren-nung zwischen der Männer- und Frauenabteilung bildete, erhob sich die Kirche. Eine umlau-fende Galerie verband alle Einzelbauten. Im Laufe der nächsten zwei Jahre wurden die Vor-schläge der Kommission in mehreren Sitzungen weiter verbessert, nachdem die beiden Mitglie-der, Tenon und Coulomb, die englischen Marinehospitäler in Plymouth und Portsmouth sowie die Londoner Krankenhäuser 1787 besichtigt hatten. Dabei gewann das Royal Naval Hospital in Plymouth, das von dem englischen Architekten Alexander Rovehead in den Jahren 1756–1763 für 1500 kranke Seeleute errichtet worden war, einen Hauptbezugspunkt für die Überarbeitung des Komissionsentwurfes von 1786. Dieses englische Marinehospital bestand aus neun dreistöckigen und vier einstöckigen Pavillons, die im Rechteck um einen zur Meeresseite hin offenen Hof lagen. Man hatte bei dieser Anlage wohl an einen utopischen Entwurf von Christopher Wren, der sich sowohl als Mediziner wie als Architekt einen Namen machte, für das Seamen's Hospital in Greenwich von 1696 angeknüpft. In Plymouth waren in der Höhe der Erdgeschosse alle Gebäude durch einen gedeckten Kolonnadengang miteinander verbunden. Die Krankensäle in den Mehrgeschoßhäusern umfaßten 20 bis 25 Betten, hatten eine länglich-rechteckige Form und waren paarig als Wand-an-Wandsäle ausgebildet, wie es im St. Bartholomew's-Hospital in London der Fall war. Die kleineren eingeschossigen Gebäude dienten mit Ausnahme eines Isolierhauses dem Küchen- und Wirtschaftsbetrieb.

Aufgrund der in England gewonnenen Eindrücke legte die Kommission 1788 einen verbesserten Plan vor. Danach sollten Pavillons im Abstand von 56 Metern angeordnet werden, die offene Galerie nur im Erdgeschoß an den Gebäuden entlanglaufen. Man empfahl, die Krankenzimmer nicht mit mehr als dreißig Patienten zu belegen. Man hatte nun auch alle drei Stockwerke für die Krankenpflege vorgesehen.

Durch die Französische Revolution 1789 und die anschließenden Eroberungskriege Napoleons konnten die Vorstellungen der Kommissionsmitglieder der *Académie Royale des Sciences* von 1788 nicht verwirklicht werden. Erst in den zwanziger Jahren des 19. Jahrhunderts griff man auf diese Konzeption zurück, als man in Bordeaux das Großkrankenhaus Hôpital Saint André (1825–1829, Architekt: Jean Burguet) für 650 Betten errichtete. Die Anlage wurde aber baulich weniger fortschrittlich dichter und geschlossener gestaltet, als es der Entwurf der Kommission von 1788 vorgesehen hatte. In Bordeaux legte man die Pavillons mit ihren 40-Betten-Krankensälen wie die Zinken eines Kammes eng aneinander und verband sie an beiden Enden durch Galerien. Der große geschlossene Innenhof wurde am hinteren Ende durch Wirtschaftsgebäude noch zusätzlich in mehrere Höfe unterteilt. Ebenso verwässerte man beim Neubau des Hôpital Saint Jean (1837–1843, Architekt: Henri Louis François Partoes) in Brüssel die Pavillonidee, indem man vor die Krankenpavillons den großen Gebäudekomplex für die Administration und den Wirtschaftsbetrieb legte. Die Pavillons selbst, die zweigeschossig ausgeführt waren, hatten nur einen Abstand von zehn Metern zueinander.

Ein entscheidender Schritt zur Etablierung des Pavillonkrankenhauses vollzog sich aber dann in der Restaurationszeit in Paris, als man das schon bestehende Hôpital Beaujon, das von dem Philanthropen Beaujon 1784 als Waisenhaus gegründet und 1795 in ein Krankenhaus umgewandelt worden war, auf 416 Betten mittels vier Bettenpavillons von 1837 bis 1844 aufstockte. Man konstruierte dafür den von Wand zu Wand gehenden Bettensaal, der für die Pavillonkrankenhäuser bald charakteristisch werden sollte. Die Neuerung erkennt man deutlich, wenn man die Bettensäle der älteren Bauart im Hôpital Beaujon dagegenhält, die nach englischem Vorbild in ihrer Längsachse geteilt worden waren (Abb. 83 b, c). Ebenso verfuhr man bei dem Neubau des Hôpital Necker in Paris, für das man von 1830 bis 1840 einen Neubau als eine geschlossene

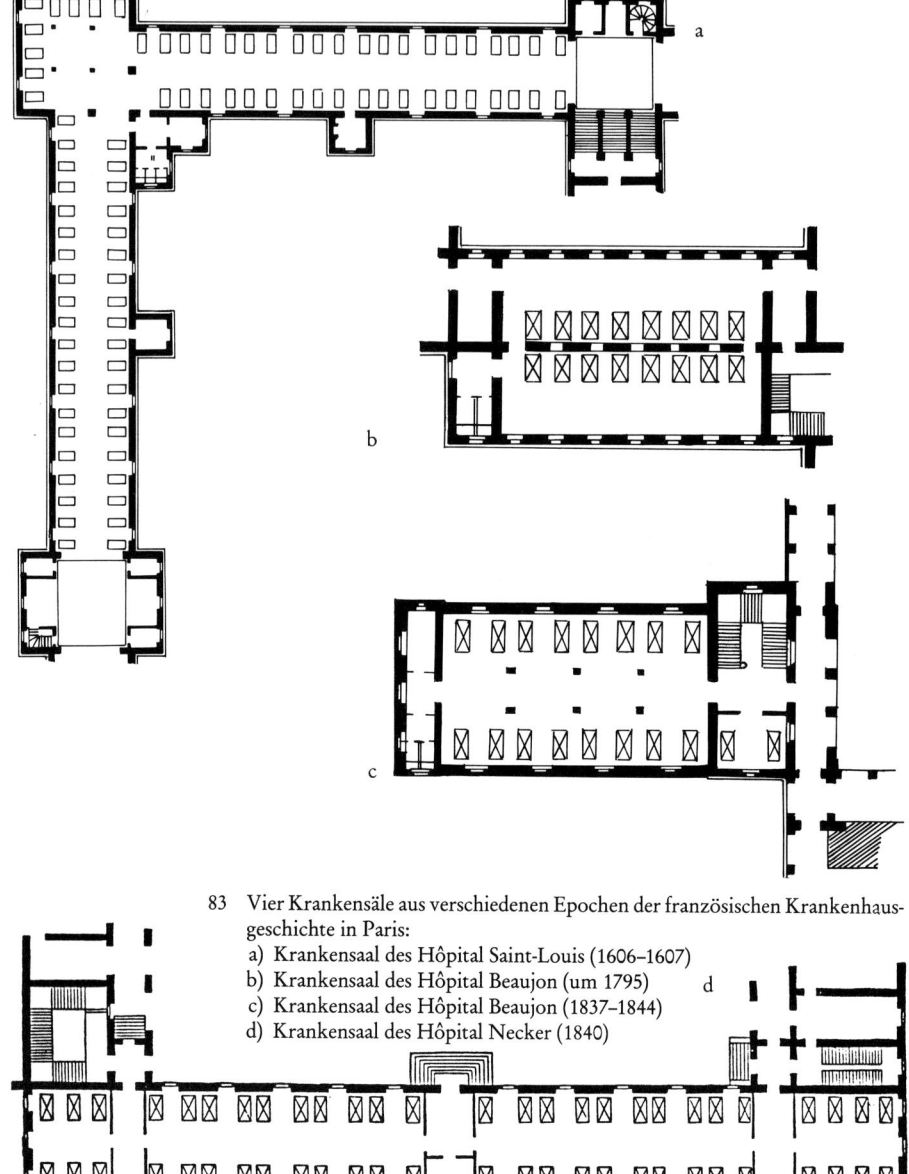

83 Vier Krankensäle aus verschiedenen Epochen der französischen Krankenhaus-
    geschichte in Paris:
    a) Krankensaal des Hôpital Saint-Louis (1606–1607)
    b) Krankensaal des Hôpital Beaujon (um 1795)
    c) Krankensaal des Hôpital Beaujon (1837–1844)
    d) Krankensaal des Hôpital Necker (1840)

Pavillonanlage mit dreigeschossigen Bettenhäusern erstellte (Abb. 83 d). Hier griff man auf eine strukturelle Gliederung zurück, die man schon für das 1607 vollendete Pestkrankenhaus, Hôpital Saint Louis (Architekt: Claude Vellefaux), gefunden hatte (Abb. 83 a).

Doch erst mit dem Bau des 612 Betten umfassenden Pariser Hôpital Lariboisière, das auf eine private Stiftung zurückging, folgte man im wesentlichen den Vorstellungen der königlichen Akademiekommission von 1786–1788. Es lenkte wegen seiner Vorbildlichkeit die Blicke der Krankenhausfachleute aus aller Welt nach Paris. Der Stadtbaumeister Martin Pierre Gauthier änderte nur in einigen Details die damalige, inzwischen sechzig Jahre alte Gesamtkonzeption, die einem halb so großen Krankenhaus angepaßt werden mußte. Die 1854 in Betrieb genommene Anlage bestand aus zwei Gebäudereihen von fünf Pavillons. In den vordersten beiden Pavillons, die das Hauptgebäude mit Verwaltungsräumen flankierten, lagen rechts der Küchenbetrieb, links die Apotheke. Es folgten dann auf beiden Seiten drei Pavillons mit den eigentlichen Krankenabteilungen. Vor dem großen Krankensaal mit 33 Betten, der von acht Fenstern auf jeder Seite Nord- und Südlicht und Luft bekam, lagen die Teeküche und das Treppenhaus. Am Ende der Säle befanden sich ein kleines Isolierzimmer mit zwei Betten, die Toiletten und ein Raum für schmutzige Wäsche. Die letzten beiden Pavillons bargen auf der linken Seite die Schlafräume für die Schwestern, auf der rechten Seite die Waschküche. Am Ende der Mittelachse errichtete man die Kirche, die mit ihrem Turmaufbau den rückwärtigen nördlichen Abschluß des Hofes bildete. Im Anschluß und seitlich von der Kirche entstanden noch weitere Flügel, die neben den beiden Operationssälen für die Frauen- und Männerstation Funktionsräume aufnahmen (Abb. 84).

Für die nach der Vollendung der Lariboisière geplanten und verwirklichten Krankenhäuser in Frankreich und England sollte diese Anlage sehr bald zu einem vielgelobten Vorbild werden. In Deutschland beschritt man mit einer gewissen zeitlichen Verzögerung erst seit 1868 den Weg zum Pavillonkrankenhaus. Dabei zeigte es sich, daß man sich bei den deutschen Krankenhausanlagen nach 1868 meistens für eine viel weitergehende Dezentralisation entschied. In Frankreich und England tendierte man dagegen seit 1860 dazu, die Baulichkeiten kompakter zusammenfassen, was durch zwei- bis dreigeschossige Bettenpavillons und geschlossene Verbindungsgalerien zum Ausdruck kam. Einige exemplarische europäische Krankenhäuser dieser Art sollen hier kurz skizziert werden.

Das zweite Pariser Krankenhaus im Pavillonstil plante man in den sechziger Jahren im Zuge der Sanierung der Innenstadt, die vor allem die Gesundheitsbedingungen der Stadtbevölkerung verbessern sollte. Dabei standen auch die alten Gebäude des traditionsreichen Hospitals Hôtel Dieu erneut zur Diskussion. Es lag nahe, daß bei der Diskussion um den Neubau die Gesundheitsbehörde der französischen Metropole sich an das gerade vollendete Hôpital Lariboisière hielt. Obwohl es vor allem von medizinischer Seite heftige Einwände gegen die Existenz eines weiteren Allgemeinen Krankenhauses mitten im dichtbebauten Zentrum von Paris, direkt neben der Kathedrale Notre Dame, gab, behielt man doch diesen, seit Jahrhunderten angestammten Platz bei. 1864 lag der erste Entwurf für den Neubau des Hôtel Dieu aus der Hand des Baumeisters Diet vor, der ein 800-Betten-Krankenhaus im Pavillonsystem anstelle des alten, nahezu 2000 Patienten beherbergenden Hôtel Dieu vorsah. Der Neubauplan wurde von dem

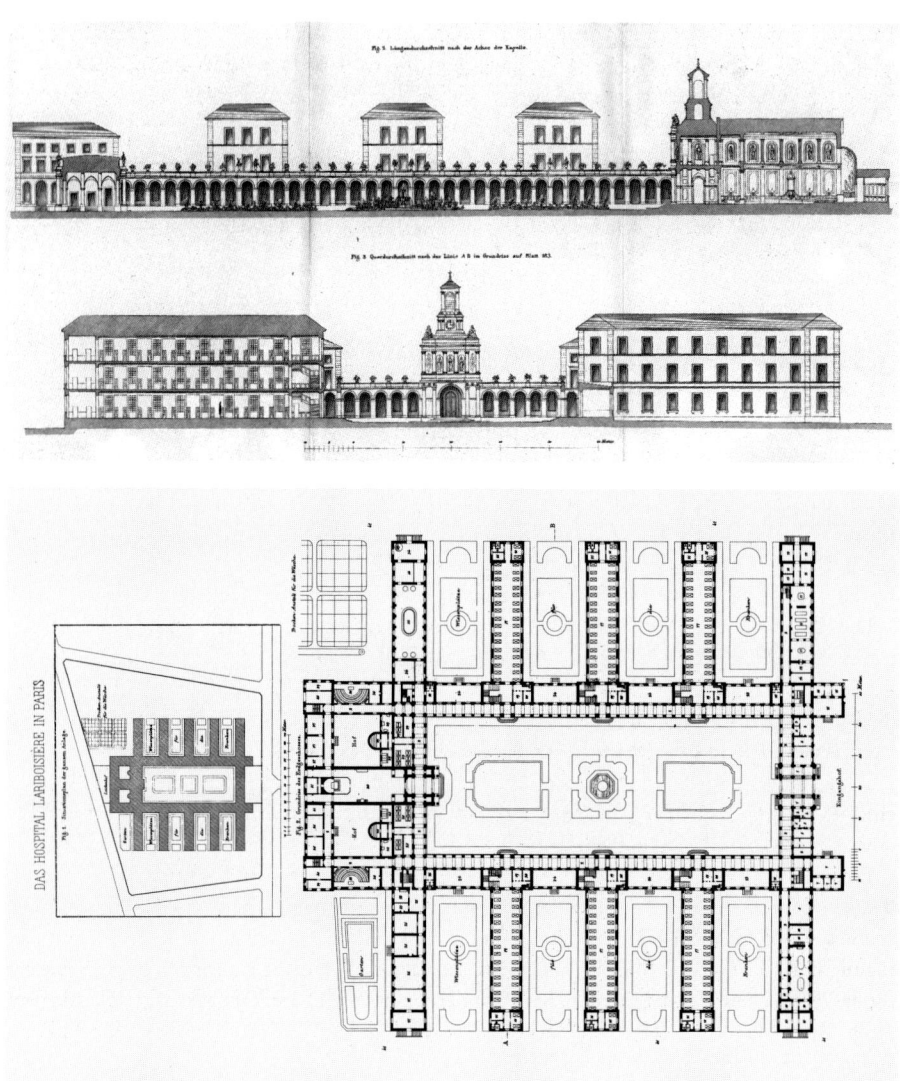

84   Das Hôpital Lariboisìere in Paris (1846–1854). Ansichten und Lageplan. Lithographie, 1858

damaligen Präfekten Haussman, dem berühmten Reformer von Paris, und von der städtischen Gesundheitsbehörde begutachtet. Anschließend übertrug man die weitere Ausarbeitung der *Societé des médecins et des chirurgiens des hôpitaux de Paris,* die wiederum eine Kommission von Experten wählte. In deren Auftrag machte dann der bedeutende Mediziner Pierre Paul Broca

136

eine Reihe von Verbesserungsvorschlägen, die im wesentlichen den mit 30 Metern als zu gering angesehenen Abstand der kammartig angelegten Betten-Gebäude voneinander, die mehrgeschossige Höhe der den Hof umgebenden Seitenflügel, die man durch eine eingeschossige Galerie ersetzt wissen wollte, und das Eingangsgebäude betrafen.

Man änderte aber letztlich den Dietschen Entwurf nur in wenigen Punkten, indem man auf die Mansarden über den Bettenhäusern verzichtete, die Gebäudeabstände nur auf 37 Meter vergrößerte und das Eingangsgebäude auf ein Geschoß reduzierte. Aber 1873 wurden die Pläne, nachdem man schon 1866 mit dem Bau begonnen hatte, einer völligen Revision unterzogen, indem man nun die Dachhöhe nochmals verringerte und die an die Seine angrenzenden Gebäude kleiner als vorgesehen erstellte. Dadurch reduzierte sich die Bettenzahl von 800 auf knapp 500.

Im Jahre 1878 war das Hôtel Dieu auf einer Grundfläche von 21 500 Quadratmetern als eine heute noch beeindruckende Krankenhausanlage vollendet worden und konnte bis 566 Patienten stationär aufnehmen. Den Innenhof säumten auf den zwei Längsseiten dreigeschossige Flügel mit vorgebauten zweigeschossigen Galerien, die man vorn durch den flachen Eingangsbereich, in der Mitte durch eine offene Querhalle und rückwärts durch die Kirche und angrenzende Funktionstrakte miteinander verband. Von den Längsflügeln gingen nach Westen und Osten fünf Seitenflügel aus. Die ersten beiden Seitentrakte an der Straßenfront waren dreigeschossig, die anschließenden drei viergeschossig. Die abschließenden Bauten im Norden waren wiederum um ein Geschoß niedriger angelegt worden.

Die eigentlichen Krankensäle mit 24 Betten befanden sich in den ersten drei Etagen. Daneben gab es aber auch kleinere, 6, 2 oder 1 Bett umfassende Krankenzimmer. Im obersten Stockwerk der Seitenpavillons lagen die Schlafräume für das Personal. Im vorderen Gebäude plazierte man die Poliklinik, die Apotheke, Verwaltungsräume sowie in den oberen Stockwerken drei großzügig angelegte Operationssäle. Die vier eigenständigen Kliniken gliederten sich in Innere Medizin, Chirurgie, Augenheilkunde und Gynäkologie. Im wesentlichen hat sich bis heute dieses eindrucksvolle Krankenhaus in seiner monumentalen historischen Architektur mit seinen Gartenhöfen äußerlich unverändert erhalten.

Ein weiteres 600-Betten-Krankenhaus errichtete die Stadt Paris kurz nach dem Ende des deutsch-französischen Krieges im Stadtteil Ménilmontant von 1872 bis 1878, das nach dem großen Hospitalreformer René Jacques Tenon ›Hôpital Tenon‹ benannt wurde. Das zur Verfügung stehende Gelände war mit fast 58 000 Quadratmetern mehr als doppelt so groß wie das für das Hôtel Dieu gewählte worden. Man war bei dieser neuen Krankenhausanlage, die von dem Architekten Billon entworfen wurde, bestrebt, weiträumiger als bisher die Bettenflügel auseinanderzuziehen. Nicht von ungefähr übten fast gleichzeitig die Pariser Krankenhausärzte 1873 heftige Kritik an dem im Bau befindlichen Hôtel Dieu. Infolge der dortigen engen und hochgeschossigen Bauweise sahen sie die Krankenpflege unter ungünstigen hygienischen Voraussetzungen.

Das Hôpital Tenon beherbergte hinter dem vierstöckigen Verwaltungsgebäude vier parallel gestellte dreigeschossige Krankengebäude, die zwischen sich breite Gartenhöfe einfaßten. Wie schon bei den früheren französischen Pavillonanlagen errichtete man in Verlängerung der Zentralachse die Hospitalkirche, an die sich rechts und links Badehäuser anschlossen. Hinter der

Kirche lag nochmal eine Reihe von Einzelgebäuden für die Schwestern, den Küchenbetrieb und die Apotheke. Ganz rechts lag durch eine zusätzliche Mauer abgeschlossen die Pathologie. Alle Gebäude der allgemeinen medizinischen Stationen waren über Verbindunsgänge zu erreichen, die außerdem für den Transport von Speisen, Gütern und Leichen unterkellert waren. Die Häuser für die Geburtshilfe und die ansteckenden Patienten hatte man völlig in die linke hintere Ecke des trapezförmigen Grundstückes gebaut und unverbunden belassen, um somit einen Schutz vor den gefürchteten Hospitalepidemien zu erreichen. Ein eigenes Stallgebäude für die Versorgung mit Kuhmilch und das Desinfektionshaus lagen in unmittelbarer Nachbarschaft. Die Bettenhäuser erhielten auf jeder Etage jeweils zwei Krankensäle, in denen maximal 24 Betten aufgestellt werden konnten. Zwischen ihnen lagen im mittleren, breiter ausgeführten Gebäudeteil die sanitären Räume, ein Aufenthaltszimmer, ein Isolierraum und ein Aufzug.

Mit dem neuen Hôpital civil et militaire in Montpellier, das nach den Plänen des Pariser Architekten Casimir Tollet von 1883 bis 1890 errichtet wurde, setzte sich eine dezentralisierte Anlageform durch, indem man die acht Krankenpavillons nur noch zweigeschossig ausführte. Allerdings verband man sie im Unterschied zum 1858 im Pavillonstil vollendeten Hôpital militaire in Vincennes, das aus unverbundenen Bettenpavillons bestand, durch eine zweistöckige Galerie auf der Hofseite. Jeder Pavillon hatte auf jeder Etage zwei Krankensäle, die durch eine mittlere Funktionszone voneinander getrennt waren. Veranden und Balkone vor den Sälen ermöglichten auch einen Zugang von außen.

Im Jahre 1883 entwickelte dann die *Société de médecine publique et d'hygiène professionnelle* ein weiterführendes Bauprogramm zur Dezentralisation eines 500 Betten umfassenden Krankenhauses, das von dem Arzt Rochard 1883 publiziert wurde. Darin erhob man die Forderung, die stationären Kranken nur in eingeschossigen Pavillons unterzubringen. Solche Bettengebäude ohne Etagen hatte schon 1878 der französische Militärarzt Amédée Chassagne in seiner Schrift »Les Hôpitaux sans étages et à pavillons isolés« vorgeschlagen. Wenig später sollte dann in Deutschland mit dem neuen Allgemeinen Krankenhaus in Hamburg-Eppendorf nach diesen Vorstellungen eine der weiträumigsten Pavillonanlagen zur Behandlung Kranker vollendet werden, von der noch zu sprechen sein wird.

Die ersten Pavillonkrankenhäuser in Großbritannien im viktorianischen Zeitalter

Auf den Britischen Inseln fand das Pavillonsystem mit der Vollendung des Herbert Hospital, einem Militärkrankenhaus in Woolwich bei London, 1864 seine erste markante Ausprägung. Bei der Konzeption dieses für die britische Armee gebauten Krankenhauses griff man sowohl auf die Barackenanlage bei Renkioi während des Krimkriegs als auch auf die Lariboisière in Paris und das Militärhospital in Vincennes in Frankreich zurück. Mit Nachdruck hatte gerade die unermüdliche Reformerin Florence Nightingale diese beiden französischen Krankenhäuser in ihrem berühmten Buch »Notes on hospitals« (1859) lobend als vorbildlich herausgestellt. Aber

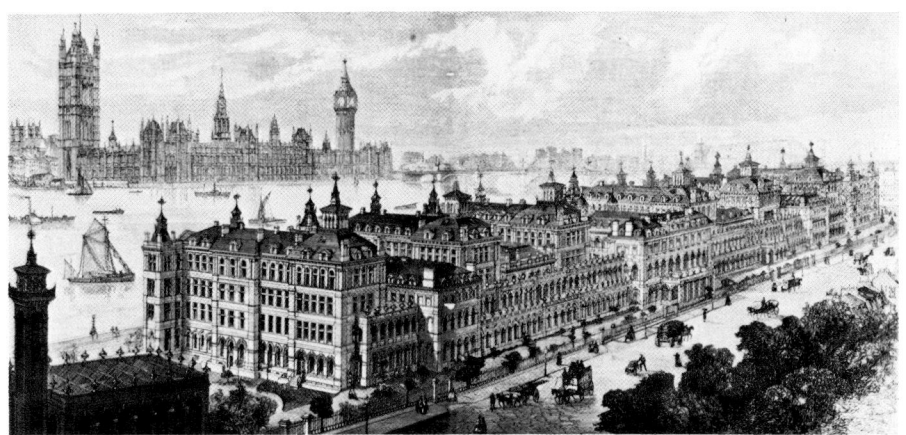

85   Das St. Thomas-Hospital in London (1866–1871). Holzschnitt, um 1871

abgesehen von diesen Vorbildern konnte England mit dem schon erwähnten Naval-Hospital in Plymouth bereits auf eine hundertjährige Tradition der baulichen Einflechtung von Kranken-häusern zurückblicken.

In Woolwich baute man elf Bettenpavillons zu beiden Seiten eines zentralen Verbindungs-ganges, dem Rückgrat der gesamten Anlage, zweigeschossig aus und unterkellerte sie. Eine rein symmetrische Anordnung der Bettenhäuser kam nicht zustande, weil man das dreigeschossige Verwaltungsgebäude auf der nördlichen Längsseite der Pavillonreihe errichtete. Es stand so quer zu den parallel aufgereihten Pavillons auf der Eingangsseite. In ihm befanden sich neben den Büros der Administration auch Warte- und Untersuchungsräume und die Wäscherei. Eine zweigeschossige Durchfahrt in der Mittelachse dieses Hauses ermöglichte einen ebenso raschen wie auch kontrollierten Transport der Kranken zu den Bettenhäusern. Die Krankensäle, die in ihrer Längsachse von Norden nach Süden verliefen, hatte man nach den Vorstellungen von Florence Nightingale räumlich großzügig von Wand zu Wand mit zwei sich gegenüberstehen-den Fensterbändern ausgestattet und für maximal 32 Betten vorgesehen. Diese Art von Betten-sälen bezeichnete man in der Folge in England auch als *Nightingale-wards*.

Man erreichte die Krankensäle über den alle Gebäude verbindenden Mittelgang, von dem ein schmaler Korridor zu den Stationen im Erdgeschoß abzweigte. Links davon lag das Treppen-haus, rechts eine kleine Spülküche und ein Personalraum. Am Ende des Krankensaales hatte man in kleinen, turmartig gestalteten Anbauten die Toiletten und ein Badezimmer eingerichtet. Die Küche legte man im mittleren Blockbau an, der sich direkt unter der Verwaltung befand. Hier richtete man auch im Erdgeschoß die Bibliothek ein. Für die Apotheke und Küche schuf man Anbauten an die Pavillons C und E. Am äußersten linken Ende des Krankenhauses legte man den Operationssaal und einen Hörsaal in Form eines Amphitheaters an.

Die Verzahnung der Bettenpavillons durch eine in der Mitte gelegene Galerie als zentraler Verkehrsweg sollte eine typisch englische Ausformung des Pavillonkrankenhauses sein. Eine solche fischgrätenförmige Anlage wurde zur gleichen Zeit für den zivilen Bereich in dem neuge-bauten Krankenhaus in Blackburn bei Manchester verwirklicht. Allerdings legte man hier in den Jahren von 1859 bis 1864 die Krankenpavillons alternierend einmal auf die westliche und ein anderes Mal auf die östliche Seite der verbindenden Galeriestraße, um eine günstigere Durchlüftung zu erzielen. Im Zentrum lag das Gebäude mit dem Operationssaal und der Kirche.

Ähnlich konzipierte man auch das Kinderkrankenhaus in Pendlebury bei Manchester. Die einstöckigen Gebäude dieses nach den Plänen von Pennington und Bridgen von 1872 bis 1878 gebauten Kinderkrankenhauses lagen in drei Paaren zu beiden Seiten der überdachten Verbin-dungsstraße. Nur das Verwaltungshaus war zweistöckig; in ihm befanden sich die Wohnungen der Ärzte, Dienstzimmer, Speiseraum und Schlafräume für das Personal. Vor die ersten beiden Bettenpavillons baute man an den Gang ein kleines Gebäude, das die Apotheke, den Opera-tionssaal, ein Bad und einen Sitzungsraum beherbergte. An den Kreuzungsstellen hatte man hohe Lüftungslaternen zur besseren Ventilation angebracht. Die letzten beiden Pavillons waren nur für ansteckend kranke Kinder vorgesehen. Um der Ausbreitung von Masern und Scharlach vorzubeugen, sonderte man diese beiden Pavillons nach 1880 völlig von dem übrigen Kranken-hausbetrieb durch Absperrung der verbindenden Galerie und durch Anbauten zahlreicher Sanitär- und Funktionsräume ab.

Wenig später entstand im Zentrum von London eines der bedeutendsten englischen Hospitä-ler der Viktorianischen Zeit: das St. Thomas-Hospital (1866–1867; Abb. 85). Man baute dieses großartig gestaltete Krankenhaus als Ersatz für das alte St. Thomas-Hospital, das einer der neuen Eisenbahntrassen weichen mußte, nach den Plänen des Architekten Henry Currey unter der Mitwirkung von Florence Nightingale. Sie hatte seit 1860 eine Krankenpflegeschule im alten St. Thomas-Hospital nach dem Vorbild der Kaiserswerther Diakonissen geschaffen. Auf einem länglichen, an der Themse gegenüber dem Parlament gelegenen Grundstück errichtete man sieben Blockbauten, die quergestellt von dem Gebäudeflügel an der Straße bis zum Fluß reich-ten. Wie bei den kleineren Pavillonkrankenhäusern von Paris und Woolwich nahmen die großen Bettensäle jeweils ein ganzes Geschoß ein. Sie endeten westwärts am Themseufer in einem breiter angelegten Kopfbau, der Tagesraum, Toiletten und Isolierzimmer aufnahm und noch über eine offene Arkadenhalle verfügte. Die Anlageform ging direkt auf einen Vorschlag zurück, den Florence Nightingale in ihrer Schrift »Notes on Hospitals« (1859) gemacht hatte. An den beiden Seiten der schmalen, rechteckigen Krankenhausanlage lagen kleinere Gebäude für besondere Zwecke. Das im Norden gelegene Haus, das einen eigenen Eingang hatte, reser-vierte man für Patienten mit ansteckenden Krankheiten. Zwischen den Kopfbauten auf der Ost-seite hatte man in direkter Kommunikation mit dem Hauptflur Wohnungen für das Personal, zwei Operationssäle und – etwas asymmetrisch – die Kapelle angelegt. Zur Straßenfront erhob sich die Rückseite der Hospitalkirche, der hier vier Arztzimmer vorgeschaltet waren. Ein schmaler Korridor führte beidseitig von der Eingangshalle parallel zur Straße zu den fünf Hauptpavillons. Bis in die achtziger Jahre unseres Jahrhunderts hatte dieses Krankenhaus Be-stand. Nach seinem Vorbild errichtete der Architekt Carl Pfeiffer das Roosevelt-Hospital (1870–1872) in New York.

7 Das Pavillonkrankenhaus in Deutschland von 1868 bis 1918

Die ersten deutschen Krankenhäuser im Pavillonsystem

In der Epoche des zweiten Deutschen Kaiserreiches entstand in Deutschland eine überraschende bauliche Typenvielfalt von Krankenhäusern, denen aber allen gemeinsam war, den Pflegebetrieb zu entflechten. Wie nie zuvor versuchte man dabei, hygienische Vorstellungen, ärztliche Ansprüche und sozialpolitische Interessen miteinander zu verbinden. Die Zahl der Krankenanstalten einschließlich der Heil- und Pflegeanstalten stieg von 1876 bis 1900 um mehr als das Doppelte von 3000 auf 6300, die Zahl der Betten von 140 900 auf 370 000 an. Der steile Aufstieg Deutschlands seit 1871 zu einem der führenden Industriestaaten und die sozialistischen Arbeiterbewegungen ließen das Krankenhaus mit den neuen Möglichkeiten der klinischen Medizin zu einem unverzichtbaren Bestandteil der Gesellschaftspolitik werden. Der damalige Reichskanzler Otto von Bismarck schuf dann auf dem Boden der schon bestehenden Ortskassen für Handwerksgehilfen und Fabrikarbeiter ein vorbildliches soziales Versicherungssystem, das den Arbeiter zu einem leistungsbereiten Partner innerhalb eines kapitalistischen Wirtschaftssystems machen sollte. Am 15. 6. 1883 trat das Gesetz der Krankenversicherung in Kraft, ihm folgten das Unfallversicherungsgesetz (1884) und das Invaliditäts- und Altersversicherungsgesetz (1889). Angesichts der schlechten Wohnverhältnisse der arbeitenden Bevölkerung, deren Anzahl ständig wuchs, kam für komplizierter werdende Heilbehandlungen seit den siebziger Jahren praktisch nur das Krankenhaus in Frage.

Das oberste Gebot, das hinter der verstärkt einsetzenden Krankenhausbautätigkeit stand, war nach wie vor, die ›Luftinfektion‹ zu bekämpfen, das heißt, durch günstige Licht- und Luftverhältnisse das Nosokomialfieber auszuschalten. Außerdem setzte das soziale Interesse der Krankenhausförderer mehr oder weniger voraus, dem Kranken während seiner stationären Liegezeit ein einwandfreies Pflegemilieu hinsichtlich der Ernährung, des Bettkomforts, der Umgebung und der sanitären Einrichtungen zu schaffen. Der Paradigmawechsel vom Korridorkrankenhaus zum flachen Pavillon im Grünen kam somit den unterschiedlichsten Wünschen entgegen. Man brachte den Patienten selbst ins natürliche Klima, anstatt ihn in Hochbauten mit künstlichen Ventilationen vor mutmaßlichen Keimen mehr schlecht als recht zu schützen, da es die Feinfiltertechnik damals mit Ausnahme der Versuche von Dr. Neuber in seiner Klinik ab 1886 noch nicht gab. Es entstanden nun Krankenhausareale mit kleinen, flachen Bettenhäusern, die bei größeren Anlagen wie Sommerfrischen anmuteten. Kennzeichnende Merkmale des

Krankensaals wurden hohe und breite Fensterbänder, Veranden, Terrassen, Liegewiesen. Man ordnete alles dem Zugang der natürlichen Luft- und Lichttherapie zum Krankenbett unter. Nur noch zusätzlich installierte man künstliche Ventilationen mit umfangreichen Kanälen und Maschinen als Absicherung der Durchlüftung des Krankensaales in der kälteren Jahreszeit.

Neben der Krankenpflegestation mit den Krankenzimmern und sanitären Nebenräumen rückte aber auch der Operationssaal in den Vordergrund. Den Wendepunkt bedeutete hier das Jahr 1867, als der Glasgower Chirurg Joseph Lister im »Lancet«, einem der angesehensten medizinischen Fachblätter der Welt, einen zehn Seiten umfassenden Artikel über eine antiseptische Methode zur Bekämpfung des gefürchteten Wundfiebers veröffentlichte. Für die Chirurgie erschloß sich eine neue Welt, da die bisher hohe Mortalität auf dem chirurgischen und geburtshilflichen Sektor schon sehr bald durch diese desinfizierenden Verfahren mit Lösungen von Karbolsäure, Sublimat oder Chlorkalk beim Operieren und bei der Wundversorgung drastisch auf unter 10 Prozent sank. Die Ärzte konnten nicht nur besser, erfolgreicher und länger chirurgische Eingriffe im Bauchraum, an den Gliedern und im Kopfbereich vornehmen, sondern auch neue Techniken ausprobieren, die vorher hoffnungslose Magen- und Darmerkrankungen heilbar werden ließen.

In Deutschland griffen als erste bedeutende Chirurgen wie Ernst von Bergmann, Heinrich Kümmell, Gustav Adolf Neuber, Karl Thiersch und Richard von Volkmann die Listersche Lehre auf und trugen durch ihr ärztliches Wirken dazu bei, daß aus den Krankenhäusern leistungsfähige Kliniken hervorgingen. Die Krankenhäuser begannen seitdem vollends, zu zentralen Institutionen des Gesundheitswesens zu werden, die für alle Bevölkerungsschichten attraktiv wurden. Das lag insofern in diesen Jahren der Gründerzeit nahe, weil vorher lebensbedrohliche Erkrankungen wie Magengeschwüre oder Blinddarmentzündungen mit Hilfe des ›Listerismus‹ auf spektakuläre Weise elegant, ungefährlich und schmerzlos operativ zu beheben waren. Mit ihren bahnbrechenden Forschungen schufen Louis Pasteur, Robert Koch und ihre Mitarbeiter die Bakteriologie in den sechziger und siebziger Jahren. Durch die bald aufblühende Bakteriologie gelang es, die Krankenhaushygiene kritisch und objektiv zu überprüfen und die Desinfektionsmaßnahmen ständig zu verbessern.

Vor allem Robert Koch und seiner Schule war es dann in den siebziger und achtziger Jahren des vorigen Jahrhunderts zu verdanken, daß nun die Bekämpfung der ›Kontaktinfektion‹ in allen Bereichen der Klinischen Medizin, im Operationssaal, im Untersuchungszimmer oder im Krankensaal, zur Grundvoraussetzung jedes Krankenhausbetriebs werden sollte. In jener Zeit wurden unumstößlich die Beweise dafür erbracht, daß durch direkte Übertragung vom Krankenhauspersonal zum Patienten die gefürchteten Epidemien von Wund- und Kindbettfieber entstanden. Im Jahre 1878 faßte Robert Koch in seinem epochemachenden Buch »Untersuchungen über die Aetiologie der Wundinfectionskrankheiten« seine wegweisenden Erkenntnisse zusammen. Damit stellten sich auch die Hypothesen von Ignaz Philipp Semmelweis von 1847 endlich nach über 30 Jahren als richtig heraus. Man erkannte bald, daß die ›unreine Luft‹, die man bisher als das eigentlich krankmachende Agens im Krankenhaus, als die Ursache des Hospitalismus angesehen hatte, kaum eine Bedeutung bei der Verbreitung der Wundfieberepidemien spielte. Doch trotz der ungewöhnlichen Erfolge, die die neuen anti- und aseptischen Operations- und Verbandsmethoden mit sich brachten und trotz der Erkenntnisse der Bakteriologen behielten lufthygienische Erwägungen im Krankenhausbau die Oberhand und führten dazu, daß von 1871 bis 1918 das dezentrale Anlagesystem als das beste angesehen wurde. Es entstanden bis zum Ende des Ersten Weltkrieges an vielen Orten Pavillonkrankenhäuser, die abgeschlossene Stadtteile in sich darstellten.

Das Krankenhaus wandelte sich somit auf zweierlei Weise baulich und strukturell: einmal aufgrund alter, bald überholter Vorstellungen über die Reinhaltung der Zimmerluft zur Vermeidung der ›Luftinfektion‹, zum anderen durch die neuen Ergebnisse auf den Gebieten der Bakteriologie und Hygiene zur Bekämpfung der Kontaktinfektion. Man lernte, die eigentlichen Infektionskrankheiten wie Tuberkulose, Diphtherie, Masern oder Scharlach seit den achtziger Jahren mit Hilfe der Bakteriologie genau zu differenzieren und die Betroffenen von dem übrigen Krankenhausbetrieb zu isolieren. Seit 1873, als Edwin Klebs Bakterien in den Belägen Diphtheriekranker fand, dauerte es nicht mehr lange, bis die meisten Erreger der Infektionskrankheiten unter dem Mikroskop erkannt wurden. Die Entdeckung des Tuberkulose- und Cholera-Bakteriums durch Robert Koch 1882 und 1884 zog dabei besonders die Aufmerksamkeit auf sich, da diese beiden Krankheitserreger damals am gefürchtetsten waren. Man wurde sich nun klar darüber, daß sich die Vorbeugung auf die Unterbrechung der direkten Kontaktwege richten müßte. Dies bedeutete besonders in den Operationsabteilungen bauhygienische, sanitäre und räumliche Vorkehrungen.

Es ist erstaunlich, daß zu Beginn der siebziger Jahre in ganz verschiedenen Regionen Deutschlands fast gleichzeitig mit der Gründung des Deutschen Reiches 1871 mit der Verwirklichung von sehr großzügig angelegten Pavillonkrankenhäusern begonnen wurde. Die beiden unterschiedlichen Lösungen in Form des massivgebauten Pavillonkrankenhauses auf der einen und des kompromißlosen eingeschossigen Barackenkrankenhauses in Leichtbauweise auf der anderen Seite führte man mit dem Bau des Städtischen Krankenhauses ›Im Friedrichshain‹ in Berlin und dem St. Jacobs-Krankenhaus in Leipzig schon in dieser ersten Phase gut vor Augen. In Anlage, Konstruktion und Grundrißgestaltung unterschieden sich die beiden neuen Krankenhäuser insofern, als man in Berlin ein- und zweistöckige Pavillons in massiver Steinbauweise errichtete und auf überdachte Verbindungswege verzichtete. In Leipzig bevorzugte man dagegen einstöckige Holzbaracken, die zu einem großen Teil durch eine umlaufende Galerie miteinander verbunden waren. In dieser verschiedenen Ausprägung machten sich schon die beiden Haupteinflüsse geltend, die einerseits vom französischen Krankenhausbau und andererseits vom amerikanischen Lazarettbau herrührten. So kann man in der Anlage des Berliner Städtischen Krankenhauses ›Im Friedrichshain‹ die Grundform der Lariboisière in Paris wiedererkennen, während die Anlage des Leipziger Krankenhauses die hölzernen Lazarettbauten nachahmte, die während des nordamerikanischen Unabhängigkeitskrieges entwickelt worden waren.

Das Städtische Krankenhaus ›Im Friedrichshain‹ in Berlin (1868–1874)

Mit dem Städtischen Krankenhaus ›Im Friedrichshain‹ in Berlin baute man von 1868 bis 1874 eines der interessantesten Krankenhäuser der Gründerzeit. Bis dahin besaß Berlin kein eigenes Städtisches Krankenhaus, da die Charité staatlich und die übrigen Anstalten wie das Elisabeth-Krankenhaus, das Hedwigskrankenhaus, das jüdische Hospital oder die Diakonissenanstalt Bethanien konfessionell gebunden waren. Die 1866 erfolgte Stiftung des Berliner Bürgers Jean Jaques Fasquel von 50 000 Talern für ein Krankenhaus an die Stadt Berlin hatte die Auflage, bis Ende 1868 mit dem Bau eines Krankenhauses zu beginnen. Der Berliner Magistrat beauftragte sofort die Architektengemeinschaft Gropius und Schmieden, die sich schon auf dem Kranken-haussektor durch den Neubau der Heil- und Pflegeanstalt Eberswalde (1862–1865) einen Namen gemacht hatte, mit den Entwürfen für ein 600-Betten-Krankenhaus. Man bildete außerdem eine Kommission, der neben dem Stadtbaurat Meyer, dem Stadtrat Noeldechen und den Stadtverordneten Halske und Voigt auch die Ärzte Salomon Neumann und Rudolf Virchow angehörten. Nach mehreren Entwürfen, die auf eine ein- bis zweistöckige Pavillon-anlage ohne Verbindungsgänge hinausliefen, forderte man auch die Mediziner Friedrich Esmarch, Wilhelm Braun, Bernhard Langenbeck, Robert Ferdinand Wilms und Heinrich Quincke sowie die Verwaltungsleiter Karl Heinrich Esse und Herfordt zu Stellungnahmen auf.

86 Das Städtische Krankenhaus ›Im Friedrichshain‹ in Berlin (1868–1874),
Lageplan. Lithographie, 1875

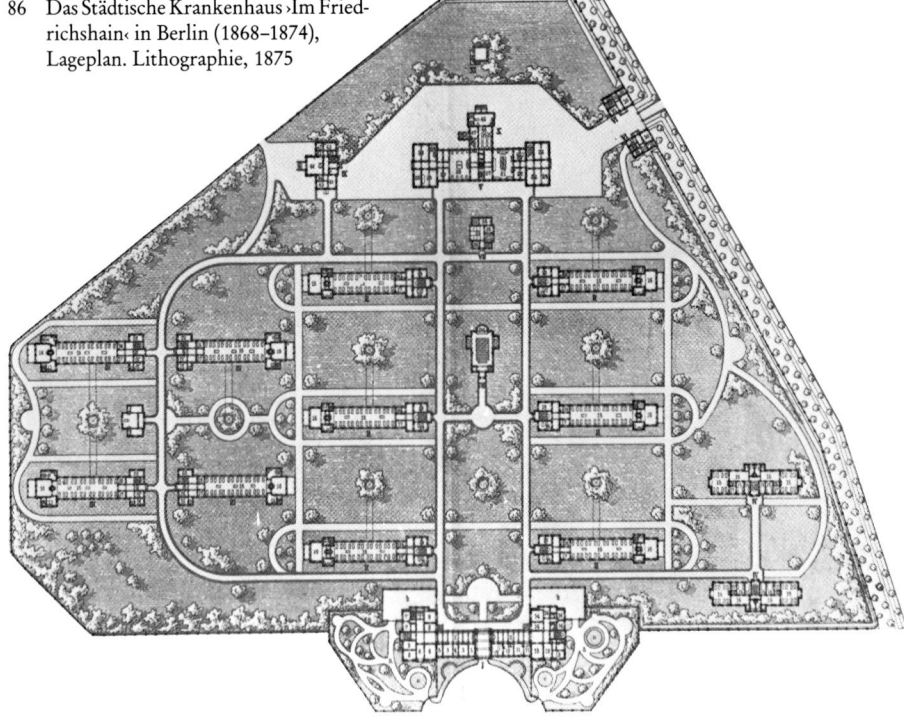

Übereinstimmend hielten die Gutachter die vorgeschlagene Pavillonbauweise den medizinischen Erkenntnissen für angemessen und hoben die vorbildliche Unterbringung der Chirurgie in eingeschossigen Pavillons besonders hervor.

Im Herbst 1868 konnte mit dem Bau des ersten einstöckigen Pavillons für die Chirurgie begonnen werden, dem bis zur Vollendung des Krankenhauses 1874 noch 17 weitere Einzelgebäude folgten (Abb. 86). Das auf der Eingangsseite im renaissanceartigen Stil errichtete Verwaltungsgebäude bestand aus einem mittleren Längsflügel mit einer großen Tordurchfahrt und zwei dreigeschossigen Quertrakten. Links von der Durchfahrt befanden sich die Warte- und Untersuchungsräume, rechts die Apotheke und die Konferenzzimmer.

Im Norden, seitlich abgetrennt von der Hauptachse mit den drei zweistöckigen Gebäuden der Inneren Klinik, lagen die im Abstand von über 60 Metern weit auseinandergezogenen eingeschossigen Pavillons der Chirurgischen Abteilung (Abb. 87). Der große, 32 Betten fassende, von Wand-zu-Wand gehende Krankensaal, der zwei Drittel der in Ziegelstein gemauerten Flachbauten einnahm, hatte zu beiden Seiten sieben bis unter die Decke reichende Doppelfenster. Jeweils 14 Betten standen auf jeder Seite zwischen den Fenstern. Die Fläche pro Bett betrug 8,60 Quadratmeter, der Luftraum ca. 47,30 Kubikmeter.

Wie in der Charité-Baracke wurde die Luft zusätzlich zu den großen Fenstern noch durch unter dem Fliesenfußboden verlaufende Kanäle über die Schornsteine abgesaugt. Außerdem führte man Frischluft durch unterirdische Kanäle von im Garten angelegten Schächten zu den Öfen, um sie von dort erwärmt in den Krankensaal abzugeben. Der Kopfbau mit kleinen Einzelzimmern zu Isolierzwecken, mit der Teeküche, einem Wärterraum und einem ausgebauten Dachgeschoß wurde etwas breiter als der Krankensaal angelegt. Hier richtete man auch ein Operationszimmer ein. Ein eigenes Operationsgebäude bekam dieses Krankenhaus erst 1886–1888. Am rückwärtigen Ende des Pavillons waren in seitlichen Anbauten zu beiden Seiten des Aufenthaltsraums links der Baderaum, rechts die Toiletten eingerichtet. Für die Rekonvaleszenten hatte man vor den Tagesraum noch eine große, überdachte Terrasse ausgebaut, um ihre weitere Heilung durch eine direkte Lufttherapie zu fördern.

Nur an den Enden waren Keller ausgebaut, in denen man Wärter- und ein Arztzimmer sowie die Heizungsanlage für ein Warmwassersystem unterbrachte. Der zehn Meter über dem Kopfbau aufragende Schornstein bildete ein prägendes Element dieser klar gegliederten Pavillons.

Im Zentrum der Anlage lagen die zweigeschossigen Pavillons der Stationen für Innere Medizin, deren Grundriß fast genauso wie bei den Gebäuden der Chirurgie strukturiert war, in drei parallel hintereinander angeordneten Reihen beiderseits einer Grünzone. Diese kammartige Anordnung der Bettenpavillons erinnert an die Lariboisière in Paris, auch wenn sie ein Geschoß niedriger und ohne Verbindungsgalerie erstellt waren. Dagegen wichen die beiden zweigeschossigen Isolierpavillons, südlich hinter dem Eingangsgebäude gelegen, von dem Schema ab. Die damals große Furcht vor den Epidemien, die man durch das Krankenhaus gefördert, wenn nicht sogar ausgelöst glaubte, da man über deren Wesen zur Zeit der Erbauung immer noch spekulierte, verlangte nicht nur einen gesonderten Platz auf dem Gelände, sondern auch kleinere Zimmereinheiten mit einer Vielzahl von Abtrennungsmöglichkeiten. In der Grundrißführung ähnelten die Infektionsstationen dem gleichzeitig von Gropius und Schmieden entwickelten

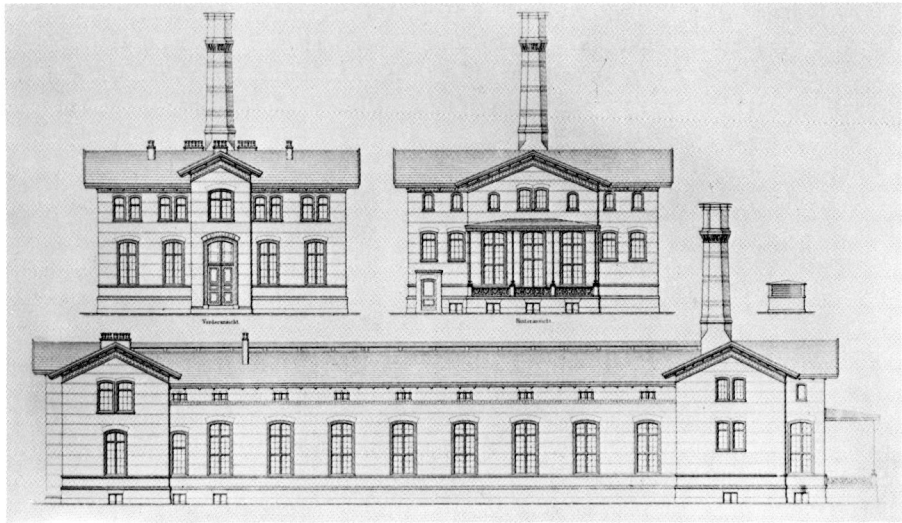

a

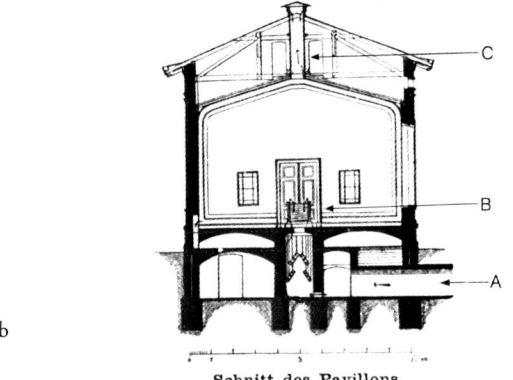

b

Schnitt des Pavillons.

87 Das Städtische Krankenhaus ›Im Friedrichshain‹; a) Pavillon der Chirurgischen Abteilung, Lithographie von Walther, 1875; b) Schnitt und Grundriß des Pavillons: A = Zufuhrkanal für Frischluft, B = Öffnungen für die erwärmte Frischluft, C = Firstventilation, D = Badezimmer, E = Tagesraum, F = Toilettenraum

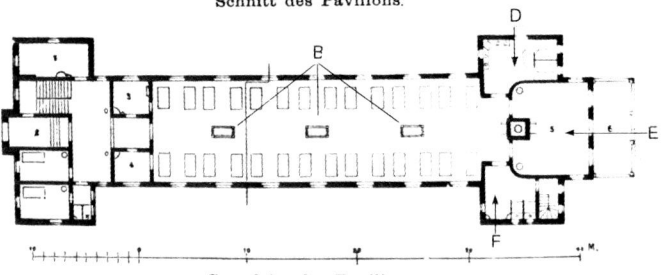

Grundriss des Pavillons.

›Evacuationspavillon‹ für Bethanien in Berlin (vgl. Abb. 81). Im vorgezogenen Mittelrisaliten lagen der Eingang und die Sanitärzellen. Zu beiden Seiten vermittelten die nach Westen gelegenen breiten Flure den Zugang zu den nach Osten orientierten kleinen Krankenzimmern und zu dem jeweils am Ende eingerichteten Krankensaal mit acht Betten. Auf diese Weise erhielt man in jeder Etage zwei abgeschlossene Stationen.

Man hatte die Gebäude für die stationäre Krankenpflege im Friedrichshain mit allen notwendigen Nebenräumen und einer eigenen Energieversorgung ausgestattet. Gleichzeitig richtete man für das Personal die erforderlichen Wohnräume direkt in jedem Pavillon ein. Auf diese Weise konnte gegebenenfalls jeder Pavillon vom übrigen Betrieb getrennt werden; er war ein selbständiges ›Krankenhaus‹ für sich. Die Entfernung zwischen den Pavillons übertraf mit 64 m bei weitem das, was Florence Nightingale wiederholt als notwendig erklärt hatte. Sie hatte einen Minimalabstand gefordert, der doppelt so breit wie die Höhe der Gebäude sein müsse.

Den Abschluß der Krankenhausanlage bildete das Wirtschaftsgebäude mit der Waschanstalt und der Küche. Die Zusammenlegung dieser beiden Betriebe in ein Haus ging maßgeblich auf die Empfehlung von Esse zurück. Die in einem rückwärtigen Anbau montierte Dampfmaschine wurde mit einem 14 m hohen Schornstein versehen. Auf der südlichen Seite des Ökonomiegebäudes bildeten die an der Landsberger Chaussée errichteten Torhäuschen die Zufahrt für die Lieferanten. Nördlich lag das Leichenhaus, das mit der nordöstlich verlaufenden Straße direkt verbunden war. Vor dem Wirtschaftsblock stand noch in der Mittelachse des Geländes das kleine eingeschossige Badehaus, zu dem 1888 noch das Operationshaus kam. Gropius und Schmieden hatten vor dem Wirtschaftsgebäude anfangs noch eine Kapelle projektiert, auf deren Ausführung man dann jedoch verzichtete, so daß anstelle des Kirchturms nun der Schornstein des Wirtschaftsgebäudes dominierte.

Die Bevorzugung der eingeschossigen Pavillons für die Chirurgie beruhte auf der Annahme, die Wundheilung zeige in den oberen Etagen ungünstigere Heilerfolge als im Erdgeschoß. Man glaubte, daß die verdorbene kontagiöse Luft von unten nach oben steige und so in den höher gelegenen Stockwerken schlechtere Luftverhältnisse bewirke. Typisch für diese Annahme ist das Gutachten des in der Diakonissenanstalt Bethanien tätigen Chirurgen Robert Ferdinand Wilms, der darin noch einmal den Vorzug der eingeschossigen Pavillons für die Chirurgische Abteilung hervorhebt. Dieses Hypothese wurde aber schon bald, wie bereits erwähnt, als wenig beweisbar bestritten.

Mit der Vollendung des Friedrichshainer Krankenhauses verfügte die deutsche Hauptstadt Berlin über eines der modernsten Krankenhäuser der damaligen Zeit. Die hohen Kosten der Anlage von 4 594 229 Mark wurden von Virchow ganz im Gegensatz zu seinen Protesten gegen das Diakonissenkrankenhaus Bethanien von 1848 nachdrücklich verteidigt: »Geld und Raum braucht man, um etwas zu leisten.«

Neben der aufwendigen Ausstattung bewunderten die Zeitgenossen aber vor allem die ausgewogene architektonische Gestaltung. In der Tat hatten Gropius und Schmieden in der Nachfolge von Schinkel eine klare, wenig überbordende historische Architektursprache für einen Zweckbau gefunden, die der betont naturwissenschaftlichen Ära der Krankenhausmedizin entsprach. Die betriebs- und energiewirtschaftlichen Voraussetzungen für die technischen und

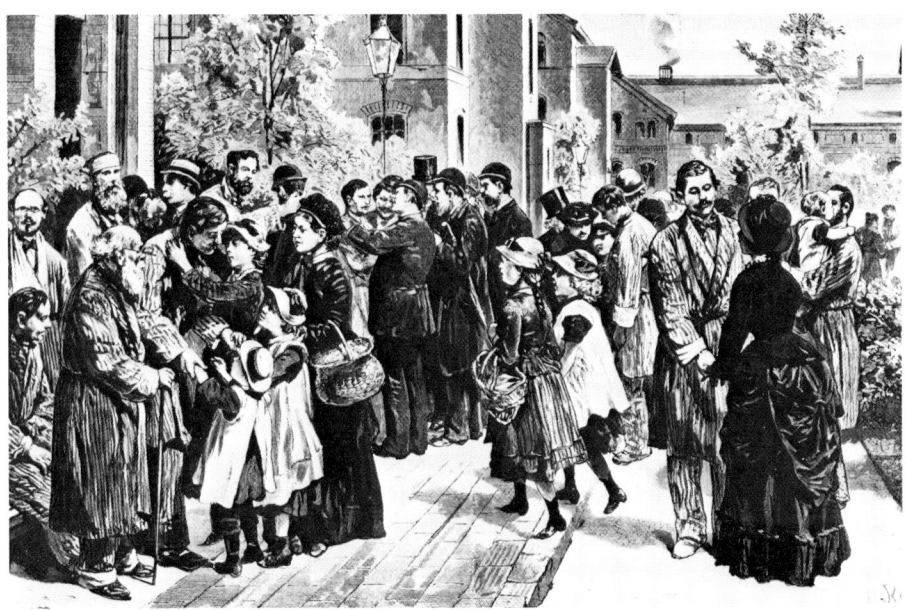

88 Blick in das mittlere Gartengelände des Krankenhauses ›Im Friedrichshain‹ während der Besuchszeit. Holzschnitt von O. Koch, 1885

sanitärhygienischen Einrichtungen wurden baulich nicht mehr kaschiert, sondern in der Gesamtlage organisch mit einbezogen. Die bisher im Krankenhausbereich unübersehbaren sakralen Raumzonen, die an zentraler Stelle eingegliedert und mit dekorativen Türmen oder Dachreitern weithin betont wurden, waren nun völlig verschwunden. Die farbige horizontale Verblendung der Gebäude mit roten und gelben Klinkern paßte harmonisch in die umgebende sandige Parklandschaft.

Das Städtische Krankenhaus St. Jacob in Leipzig (1869–1870)

Die Leipziger Stadtväter standen Mitte der sechziger Jahre vor dem gleichen Problem wie viele andere deutsche Kommunen. Die Leipziger Stadtbevölkerung stieg von 1849 bis 1871 von 62 370 auf 106 925 an. Gleichzeitig verdoppelte sich innerhalb des gleichen Zeitraumes die Zahl der Krankenverpflegungstage von 62 000 (1849) auf 130 616 (1871). Seit 1831 auftretende Epidemien wie die Cholera oder die Pocken verlangten zusätzlich neben seuchenhygienischen Maßnahmen eine leistungsfähige klinische Institution. Es stellte sich aber sowieso schon lange die Frage, ob man das alte Krankenhaus St. Jacob, das seit 1798 sowohl als städtische Einrichtung wie als Chirurgische Klinik der Universität diente, gründlich sanieren oder einen kompletten Neubau bevorzugen sollte. Die von den Medizinprofessoren Rudolf Virchow und Karl Hasse eingeholten Gutachten empfahlen einen Neubau im Johannisthal, einem trockenen und hochgelegenen Gelände.

Der dann im Frühjahr 1869 gefaßte Entschluß, im Leipziger Johannisthal in Nachbarschaft des ehemaligen Waisenhauses ein ›Barackenhospital‹ zu errichten, ging maßgeblich auf die beiden Leipziger Kliniker Paul Reinhold Wunderlich und Karl Thiersch zurück. Bestimmend für die Gesamtanlage in Leipzig wurde das amerikanische Barackensystem, das Karl Thiersch und der Leipziger Polizeiarzt Carl Reclam für vorteilhafter als die französische Pavillonbauweise hielten, da »mit der guten Luft einer Baracke« nichts zu vergleichen sei. Man übertrug 1869 dem Stadtbaumeister Ferdinand Dost die Bauausführung, der gleichzeitig in Leipzig im Auftrag des Militärs ein Barackenlazarett für die Verwundeten des Deutsch-Französischen Kriegs baute. Das vorhandene ehemalige Waisenhaus wurde so in den Barackenkomplex einbezogen, daß man die Galerien der beiden Barackenreihen von seinem westlichen Flügel ausgehen ließ und hier vor allem administrative Räumlichkeiten, Krankenzimmer für selbstzahlende Patienten und zwei kleine Abteilungen für chronisch Kranke einrichtete (Abb. 89). Diese Gänge verbanden auf der Nordseite sechs, auf der Südseite vier Baracken, die kammartig nebeneinander im Abstand von 17 Metern aufgereiht wurden. Im Osten des Geländes stellte man noch einmal einzelne, völlig abgeschirmte Baracken für die Infektionsabteilung auf.

Nach dem Vorbild des Charité-Lazaretts bestanden die Baracken aus Holzfachwerk, das außen mit einer dicken Ziegelschicht, innen mit Brettern ausgekleidet war. Der schon mit Gaslicht beleuchtete Krankensaal (ca. 28,3 m lang, 9 m breit und 4,3 m hoch) mit 20 Betten nahm

89   Das Städtische Krankenhaus St. Jacob in Leipzig (1869–1870). Blick aus der Vogelschau. Im Vordergrund das umgebaute Waisenhaus. Holzschnitt, 1871

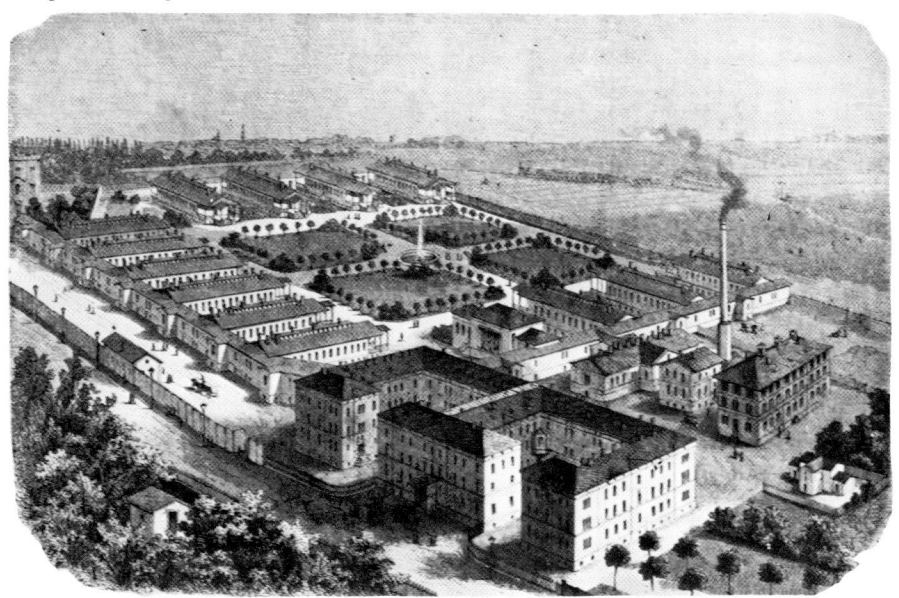

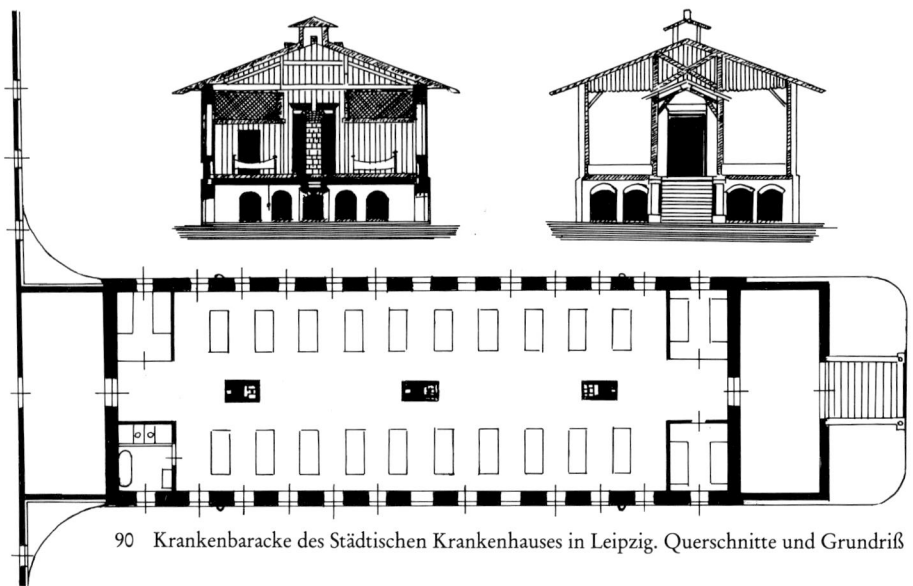

90 Krankenbaracke des Städtischen Krankenhauses in Leipzig. Querschnitte und Grundriß

den ganzen Raum der Baracke ein (Abb. 90). Elf Fenster gaben ihm von zwei Seiten Licht. An der Eingangsseite lag links das Badezimmer mit zwei Aborten, rechts ein zweibettiges Wärter-zimmer. Auf der Gartenseite dienten die beiden kleinen Kammern mit je zwei Betten zur Absonderung von Schwerkranken. An den Saal schloß sich eine Veranda an, von der man über eine Treppe den Garten erreichen konnte. Zusätzlich installierte man eine künstliche Ventila-tion nach den altbekannten Prinzipien der Absaugung der verbrauchten Luft über Boden-öffnungen und Zufuhr erwärmter Frischluft mit Hilfe der Zimmeröfen. Im südlichen Bereich des Geländes errichtete man die Bäderabteilung, die Warmwasserzubereitung und die Dampf-heizungsvorrichtung für einen Teil der Gebäude. Die erste Baracke der westlichen Reihe wurde als Operationshaus benutzt.

Im Jahr 1870 war die erste Ausbaustufe dieses Barackenhauses abgeschlossen; sie hatte 285 000 Taler gekostet. Die folgenden beiden Jahrzehnte brachten einen fast ständig weiteren Ausbau dieser Anlage, so daß sie sich von anfangs 350 auf 1357 Betten verdreifachte. Dabei ließ sich eine Erweiterung des Krankenhauses durch den Zubau von Einzelgebäuden problemlos gestalten.

Man hatte sich in Leipzig zum ersten Mal in Deutschland für ein eingeschossiges dezentrali-siertes System in Leichtbauweise entschieden, das Kranke aller Sparten aufnahm. Mit nahezu überschwenglichem Enthusiasmus feierte man in den damaligen Boulevardblättern die Leip-ziger Krankenhausanlage, und auch die Ärzteschaft war des Lobes voll. Man sah es als ein Musterkrankenhaus an, das man in einer Art nationalistischen Wettbewerbs als leistungsfähiger als das französische Pavillonsystem herausstellte:

»Die jüngsten Fortschritte auf dem Gebiet des Hospitalbaus geschahen in außerordentlich raschem Tempo. Manche Völker vermochten dem schnellen Entwicklungsgang kaum zu folgen. Namentlich gilt das für die Franzosen. Sie hatten zwar in ihrem gegen Ende des vorigen Jahrhunderts zu Paris erbauten Hospital Lariboisière eine Art Musterkrankenhaus als Repräsentant des ›Pavillonsystems‹ hergestellt; doch blieben sie schließlich zurück. Dagegen sorgte Deutschland einestheils für seine verwundeten Krieger sowohl im Jahre 1866 als auch in noch größerer Ausdehnung im Jahre 1870 bei Ausbruch des Kriegs durch schleunige Erbauung großartiger Barackenhospitäler, in welchen der Hauptbedingung baldiger Genesung, d.i. der Zuführung reiner Luft, in ausgiebigster Weise Rechnung getragen wurde. Anderntheils adoptirte man, was bis dahin noch nirgends geschehen war, dieses Barackensystem bei uns auch im Hospitalbau für die Civilbevölkerung.«

Neue Krankenhäuser der siebziger Jahre

Das Städtische Krankenhaus Moabit (1872–1873)

Eine noch weitergehende Lösung der Dezentralisation schuf die Berliner Stadtverwaltung mit der Gründung eines Krankenhauses für Seuchenkranke. Unmittelbarer Anlaß war eine Pockenepidemie in Berlin 1871, die knapp 20 000 Menschen erfaßte. Unter der Federführung des Stadtbaumeisters Hermann Blankenstein baute man auf einer Heidefläche im Stadtteil Moabit im Winterhalbjahr 1871/1872 ein sogenanntes ›Baracken-Lazarett‹ für nicht weniger als 720 Kranke. Man entwickelte auch hier nach dem Vorbild des nordamerikanischen *Mower-Hospitals* bei Philadelphia einen ovalen Grundriß mit 16 Krankenbaracken, einem Verwaltungsgebäude, dem Küchen- und Wäschereigebäude, einem Leichenhaus, einem Maschinengebäude und dem Pförtnerhäuschen (Abb. 91). Ein Desinfektionshaus folgte zwei Jahre später, 1873. Die Baracken reihte man in einem Abstand von 17,5 Metern auf, die beiden gegenüberliegenden Reihen trennte ein knapp 70 Meter breiter Hof. Man baute diese Baracken etwas stabiler als die von Leipzig in gemauertem Fachwerk, um Feuergefahr vorzubeugen und die Heizmöglichkeiten zu verbessern. Die Innenwände der 30 Betten enthaltenden Säle wurden mit Brettern verschalt, die man mit einer Ölfarbe strich.

Schon im Laufe der siebziger Jahre entwickelte sich das Moabiter Seuchenlazarett zu einem Allgemeinen Krankenhaus, da die städtische Krankenhausverwaltung in Berlin 1875 den Entschluß gefaßt hatte, Platz für den wachsenden Bettenbedarf zu schaffen.

Die 1873 nach den Plänen des Verwaltungsdirektors H. Merke gebaute Desinfektionsanstalt ermöglichte zum ersten Mal in Deutschland die Desinfektion infizierter Kleidung, Wäsche, Bettzeug und sonstiger Gegenstände durch trockene Hitze. Sechs Jahre später (1879) wurde nach einem weiteren Entwurf Merkes eine weitere große, mit einer begehbaren Kammer ausgestattete Desinfektionseinrichtung gebaut (Abb. 92), mit der Robert Koch zusammen mit seinem ehemaligen Assistenten Gustav Wolffhügel im Jahre 1880 bakteriologische Experimente durchführte. Sie ergaben, daß man statt der Heißluftdesinfektion die Sterilisation mit gesättigtem Wasserdampf im Autoklaven für die Verbandsmaterialien, Operationstücher, Tupfer und

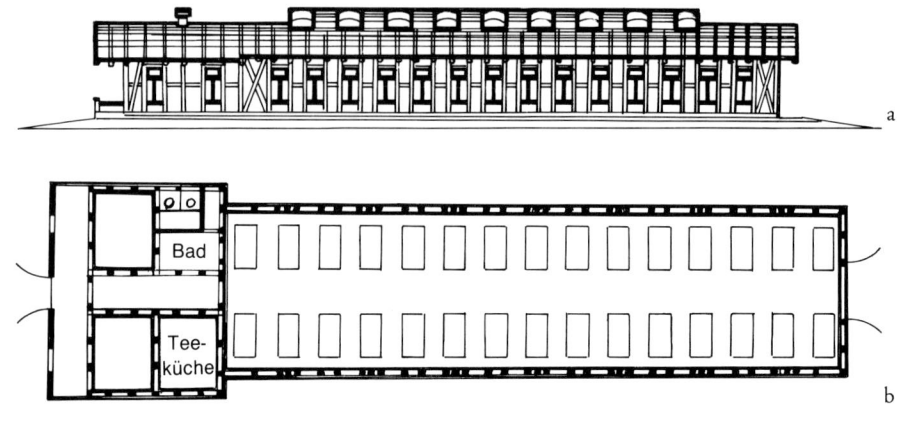

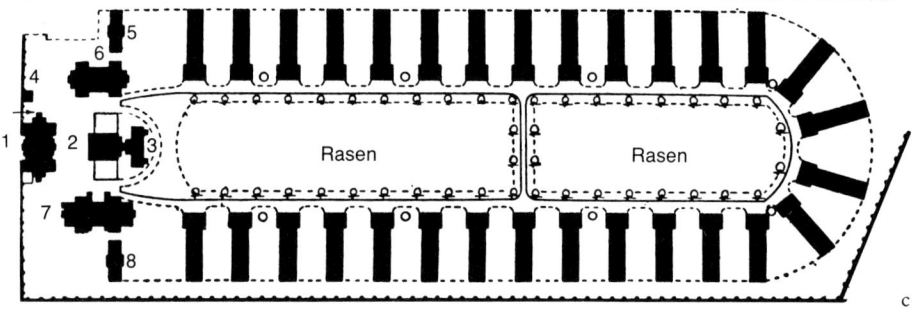

91 Das Krankenhaus in Berlin-Moabit (1871–1872); a) Ansicht und b) Grundriß einer Krankenbaracke sowie c) Lageplan.
1 Verwaltungsgebäude und Eingang 2 Maschinenhaus 3 Desinfektionshaus 4 Pförtner 5 Eiskeller 6 Kochküche 7 Waschküche und Apotheke 8 Vorräte

Kittel in den Krankenhäusern empfahl. Einen derartigen Hochdruckdampfsterilisator benutzte wohl dann erstmals Friedrich von Trendelenburg 1882 in der neuen Chirurgischen Universitätsklinik in Bonn (1877–1883; vgl. S. 167). Seit 1886 findet man solche Apparate im Kölner Bürgerhospital und wenig später mit dem Wechsel des überragenden Krankenhaushygienikers Curt Schimmelbusch von Köln nach Berlin in der Berliner Chirurgischen Universitätsklinik, die seit 1882 von Ernst von Bergmann geleitet wurde.

Daß aber schließlich die Krankenhausanlage von Moabit in der ganzen Welt bekannt wurde, verdankt sie dem Internisten Heinrich Curschmann, der von 1876 bis 1880 ärztlicher Direktor dieses zweiten Berliner Städtischen Krankenhauses war. Seine Erfahrungen führten nach seiner Berufung nach Hamburg als Direktor des dortigen Städtischen Krankenhauses St. Georg zum Neubau des größten städtischen Krankenhauses im Pavillonstil im Hamburger Vorort Eppendorf (vgl. S. 183 f.).

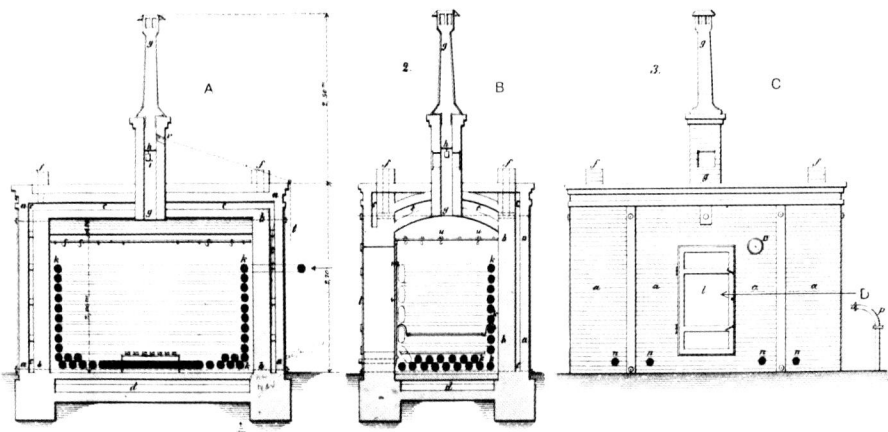

92 Desinfektionsapparat zur Entkeimung der Wäsche im Desinfektionsgebäude der Krankenanstalt Moabit in Berlin (1879) nach einem Entwurf des Verwaltungsleiters H. Merke

Zwei neue Krankenhäuser für Dresden

Im Gegensatz zu den ersten drei beschriebenen Pavillonkrankenhäusern von Berlin und Leipzig verfolgte man anderswo in Deutschland keine so extreme Dezentralisation. Beispielsweise baute man das neue Stadtkrankenhaus in Dresden von 1870 bis 1878 in einem sogenannten ›Kombinationsstil‹, indem man die hochgeschossige Korridorbauweise mit eingeschossigen Krankenpavillons verband. Der verantwortliche Architekt, Stadtbaudirektor Theodor Friedrich, setzte in den Mittelpunkt der Anlage, die auf dem Gelände des schon vorhandenen Stadtkrankenhauses, eines ehemaligen Adelspalais', errichtet wurde, einen dreiflügeligen, massiv gebauten Mehrgeschoßbau, der mit Pavillongebäuden verbunden wurde. Im Zentralbau richtete man nach dem bewährten Bamberger Muster im Längsflügel größere Krankenzimmer mit sieben Betten in Verbindung mit Sanitärräumen ein; kleinere Krankenzimmer lagen in den Quertrakten. In diesem Gebäude fanden auch die Badeabteilung, der Operationssaal mit einem Instrumentenraum und Arzträume Platz. Sechs Bettenpavillons ergänzten auf der Ost- und Westseite das Hauptgebäude. Die eingeschossigen Krankengebäude ähnelten den Pavillons der Berliner und Leipziger Anlagen, waren jedoch massiv gebaut. Auf der Eingangsseite des 28 Betten umfassenden Krankensaales reservierte man kleine Vorräume für schwerkranke und zu isolierende Patienten; rückwärts richtete man die sanitären Räume mit Wasserspültoiletten ein.

Wie es damals für die deutschen Pavillonkrankenhäuser charakteristisch war, trug der Krankenpavillon noch einen Dachreiter mit zusätzlichen Lüftungsklappen. Die einzelnen eingeschossigen Gebäude standen durch eine Galerie, die man wegen besserer Luftzufuhr halb unter die Erde gelegt hatte, mit dem Kellergeschoß des Mutterhauses in Verbindung. Diese überdachten Galerien berührten an der Kopfseite die auf einem Sockelgeschoß erhöht stehenden Bettenhäuser. Wie schon im Hauptgebäude, das über eine umfangreiche Installation zur mechanischen

Lüftung verfügte, hatte man auch die Pavillons neben der normalen Fensterlüftung mit einer ausgefeilten Lüftungsanlage versehen.

Der Stadtbaumeister Friedrich baute wenig später von 1876–1879 für den Albert-Verein, eine von der sächsischen Kronprinzessin Carola 1867 gegründete Frauenvereinigung vom Roten Kreuz, ein weiteres, mit 200 Betten fast gleichgroßes Krankenhaus in Dresden. Die Gesamtanlage dieses Krankenhauses mit Hauptabteilungen für Chirurgie und Innere Medizin wurde wesentlich weiträumiger konzipiert. Hinter dem dreigeschossigen Hauptgebäude mit Büros, Poliklinik, Operationssaal und verschiedenen Sitzungsräumen sowie dem Zimmer der Oberin plazierte man wie die Glieder einer Kette zwei- und eingeschossige Krankenpavillons. In der langgezogenen rechteckigen Anlageform zeigen sich Ähnlichkeiten mit einem Entwurf für das Städtische Krankenhaus in Wiesbaden durch den Baumeister E. Plage. Er hatte gleichfalls an die vordere Seite eines Rechtecks ein Verwaltungsgebäude vorgeschlagen, unter dem sich die Pavillons aufreihten (vgl. Abb. 93).

In der Mittelachse befanden sich die Küche, das Kesselhaus und die Waschküche. Die vorderen beiden Bettenhäuser legte man mit kleinen Krankenräumen an der Seite eines Flures in der herkömmlichen Art an. Die vier rückwärtigen Pavillons, die nur über ein Geschoß verfügten, umfaßten jeweils zwei Säle mit 12 Betten. In der Mittelachse lagen die sanitären Einrichtungen. Am Ende der Mittelachse errichtete man wiederum ein zweigeschossiges Bettengebäude, in dem auch der Operationsraum beheimatet war. Das Wirtschaftsgebäude mit der Badeabteilung erstellte man wie das benachbarte Kesselhaus im Mittelteil des bebauten Areals, das die Form eines länglichen Rechtecks hatte. Auch hier vermittelten abgesenkte Gänge die Kommunikation zwischen den einzelnen Gebäuden. Nur das Schwesternhaus und die Pathologie hatte man etwas außerhalb des inneren Krankenhauskomplexes auf der rechten Parkseite hinter dem Verwaltungsgebäude unverbunden gelassen.

Der Neubau des Städtischen Krankenhauses in Wiesbaden

Unter der Vielzahl der in den siebziger Jahren des 19. Jahrhunderts errichteten Neubauten nimmt das Städtische Krankenhaus in Wiesbaden aufgrund der selbst für die damalige Zeit ungewöhnlich langen Vorplanung eine Sonderstellung ein. Nachdem schon 1850 öffentlich auf die Mängel des 1789 erbauten Krankenhauses hingewiesen worden war, legte der Wiesbadener Stadtbaurat Karl Hoffmann 1863 die ersten konkreten Pläne für einen Neubau vor. Nach diesen Entwürfen sollte das bisherige unter staatlicher Aufsicht stehende Krankenhaus entweder an anderer Stelle außerhalb der Stadt auf einem knapp 40 000 Quadratmeter großen Gelände neu errichtet oder das bisherige ›Civil-Hospital‹ gänzlich renoviert werden. Man entschied sich für einen Neubau, über dessen Realisation dann aber nicht weniger als 15 Jahre ins Land gingen.

Die grundsätzliche Frage nach einer Sanierung des bisher bestehenden Krankenhauswesens war in Wiesbaden deshalb wesentlich früher als in anderen Orten drängend geworden, weil schon seit der Biedermeierzeit die Anstalt durch zahlreiche Kurgäste, die erkrankten oder die bereits krank eintrafen, stark in Anspruch genommen wurde. Darüber hinaus stand das alte Krankenhaus, unmittelbar am Kochbrunnen gelegen (vgl. Abb. 15), einem weiteren, schon zu Beginn des 19. Jahrhunderts als dringend empfundenen Ausbau der Kureinrichtungen im Wege.

Die ersten Entwürfe für den Krankenhausbau stammten von dem Baumeister E. Plage, der sie 1873 publizierte. In seinem endgültigen Plan stellte er die Krankenpavillons längs von Nordwesten nach Südosten leicht gegeneinander versetzt hintereinander (Abb. 93). Sie bestanden aus einem Kopfbau mit kleinen Räumen für verschiedene Dienste und dem großen Krankensaal mit acht Betten. Am oberen Ende des Rechtecks sollte das Verwaltungsgebäude mit Seitenflügeln für Privatstationen, dahinter die Kapelle liegen, am unteren Ende der Operationssaal und daran in der Mittelachse weiter anschließend: Kochküche, Kesselhaus und Waschküche. Außerhalb dieses Pavillonareals ordnete Plage im äußersten Nordwinkel eine separate Baracke für die Geburtshilfliche Abteilung an.

Die anschließenden Beratungen der Wiesbadener Stadtväter mit den Medizinprofessoren Esmarch und Virchow hatten zur Folge, daß man den Plageschen Entwurf ablehnte. Trotzdem scheint dieser Vorschlag überregional beachtet und geschätzt worden zu sein, denn einiges davon kann man in dem wenig später vollendeten Carola-Krankenhaus von Dresden wiedererkennen.

In Wiesbaden ließ man anschließend einen öffentlichen Bauwettbewerb ausschreiben, der bestimmte Vorgaben für eine 186 Betten umfassende Anstalt mit zwei zweigeschossigen Pavillons (einem für Innere Krankheiten, einem für Venerische und Hauterkrankungen sowie fünf einstöckige Pavillons für Chirurgie, Geburtshilfe, Typhus, Pocken, Infektionskrankheiten) umfaßte. Hinzu kamen Verwaltungsgebäude und Wohnungen für die Ärzte. Man hielt eine Krankenanstalt in dieser Größenordnung für eine Stadt von etwa 47 300 Einwohnern (1879) für angemessen. Den Wettbewerb gewannen 1874 die Berliner Architekten Martin Gropius und Heino Schmieden, die mit dem Krankenhaus ›Im Friedrichshain‹ in Berlin als Experten für Anstaltsbauten bekannt geworden waren. Gropius und Schmieden gliederten die Anlage

93 Zwei Entwürfe für den Neubau des Städtischen Krankenhauses in
    Wiesbaden von dem Baumeister E. Plage, 1873

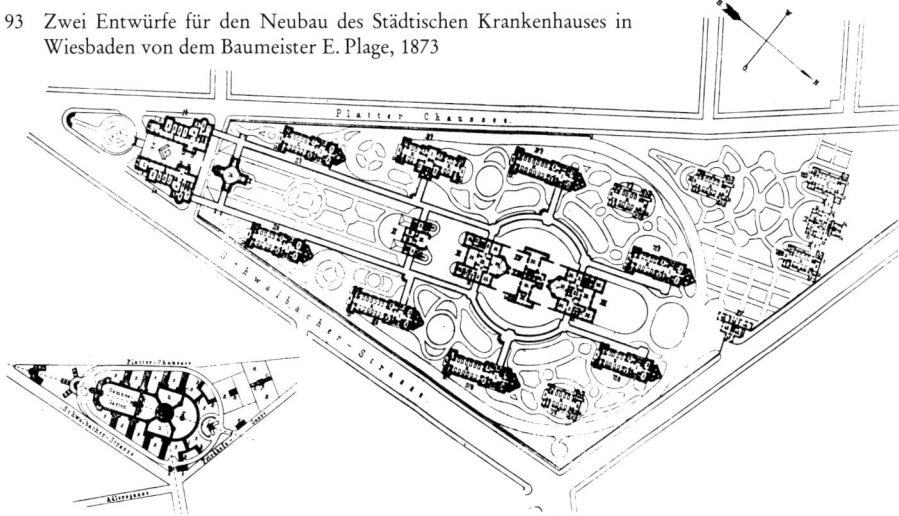

in nicht weniger als 14 Einzelgebäude auf. Die Verbindung zwischen der Verwaltung, den Krankenpavillons und Wirtschaftsgebäuden bestand nur aus Gartenwegen. Die eingeschossigen Bettengebäude sollten nach dem Grundrißschema der Berliner ›Evacuationsbaracke‹ als Doppelpavillon in Nord-Südrichtung gebaut werden.

Aber auch dieser preisgekrönte Entwurf wurde im Laufe der zwei Jahre bis zum endgültigen Baubeginn noch mehrfach aus Kostengründen geändert und nur teilweise realisiert. So verzichtete man bei der endgültigen Bauausführung von 1877–1878 in den beiden zweigeschossigen Bettengebäuden für die Dermatologie und Venerologie sowie die Innere Medizin auf große Krankensäle. Kleine Kranken- und Funktionsräume lagen seitlich eines Korridors; an den Enden befand sich quer zur Längsachse ein größeres Krankenzimmer, das nur noch an den Schmalseiten von zwei Seiten Tageslicht bekam. Weiterhin vollendete man neben den beiden zweistöckigen Bettenhäusern in der Mittelachse des Geländes das Verwaltungsgebäude sowie einen chirurgischen Doppelpavillon mit einem Operationssaal und einen Infektionspavillon für Typhuskranke. Etwa 190 Kranke konnten damit in den drei Abteilungen für Chirurgie, Innere Medizin und Infektionskrankheiten dieses Krankenhauses, das 1880 in das Eigentum der Stadt Wiesbaden übergegangen war, aufgenommen werden. Für die Wäscherei und Küche baute man hinter dem Hauptbau ein eigenes Haus. Man gliederte anfangs dieses Krankenhaus nach der Art der Erkrankung des Patienten und verzichtete darauf, die Frauen- und Männerstationen in verschiedene Gebäude zu legen.

Die weitere Krankenhausentwicklung in Wiesbaden war, wie bei vielen Städtischen Krankenhäusern der achtziger und neunziger Jahre, durch eine fortwährende Erweiterung und Änderung der Anlage gekennzeichnet. Im Jahre 1883 entstand eine Holzbaracke für die Pockenstation, 1889–1891 ein dreigeschossiger Pavillon für die Privatstation und ein zweigeschossiges Gebäude für die Psychiatrische Abteilung.

Es kam bei der Ausführung der Wiesbadener Anstalten im Laufe der verschiedenen Bauphasen ein sogenannter ›Mischstil‹ zum Tragen, der den altherkömmlichen Korridorbau mit dem ein- bis zweigeschossigen Bettenhaus und der Krankenbaracke verband. Durch die zögernde Inangriffnahme der von Gropius und Schmieden vorgelegten Planung entstand keine in sich abgeschlossene Krankenhausanlage. Sie bot aber die Möglichkeit, in den nächsten Jahrzehnten sich von Fall zu Fall für weitere Zubauten, die dem Wandel der Medizin entsprachen, zu entscheiden.

Der Krankenhausbetrieb zwischen Dezentralisation und Zentralisation

Bereits mit der Vollendung der ersten Allgemeinen Krankenhäuser im Pavillonstil erkannte man, daß diese Anstalten in ihrer baulichen Unterhaltung, Ausstattung und Betriebsführung sehr viel mehr finanzielle Mittel, steigende Personal- und andere Folgekosten mit sich brachten, als man das bisher gewohnt war. Man begann deshalb sogleich nach Kompromissen in der Bau-

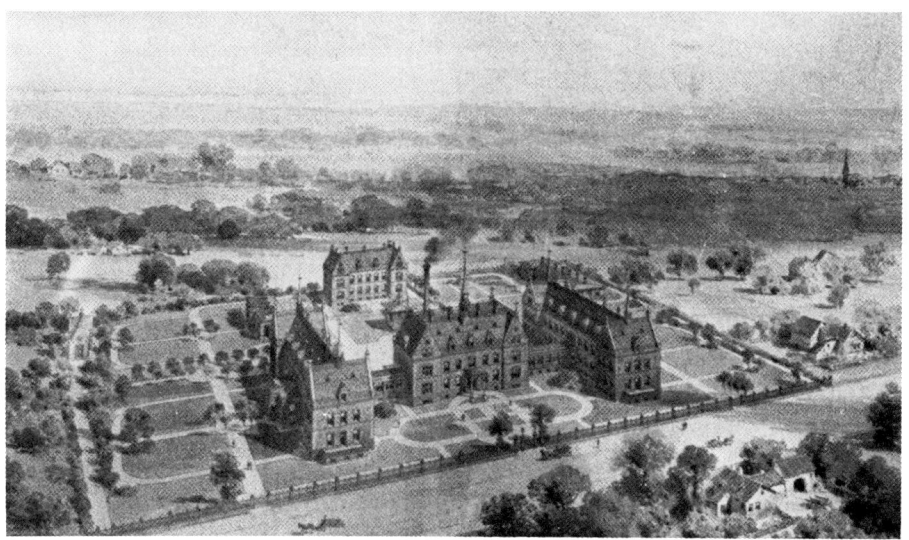

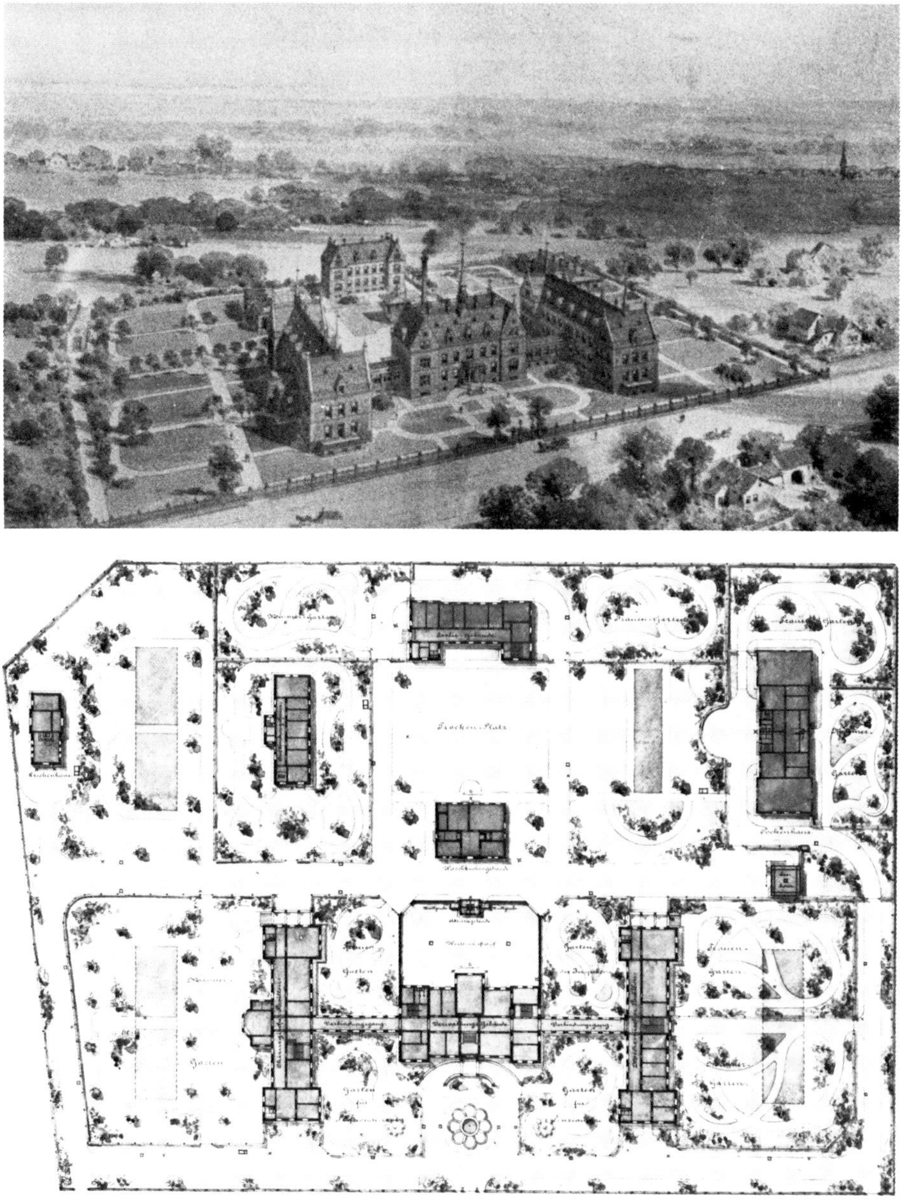

94 Das Städtische Krankenhaus in Lübeck (1885–1887). Ansicht aus der Vogelschau und Lageplan. Lithographie und Aquarell, 1888. Stadtarchiv Lübeck und Stadtkrankenhaus Süd, Lübeck

art zu suchen, die nicht so kostspielig zu Buche schlugen. Schon bald lagen für mittelgroße Krankenhäuser bis zu 400 Betten in Deutschland in den achtziger Jahren des 19. Jahrhunderts bauliche Konstruktionen vor, die die Errungenschaften des Pavillonsystems mit einer kompakteren Blockbauweise zu verbinden suchten. Man legte wieder die Pflegestationen in mehrgeschossigen Blöcken über- anstatt nebeneinander und verzahnte sie mit Korridorgebäuden für die Betriebszentren (Verwaltung, Wäscherei, Werkstätten etc.). Man bevorzugte solche Lösungen bei den neuen kommunalen Krankenhäusern wie in Lübeck (1885–1887), in Worms (1886–1888) und in Frankfurt am Main (1885–1892) sowie beim Neubau des Diakonissenkrankenhauses in Kaiserswerth (1885–1888). Eine solche ›Blockbauweise‹ kam zuerst bei den Hauptgebäuden mit den Abteilungen für Innere Medizin und Chirurgie zum Tragen, die man mit ein- und zweihüftigen Fluranlagen versah. Bei Ausbaubedarf hängte man zu beiden Seiten pavillonähnliche Anbauten mit den großen licht- und luftdurchfluteten Krankensälen an, wie es bei den kleinen neuen Kreiskrankenhäusern häufig der Fall sein sollte.

In Lübeck war man sich schon seit 1872 darüber klar, daß für das Städtische Krankenhaus ein Neubau erstellt werden müsse. Seit ihrer Gründung (1851) war diese Anstalt notdürftig in einem an den Lübecker Dom angebauten Flügel untergebracht. Man baute schließlich von 1885 bis 1887 ein völlig neues Krankenhaus mit sechs Gebäuden nach den Plänen des schon bekannten Heino Schmieden, eines der inzwischen wohl erfahrensten Krankenhausarchitekten seiner Zeit, auf einem 30 064 Quadratmeter großen Stadtrandgrundstück an der Kronsforder Allee für 220 Kranke (Abb. 94). Die beiden großen klinischen Fächer, Innere Medizin und Chirurgie, fanden jeweils in einem eigenen Gebäude zu beiden Seiten des Verwaltungstraktes Platz. Man zog die Bauten über einem Sockelgeschoß zweistöckig hoch und verband sie mit einer offenen unterkellerten Verbindungsgalerie. Hinter diesen drei an der Straßenfront gelegenen Gebäuden errichtete man im Süden das Pockenhaus, im Norden die Entbindungsklinik. In der Mittelachse lagen noch die Wäscherei und die Infektionsabteilung und im Norden, am Ende des Geländes, die Pathologie und der Eiskeller. Erstaunlicherweise handelte es sich bei den Klinikgebäuden um Korridoranlagen, die mit Ausnahme des Pockenhauses in herkömmlicher Weise einen nordseitig verlaufenden Flur hatten.

Die Planungen für das Stadtkrankenhaus in Worms hatten eine ebenso lange Vorlaufphase und gingen bis 1875, als von dem Wormser Spitalarzt Raiser eine Denkschrift über die hygienisch unhaltbaren Zustände im 1772/73 gebauten Bürgerspital publiziert worden war. Doch erst im Jahre 1885 lag ein Entwurf für ein neues Bürgerkrankenhaus aus der Hand des Architekten Karl Hoffmann mit zweigeschossigen Bettenpavillons vor, der das Einverständnis des Wormser Magistrates und der Großherzoglich-Hessischen Landesregierung fand. Die danach ausgeführte Krankenhausanlage behielt das schon bekannte Schema bei: Verwaltungs- und Wirtschaftsgebäude lagen in der Mittelachse, die Krankenbauten standen an den beiden Rändern des rechteckigen, etwa 23 000 Quadratmeter großen Geländes. Bis 1888 waren das zweigeschossige Verwaltungsgebäude mit einer Durchfahrt, drei als Doppelpavillons angelegte Bettenhäuser und das Wirtschaftshaus mit dem Badehaus und der Heizungsanlage vollendet.

Die Wormer Krankenpavillons folgen dem von Gropius und Schmieden in Deutschland erstmals bei der Berliner ›Evacuationsbaracke‹ entwickelten Muster, indem zu beiden Seiten einer

Mittelachse gleichgroße Krankensäle angelegt wurden. In Worms führte man die Bettentrakte zweigeschossig und den Mittelteil dreigeschossig aus. Allerdings senkte man das Untergeschoß unter Straßenniveau ab. Im Gegensatz zu den Krankensälen im ersten Stockwerk sollten im Souterrain nur im Notfall Kranke aufgenommen werden. In den beiden Stockwerken lagen auf jeder Seite zwei Säle mit 12 Betten, hinzu kam noch ein sechs Betten umfassender Saal im zweiten Geschoß des Mittelbaus. Vor dem großen Krankensaal befanden sich ein Pflegerzimmer und die sanitären Räume, am äußeren Ende noch zwei Einzelzimmer, dahinter ein Tagesraum und die anschließende Terrasse. Beheizt wurden die Räume durch eine Niederdruckheizung. Das Ventilationssystem bestand aus natürlichen Lüftungsmöglichkeiten über die Fenster und einen Dachfirst sowie einer künstlichen Lüftung, für die ein großer Saugschlot in die Mitte des Gebäudes eingebaut worden war.

Für das 250 Betten große neue Krankenhaus der Diakonissenanstalt in Kaiserswerth bei Düsseldorf schuf der Berliner Architekt A. von Behr auf einem 5000 qm großen Grundstück eine äußerst weiträumige Anlage, die aus fünf Gebäuden bestand. Das Verwaltungs- und Wirtschaftsgebäude im neugotischen Stil verband man durch eine teilweise offene Galerie mit den weiter zurückliegenden Krankengebäuden für Erwachsene und für Kinder. Am nordöstlichen Ende des Geländes legte man ein Isolierhaus in Form eines Doppelpavillons und ein Leichenhaus an.

Kleinere Krankenhäuser behielten in der Regel in ihrer rechteckigen Bauweise die herkömmliche Korridorbauweise bei, aber man trug doch dafür Sorge, daß die Krankenzimmer an den Flügelenden lagen. Eine recht annehmbare Lösung, die die damaligen hohen Ansprüche an Licht und Luft im Krankenzimmer nicht in Frage stellte, entwickelte der Baumeister Hesse für das Städtische Krankenhaus in Langensalza (1882–1883), das von dem Rittergutsbesitzer Rudolf Weiss gestiftet worden war und 30 Kranke stationär versorgen konnte.

Bei dem Kreiskrankenhaus zu Dessau vollendete man in einer ersten Baustufe von 1886–1887 ein Korridorkrankenhaus für 100 Betten, an das später zwei Pavillons auf beiden Seiten für je 45 Betten angefügt werden sollten. Auf den ersten Blick erscheint dieses Krankenhaus, für das die Berliner Architekten Heino Schmieden, Viktor von Weltziens und Rudolf Speer die Pläne zeichneten, für die damalige Zeit sehr konventionell (Abb. 95). Doch man setzte trotz der Beibehaltung des Flurs die Bettenflügel deutlich vom zweigeschossigen Haupthaus durch einen halboffenen Verbindungsgang ab. Auffallend sind für ein Kreiskrankenhaus dieser Zeit noch die zentral angelegte Kapelle in der Mittelachse und die beiden Pensionärszimmer. In ähnlicher Weise plante das Berliner Architektenbüro Schmieden und Speer auch das kleinere Kreiskrankenhaus in Ballenstedt (1892). Man baute in einer ersten Phase ein zweistöckiges Korridorhaus, an das später beidseitig flache Krankenpavillons angebaut werden sollten.

In der Main-Metropole Frankfurt legte der Baumeister Behnke für das neue Stadtkrankenhaus 1883 einen dezentralisierten Entwurf vor, der vier zweistöckige Gebäude für Chirurgie und Innere Medizin, ein dreiflügeliges Gebäude für Dermatologie und Venerologie sowie einen zweigeschossigen Pavillon für infektionskranke Patienten vorsah (Abb. 96). Unmittelbar benachbart, jedoch völlig abgetrennt, sollte noch ein ›Blatternhospital‹ errichtet werden. In der Mittelachse des 40 000 Quadratmeter großen Grundstückes gruppierten sich nach Abschluß der ersten Baustufe 1886 hinter dem Verwaltungshaus das Wirtschaftsgebäude, die Klinik für Der-

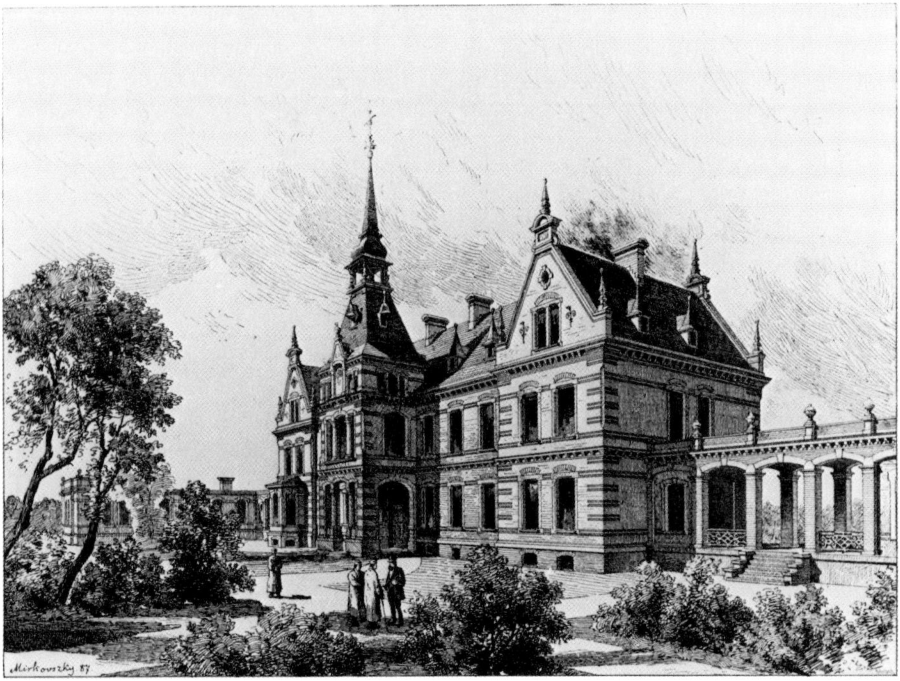

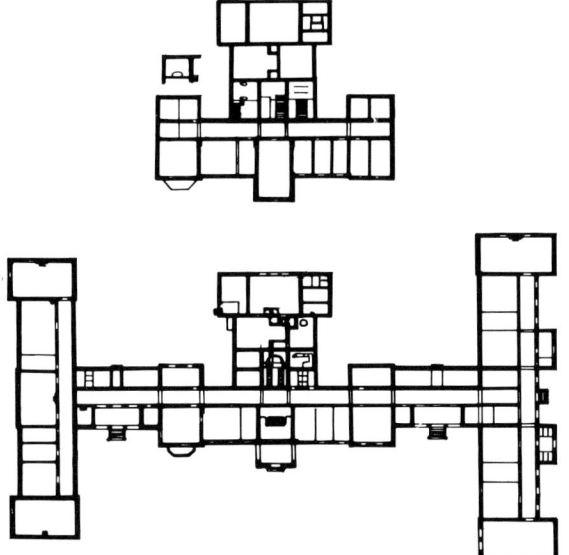

95 Das Kreiskrankenhaus in Dessau (1886–1887). Ansicht. Holzschnitt von Mirkowzky, 1887, und Grundrisse vom Erdgeschoß und vom 1. Obergeschoß

matologie und der Isolierpavillon. Davor waren in einer zweiten, später aber völlig veränderten Baustufe zu beiden Seiten der mittleren Gebäudereihe vier Blockbauten für die Chirurgie und Innere Medizin geplant. Man hatte für die Haut- und Geschlechtskranken einen dreigeschossigen Längstrakt erstellt, an den in Form eines H Seitenflügel mit zwei Stockwerken angefügt worden waren. Nur an den Enden der Seitenbauten richtete man größere Krankensäle mit jeweils zwölf Betten ein, von denen die der ersten Etage die typischen Dachreiter zur zusätzlichen Ventilation aufwiesen. Dagegen wurde der rechteckige, langgestreckte Hauptbau in Korridorbauweise mit kleinen Zimmern angelegt. Der Mitteltrakt mit verschiedenen Funktionsräumen trennte die Frauen- und Männerstationen, die über eigene Treppenaufgänge verfügten. Die Krankenzimmer wurden von dem Kesselhaus mittels einer Dampfluftheizung erwärmt. Für die Ventilationsanlage installierte man im Kellergeschoß eine weitere Dampfmaschine.

Der zweistöckige Isolierpavillon war ähnlich wie die Hautklinik als Dreiflügelanlage mit einer gleichgroßen Männer- und Frauenabteilung konzipiert. Den Mitteltrakt faßten seitlich die Bettenflügel ein, die nach Süden hin jeweils einen Krankensaal mit zwölf Betten beherbergten. Dieses Grundrißschema findet man ebenfalls im ›Blatternhospital‹ wieder. Es war als reines Epidemiekrankenhaus angelegt worden, das neben dem unterkellerten Hauptgebäude noch zusätzlich drei Krankenpavillons, ein eigenes Betriebsgebäude und Leichenhaus bekam.

Die gesamte Planung sah 350 Krankenbetten für das Allgemeine Krankenhaus und 76 Betten für die Infektionsklinik vor. Erst Jahre später, 1891–1893, folgte dann das Gebäude für die

96   Das Städtische Krankenhaus in Frankfurt am Main (1884–1886), baulicher Zustand um 1900. Postkarte

161

Chirurgische Abteilung, das aus einem dreigeschossigen Hauptgebäude und zwei beidseitig angefügten erdgeschossigen Bettenflügeln bestand. Sehr viel Platz räumte man in diesem Klinikbau der Operationsstation ein, die über zwei Operationsräume, ein Zimmer zur Chloroform-Narkose, einen Sterilisationsraum und Verbandszimmer verfügte. Hier kommt deutlich die neue Entwicklung in der Chirurgie von der Antisepsis zur Asepsis zum Ausdruck, die sich seit 1886 durchzusetzen begann und mindestens zwei Operationsräume für notwendig erachtete, um die mit Infektionsprozessen einhergehenden Operationen von den übrigen trennen zu können (vgl. S. 174 ff.). Die Bettenflügel waren durch einen schmalen Verbindungsgang mit dem Zentralgebäude verbunden. Im großen Männersaal rechts konnte man 30 Patienten stationär versorgen. Der linke Krankensaal war unterteilt in eine 14 Betten umfassende Kinderabteilung und eine 18 Betten umfassende Frauenabteilung.

Gartenstädte für die Medizinischen Fakultäten: die Kliniken der Universitäten von Heidelberg, Bonn und Halle als Beispiele

Die Neubauten der Universitätskliniken Heidelberg

Die Vorplanungen zum Heidelberger Akademischen Krankenhaus mit vier Fachabteilungen für Chirurgie, für Innere, für Haut- und Geschlechtskrankheiten und für Augenheilkunde zeigen, welche unterschiedlichen Bauformen in den Jahren des Umbruchs von 1865–1870 zur Diskussion standen, bis man mehrheitlich zur Pavillonbauweise neigte. Die projektierte neue Heidelberger Anlage sollte neben der Krankenversorgung für die Bevölkerung vor allem zur klinischen Ausbildung künftiger Ärzte dienen. Deshalb bevorzugte man wohl in Heidelberg eine mehrgeschossige Bauweise in Verbindung mit einstöckigen Gebäuden für die Chirurgie. Seit dem Jahre 1843 war die Heidelberger Universitätsklinik in dem ehemaligen Jesuiten-konvikt, einem dreigeschossigen Gebäude aus dem 18. Jahrhundert, untergebracht, das schon bald nicht mehr den ärztlichen Ansprüchen genügen konnte. Als 1865 der damalige Klinik-direktor, der Chirurg Karl Otto Weber, einen Neubau dringend empfahl, schlug er noch für die Krankenstationen einen dreiflügeligen Korridorbau nach dem Bamberger Muster vor. Aber schon ein Jahr später beschloß die inzwischen einberufene mehrköpfige Baukommission, die aus den Medizinern Nikolaus Friedrich, Gustav Simon, Franz Knauff, dem Architekten Alfred Bluntschli, dem Baumeister Wilhelm Waag und dem Ingenieur Esser bestand, eine dezentrale Anlageform mit 15 verschiedenen Kranken- und Betriebsgebäuden zu erstellen. Man entschied sich weiterhin, für die verschiedenen klinischen Fächer nach ihren besonderen Anforderungen die bisher für den Krankenhausbau verwendeten Bautypen individuell zu nutzen: eingeschossige und mehrstöckige Pavillons in Kombination sowie eine Mischung von pavillonartigem Krankensaal mit dem herkömmlichen Korridorbau. So entstanden knapp 20 Gebäude, von

97 Das Akademische Krankenhaus in Heidelberg (1869–1876). Ansicht aus der Vogelschau und Lageplan. ▷
    Zeichnung von Anton Schöner, 1886

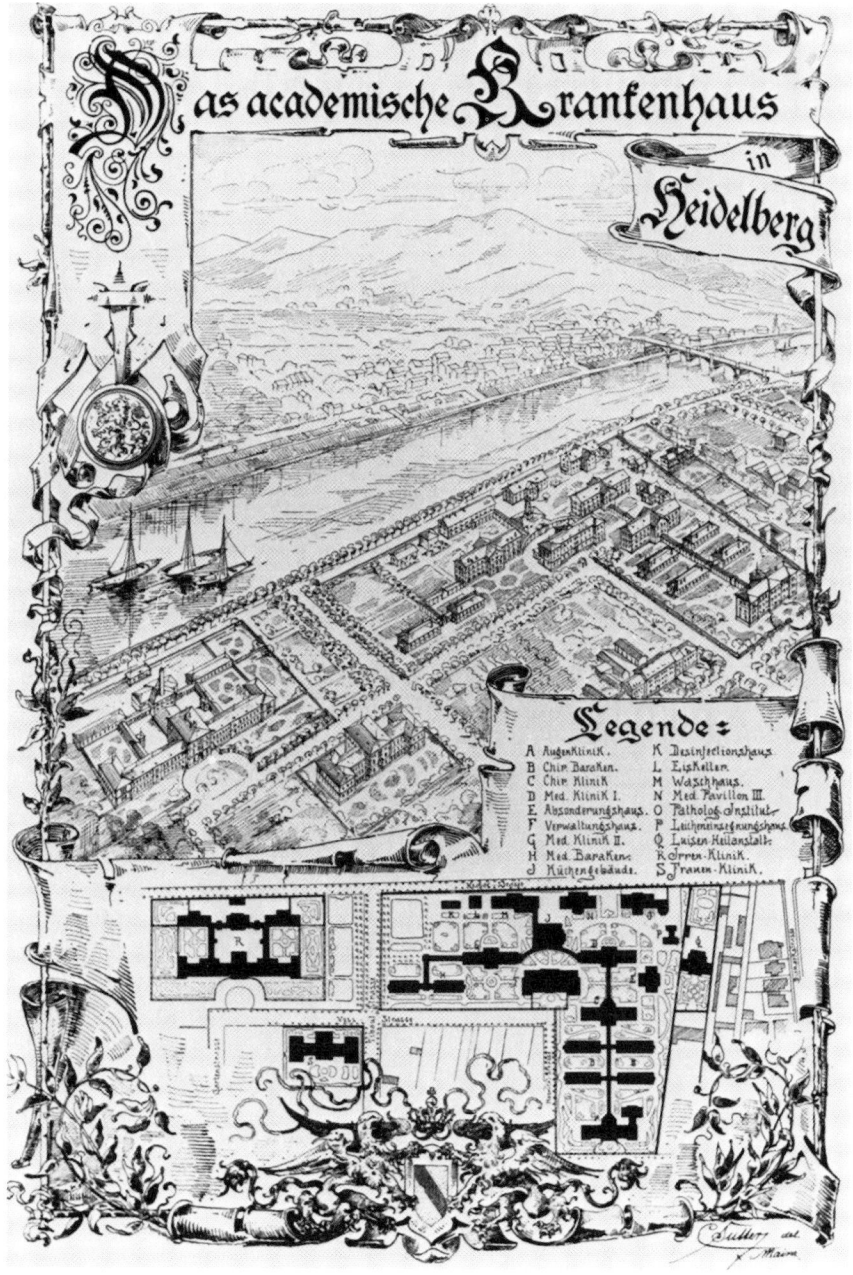

denen nur sechs eingeschossig ausgeführt wurden. Um den Verbindungsgang unter den eigentlichen Krankenzimmern hindurchführen zu können, entschied man sich dafür, »die auf zwei Etagen berechneten Pavillons mit Parterre oder Souterrain zu unterlegen, welche außer den Verbindungsgängen noch die zahlreichen, für den Betrieb erforderlichen Nebenräume aufnehmen kann«.

Für die Anlage des Krankenhauses stand ein winkelförmiges, 38 000 Quadratmeter großes Gelände am Neckar zur Verfügung (Abb. 97). Das Haus für die Verwaltung errichtete man an zentraler Stelle im inneren Winkel. Vorn, auf dem am nächsten zur Stadt gelegenen Grundstücksstreifen, baute man die dreigeschossige Augenklinik. Dahinter lagen zu beiden Seiten einer überdachten Galerie, die in der Augenklinik begann, fischgrätenförmig jeweils zwei Pavillons für die Chirurgische Abteilung, an die sich im gleichen Abstand dreigeschossige Bauten der Chirurgischen und Medizinischen Klinik I anschlossen. Dieser erste Abschnitt der Heidelberger Klinikanlage erinnert an das Militärkrankenhaus in Woolwich. Auf dem länglichen Grundstücksanteil lagen hinter dem Verwaltungsgebäude das Küchengebäude und links davon die Medizinische Klinik II, die mit zwei Baracken durch eine Galerie verbunden war. Am Neckar schloß eine Reihe von Gebäuden das Gelände ab: Pathologie, die III. Medizinische Klinik, das Waschhaus, der Eiskeller und das Desinfektionshaus. Bis auf das Gelände der III. Medizinischen Klinik waren alle Pavillons durch eine überdachte Galerie miteinander verbunden.

Bei den eingeschossigen Pavillons erstellte man für die Chirurgie Säle mit 20 Betten, für die Medizinische Abteilung Säle mit 12 Betten, so daß der Luftraum 40 Kubikmeter in der Chirurgischen Pflegestation und 53 in der Inneren betrug. Die Gebäude waren von Ost nach West ausgerichtet; dadurch gingen die Fensterbänder nach Süden und Norden. Die Pavillons verfügten über Wärmeküche, Badezimmer und Toiletten, kleine Isolierräume und eine Terrasse zur Freiluftbehandlung, so daß sie notfalls völlig unabhängig vom übrigen Klinikbetrieb bestehen konnten.

In dem dreigeschossigen Blockbau der Chirurgischen Abteilung fand man in der Grundrißgestaltung einen guten Kompromiß zwischen dem alten Korridorprinzip und dem neuen Pavillonsystem. Über dem Erdgeschoß, in dem Funktions- und Personalräume eingerichtet waren, lagen in der ersten und zweiten Etage Krankenzimmer zu beiden Seiten eines in der Mittelachse ausgebauten Operationssaals mit einem dreiseitigen Glasvorbau auf der Nordseite. Dabei lagen im linken Flügel an der Seite eines Nordflurs kleinere Zweibettzimmer, im rechten jedoch ein großer Krankensaal mit neun Betten ohne Flur.

Für die Gebäude der Inneren Medizin hatte man auf jeder Etage in beiden Seitenflügeln einen großen Krankensaal mit elf Betten eingerichtet. Im breiten Mittelteil lagen das Treppenhaus und Nebenräume. Die dritte, am Neckar gelegene Klinik diente als Isolierstation für die Syphilitiker und die Krätzekranken.

Die technischen und sanitären Installationen blieben im Vergleich mit dem Friedrichshainer Krankenhaus hinter den damaligen Möglichkeiten zurück. Geheizt wurde mit einer Luftheizung, die man in Berlin wegen der teuren Wartung nicht gewählt hatte. Die Toiletten rüstete man zwar mit einer Wasserspülung aus, aber diese Spülung wurde nur alle 24 Stunden von einem Wärter bedient, da man den Patienten eine vorschriftsmäßige Selbstbedienung nicht zutraute.

Man verlegte zwei getrennte Wasserleitungen für frisches Trinkwasser und für den normalen Wasserbedarf, der vom eigenen Brunnen geholt wurde. Die zentrale Zubereitung des Warmwassers im Wasserturm am Wirtschaftsgebäude entsprach allerdings dem letzten Stand der damaligen technischen Möglichkeiten.

Die Architektur der dreigeschossigen Krankengebäude wurde noch von klassizistischen Elementen geprägt. Besonders eindrucksvoll war die architektonische Ausführung der die Gebäude verbindenden Galerien. Sie erinnern mit ihrem grazilen Gerüstbau an asiatische Holzbauten. Im Jahre 1876 konnte die Klinik in Betrieb genommen werden. Im Jahre 1878 wurde links auf einem gesonderten Gelände die Klinik für Geisteskranke vollendet, und 1885 folgte in unmittelbarer Nähe der Neubau der 1866 gegründeten Kinderklinik Luisenheilanstalt (Architekt: Krause). Für die Frauenklinik erstellte man von 1881 bis 1883 auf einem benachbarten Gelände ein dreiflügeliges Gebäude, das einen zentralen Korridorbau mit Pavillonanbauten im Osten und Westen verband.

Die bei der Planung der Heidelberger Universitätskliniken so überlegene Verwendung der herkömmlichen Korridoranlage zusammen mit der damals entwickelten eingeschossigen Pavillonbauweise mit den großen, von Wand zu Wand gehenden Krankensälen gibt dieser Anlage einen beispielhaften Charakter. Im Gegensatz zu den schon besprochenen neuen Krankenhäusern von Berlin und Leipzig hatte man in Heidelberg einer dichteren, mehrgeschossigen Bauweise den Vorzug gegeben. Zum ersten Mal hatte man in Deutschland in 15 Jahren von 1869 bis 1883 einen Klinikkomplex vollendet, der den wesentlichsten klinischen Fächern eigene, selbständige Gebäude gab.

Die Neubauten der Universitätskliniken Bonn

An der Bonner Universität war seit den vierziger Jahren die räumliche Situation für die Kliniker besonders beengend. Die Kliniken in den alten Trakten des Schlosses erwiesen sich seit Mitte des 19. Jahrhunderts als nicht mehr ausbaufähig. Die Universität Bonn erwarb deshalb 1865 ein ehemaliges mittelalterliches Festungsgebäude am Rhein für die neu einzurichtenden Kliniken in der Nähe des schon bestehenden St. Johannes-Hospitals, das von 1848 bis 1849 gebaut worden war. Man sah vor, daß die klinischen Disziplinen für Geburtshilfe und Gynäkologie, für Innere Medizin, für Chirurgie und für Dermatologie und Venerologie eigene Gebäude bekamen, die allerdings in einem engen Verbund stehen sollten. Die Pläne erfuhren von den ersten Entwürfen des preußischen Baumeisters August Dieckhoff im Jahre 1867 in der Ausführung der einzelnen Bauabschnitte und Kliniken, deren Vollendung sich bis 1884 hinzog, mehrfache Veränderungen (Abb. 98 a). Zuerst nahm man die Geburtshilflich-Gynäkologische Klinik 1869 in Angriff, die 1872 bezogen werden konnte: ein dreigeschossiges Gebäude mit einem Längs- und zwei Seitenflügeln. Bei der Grundrißplanung und Raumaufteilung hatte der Klinikdirektor, der Geburtshelfer Gustav von Veit, maßgebenden Einfluß. Unter seiner Ägide verzichtete man auf eine Dezentralisation der Klinik und verwirklichte auch keine Zellenbauweise zur Isolierung der Wöchnerinnen, die man damals noch zur Bekämpfung der hohen Ansteckungsgefahr empfahl. Der Medizinprofessor von Veit hatte sich seit 1856 als einer der ersten den Vorstellungen des Wiener Geburtshelfers Semmelweis angeschlossen und erkannte wie er die Ursache des gefürch-

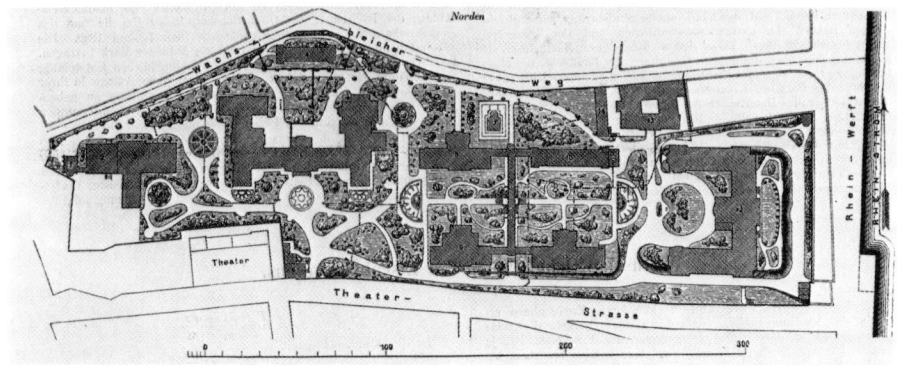

a

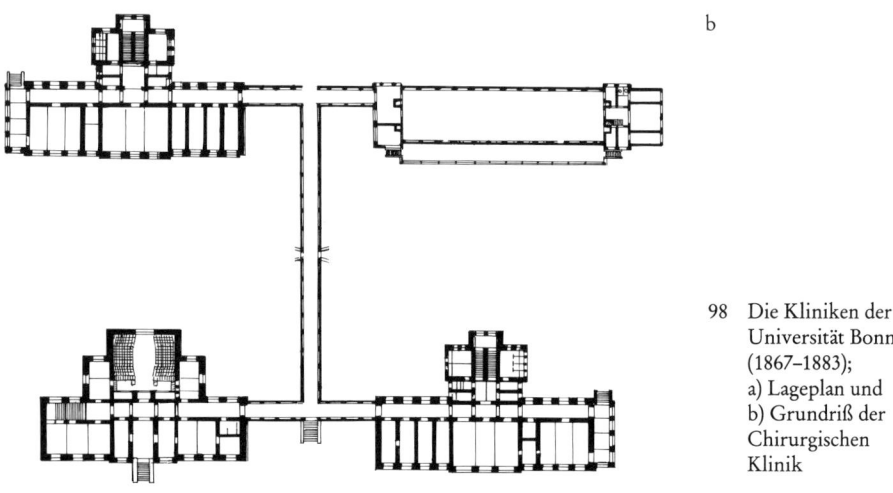

b

98 Die Kliniken der
Universität Bonn
(1867–1883);
a) Lageplan und
b) Grundriß der
Chirurgischen
Klinik

teten Puerperalfiebers in der Kontaktinfektion. Deshalb sah er von Vorkehrungen zur strikten Absonderung der Wöchnerinnen mit Recht ab. Statt dessen führte er strenge Desinfektions-maßnahmen ein.

Die Geburtshilfliche Abteilung mit 62 Betten, die über der Gynäkologischen mit ihren 42 Betten im zweiten Geschoß untergebracht worden war, verfügte über einen großen Opera-tionssaal in zentraler Lage, zwei Entbindungszimmer, Schlafsäle und Aufenthaltsräume für Schwangere sowie eine Reihe von Isolierzimmern. Für diejenigen, die Semmelweis, seine Erkenntnisse und seine frühen Desinfektionsmethoden ablehnten, mußte diese Geburtshilf-lich-Gynäkologische Klinik als ziemlich unmodern gelten. Nicht von ungefähr wies der Wiener

Krankenhaustheoretiker Ludwig Degen noch im Jahre 1884 auf die Gefahren von Puerperalfieberepidemien in dieser Bonner Entbindungsanstalt hin.

Für die Klinik für Innere Medizin mit 78 Betten und für die Dermatologie mit 56 Betten wurde von 1876 bis 1882 nach den Plänen des Baumeisters Jakob Neumann ein dreiflügeliger Gebäudekomplex im Korridorbau errichtet. Der Mittelbau und der östliche Trakt dienten der Medizinischen Klinik, der westliche nahm die Haut- und Syphiliskranken auf. Während im Erdgeschoß Räume für die Lehre und Forschung lagen und sich daneben noch die Frauenabteilung mit 30 Betten befand, richtete man die Männerabteilung im ersten Stockwerk ein.

Im Jahre 1877 begann man mit dem dritten Gebäude, das die Chirurgische Klinik aufnahm und zwischen den beiden anderen Häusern errichtet wurde. Man hatte sich nach den Vorstellungen des damaligen Chirurgieprofessors Wilhelm Busch für eine dezentrale Anlage der Klinik aus vier Gebäuden entschlossen. Bis 1883 verwirklichte man das zweistöckige sogenannte Operationshaus, die beiden Gebäude für die Frauenabteilung und für die Männerabteilung sowie eine Baracke. Das Operationshaus verfügte über ein besonders aufwendig ausgestattetes Amphitheater, das über zwei Stockwerke ging und über 90 Zuhörer aufnehmen konnte. In diesem Gebäude fand auch die Poliklinik Platz. Die beiden Bettenhäuser bestanden aus einem zweigeschossigen Längsbau und einem auf der Nordseite vorgesetzten Anbau. Die nach Süden gelegenen Krankenzimmer erreichte man über einen auf der Nordseite verlaufenden Korridor (Abb. 98 b).

Auffallend ist im Vergleich zu anderen Krankenhausbauten die Anlage von kleinen Krankenzimmern für die Patienten der Chirurgie. Nur in der Mitte jeder Etage befand sich ein größerer Saal mit 10 Betten. Den einzigen für die damalige Zeit üblichen großräumigen Krankensaal richtete man in der Baracke ein (ein Fachwerkhaus über einem Kellergeschoß für nur 24 Betten). Alle vier Gebäude waren durch eine gedeckte Galerie miteinander verbunden und verfügten über Veranden, die von den Rekonvaleszenten benutzt werden sollten. Die Heizungs- und Warmwasserversorgung der Bäder erfolgte, wie es damals schon in anderen Anstalten üblich war, bis auf die Krankenbaracke durch eine in den Kellern der Gebäude aufgestellten Zentralheizung. Die Krankenräume hatten Waschbecken mit Kaltwasserzufuhr; Warmwasser gab es nur an einigen wenigen Stellen im Klinikareal. Die Heizungsanlagen waren mit Ventilationssystemen verbunden. Zusätzlich konstruierte man eine Pulsionsventilation, die in den Sommermonaten mittels Ventilatoren neben der normalen Fensterlüftung den einzelnen Zimmern frische Luft von außen zuführte. Die oberen Stockwerke versah man ebenso wie die Baracke noch zusätzlich mit einer Firstventilation. Die große Aufmerksamkeit, die man auch in Bonn der künstlichen Ventilation schenkte, geht daraus hervor, daß man damit einen Ingenieur aus Berlin, H. Rösicke, beauftragte. Auffallend war außerdem, daß man kupferne Kessel im Verbund mit der Dampfheizung aufstellte, die zur Desinfektion des Verbandzeuges verwandt werden sollten. Sie gehen auf den Chirurgen Friedrich von Trendelenburg zurück, der ein Jahr vor Bauende, 1882, die ärztliche Leitung der Chirurgischen Klinik übernommen hatte. Die Klinik faßte 99 Krankenbetten; davon waren 15 für Kinder vorgesehen. Aber auch in den folgenden Jahren war gerade diese Fachklinik einem ständigen Aus- und Umbau unterworfen. Hervorzuheben ist besonders der 1887–1888 erstellte Verbindungsbau zwischen dem Operationshaus und der Chirurgischen Frauenabteilung, in dessen Keller ein bakteriologisches Laboratorium eingerichtet wurde.

Diese drei großen Bonner Klinikgebäude wurden ergänzt durch eine Isolieranstalt (1880), die allen Fächern zur Verfügung stand, und die Pathologie (1879). Das Wirtschaftsgebäude errichtete man bis 1884 im Norden der Geburtshilflich-Gynäkologischen Klinik direkt an dem vorbeiführenden Wachsbleichenweg. Hier waren die zentrale Wäscherei und die Kochküche für alle Kliniken lokalisiert; darüber hinaus richtete man hier Wohnräume für das Personal ein. Der Koch- und Waschbetrieb wurde schon durchgehend auf Dampfbetrieb ausgerichtet. Von sanitärtechnischer Seite ist noch bemerkenswert, daß die Kliniken mit Wasserspültoiletten versehen, mit Gaslampen ausgestattet und an das Wasser- und Kanalisationsnetz der Stadt Bonn angeschlossen waren. Auch bei dem Bonner Klinikgebäude herrschte im äußeren Erscheinungsbild eine spätklassizistische Fassadenarchitektur vor. Braunrote Blendsteinflächen, durchbrochen von Lisenen und dunklen Streifen, gaben den repräsentativen Bauten eine gewisse Lebendigkeit. Der Kernbestand dieser Kliniken diente im Zweiten Weltkrieg der Medizinischen Fakultät Bonn für die Krankenbetreuung, Lehre und Forschung. Nach ihrer Zerstörung durch Bomben 1944 legte man die Kliniken auf einem großen Gelände des Bonner Venusbergs neu an.

Die Neubauten der Universitätskliniken in Halle an der Saale

Später, dafür aber noch großzügiger, verwirklichte man von 1875 bis 1883 für die Universität Halle an der Saale neben der Anatomie und Physiologie ein ganz neues Klinikareal. Die alte Chirurgisch-Medizinische Klinik, die 1839 am Dom errichtet und 1859 erweitert worden war, entsprach schon in den sechziger Jahren des vorigen Jahrhunderts mit ihren ursprünglich 46 Planbetten für die Internisten und 48 für die Chirurgen nicht mehr den Bedürfnissen von Lehre, Forschung und Krankenpflege. Dieses biedermeierliche Klinikgebäude mitten im Stadtzentrum, das im Schatten des Doms stand, lohnte weder die Sanierung, noch gab es Platz für einen Ausbau. Außerdem sollte das Stadtkrankenhaus in die neuen Universitätskliniken mit einziehen, obwohl die Medizinprofessoren dagegen Bedenken hatten, da sie befürchteten, daß dadurch der Klinikbetrieb mit zu vielen ›asozialen‹ Patienten belastet werden würde. Nach einer kurzen Zeit der Vorplanungen von 1874 bis 1876 entstand auf einem acht Hektar großen Terrain im Osten von Halle eine der damals großzügigsten und leistungsfähigsten Krankenhausanlagen. Insgesamt errichtete man nach den Plänen des Baumeisters A. von Tiedemann vier verschiedene Klinikkomplexe: für Geburtshilfe und Gynäkologie, für Chirurgie, für Innere Medizin, für Augen- und Ohrenheilkunde sowie ein Institut für Pathologie (Abb. 99 und vordere Umschlagklappe).

Die Klinik für Chirurgie, die damals unter der Leitung des prominenten Chirurgen Richard von Volkmann stand, bekam den repräsentativsten Platz des Krankenhausareals zugewiesen. Sie setzte sich aus einem dreiflügeligen Korridorgebäude mit vier Pavillons zusammen. Zahlreiche Wohnräume für das Pflegepersonal richtete man im Keller und in den Seitenflügeln des Erdgeschosses ein. Im Mittelteil auf der Westseite gegenüber dem Vestibül legte man einen amphitheatralisch gestalteten Saal für die Operationen mit Nebenräumen an. Gleichzeitig fanden sich hier Räume zum Mikroskopieren, für die Lehrsammlungen und für die Sprechstunde des ärztlichen Direktors. Im ersten Stock hatte man zusätzlich noch einen großen Kran-

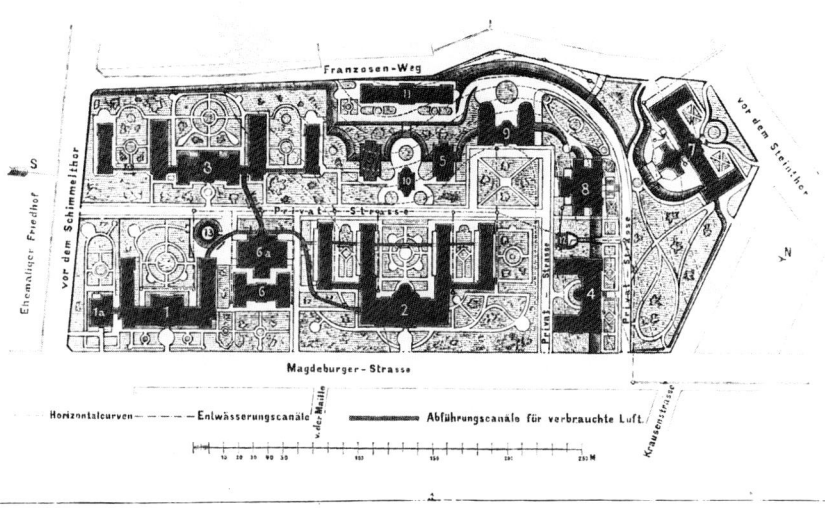

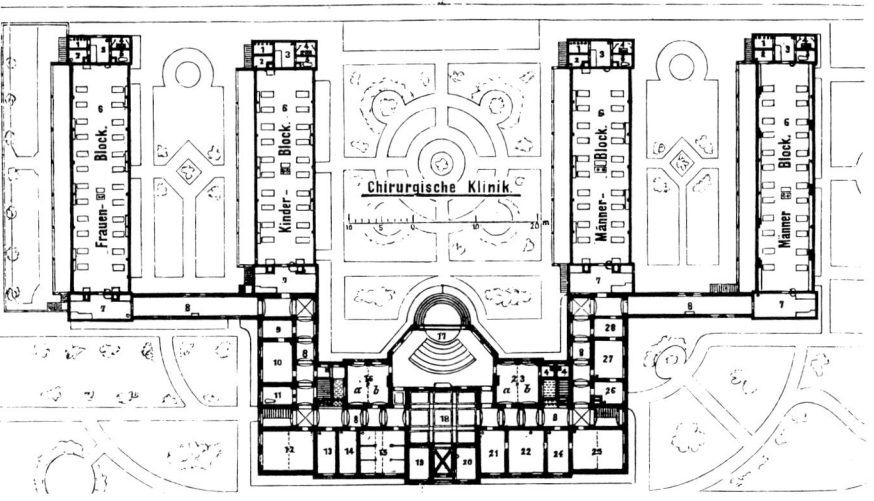

99   Die neuen Kliniken der Universität Halle an der Saale (1875–1883). Lageplan und Grundriß der Chirurgischen Klinik

kensaal als Reserve, einen Hörsaal und Wohnungen für die Assistenzärzte eingerichtet. Die eigentlichen Krankenbetten fanden in den schon erwähnten vier, in leichter Bauweise im Fachwerkstil errichteten Baracken Platz. Zwei waren direkt mit den Seitenflügeln des Hauptgebäudes verbunden, zwei weitere durch Verbindungskorridore erreichbar. Der 24 Betten umfassende Krankensaal nahm fast die gesamte Gebäudefläche ein. Nur vorn im Eingangsbereich lag eine schmale Teeküche, und am rückwärtigen Ende befanden sich die sanitären Einrichtungen. Auf der südlichen Längsseite hatte man breite, durch das überstehende Dach gestützte Sonnenveranden geschaffen. Schon 1879 konnte die Klinik mit ihren 162 Krankenbetten bezogen werden.

Südlich von der Chirurgie und dem Wirtschaftshaus errichtete man die Klinik für Geburtshilfe und Gynäkologie als zweistöckigen Massivbau mit einem Längsbau und zwei Seitenflügeln. Man gliederte die Klinik so, daß in der rechten Hälfte die Geburtshilfe ihre Bleibe fand, während auf der linken, südlichen Seite die Abteilung für Gynäkologie einzog. Die Krankenzimmer hatte man, wie es schon bei den älteren Korridorkrankenhäusern seit 1830 häufig die Regel war, so angelegt, daß sie mit ihren Fenstern nach Süden blickten und über einen an der Nordwand verlaufenden Flur erreichbar waren. Die Zimmer sollten jeweils mit maximal vier Patienten belegt werden. Im ersten Stockwerk lag der Operationssaal wiederum auf der Westseite im Mittelteil. Einen großen Raum für die Entbindungen mit zwei Betten richtete man auf der gleichen Ebene am Ende des rechten Flügels ein. Diese Klinik war auf der Südseite mit einem repräsentativen Haus verbunden, das als Wohnung des ärztlichen Direktors diente. Hier lagen noch neben den Wohnräumen ein Untersuchungs- und ein Wartezimmer.

Die Klinik für die Innere Medizin hatte eine ähnliche bauliche Gliederung wie die für die Chirurgie, allerdings setzte man die Stationen weiter vom Hauptgebäude ab. Nur ein schmaler Korridor stellte die Verbindung zwischen dem Hauptgebäude und den beiden Bettengebäuden her. Zwei weitere Baracken hatte man beidseitig ohne räumliche Verbindung noch im Gartengelände gebaut. Zusätzlich errichtete man in Verlängerung der Mittelachse des Hauptgebäudes in weitem Abstand am Rande des Geländes ein Isoliergebäude für die Kranken, die an ansteckenden Krankheiten litten. Das Hauptgebäude diente vor allem der Poliklinik, Unterricht und Forschung, umfaßte aber auch eine kleine Kinderstation im ersten Stock.

Im Unterschied zu den Baracken der Chirurgie erstellte man die Bettentrakte hier doppelstöckig. Sie verfügten auffallenderweise nicht über den typischen Krankenraum der Pavillonbauweise, sondern hatten einen verhältnismäßig kleinen Krankensaal mit 12 Betten, der auf seiner nördlichen Längsseite von einem Korridor flankiert wurde. Im vorderen Bereich lagen kleinere Zimmer für Isolierfälle und selbstzahlende Patienten. Im Obergeschoß verzichtete man im Bereich des großen Krankensaals auf den Seitenflur. Ansonsten entsprach die räumliche Anordnung der des Erdgeschosses. Der Keller sollte langfristig ebenfalls zur Belegung mit stationären Patienten ausgebaut werden und dann vor allem Krätzekranke, Syphilitiker und Geisteskranke aufnehmen. Im Westen der 1883 vollendeten Medizinischen Klinik mit ihren 179 Planbetten entstand dann noch das Isolierhaus, das zur Trennung in eine Männer- und Frauenstation als Doppelgebäude angelegt worden war. Im Mittelbau befanden sich verschiedene Nebenräume wie Küche, Wartezimmer, Wäschekammern. An den Enden des 12 Betten umfassenden Krankensaals lagen, wie damals auch sonst üblich, die Isolierzimmer, Baderaum und Toilette. Im ausgebauten Keller hatte man noch zusätzlich eine Waschküche installiert.

Für die Augen- und Ohrenklinik errichtete man einen gemeinsamen Bau im Norden der Chirurgie. Es handelte sich um zwei der ersten Fachkliniken dieser Art, da beide Disziplinen damals noch um ihre Selbständigkeit und Herauslösung aus der Chirurgie kämpfen mußten. In

Halle mag es vor allem daran gelegen haben, daß mit dem Augenarzt Alfred Graefe, einem Neffen des berühmten Gründers der Ophthalmologie, Albrecht von Graefe, und dem Ohrenarzt Schwartze zwei herausragende Vertreter ihrer beiden noch jungen klinischen Fächer präsent waren. Das Gebäude war so angelegt worden, daß man Hör- und Operationssaal, die im Mitteltrakt des dreiflügeligen Gebäudes ausgebaut worden waren, gemeinsam benutzte.

Da man in der Augenklinik mit einer hohen Frequenz von Patienten rechnete, gab man ihr 45 Betten. Dagegen verfügte die Ohrenklinik nur über 15 Krankenbetten. Aufgrund dieses unterschiedlichen Umfanges ordnete man der Augenklinik das linke Erdgeschoß und das gesamte erste Stockwerk des zweigeschossigen Gebäudes zu. Zwei getrennte Eingänge im Hof gestatteten einen ungestörten Betrieb beider Kliniken. Die studentischen Hörer beider Kliniken konnten über das Hauptportal zu den Lehrveranstaltungen und klinischen Demonstrationen gelangen. Die Krankenzimmer richtete man in den Seitenflügeln an der Seite eines Korridors ein. Die Zimmer der Augenklinik orientierte man nach Norden, die der Ohrenklinik nach Süden. Man entsprach so ausgezeichnet den medizinischen Vorstellungen.

Über diese Bauphase hinaus, die 1883 abgeschlossen worden war, hatte man aber schon Erweiterungsbauten im Geländebereich der Kliniken eingeplant, so etwa die beiden Bettenpavillons hinter der Chirurgischen Klinik. Das Wirtschaftsgebäude mit einem benachbarten Kesselhaus für die Heizung errichtete man zwischen den beiden Kliniken für Chirurgie und Geburtshilfe und Gynäkologie. Hier brachte man die Koch- und Waschküche sowie die Apotheke, das Verwaltungsbüro und verschiedene Dienstwohnungen unter. Im Kesselhaus installierte man eine zentrale Dampfheizung mit zehn Kesseln für die gesamten Kliniken und Institute.

Gleichzeitig wurde von hier aus auch die künstliche Ventilation der Kliniken und der Räume bewerkstelligt. Es handelte sich um eine sogenannte Aspirationsventilation. Dies bedeutete, daß die verdorbene Luft aus den drei großen Kliniken über unterirdische Schächte von einem zentralen Lüftungsturm angesaugt wurde. Die frische Luft wurde über Ventilationsschächte über den Gebäuden gewonnen und direkt vertikal in die einzelnen Zimmer geführt.

Der weitere Ausbau der Hochschulkliniken

Mit nur geringen zeitlichen Verzögerungen schuf man in den achtziger und neunziger Jahren an fast allen deutschsprachigen Universitäten für die Hauptgebiete Chirurgie, Innere Medizin und Gynäkologie neue Klinikensembles, denen Institutsgebäude für medizinisch-theoretische Fächer (Anatomie, Physiologie, Pathologie) hinzugefügt wurden. Sie dokumentieren damit einen ersten Höhepunkt der Klinischen Medizin, die seit den siebziger Jahren immer mehr an Bedeutung für den Fortschritt der Heilkunde und der allgemeinen Gesundheitsversorgung der Bevölkerung gewann. Charakteristisch ist dafür die häufige Integration der Städtischen Krankenhäuser in die neugeschaffenen Kliniken, wenn sie nicht schon wesentlich früher stattgefunden hatte. Teilweise zogen sich diese Neubaumaßnahmen, die in den deutschen Hochschul-

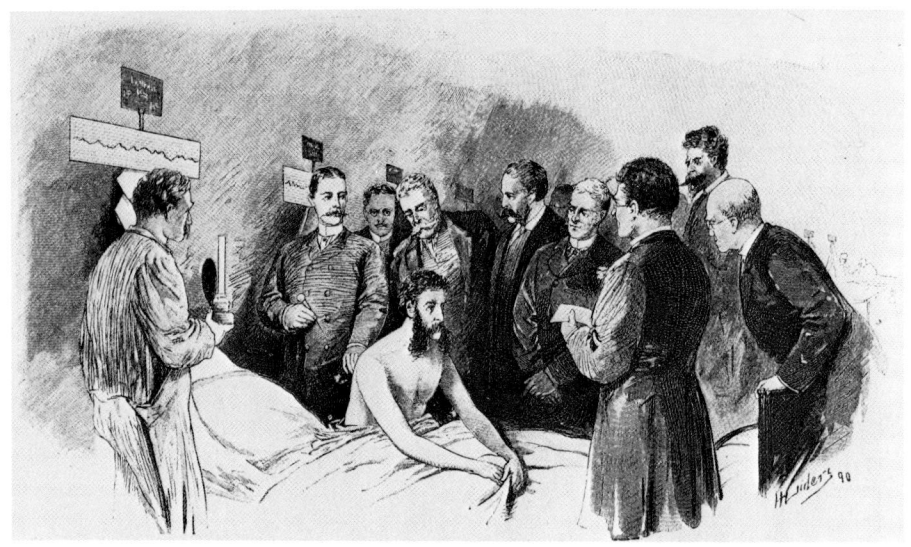

100 Impfung in der Charité in Berlin mit dem von Robert Koch entwickelten Tuberkulin. Holzschnitt von H. Lüders, 1890

städten geschlossene klinische Viertel wie in Breslau, Gießen, Göttingen, Marburg oder Straßburg entstehen ließen, bis zum Beginn des 20. Jahrhunderts hin.

Aus heutiger Sicht ist es kaum noch vorstellbar, wie mit der schon genannten Einführung der Anti- und Asepsis die Heilungschancen vor allem in den Chirurgischen und Geburtshilflichen Kliniken stiegen. So berichtet der berühmte Chirurg Johann Nepomuk von Nußbaum, daß bei obligatorischem Gebrauch von Desinfektionsmitteln nach der Methode der Listerschen Wundbehandlung seit 1875 in der Münchener Universitätsklinik sofort die Zahl der an Hospitalbrand erkrankten Patienten von 80 auf unter 10 Prozent fiel. Zu ähnlich positiven Ergebnissen kam der Kliniker Richard von Volkmann in seiner Chirurgischen Klinik in Halle an der Saale. Da die an den deutschen Hochschulen tätigen Ärzte sich besonders um die Durchsetzung und Verfeinerung der Antisepsis bemühten, gewannen sie nun rasch an Vertrauen. Der schon genannte Kliniker von Nußbaum schrieb 1875 über seine Klinik in München: »Die Schreckensanstalt, bei deren Besichtigung einst die Sorge für Verwundete unser Gewissen ängstigte, ist nun zu einer segensreichen Heilanstalt geworden.« In diese Zeit fällt auch die Einführung neuer Medikamente wie die ersten synthetisch hergestellten Schlafmittel (Sulfonal, 1869), das von Robert Koch 1890 bekanntgemachte Tuberkulin (Abb. 100) gegen Tuberkulose und die Serumtherapie bei Diphtheriekranken durch Emil von Behring 1893. Sie machten neben anderem die ärztliche Forschung im Labor zu einem integralen Bestandteil der Krankenhausmedizin. Während sich das Tuberkulin als Fehlschlag erwies, sollte die neue Behringsche Diphtheriebehandlung unendlich segensreich werden.

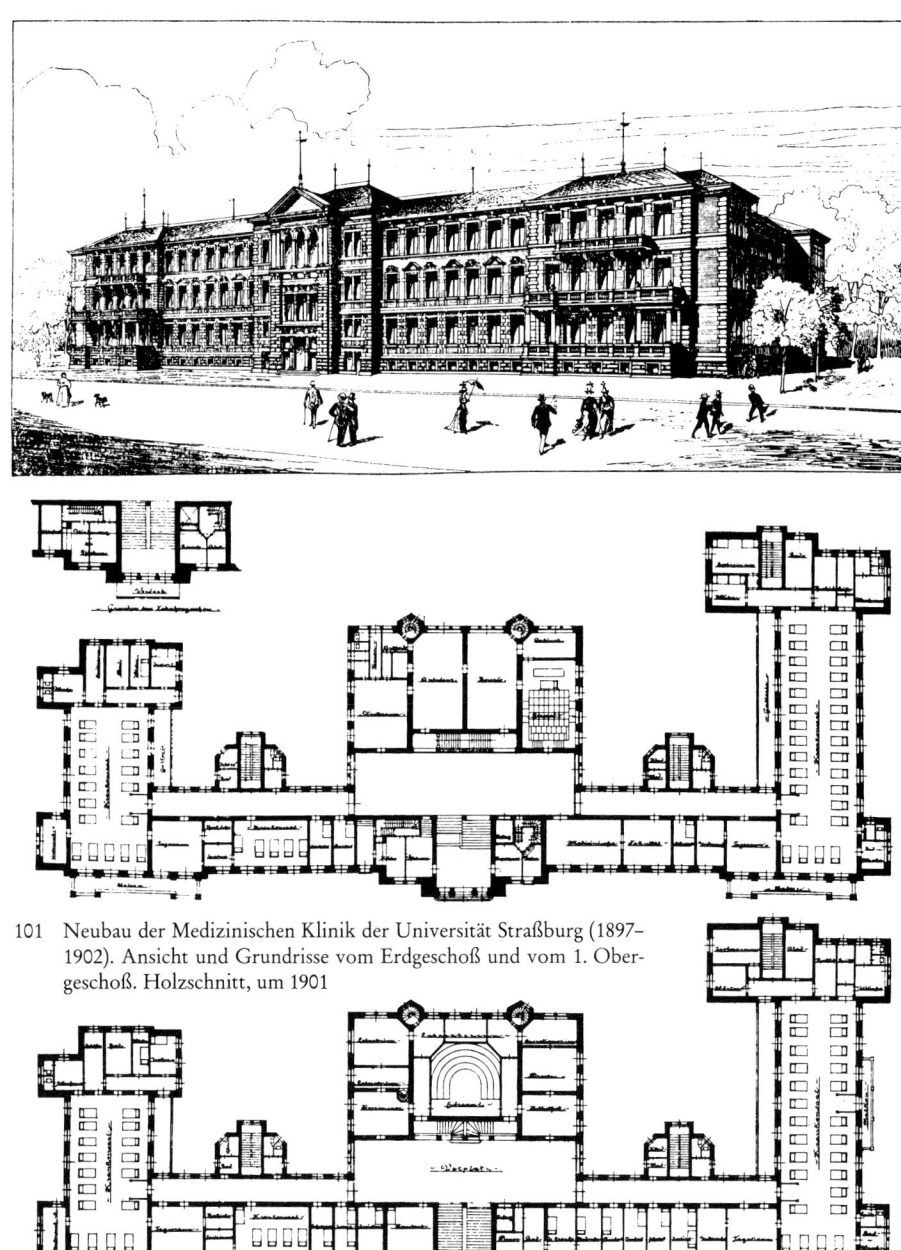

101 Neubau der Medizinischen Klinik der Universität Straßburg (1897–
1902). Ansicht und Grundrisse vom Erdgeschoß und vom 1. Obergeschoß. Holzschnitt, um 1901

Die architektonische Gestaltung dieser Kliniken stand bald an Monumentalität und barocker Repräsentation in keiner Weise anderen Zweckbauten wie Rathäusern, Bahnhöfen oder Regierungsgebäuden nach. Damit demonstrierte man deutlich das neugewonnene Selbstbewußtsein der Klinischen Medizin, in denen die zu Ruhm und Ehre gekommenen ärztlichen Direktoren, von allen Bevölkerungsschichten respektiert, machtvoll residierten.

Besonders charakteristisch sind dafür die Straßburger Universitätskliniken, die vom Deutschen Reich anfangs mit Hilfe der Reparationszahlungen von 1872 bis 1914 teilweise sehr pompös errichtet wurden. Schon unmittelbar nach Annektion von Elsaß-Lothringen durch Deutschland begann man mit dem Ausbau eines großzügigen Klinikareals, das fünf klinischen Disziplinen eigene, aufwendig ausgestattete Gebäude zuwies: Chirurgische Klinik (1882–1887), Geburtshilflich-Gynäkologische Klinik (1884–1886), Psychiatrische Klinik (1886), Augenklinik (1898), Medizinische Klinik (1897–1901; Abb. 101). Wie sehr man gerade von seiten der klinisch tätigen Ärzte den Ausbau und den großzügigen Komfort der Hochschulkliniken genoß und sich auch dem Staat dafür zu Dank verpflichtet fühlte, bekundete sehr eindrucksvoll Bernhard Naunyn, einer der bedeutendsten Internisten Deutschlands um 1900, in seiner Rede zur Einweihung der Medizinischen Klinik in Straßburg. Naunyn stand damals der Straßburger Medizinischen Klinik als Ärztlicher Direktor vor.

Aber trotz des großen baulichen Aufwandes gingen von den neuen Universitätskliniken damals keine wesentlichen neuen Impulse auf den Krankenhausbau selbst aus. Die im Vergleich zu den Städtischen Krankenhäusern kleinen Pflegestationen mit geringen Bettenzahlen und die Notwendigkeit, für Lehre und Forschung Räumlichkeiten zur Verfügung zu stellen, die unabhängig von dem eigentlichen krankenpflegerischen Betrieb genutzt wurden, ließen kaum in großem Ausmaß die Übernahme des Pavillonsystems, dem man allerdings im Bereich der Infektionsabteilungen und für Schwerstfälle der Chirurgie stets Reverenz erwies, zu. Deshalb ist es kaum verwunderlich, wenn noch Jahrzehnte, bis zum Ende des Ersten Weltkriegs, entscheidende bauliche und strukturelle Innovationen im kommunalen Krankenhausbereich durchgesetzt wurden.

Neue anti- und aseptische Methoden verändern die Chirurgischen Kliniken

Die Ausnahme bildeten höchstens die Chirurgischen Kliniken mit ihren Operationsabteilungen, in denen man baulich mehr und mehr dem Übergang von der Antisepsis zur Asepsis Rechnung tragen mußte. Es stellte sich auch heraus, daß seit 1886 *ein* Operationssaal nicht mehr ausreichte. Den Anfang machte der Kieler Chirurg Gustav Adolf Neuber, der neue Wege beschritt und eine Privatklinik gründete. Schon vor ihm hatte der berühmte Begründer der Augenheilkunde, Albrecht von Graefe, auf eigene Kosten noch vor seiner Habilitation an der Universität Berlin 1852 eine eigene Augenklinik eröffnet, um ungehindert und unbeeinflußt die operative Augenheilkunde entwickeln zu können (Abb. 102). Aber erst Neuber, der sich in der Kieler Universitätsklinik für Chirurgie eingeengt sah, begründete die aseptische Methodik.

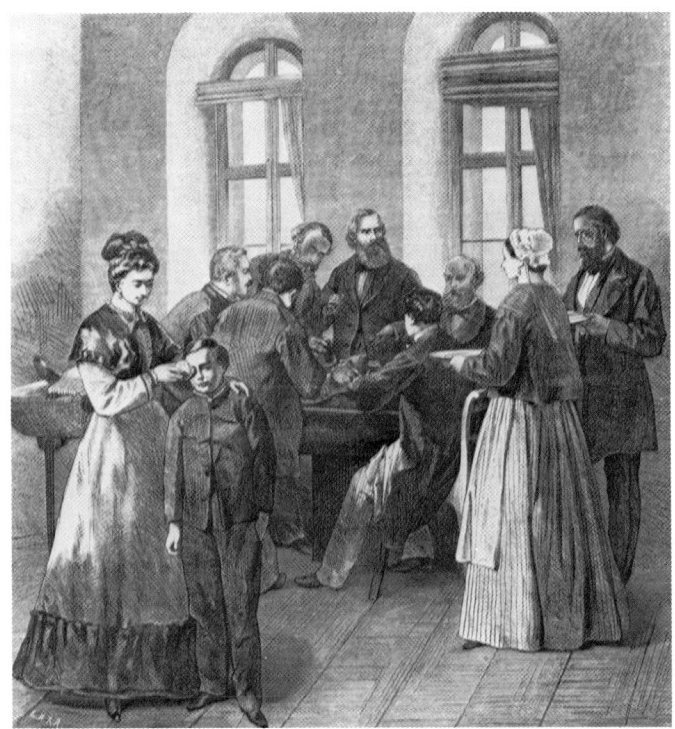

102 Albrecht von Graefe, der Begründer der Augenheilkunde in seiner Privatklinik in Berlin bei einer Operation. Holzschnitt, 1866

Auf eigene Kosten ließ er 1885–1886 eine Klinik erbauen (Abb. 103), in der er mehrere Operationsräume einrichtete, die eine äußerst sorgfältige Hygiene gewährleisteten. Dem Operateur bot sich so die Möglichkeit, bei den chirurgischen Eingriffen die Patienten je nach ihrer Erkrankungsart zu trennen. Deshalb war ein Raum für akut entzündliche, mit Eiter einhergehende Wundprozesse, ein weiterer für Gelenk- und Knochenoperationen, ein dritter für nichtentzündliche Erkrankungen und ein vierter für unblutige Eingriffe vorgesehen.

Nach seinen eigenen Worten ließ er die Operationszimmer so ausführen, »daß einerseits die Infektionsstoffe wenig Gelegenheit zum Anhaften oder gar zur Entwicklung finden und andererseits die Reinlichkeit der Wand- und Bodenflächen, des Inventars, der Instrumente, der Luft etc. durch geringe Arbeitskräfte leicht und gründlich herzustellen« war.

Nur einige Details seiner Operationsräume, die nach jeder Operation gründlich gereinigt wurden, seien hier hervorgehoben. Das bewegliche Mobiliar hatte er auf wenige Stühle, einen Verbands- und Instrumententisch beschränkt, die hauptsächlich aus Stahl und Glas bestanden und abwaschbar waren. Fast genial war die Ventilationstechnik, die die vorgewärmte Frischluft durch einen Wattefilter reinigen ließ, bevor sie in den Operationssaal einströmte. Zum ersten Mal benutzte man damit in dieser Kieler Privatklinik Feinfilteranlagen im Krankenhausbe-

175

reich. Es bürgerte sich im Anschluß an Neuber im Krankenhauswesen des deutschsprachigen Raums ein, wenigstens zwei Operationsräume in den Chirurgischen Kliniken und Abteilungen einzurichten, so wie es dann Johann Nepomuk Nußbaum 1887 in seinem »Leitfaden zur antiseptischen Wundbehandlung« vorschlug: »Man könnte im Durchschnitt wohl mit zwei Räumen zufrieden sein: mit einem Operationssaal für ganz reine Wunden und einem zweiten für septische Wunden.«

Während Neuber sich bei seinen ausgefeilten technischen und hygienischen Einrichtungen noch überwiegend von der hypothetischen Vorstellung leiten ließ, eine ›Luftinfektion‹ zu verhüten, verlagerte sich die weitere Verbesserung der Krankenhaus- und Operationshygiene auf die direkte Bekämpfung der sogenannten ›Kontaktinfektion‹, also den Schutz des Patienten vor Infektionen durch Berührung mit unsauberen Gegenständen oder Händen. Unter der Führung des Berliner Chirurgen Ernst von Bergmann entwickelte man seit 1886 technische Methoden einer einwandfreien Sterilisation der Instrumente und Verbandsstoffe sowie der Desinfektion der behandelnden Hände, die mit den Wundflächen des Patienten in Kontakt kamen.

Der Neubau der Chirurgischen Klinik der Universität Berlin an der Ziegelstraße (Abb. 104) der im Rahmen von mehreren Hochschulneubauten von 1879 bis 1883 vollendet worden war,

103 a   Die Privatklinik des Chirurgen Gustav Adolf Neuber in Kiel (1884–1885). Grundriß des Erdgeschosses. Architekturzeichnung. Städt. Bauamt, Kiel

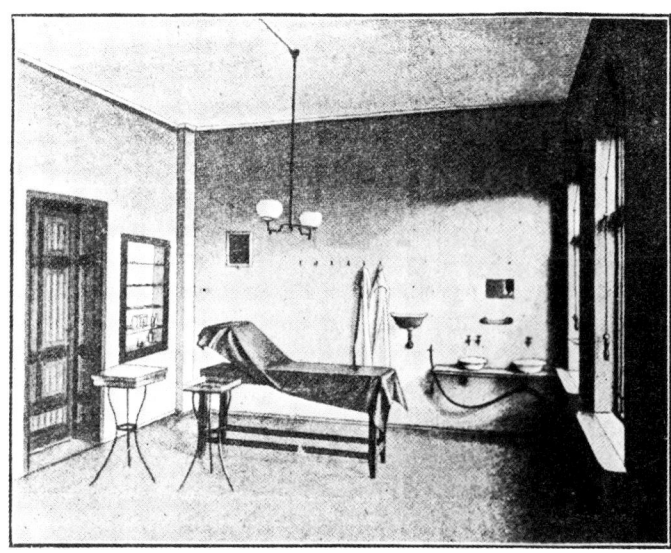

103 b Blick in einen
Operationssaal
der Privatkli-
nik Dr. Neuber
in Kiel, Stahl-
stich, um 1886

bildete für einige Jahre ein Zentrum für die Weiterentwicklung der Antisepsis zur Asepsis. Der Klinikkomplex, der ebenso wie die Frauenklinik nach dem Entwurf des Baumeisters Martin Gropius gebaut worden war, umfaßte auf einem engen quadratischen Areal mehrgeschossige Trakte an den Seiten und ein vierflügeliges Gebäude im Zentrum. Am Kopf des mittleren zweigeschossigen Pavillons lag der große amphitheatralisch gebaute Operationssaal. Eine Zeichnung des Berliners Werner Zehme aus dem Jahre 1891 erlaubt uns einen Blick in den Operationsbetrieb der damaligen Zeit. Nach den Vorstellungen Ernst von Bergmanns und seines begabten Assistenten Curt Schimmelbusch war seit 1886 der weiße Operationskittel für die operierenden Ärzte obligatorisch. Die Kittel wurden ebenso wie die Verbandsmaterialien in gesättigtem Wasserdampf in eigens konstruierten Apparaten, sogenannten Autoklaven, sterilisiert, während die Instrumente in besonderen Kochgeräten in Sodalösungen ausgekocht wurden (Abb. 105).

Die glänzenden Erfolge, die mit diesen Vorkehrungen in den Chirurgischen und auch Geburtshilflich-Gynäkologischen Kliniken erzielt wurden, machten vollends sichtbar, daß die Gefährdung des Klinikpatienten durch schlechte Luft völlig überschätzt worden war. Das Pavillonsystem im Krankenhausbau, das man gerade wegen lufthygienischer Maßnahmen im Krankenzimmer eingeführt hatte, war damit an sich überflüssig geworden. Deutlich verurteilte der berühmte Theodor Billroth 1890 in Wien aus der Sicht des Chirurgen und ärztlichen Direktors das Festhalten an der Pavillonbauweise als leeres Dogma.

Doch nicht nur die neuen Vorstellungen in der Krankenhaushygiene, die zunehmend durch die Bakteriologie bestätigt wurden, sondern auch die sich von nun an ständig erweiternden Möglichkeiten der Medizin forderten ein Umdenken im Krankenhausbau. Die steigende Inan-

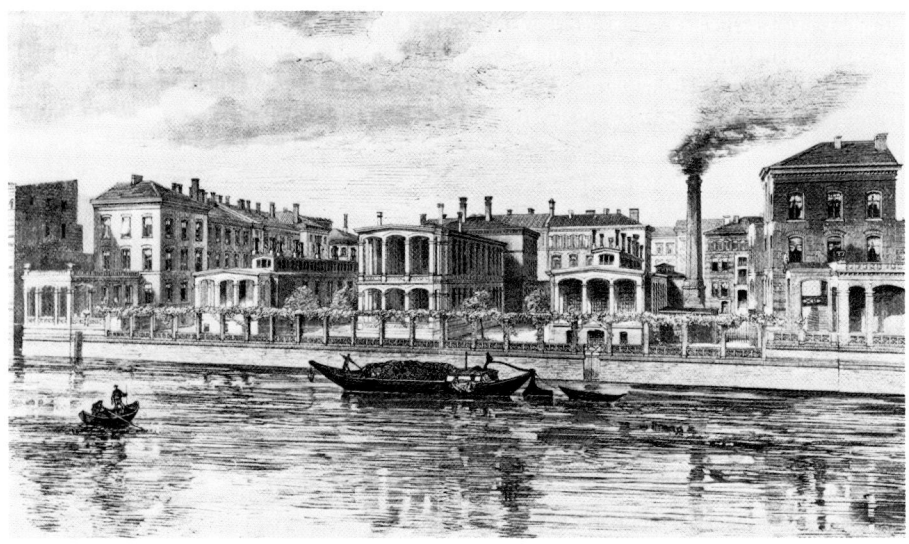

104   Die Chirurgische Universitätsklinik Berlin (1879–1882). Ansicht der Rückfront. Holzschnitt, 1882

105   Der Chirurg Ernst von Bergmann im Kreise seiner Assistenten und Schwestern im Operationssaal der Berliner Chirurgischen Klinik der Universität. Seit 1886 waren weiße Kittel eingeführt worden. Holzschnitt nach einer Zeichnung von Werner Zehme, 1891

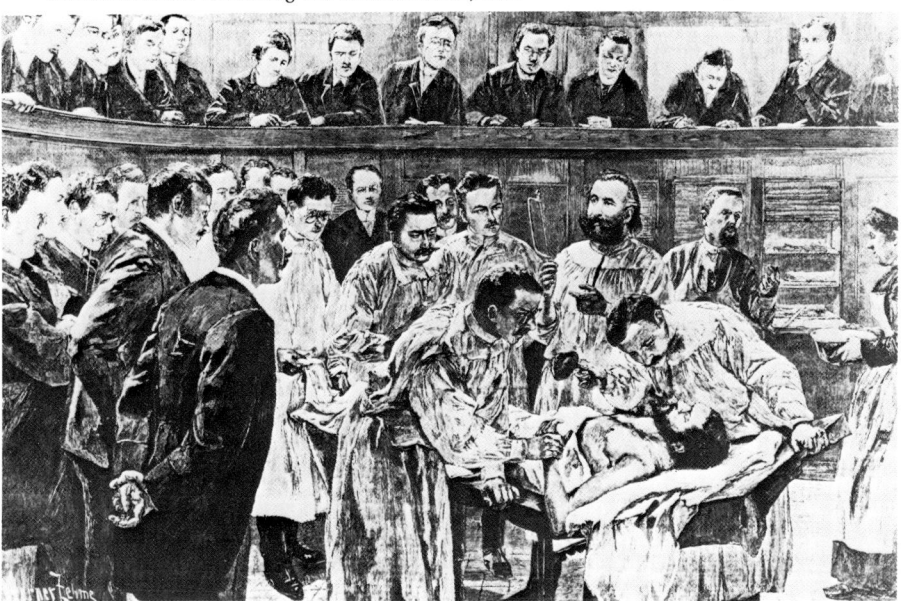

spruchnahme verlangte mehr als bisher neben ärztlichen Forderungen ein betriebswirtschaftliches Denken. Gleichzeitig mußte für die neuen medizinischen Disziplinen wie Bakteriologie, die Labormedizin und Röntgenologie (seit 1896) ein Raumprogramm entwickelt werden, das in den übrigen Krankenhausbetrieb integriert werden konnte.

Pavillonkrankenhäuser mit panoptischen Bettensälen von 1871 bis 1900

Auf der Suche nach neuen baulichen Lösungen, die dem ans Bett gefesselten Patienten so viel wie möglich Licht und Luft zukommen ließen, konstruierte man auch Krankengebäude mit runden Krankensälen. Sowohl personaltechnische wie sanitärtechnische Probleme schienen in Rundbauten besser lösbar. Zwei wesentliche Vorzüge sah man in kreisförmigen Bettensälen:
1. die effizientere Belüftung und Belichtung des Krankenraumes aufgrund hygienischer Überlegungen und
2. eine bessere Überwachung und Betreuung der Patienten durch das Personal.

Schon in der Barockzeit wird im Werk des Architekturtheoretikers Leonhard Christoph Sturm ein großangelegtes Konzept für ein ›Fremden- und Krankenhaus‹ mit über 1500 Plätzen publiziert, das auch zwei runde Spitalkirchen mit ringsum angeordneten Krankensälen mit großen Verbindungsfenstern zeigt. In jeder dieser peripheren Anbauten konnten etwa 75 Kranke untergebracht werden. Kreisförmige Anstalten, aber ohne runde Räume, hatten auch der Mediziner Antoine Petit und der Architekt Bernard Poyet für den seit 1772 in Paris diskutierten Neubau des Hôtel Dieu vorgelegt, ohne daß sie realisiert worden wären (vgl. Abb. 17).

Erst in der zweiten Hälfte des 19. Jahrhunderts wurde eine Reihe von panoptischen Krankensälen gebaut, die an den von Sturm veröffentlichten kreisförmigen Grundriß anknüpften. Den überragendsten Entwurf für die Nutzung von runden Krankensälen lieferte im Rahmen eines Wettbewerbs von 1872 der belgische Architekt François Baeckelmans für das damals geplante etwa 400 Betten umfassende Krankenhaus in Antwerpen. Die Ausschreiberichtlinien sahen vor, daß die Krankenanstalt aus sieben zweistöckigen Pavillons mit einem jeweils 24 Betten umfassenden Krankensaal und zwei Einzelzimmern sowie einem weiteren Bettenpavillon mit 40 Betten für die Geburtshilfe bestehen sollte. Baeckelmans entwickelte ein großzügiges dezentralisiertes Krankenhaus mit insgesamt acht zweistöckigen Bettentürmen (Abb. 106), dessen Einzelgebäude durch eine zweigeschossige Galerie miteinander verbunden werden sollten.

Obwohl Baeckelmans den ersten Preis für seinen Entwurf zugesprochen bekam, wurde die Ausführung hinausgezögert, da der zuständige *Conseil supérieur d'hygiène publique* der belgischen Hafenstadt eine solche Anlage als nicht hygienisch und sanitärtechnisch einwandfrei empfand. Bemängelt wurde unter anderem die Kreisform der Krankensäle, »die der Architekt gewählt hatte, um alle Winkel zu vermeiden, in denen sich erfahrungsgemäß der Staub leichter festsetzt und in denen die Circulation der Luft gehemmt ist«. Baeckelmans verzichtete in der Folge auf eine Überarbeitung seiner Pläne und übergab die weitere Ausführung seinen Schülern

179

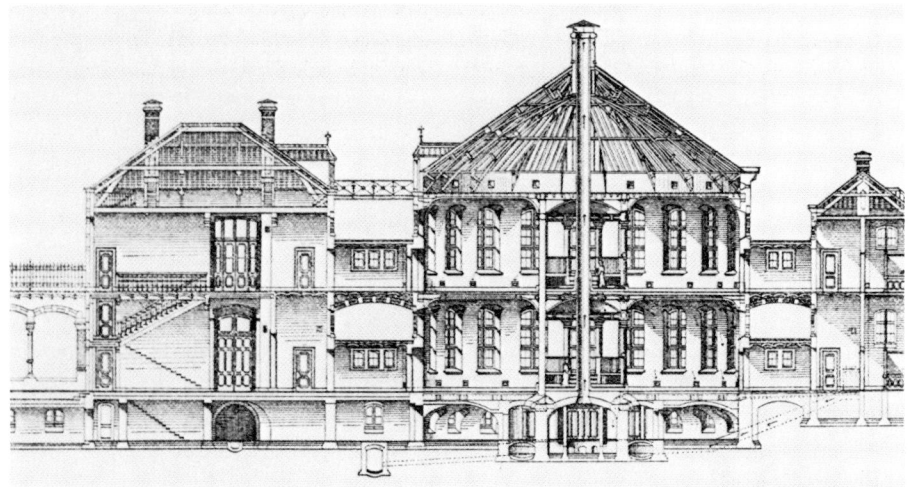

106 Das neue Städtische Krankenhaus in Antwerpen (1878–1885). Querschnitt. Lithographie, um 1891

Bilmeyer und van Riel. Sie veränderten den Entwurf nur wenig, nachdem sie der Stadtverwaltung ausführlich seine Nützlichkeit erläutert hatten. Die nach einem Kompromiß getroffenen Veränderungen betrafen die Reduzierung der Bettenzahl von 24 auf 20 in den großen Krankensälen, den Verzicht auf das zweite Stockwerk bei den Verbindungsgalerien zugunsten einer besseren Durchlüftung der gesamten Krankenhausanlage und die Angleichung des Grundrisses für die Geburtshilfliche Klinik an die übrigen sieben Bettengebäude. Die damals von 1878 bis 1885 verwirklichte Konzeption des Antwerpener Krankenhauses, das nach dem gleichnamigen Antwerpener Ortsteil ›Gasthuis Stuivenberg‹ genannt wurde, beruhte auf dem Prinzip der dezentralisierten Pavillonanlage. Im inneren Hof des dezentralisierten Gebäudekomplexes lagen in der Mittelachse hinter dem Torgebäude mit Räumen für die Verwaltung die Kirche, das Küchengebäude, ein Personalhaus zur Unterbringung von 27 Barmherzigen Schwestern und das Badegebäude mit 16 Einzelkabinen. Den Abschluß bildete das Heizwerk mit einer zentralen Dampfkesselanlage. Zu beiden Seiten des Eingangsgebäudes, durch das die Haupteinfahrt hindurchführte, befanden sich rechts die Pathologie und links das Operationshaus.

Die Krankengebäude, die paarweise zu beiden Seiten der mittleren Hofanlage angeordnet wurden, baute man als kleine Bettentürme. Der runde Bettensaal enthielt 18 Betten, die unter den Fenstern im Rund der Außenmauern aufgestellt wurden. In der Mitte des Saales konstruierte man die Heizungs- und Ventilationseinrichtungen. Gegenüber dem Eingang des Krankensaals hatte man noch einen Anbau für Versorgungsdienste und sanitäre Zwecke errichtet, der über eine kleine Galerie zu erreichen war.

Besondere Aufmerksamkeit schenkte man in dieser Antwerpener Anstalt der Heizung und Ventilation der Krankenräume. Von dem zentralen Heizwerk führte man in Röhren unterhalb des Kellergeschosses der Galerie den Wasserdampf in die Säle, gleichzeitig verliefen in einem getrennten System Luftrohre, die die im Gelände angesaugte Frischluft zu den Heizkörpern im Kellergeschoß der Pavillons führten, von wo sie dann in die Säle des ersten und zweiten Stockwerks eingeblasen wurde.

Diese Pavillonanlage wurde schon während ihrer Bauphase ausgiebig in Architektur- und medizinischen Zeitschriften beschrieben. Allgemein bewunderte man, wie sehr in dieser dezentralisierten Pavillonanlage die Architektur den damals für notwendig erachteten hygienischen und sanitärtechnischen Anforderungen an ein Krankenhaus untergeordnet war. Der Architekturkritiker Wiethase lobte diese Anlage als »das großartige Werk des Installations-Ingenieurs«. Bis heute hat sich dieses großartige Pavillonkrankenhaus in Antwerpen erhalten.

Wahrscheinlich hat der Stuttgarter Architekturprofessor Otto Tafel das neue Antwerpener Krankenhaus gekannt. Tafel entwickelte für das von 1886 bis 1888 gebaute Krankenhaus für den ehemaligen Bezirk Tettnang bei Friedrichshafen einen zusammenhängenden dreigliedrigen Baukomplex mit einem fast runden Bettenhaus für 80 Patienten. Damals diskutierte man in der Deutschen Bauzeitung 1886 und 1887 ausführlich Entwürfe für runde Bettensäle und zitierte den amerikanischen Architekten John Niernsée, der für das geplante John-Hopkins-Hospital in Baltimore eben solche Vorschläge unterbreitet hatte. Vorn an der Straßenfront lag der Verwaltungstrakt, daran anschließend in der Mittelachse ein kleiner Funktionstrakt, an den sich dann die eigentlichen Krankenzimmer anschlossen. Das Bettenhaus war als 20eckiger Zentralbau konzipiert, in dem sieben Krankenzimmer Platz fanden. Innen lag der Korridor, der Licht über Flurfenster erhielt. Genau im Zentrum baute man den Lüftungsschacht, der um den Mittelschornstein herumgeführt wurde. Vor dem nach Süden gelegenen Krankenzimmer fügte man noch eine Veranda zur Freilufttherapie an. Man hatte in Tettnang die in Antwerpen zum ersten Mal für ein modernes Krankenhaus verwirklichte Rundbauweise – 15 Jahre nach dem Beginn der antiseptischen Ära – folgerichtig für ein kleines Haus in kompakter Art und Weise umgewandelt. Die Entlüftungsschächte und der Schornstein waren aber ebenso im Zentrum angelegt und mit einer Lüftungskuppel abgeschlossen. Anstelle eines zentralen runden Krankensaals hatte man durch eingebaute Zwischenwände drei größere und drei kleinere Krankenzimmer geschaffen. Heute steht dieses einzigartige Krankenhaus, das lange Zeit vom Abriß bedroht war, unter Denkmalschutz (Abb. 107).

Weitere Krankenhausanlagen, die über runde oder oktogonale Bettenpavillons verfügten, entstanden in Liverpool (Royal Infirmary, 1888–1889), in Baltimore (achteckige Pavillons des John-Hopkins-Hospital, 1889–1890), in Bradford (Kinderkrankenhaus, 1889–1890) und in Philadelphia (Presbyterian Hospital, 1887–1888). Der schon erwähnte amerikanische Architekt John R. Niernsée machte 1875 auf die funktionalen Vorteile runder Bettensäle ausdrücklich aufmerksam. In Baltimore realisierte man für das John-Hopkins-Hospital schließlich oktogonale Bettensäle in einigen zweigeschossigen Bettenhäusern.

In Deutschland fanden solche kreisförmigen Krankensäle ihren vorläufigen abschließenden Höhepunkt im Marien-Hospital zu Heslach bei Stuttgart (1896–1898). Bei diesem kleinen, für 60 Betten errichteten Anstaltsbau versuchte man, die Errungenschaften der Pavillonkrankenhäuser mit ihren optimalen Voraussetzungen für eine ständige Belüftung und direkten Tages-

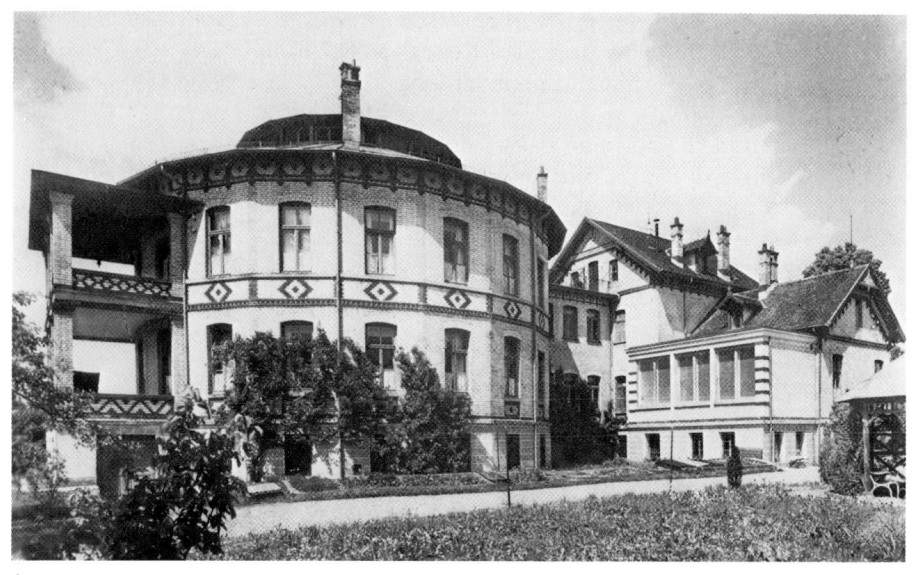

a

Grundriß einer Bettenstation

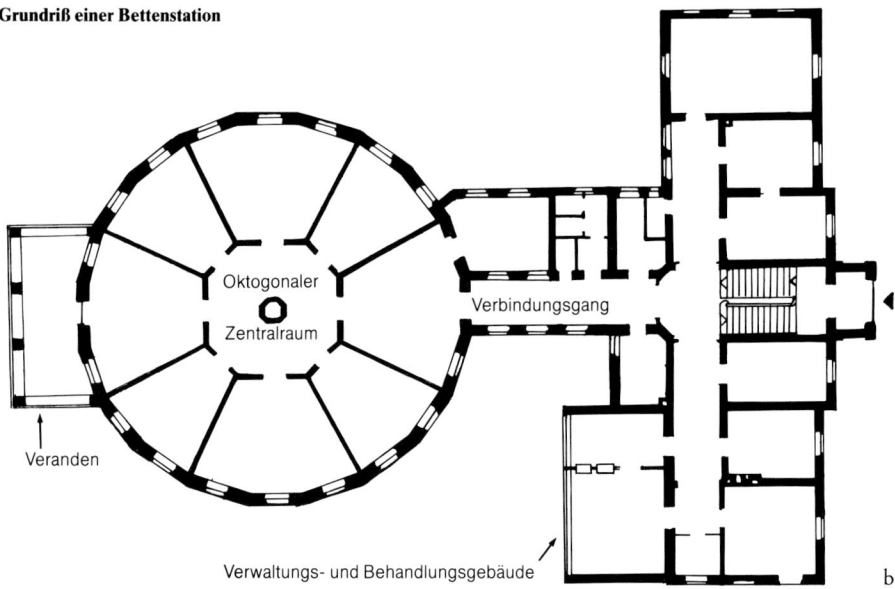

b

107   Das Kreiskrankenhaus in Tettnang (1886–1888); a) Seitenansicht. Postkarte, um 1920; b) Grundriß

lichteinfall mit den Gegebenheiten des herkömmlichen Korridorbaus zu verbinden. Die Krankensäle richtete der Stuttgarter Baumeister Robert von Reinhardt in dem zweigeschossigen Gebäude am Ende der Seitentrakte in Form von achteckigen Räumen für jeweils sieben Betten ein. Über zehn Außenfenster hatten sie direkten Tageslichteinfall. Der zugehörige Raum für das Pflegepersonal lag an der Peripherie des Krankensaals in einem dreieckig geschnittenen Raum zwischen dem Flur und dem nächsten Krankenzimmer. Für die damals so beliebte Luftkur hatte man zusätzlich noch auf der Gartenseite in beiden Geschossen Veranden angebracht. In der Mittelachse richtete man die Funktionsräume ein (Aufnahmezimmer, Personalräume, Kapelle) und im ersten Stock über der Kapelle den Operationssaal. In den Längstrakten befanden sich an einem seitlich verlaufenden Korridor Einbettzimmer und der große kreisförmige Krankensaal.

Im 20. Jahrhundert fanden runde Stationsanlagen bis in die siebziger Jahre kaum Beachtung bei den Krankenhausarchitekten. Erst als das Methodisten-Hospital in Rochester, das mit der dortigen Mayo-Clinic verbunden ist, 1966 mit runden Bettenstationen eröffnet wurde, fand diese panoptische Bauform wieder hier und da Beachtung (Caritas Baby Hospital in Bethlehem/Israel, 1975–1978; Medical Park Plaza Hospital in Houston, 1972–1975; Städtisches Krankenhaus in Nordenham, 1974–1975; Universitätskliniken Münster in Westfalen, 1971–1983; vgl. Abb. 158).

Die radikale Dezentralisation – Großkrankenhäuser im Pavillonstil

Das Städtische Krankenhaus in Hamburg-Eppendorf (1884–1888)

Mit dem 1888 eröffneten Städtischen Allgemeinen Krankenhaus in Hamburg-Eppendorf wurde die großflächigste deutsche Pavillonanlage nach einem dezentralen Bauprogramm verwirklicht, das etwa 1340 Patienten in nicht weniger als über 80 Gebäuden verteilte (Abb. 108). Außer der zweigeschossigen Augen- und Kinderabteilung waren sämtliche Pavillons einstöckige Flachbauten.

Die Konzeption dieser weiträumigen Krankenhausanlage ging in erster Linie auf den Internisten und Hygieniker Heinrich Curschmann zurück, der in Zusammenarbeit mit dem Verwaltungsleiter des Hamburger Krankenhauses St. Georg, Gerhard Marius Lundt, und dem Hamburger Baudirektor Carl Johann Christian Zimmermann in unermüdlichem Einsatz die endgültige Ausführung bestimmte. Curschmann war, wie schon erwähnt, 1879 ärztlicher Direktor des großen Hamburger Krankenhauses St. Georg geworden, das von Anfang an, seit 1823, unter ständiger Überfüllung litt. Bereits 1881 hatte er eine Krankenbaracke nach seinen eigenen Vorstellungen auf dem St. Georger Krankenhausgelände als Versuchsgebäude für ein neu geplantes Pavillonkrankenhaus errichten lassen.

Als man 1882 in Hamburg ein Grundstück von knapp 20 Hektar im Hamburger Ortsteil Eppendorf – vier Kilometer vom Zentrum entfernt – für ein neues Krankenhaus bereitstellte, konnte nach Curschmanns Vorstellungen nur ein »durchgehendes Zerstreuungssystem für ein modernes, den ärztlichen Ansprüchen genügendes Krankenhaus vertretbar sein«. Im Herbst

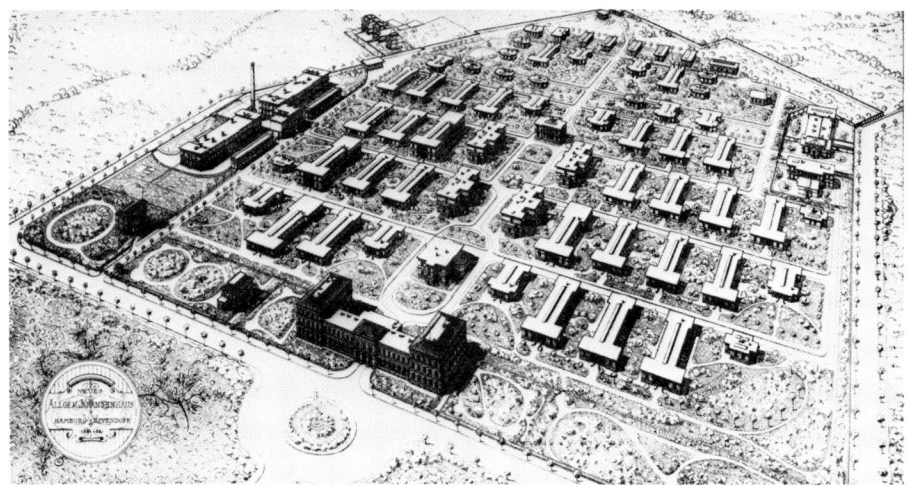

108 Das Städtische Krankenhaus in Hamburg-Eppendorf (1885–1888). Ansicht aus der Vogelschau. Lithographie, 1892

109 Das Städtische Krankenhaus in Hamburg-Eppendorf. Der eingeschossige Krankenpavillon. Ansich- ▷ ten, Quer- und Längsschnitte sowie Grundrisse

1884 wurde aufgrund von drohenden Choleraepidemien mit dem Bau der Epidemieabteilung als erstem Teil der projektierten dezentralisierten Krankenhausanlage begonnen.

Während der folgenden vierjährigen Bauzeit kamen drei verschiedene Pavillontypen zur Ausführung, die Curschmann zusammen mit den Architekten entwickelt hatte: der große Pavillon für 33 Betten, die Isolier- und Aufnahmegebäude für 15 Betten und kleinere Isolierhäuser für sechs Betten. Man ordnete die Pavillons in sechs Reihen an, die parallel 20 Meter voneinander entfernt waren. Dabei lagen sich die einzelnen aufgereihten Bauten nicht direkt gegenüber, sondern waren im Reißverschlußverfahren zueinander verschoben, um einen möglichst freien, naturnahen Bereich um die Bettenhäuser zu ermöglichen.

Das Krankenhausgelände wurde in der Mitte durch einen Parkstreifen in eine linke Frauen- und eine rechte Männerseite getrennt. Die beiden ersten von Norden nach Süden ausgerichteten Reihen umfaßten die Chirurgische Abteilung, die folgenden drei die Innere und die hinterste die Epidemieabteilung. Den Haupteingang bildete ein repräsentatives, dreiflügeliges Verwaltungsgebäude, dessen zweigeschossiger Längsflügel die Zufahrt zum parkähnlichen Krankenhausareal barg. Die betriebstechnischen, wirtschaftlichen und anderweitig apparativen Einrichtungen legte man in Gebäude, die am Rande des Geländes zu beiden Seiten der Pavillonreihen aufgebaut wurden. Links befanden sich das Waschhaus, das Küchengebäude und das Kesselhaus, rechts die Pathologie mit der angefügten Kapelle und schließlich das Desinfektionshaus.

Der große eingeschossige Krankenpavillon, der insgesamt 26mal nach dem gleichen Muster gebaut wurde, prägte die Gesamtanlage (Abb. 109). Er bestand aus einem Backsteinrohbau in

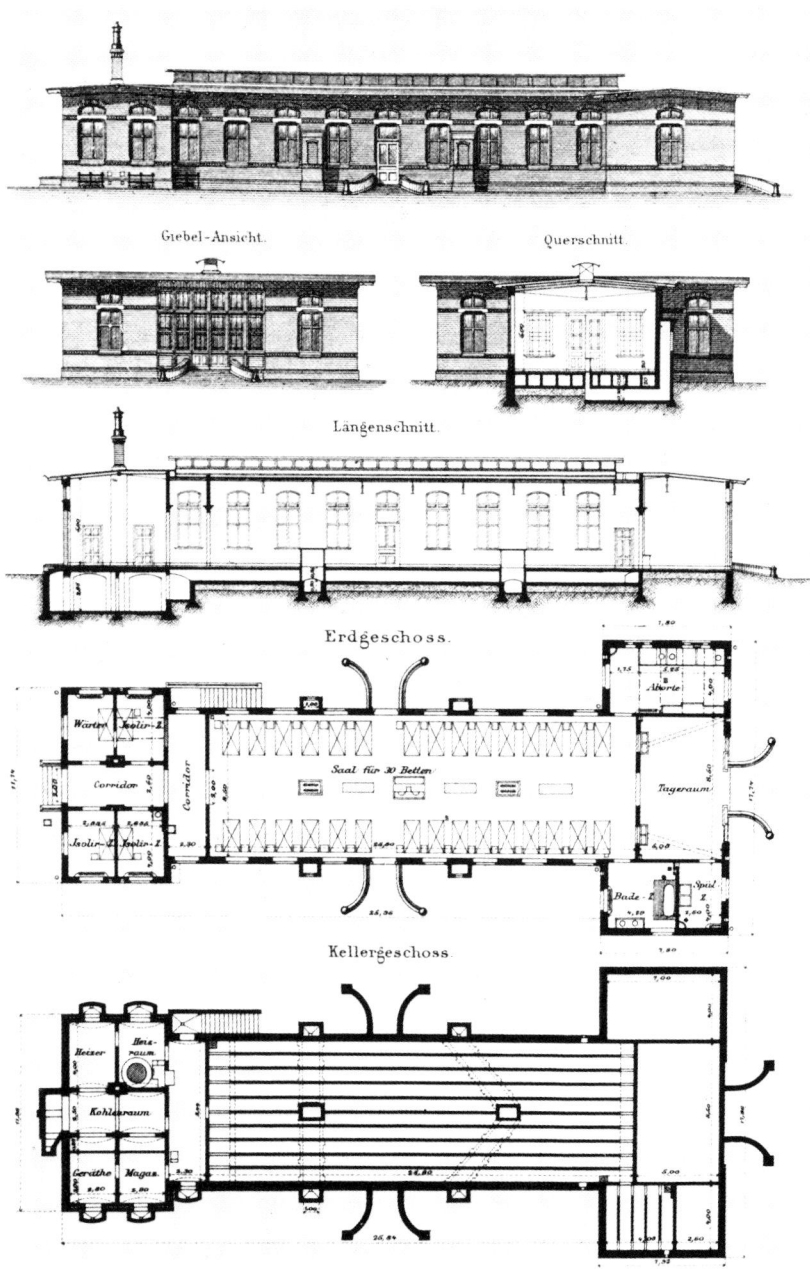

Giebel-Ansicht.

Querschnitt.

Längenschnitt.

Erdgeschoss.

Kellergeschoss.

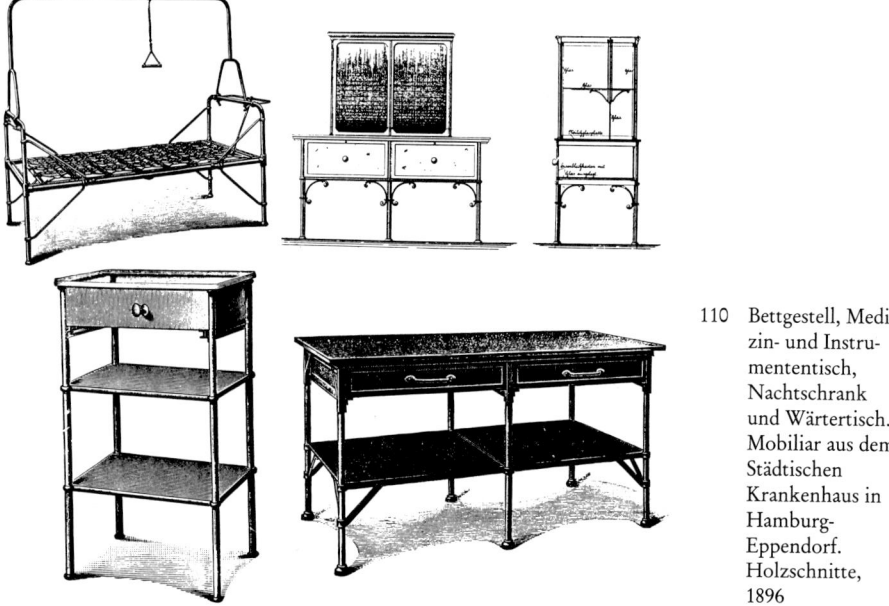

110 Bettgestell, Medizin- und Instrumententisch, Nachtschrank und Wärtertisch. Mobiliar aus dem Städtischen Krankenhaus in Hamburg-Eppendorf. Holzschnitte, 1896

Form eines langgestreckten T, der mit einem Flachdach aus Holzzement gedeckt war. Über dem Haupteingang in der Mitte der Schmalseite erreichte man den Flur des Kopfbaus, in dem sich auf beiden Seiten kleine Räume befanden. Der anschließende große Krankensaal mit einer Heizung unter dem Marmorfußboden, Gasbeleuchtung, mit Ölfarbe gestrichenen Wänden und einer Firstventilation verfügte an beiden Fensterseiten über 15 Betten. In der Mitte des Saales stand zwischen zwei Heizkörpern ein breiter Tisch für die Ärzte bereit, der auf der einen Seite als Waschtisch mit fließendem Warm- und Kaltwasser ausgestattet, auf der anderen als Schreibtisch ausgebaut war. Im Südosten schloß sich der Tagesraum an den Krankensaal an, zu dessen beiden Seiten Badezimmer, Toiletten und eine kleine Spülküche lagen.

In der Mittelachse der Anlage errichtete man vorn direkt hinter der Einfahrt das zweigeschossige Operationshaus. Anfänglich baute man hier zwei Operationssäle mit großen, nach Nordwesten und Südosten vorspringenden Glasfenstern aus. Bis 1894 fügte man noch einen dritten Saal hinzu. Gegenüber dem Operationshaus lag knapp 140 Meter entfernt das Haus mit der Bäderabteilung. Seitlich zwischen diesen beiden Gebäuden befanden sich die sogenannten ›Kostgängerhäuser‹ für die selbstzahlenden Patienten. Diese Häuser waren als einzige Ausnahme innerhalb der Anlage nach dem Korridorsystem erbaut.

Für die Einrichtung der Krankenzimmer entwarf Curschmann selbst besondere Krankenhausmöbel (Abb. 110). Es war bisher – wenn man einmal von Operationstischen absieht – ungewöhnlich, daß ein Mediziner sich mit der Konstruktion von Krankenhausmobiliar beschäftigte. Curschmann wollte optimal pflegbare, handliche und leichte Möbel schaffen, die strapazierfähig waren und auch das inzwischen eingeführte technische Verfahren der Dampf-sterilisation überstehen konnten. Deshalb bevorzugte man auf sein Anraten für die funktionale Gestaltung von Nachttischen, Betten oder Stühlen vorwiegend Eisen und Glas.

Die architektonische Fassadengestaltung der Krankenpavillons zeigt im Vergleich zu anderen städtischen Krankenhäusern der Wilhelminischen Zeit eine betonte Versachlichung, die noch in der von Schinkel geprägten Sprache des Berliner Klassizismus steht. Man verblendete alle mit flachen Dächern versehenen Gebäude, die aus Backsteinen gemauert waren, mit gelben Rathe-nower Ziegeln. Horizontale Streifen von glasierten Blendsteinen, die in Höhe der Fensterbänke und des oberen Drittels der Fenster um die Gebäude zogen, belebten die Wandflächen. Bei dem etwas aufwendiger gestalteten Eingangsgebäude und bei den Kostgängerhäusern formte man auch vorspringende Gesimse aus und fügte Tonplatten mit Zierelementen hinzu.

Angesichts dieser, das Auge durch Weiträumigkeit und Gleichmäßigkeit beeindruckenden Krankenhausanlage erntete Curschmann viel Beifall. Das Eppendorfer Krankenhaus wurde mit wenigen Ausnahmen wiederholt als »eines der großartigsten Krankenhäuser der Welt« und als Vorbild für zukünftige Krankenhäuser gelobt. Doch die weitere Entwicklung des Kranken-hauswesens zeigte spätestens seit den neunziger Jahren, daß das ›Eppendorfer System‹ vor allem aus betriebswirtschaftlichen Erwägungen kaum zu empfehlen war. Gleichzeitig vollzog sich in den siebziger und achtziger Jahren durch die generelle Akzeptanz der anti- und aseptischen Operations- und Verbandstechnik, den raschen Fortschritten der Bakteriologie und die Klärung der damals häufig im Krankenhaus auftretenden Wundinfektionen eine Wende, die die Bekämp-fung der sogenannten Kontaktinfektion ganz in den Vordergrund treten ließ. Daraus ergab sich aber, daß bei diesem Vorgehen gegen die Hospitalismusgefahren die Bauweise selbst nur eine untergeordnete Rolle spielte und das Pavillonkrankenhaus aus medizinischen Erwägungen nicht mehr unbedingt notwendig erschien. Trotzdem diente das Eppendorfer Krankenhaus und besonders der dort entwickelte Bettenpavillon noch lange Zeit als vorbildhaftes Modell.

Das Städtische Krankenhaus ›Am Urban‹ in Berlin (1887–1889)

Im Jahre 1887 entschloß sich die Stadt Berlin beim Bau eines dritten Städtischen Krankenhauses ebenfalls für das Pavillonsystem, bevorzugte aber eine zweigeschossige Bauweise mit enger Ver-knüpfung der Einzelgebäude. Diese neue Krankenanstalt war notwendig geworden, weil die Beanspruchung der schon bestehenden Berliner Anstalten durch die Verdoppelung der Ein-wohnerzahlen von 826 000 im Jahr 1871 auf mehr als 1,5 Millionen 1890 überproportional zuge-nommen hatte. Zusätzlich verstärkten sich die Belegungsfrequenzen in den schon bestehenden Häusern durch den Ausbau der Krankenkassengesetze seit 1883. Man wollte besonders der Bevölkerung im südlichen Teil Berlins bessere Krankenversorgung anbieten und stellte dafür ein 27 768 Quadratmeter großes Grundstück am Urbanplatz zur Verfügung. Nach den Plänen des schon erwähnten städtischen Baudirektors Hermann Blankenstein, der mit der Charité-Baracke, dem Augustahospital und dem Moabiter Krankenhaus Erfahrungen gesammelt hatte, errichtete man den Neubau in der damals bevorzugten Pavillonbauweise. Man wich von einer vorwiegend eingeschossigen Bauweise ab, »da dieselbe mit Rücksicht auf den beschränkten Raum des Bauplatzes zu wenig Betten ergeben haben würde«. Der Grundstein wurde im

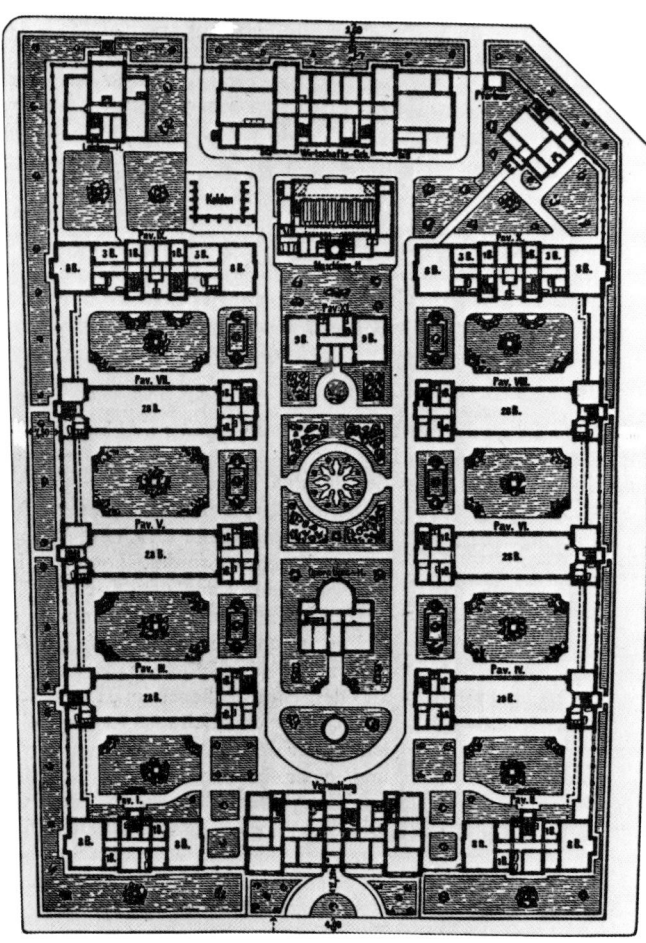

112 Das Städtische ▷
Krankenhaus
›Am Urban‹.
Grundriß eines
Pavillons. Holz-
schnitt, 1894

111 Das Städtische
Krankenhaus
›Am Urban‹
in Berlin
(1887–1889).
Lageplan. Holz-
schnitt, 1894

Sommer 1887 gelegt. Das Krankenhaus war ursprünglich auf 500 Betten konzipiert, wurde dann jedoch bis 1889 für 582 Betten gebaut.

Neben den elf Bettenpavillons gab es ein Operationsgebäude, ein Badehaus, ein Verwaltungshaus, ein Wirtschaftsgebäude für den Küchen- und Wäschereibetrieb, ein Kesselhaus und ein Pathologiegebäude. Die Gruppierung der Pavillons zwischen dem dreiflügeligen, architektonisch besonders hervorgehobenen Verwaltungstrakt und dem Kesselhaus ähnelt der Konzeption der Friedrichshainer Anlage. Jeweils fünf schlichte, mit gelben Ziegelsteinen verkleidete Pavillons für die Männer- und für die Frauenabteilung lagen zu beiden Seiten eines grünen Mittelstreifens. Im vorderen Teil dieser Mittelzone baute man ein großzügiges, komfortables

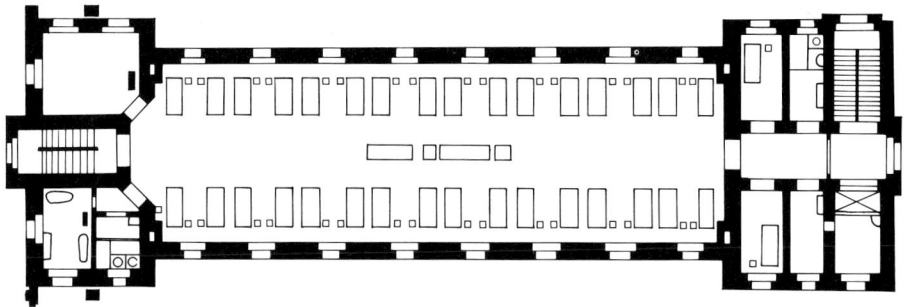

Operationsgebäude. Unmittelbar vor das Kesselhaus plazierte man den Diphtherie-Pavillon als eine in sich abgeschlossene Klinik (Abb. 111).

Die zweistöckigen Krankenpavillons wurden im Abstand von knapp 20 Meter mit ihrer Längsachse so gestellt, daß die Längsseiten von Westen und Osten Tageslicht erhielten. Die vorderen Pavillons blieben der Chirurgischen, die hinteren der Inneren Abteilung vorbehalten. Indem man die mittlere Grünzone etwas nach Süden verschob, konnten die nördlichen Pavillons länger ausgebaut werden, wodurch sich die Bettenzahl in der Männerabteilung vergrößerte. Insgesamt baute man drei verschiedene Pavillontypen: 1. den großen Pavillon mit 32 Betten (Anzahl: sechs), 2. den großen Isolierpavillon (Anzahl: zwei), 3. den kleinen Isolierpavillon (Anzahl: drei).

In der Gestaltung und Grundrißführung hielt sich der Baumeister Blankenstein an die im Friedrichshain und in Eppendorf verwirklichten Bauten (Abb. 112). Der zweigeschossige, längliche Baukörper mit dem großen, 32 Betten enthaltenden Krankensaal wurde an beiden Enden von breiten Kopfbauten eingefaßt. Den zum Innenhof gelegenen Vorderbau, der die Eingangsfront bildete, führte man dreigeschossig aus. Hier lagen im Erdgeschoß die Spülküche mit fließendem Heiß- und Kaltwasser, ein Arztzimmer und zwei Einzelräume für Schwerkranke sowie ein Personenaufzug. Die ersten und die letzten Pavillons waren als Infektionsabteilungen bestimmt (Masern, Scharlach, Diphtherie, Keuchhusten). Bei dem Bau dieser Häuser stand das Bemühen im Vordergrund, Abteilungen mit kleineren Zimmereinheiten zu schaffen, die vom übrigen Krankenhausbetrieb abgetrennt werden konnten.

Die Krankenpavillons waren durch einen unterirdischen, zwei Meter breiten, über zwei Meter hohen Gang miteinander verbunden. In ihm wurden nicht nur die Versorgungsrohre und hinter Holzverschlägen die elektrischen Leitungen verlegt, sondern er diente auch zur Beförderung der Kranken zum Badehaus sowie der Leichen zur Pathologie. Der Gang verlief jeweils vor dem Kellergeschoß des hofseitig gelegenen Kopfbaus, so daß eine direkte Verbindung zum Treppenhaus und zum Fahrstuhl der Krankenpavillons gegeben war. Das Operationshaus in der mittleren Grünzone zwischen den beiden Pavillonreihen verfügte über mehrere Nebenräume und einen großen Saal für operative Eingriffe mit einem hellen Vorbau (Abb. 113).

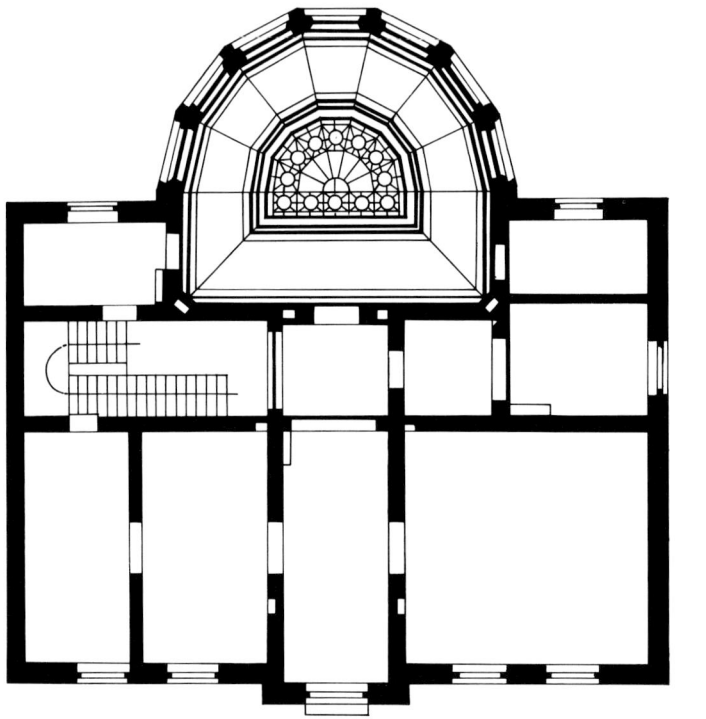

113 Das Städtische
Krankenhaus
›Am Urban‹.
Grundriß der
Verwaltung und
des Operations-
traktes. Nach
einem Holz-
schnitt von 1894

In der Anlage des Krankenhauses ›Am Urban‹ versuchte man erstmals in Deutschland, durch eine zweigeschossige Pavillonbauweise mit unterirdischen Verbindungsgängen und Aufzügen betriebs- und energiewirtschaftlichen sowie personellen Überlegungen entgegenzukommen. Allerdings sollte das Pavillonsystem im Prinzip bestehen bleiben. Von den Vorstellungen Curschmanns einer durchgehend eingeschossigen Pavillonbauweise hatte sich Blankenstein im Einvernehmen mit dem Berliner Magistrat getrennt.

Das Herzogliche Krankenhaus in Braunschweig (1891–1895)

Die Tendenz zur baulichen Konzentrierung der Krankenhausanlagen in den neunziger Jahren dokumentiert das 1895 fertiggestellte Krankenhaus von Braunschweig.

Der 1891 beauftragte Stadtbaurat Hans Pfeiffer empfahl für den geplanten Krankenhausbau ein »Corridorsystem in Verbindung mit Isolierbaracken und Pavillons«, das auf einem 450 000 Quadratmeter großen Grundstück im Norden der Stadt für 420 Betten gebaut werden sollte (Abb. 114). Die Hauptzufahrt der Krankenhausanlage führte vom Pförtnerhaus und dem dahinter gelegenen Verwaltungsgebäude an der Celler Straße direkt zu den beiden Hauptgebäuden der Chirurgischen und Medizinischen Klinik, die sich in der Mitte symmetrisch gegenüber lagen. Im Osten lag das Wirtschaftsgebäude und links und rechts davon Pavillons für die

Scharlach- und Diphtherieabteilung, für Geisteskranke, für die Pathologie, für Geschlechts-kranke, daneben eine Isolierbaracke und das Eishaus.

Für die Erstellung der Hauptgebäude, bestehend aus einem Längstrakt und Flügelbauten, war ausschlaggebend, daß die Krankensäle von Westen und Osten Licht bekamen; die kleineren Krankenzimmer legte man auf der Süd-, Ost- und Westseite an. Das Abwasserproblem konnte man insofern gut lösen, als schon ein ausgebautes städtisches Kanalnetz zur Verfügung stand, in das die Schmutzwässer abgeleitet wurden. Das Frischwasser bezog man aus einem eigenen Brunnen, dessen Wasser durch eine Saug- und Druckpumpe in einen Hochwasserbehälter des Wasserturms geführt wurde. Gleichzeitig sah man aber auch die Möglichkeit vor, die Wasserleitung mit der städtischen Leitung zu verbinden.

Der Längsbau der Medizinischen Klinik (links) beherbergte neben einigen Einzel- und Doppelzimmern der Privatstation hauptsächlich Funktionsräume. An der Verbindungsstelle der Flügelbauten richtete man zu beiden Seiten des Flurs Teeküchen mit einem Nebenraum und Waschräume ein. Im Mittelbau stellte man dem Ärztlichen Direktor auf der Südseite mehrere Arbeitsräume, wie Büro, Untersuchungs-, Mikroskopier- und ›Elektrisier‹-Zimmer zur Verfügung. Ein Stockwerk höher lag die Kapelle. Die drei rechtwinkelig zum Längsflügel angeordneten Flügelbauten beherbergten die großen Krankensäle, denen kleinere Funktionszimmer und Einbettzimmer vorgeschaltet waren.

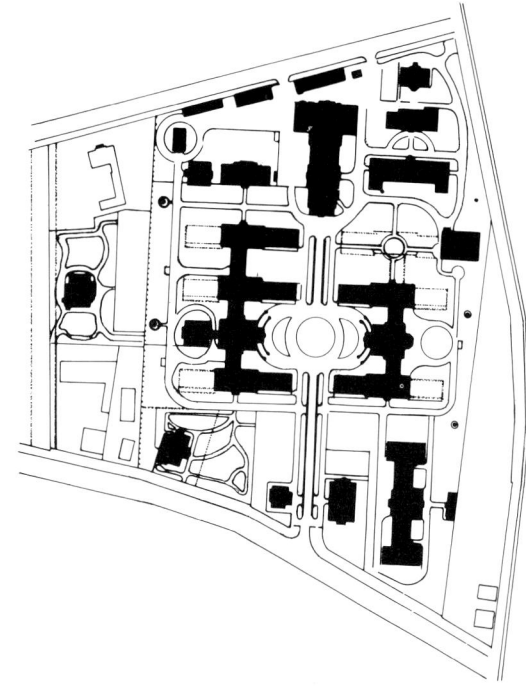

114 Das Herzogliche Allgemeine Krankenhaus in Braunschweig (1891–1895). Lageplan

Das Hauptgebäude der Chirurgischen Klinik hatte den gleichen Grundriß. Der auf der Nordseite im Mitteltrakt gelegene Operationssaal – mit einem polygonalen Glasvorbau, zwei Doppelwaschbecken und einer elektrischen Reflektorenlampe – war mit den verschiedensten Nebenräumen verbunden. Das Braunschweiger Krankenhaus wies in der Ausführung seiner Gebäude auf die zuerst im Berliner Augustahospital und dann auch anderswo vorgezeichnete Bauform hin, einen mehrgeschossigen Korridorbau mit Bettenflügeln zu verbinden, in denen man die typischen Krankensäle mit großen längsseitigen Fensterbändern einrichtete. Hier kann man schon deutlich eine konsequente Fortentwicklung des Krankenhausbaus vom eingeschossigen Flachbau zum Mehrgeschoßgebäude beobachten, ohne daß die Vorteile der Dezentralisation aufgegeben worden sind.

Das Städtische Krankenhaus in Nürnberg (1893–1897)

Beim Neubau des Städtischen Krankenhauses in Nürnberg von 1893 bis 1897 blieb man im Gegensatz zu Braunschweig noch bei der reinen Pavillonbauweise. Die zuständige Baukommission empfahl die Krankenhäuser in Berlin ›Am Urban‹ und in Hamburg-Eppendorf, die sie selbst in Augenschein genommen hatte, als vorbildlich und nachahmenswert.

In der dann in vier Jahren von dem damaligen städtischen Baurat Heinrich Wallraf unter enger Mitarbeit des ärztlichen Direktors Merkel errichteten Anlage kommt das dezentrale System noch voll zum Tragen (Abb. 115). Vorn auf der Eingangsseite des rund 100 000 Quadrat-

115   Das Städtische Krankenhaus in Nürnberg (1893–1897). Ansicht aus der Vogelschau. Zeichnung von
        P. C. Erbaich, 1898

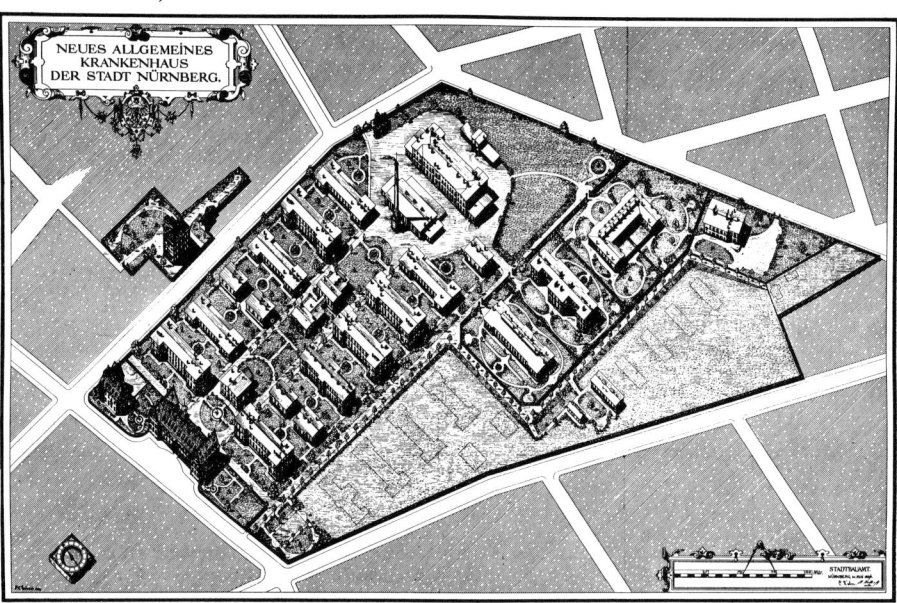

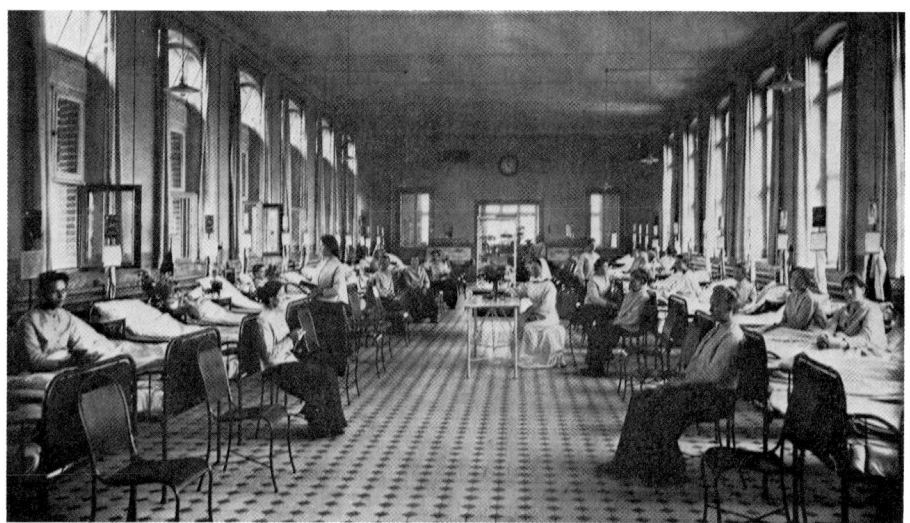

116   Das Städtische Krankenhaus in Nürnberg. Blick in einen Krankensaal. Foto, um 1898

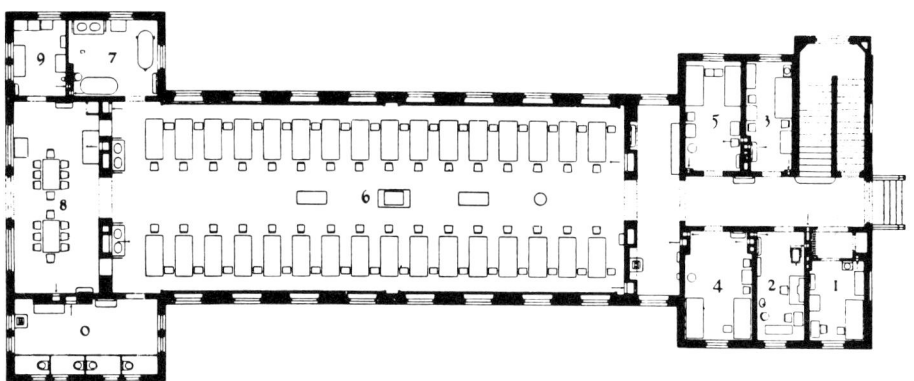

117   Das Städtische Krankenhaus in Nürnberg. Grundriß eines zweistöckigen Bettenpavillons der Chirurgischen Abteilung
1 und 3 Zimmer der Pfleger   2 Untersuchungsraum   4 und 5 Isolierzimmer mit zwei Betten   6 großer Krankensaal mit 32 Betten   7 Badezimmer   8 Tagesraum   9 Spülküche

meter großen Geländes baute man ein dreigeschossiges Verwaltungsgebäude, das den Zugang zum gesamten Krankengelände regelte. Hinter diesem dreiflügeligen Haus wurden zu beiden Seiten eines 40 Meter breiten Grünstreifens jeweils sechs ein- und zweigeschossige Krankenpavillons aufgereiht, die zwischen sich einen Abstand von 20 bzw. 24 Metern hatten. Den rückwärtigen Abschluß dieser Achse bildete das Kesselhaus mit dem Schornstein und dem dahinter gelegenen Wirtschaftsgebäude. Wie bei den erwähnten älteren Krankenanstalten im Pavillonstil ordnete man auch in Nürnberg das Operationsgebäude hinter dem im Stil der Neorenaissance verkleideten Verwaltungsbau in der Mittelachse an. Ihm gegenüber lag das Gebäude für die Heilgymnastik, das rückwärtig mit dem Badehaus verbunden war.

Im Nordosten des Geländes, seitlich von den beiden Pavillonreihen, errichtete man zwei parallel hintereinandergelegene Mehrgeschoßbauten für die Klinik für Haut- und Geschlechtskrankheiten und weiter rückwärtig an der Poppenreuther Straße ein zweistöckiges, aus drei Bauflügeln bestehendes Gebäude für die Unterbringung von Geisteskranken.

Bei der baulichen Ausführung der Krankenpavillons hielt man sich an die von Eppendorf übernommene Grundrißführung und Ausbauweise, obwohl in Nürnberg der zweigeschossige Pavillon und eine durchgehende Unterkellerung bevorzugt wurden. Man entwickelte fünf verschiedene Typen von Krankenpavillons, die durch unterirdische Gänge miteinander verbunden waren: fünf große, zweistöckige Bauten mit einem großen Saal in beiden Geschossen und zwei Einzelzimmern, vier eingeschossige Pavillons mit einem Krankensaal und weiteren drei Einzelzimmern, fünf kleine, einstöckige Isolierbauten mit mehreren kleinen Zimmern und vier zweigeschossige Korridorbauten. Außerdem errichtete man noch im Norden des Geländes eine Epidemie- sowie eine besonders leicht gebaute sogenannte Döckersche Baracke. Der 52 Betten umfassende Bettensaal des großen Pavillons nahm im Erd- und im Obergeschoß die gesamte

118   Das Städtische Krankenhaus in Nürnberg. Operationssaal. Foto, um 1898

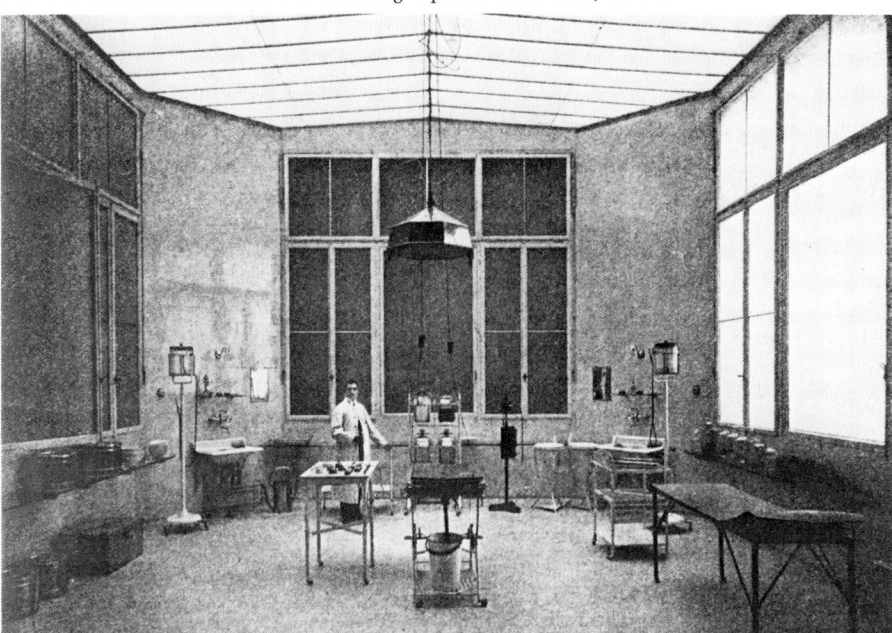

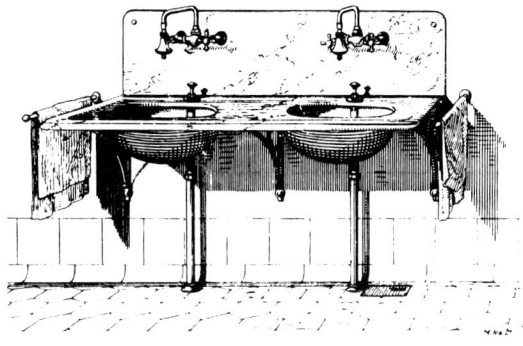
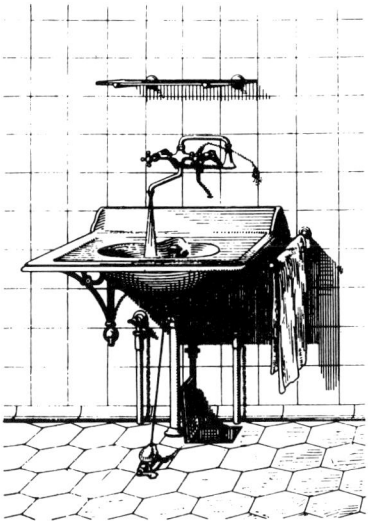

119 Doppelwaschtisch aus Marmor für den Krankensaal und Waschtisch aus Fayence mit
Mischbatterie und Fußbedienung in der Operationsabteilung des Städtischen Krankenhauses in Nürnberg, 1898

Breite des Längsbaus ein und wurde auf beiden Seiten von jeweils 16 fünfteilig angelegten
Fenstern erhellt (Abb. 116 u. 117). Bei dem mittleren Pavillon der nördlichen Reihe für die Privatabteilung, bei den Gebäuden für die Klinik für Haut- und Geschlechtskrankheiten, für die
Psychiatrie und Neurologie und für die Frauenabteilung bevorzugte man kleine Zimmer zur
Seite eines Flurs. Am nördlichen Rand des Geländes legte man neben einer leichtgebauten,
transportablen Baracke noch ein Epidemiehaus an, einen eingeschossigen, verputzten Backsteinbau als Doppelpavillon. Man entsprach damit den damals vorherrschenden Meinungen,
daß größere Allgemeine Krankenhäuser über ein bis zwei Isolierhäuser verfügen sollten.

Besondere Aufmerksamkeit schenkte man dem Ausbau des Operationshauses mit zwei Räumen zum Operieren, das zusammen mit dem Badehaus in der Mittelachse hinter dem Verwaltungsgebäude und zwischen den ersten Pavillons der Chirurgischen Abteilung lag (118 u. 119).
Das Kesselhaus mit dem benachbarten Wirtschaftshaus für Küche und Wäscherei bildete den
Abschluß des mittleren Grünstreifens. Von dieser Maschinenzentrale aus wurde die notwendige Wärmeenergie für Heizung, Warmwasserzubereitung und Lüftung der Krankengebäude
sowie für den Betrieb der Kochküche geliefert.

Bei der Betrachtung weiterer Neubauten städtischer Krankenhäuser aus dem letzten Jahrzehnt des 19. Jahrhunderts erhält man im Detail ein unterschiedliches Bild. Meistens beschritt
man schon den Weg zu einer konzentrierteren Bauweise, auch wenn man die Hauptkriterien
des Pavillonkrankenhauses mit den großen, längsgeschnittenen Krankensälen und ihre bauliche
Abtrennung von den übrigen Funktionszonen beibehielt. Bei dem Neubau des Städtischen
Krankenhauses in Kassel (1892–1895, Architekt: Rose) kopierte man für den parallel hinter den
beiden Gebäuden für die Verwaltung und Wirtschaft angelegten Krankenpavillons die Anlagen
von Hamburg und Nürnberg. Die Bettenhäuser mit ihren 20 Betten großen Sälen wurden zwei-

geschossig ausgeführt, im mittleren fügte man auf der nördlichen Kopfseite den Operationsbau an. Der schon seit 1880 beschlossene Neubau für ein zweites Städtisches Krankenhaus in Hannover, das im Pavillonstil errichtet werden sollte, verzögerte sich um zwölf Jahre, da sich der damalige Amtsarzt von Hannover, Franz Hüpeden, gegen den geplanten Standort und die seiner Meinung nach zu gering angesetzte Bettenzahl von 200 aussprach. Hüpeden sollte wenig später auch ein engagierter Gegner des vollkommen dezentralisierten Krankenhauses werden, das er angesichts der inzwischen überall eingeführten antiseptischen Maßnahmen für überflüssig hielt. Es kommt dann endlich von 1892–1895 an der Stangeriede in Hannover zu einer Pavillonanlage mit 250 Betten im gemäßigten Stil. Das Krankenhausareal umfaßte bei der Eröffnung 1895 einen dreigeschossigen Korridorbau, fünf zweigeschossige Pavillons und fünf Flachbauten für die Isolierabteilung.

Im neuen Landkrankenhaus von Hanau (Architekt: Stiehl), das ein Ensemble von anfangs vier Gebäuden für 196 Betten umfaßte, hatte man die Chirurgische Klinik als hufeisenförmige Anlage nach schon bewährtem Muster mit zwei Bettenflügeln zweigeschossig ausgeführt. Das längliche Mittelgebäude mit einem seitlich verlaufenden Korridor nahm die Operationsabteilung, Untersuchungsräume und das Labor auf. Das gleiche bauliche Prinzip findet man beim Städtischen Krankenhaus von Offenbach am Main (1895–1896, Architekt: Friedrich Raupp). Für etwas mehr als 300 Betten errichtet, verband man einen hochgeschossigen Mittelbau an beiden Seiten mit Bettenflügeln. Anhand der Neubauten dieser mittelgroßen städtischen Krankenhäuser läßt sich in der durchgehend zweigeschossigen Bauweise für die normalen Pflegestationen ein allmähliches Aufweichen des Pavillongedankens zeigen.

Der Bau von neuen Kinderkliniken

Neben diesen großen kommunalen Krankenhäusern im Pavillonstil errichtete man in den neunziger Jahren mehrere großzügig konzipierte Kinderkrankenhäuser. Bei diesen Kinderkliniken verband man gern den traditionellen Korridorbau mit der Pavillonbauweise, die für die Abtrennung der Infektionsabteilung sich geradezu als ideal anbot. Man strebte dabei an, für die häufigsten Infektionskrankheiten wie Diphtherie, Scharlach, Keuchhusten und Masern abgeschlossene Einzelgebäude zu errichten. Die ersten Anstalten dieser Art für kranke Kinder hatte man auf Betreiben des deutschen, in Rußland tätigen Pädiaters Carl Rauchfuß in Petersburg (Kinderkrankenhaus des Herzogs Peter von Oldenburg, 1869) und in Moskau (St. Wladimir-Kinderkrankenhaus, 1876) verwirklicht (vgl. S. 102).

Man traf Ende der achtziger Jahre des vorigen Jahrhunderts gerade bei den neuen Kinderkliniken einfallsreiche bauliche Vorkehrungen, um die Infektionsabteilungen zu trennen und die gefürchteten Doppel- oder sogar Mehrfachinfektionen der kleinen Patienten zu vermeiden. Während der Neubau des Haunerschen Kinderspitals in München (1880–1881) noch keine wesentlichen Neuerungen zeigte, versuchte man 1889 bei der Infektionsklinik für die Charité in Berlin der Ansteckungsgefahr durch fensterlose Krankensäle vorzubeugen. Nach den Plänen des Architekten Kluthmann baute man von 1889–1890 vier Pavillons, die man durch offene

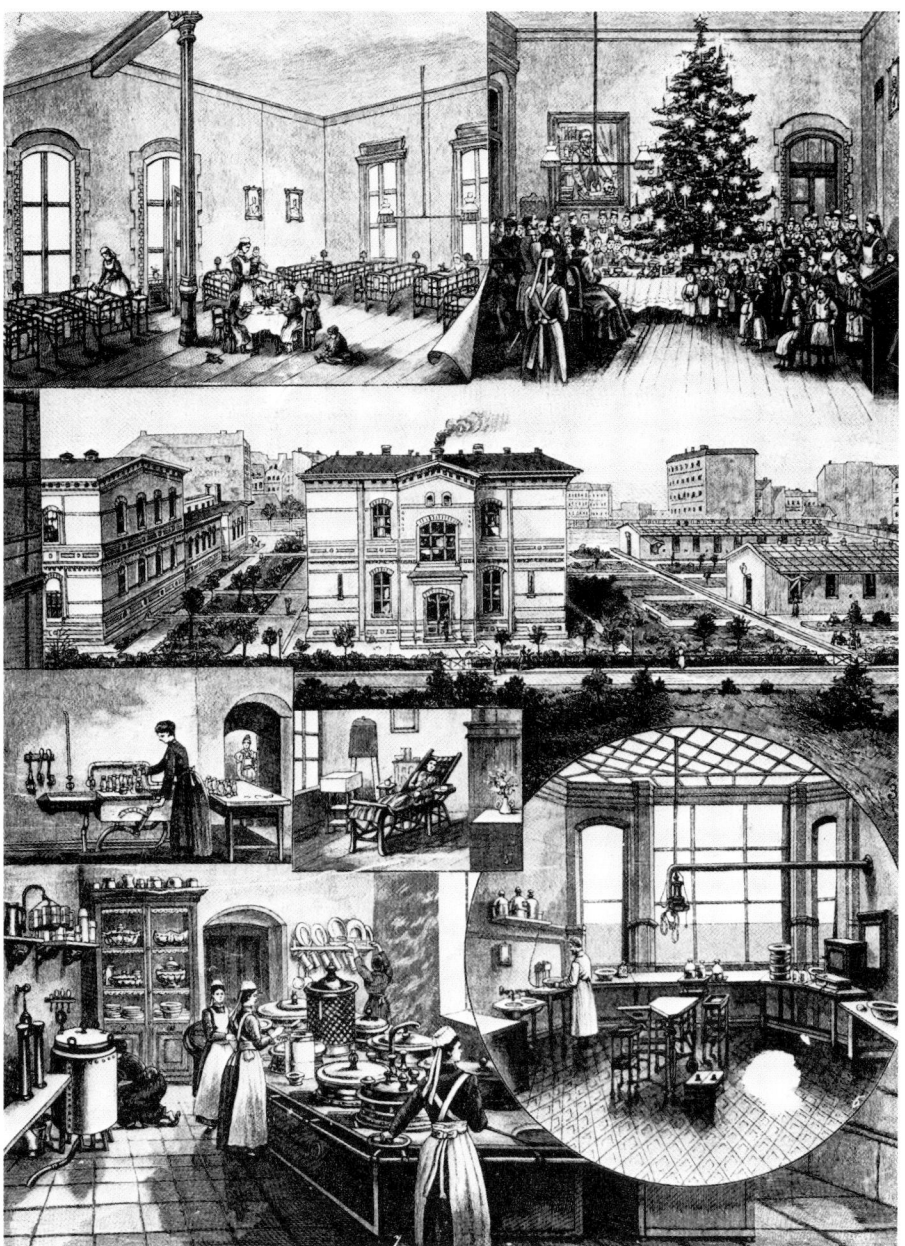

120   Das Kaiser- und Kaiserin-Friedrich-Kinderkrankenhaus in Berlin. Zeichnung von E. Hosang

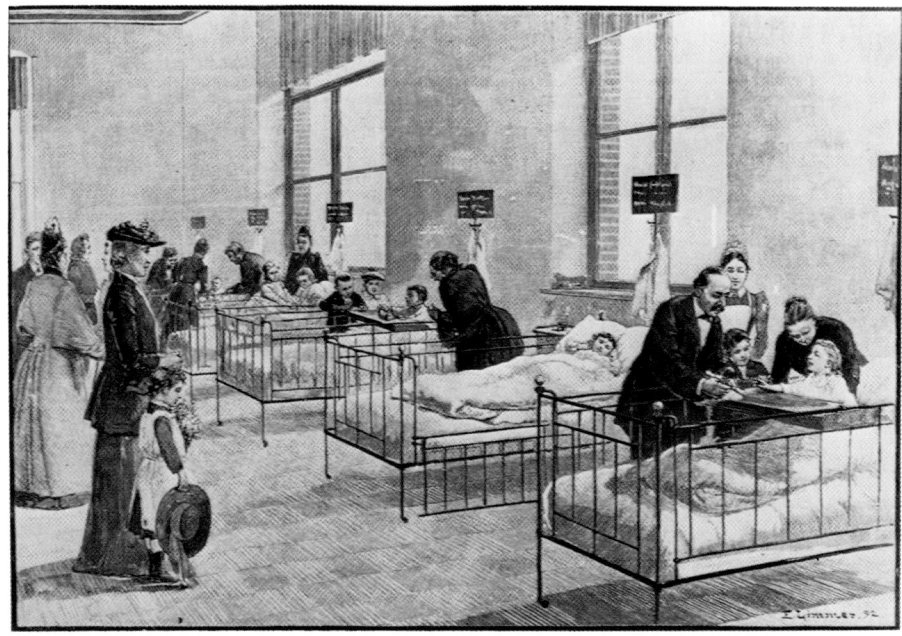

121 Das neue Kinderkrankenhaus zu Leipzig. Zeichnung von E. Limmer, 1892

Gänge miteinander verband. Zur Belichtung und Belüftung konstruierte man sägeförmige Oberlichter, wie sie in Fabrikhallen üblich waren, um dadurch eine bessere Ventilation ohne Zugluft zu erreichen. Diese Krankensäle für Kinder wurden aber bald scharf kritisiert, so daß man nachträglich Fenster einbaute.

Mit der Einrichtung des Kaiser- und Kaiserin-Friedrich-Krankenhauses in Berlin seit 1890 traf man auf Betreiben des Pädiaters Adolf Baginsky und des auch hier engagierten Mediziners Rudolf Virchow ausführliche bauliche Maßnahmen, infektiöse Kinder nach Krankheitsgruppen zu trennen. Die ersten beiden Bauabschnitte des Kinderkrankenhauses für 250 bis 300 Betten wurden nach den Plänen des schon mehrfach genannten Architekten Heino Schmieden und Viktor von Weltzien bis 1896 vollendet (Abb. 120). Nach der ursprünglichen Planung sollten verschiedene Pavillons für an Diphtherie, Scharlach, Keuchhusten und Masern erkrankte Kinder gebaut werden. Im Jahre 1896 waren hinter dem halbfertigen langgestreckten Verwaltungsgebäude und seitlich von der Poliklinik zwei Pavillons der Infektionsabteilung fertiggestellt worden, die über einen zweigeschossigen Kopfbau und einen großen eingeschossigen Bettentrakt mit 16 Kinderbetten verfügten. Erst über 20 Jahre später (1913) kam es nach mehrfach geänderten Plänen zum baulichen Abschluß dieses Kinderkrankenhauses.

Ein weiteres vorbildliches Kinderkrankenhaus konnte der Pädiater Otto Heubner im Rahmen der baulichen Ausweitung der Klinischen Medizin an der Universität Leipzig durchsetzen, das nach seiner Vorstellung von dem Stadtbaurat Arwed Rossbach von 1891–1893 gebaut wurde (Abb. 121). Diese Anlage bestand aus sieben Einzelgebäuden, von denen drei der Infektionsabteilung zugeordnet waren. Otto Heubner, der 1896 auf den ersten Lehrstuhl für Kinderheilkunde in Deutschland an der Universität Berlin berufen werden sollte, war es maßgeblich zu verdanken, daß die Pädiatrie, die sich die neuesten medizinischen Methoden (z. B. Röntgenologie) zu eigen machte, bald als eigenständiges Fach anerkannt und in die ärztliche Ausbildung ab 1905 voll integriert wurde (Abb. 122). Weitere Neu- oder Erweiterungsbauten für Kinderkliniken folgten dann in München (Dr. von Haunersche-Kinderklinik, 1903–1910), in Breslau (Universitätskinderklinik, 1901–1902) und in Straßburg (1908–1910).

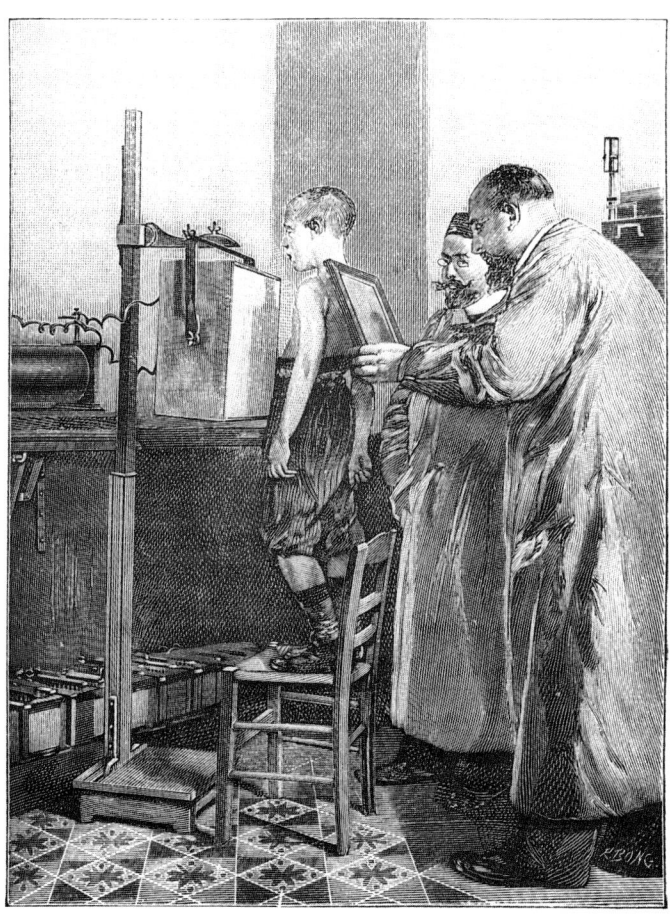

122 Frühe Darstellung einer Röntgenuntersuchung im Krankenhaus. Holzschnitt von R. Bong, um 1900

Der Abschluß der Pavillonära im Krankenhausbau

Das Rudolf-Virchow-Krankenhaus in Berlin (1899–1906)

Die Stadt Berlin plante ab Mitte der neunziger Jahre ein viertes Städtisches Krankenhaus, kaum daß das Krankenhaus ›Am Urban‹ seinen Betrieb aufgenommen hatte. Der Bestand von etwa 1929 Betten in den drei städtischen Häusern: ›Im Friedrichshain‹, in ›Moabit‹ und ›Am Urban‹ sowie die bisherigen 1700 Betten in der Charité erschien dem Berliner Magistrat für eine Hauptstadt, die damals knapp 1,9 Millionen Einwohner hatte, nicht mehr bedarfsgerecht. Die neue Anstalt sollte als Pavillonanlage auf einem 217 000 Quadratmeter großen Gelände im Stadtteil Moabit gebaut werden, in der im Tagesdurchschnitt 1650 Kranke aufgenommen werden konnten. Insgesamt wurden fünf große Abteilungen vorgesehen: Innere, Chirurgie, Infektionskrankheiten, Gynäkologie und Geburtshilfe sowie Haut- und Geschlechtskrankheiten. Für die Innere, die Chirurgische und die Infektionsabteilung plante man eingeschossige Pavillons, für die Hautklinik und die Geburtshilflich-Gynäkologische Abteilung dagegen Mehrgeschoßbauten. Die Errichtung von einstöckigen Pavillons war schon bei den Vorplanungen sehr umstritten gewesen. Der damalige Verwaltungsleiter der Charité, Geheimrat Bernhard Spinola, der der Deputation für die Verwaltung der städtischen Krankenhäuser angehörte und auch im Bauausschuß saß, hatte aus Kostenerwägungen und Betriebsgründen eine eingeschossige Bauweise abgelehnt. In der Baukommission wurde er jedoch von Rudolf Virchow und Stadtbaurat Blankenstein sowie der Mehrheit der Mitglieder überstimmt. Die Planung für die ganze, für 1650 Betten projektierte Anstalt übertrug man dem Stadtbaurat Ludwig Hoffmann, der sich schon durch den Bau des Reichsgerichts in Leipzig (1895) bekannt gemacht hatte.

Das von 1899 bis 1906 gebaute Krankenhaus gliederte sich um eine fast einen halben Kilometer lange Hauptachse vom östlich gelegenen, mehrflügeligen Verwaltungsgebäude mit der

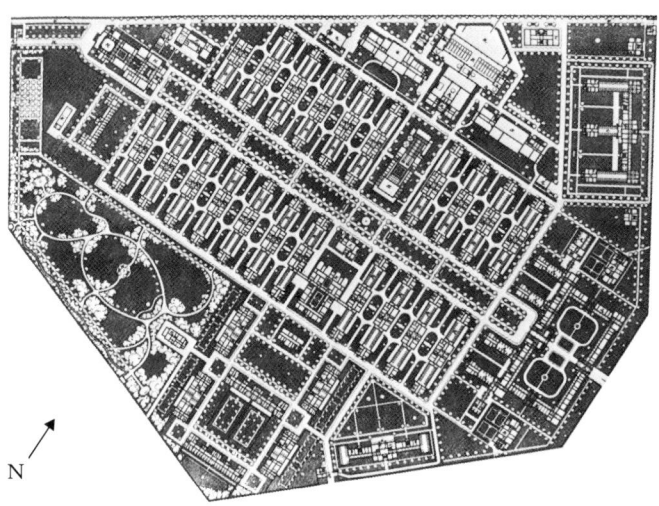

123 a Das Rudolf-Virchow-Krankenhaus in Berlin (1899–1906). Lageplan

N

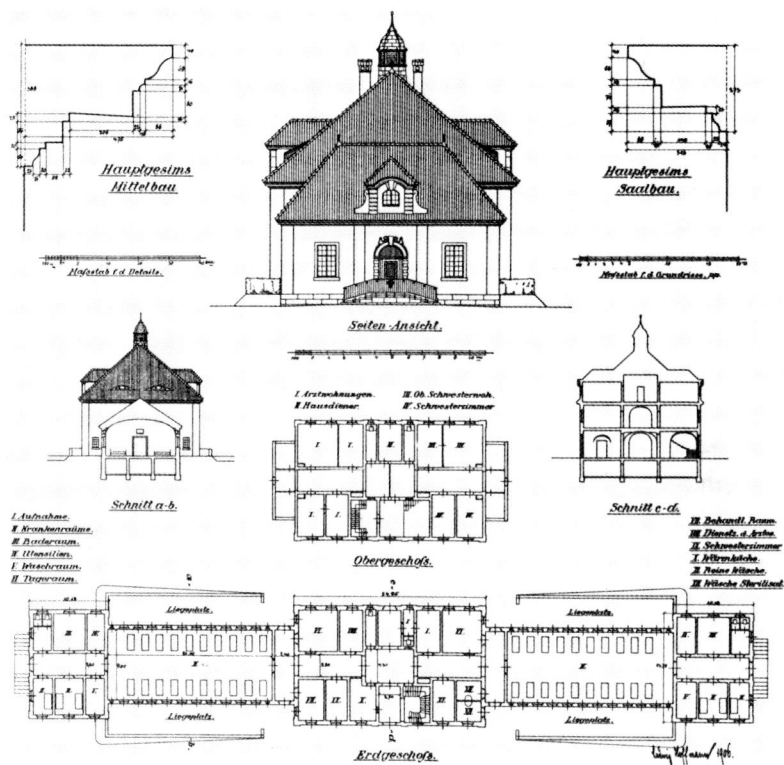

123b   Das Rudolf-Virchow-Krankenhaus. Ansichten, Querschnitte und Grundrisse. Architekturzeichnung von Ludwig Hoffmann, um 1907

Hauptzufahrt bis zur Pathologie im Westen des Areals. Zu beiden Seiten dieser Baumallee reihte
man im Süden elf und im Norden zehn Pavillons im Abstand von etwa 20 Metern auf (Abb. 123 a).
Die dazu querverlaufende Gebäudeachse von Süden nach Norden umfaßte die Isolierabteilung
(120–142 Betten), das Operationsgebäude, die Apotheke, das Badehaus und die Gebäude der
betriebswirtschaftlichen Abteilung mit dem Wasserturm. Die südlich der Hauptachse gelegenen Pavillons beherbergten die Chirurgische, die nördlich gelegenen die Innere Abteilung. Im
Hauptgebäude selbst befand sich neben Wohnungen und Verwaltungsräumen auch die Abteilung für Gynäkologie und Geburtshilfe. Die anschließenden Reihen der Pavillons der Inneren
und der Chirurgischen Abteilung bestanden aus einem zweigeschossigen Mittelbau und eingeschossigen Seitenflügeln, die von einem breiter angelegten Kopfbau eingefaßt wurden
(Abb. 123 b). Der Mittelteil mit zwei Eingängen und einem zweihüftigen Flur hatte ein Aufnahmezimmer, eine kleine Wäscheabteilung mit einem Sterilisator, eine Teeküche, einen Behand-
lungsraum, ein Arztzimmer sowie zwei Tagesräume. Die schmaler als der Mittelbau ausgeführ-

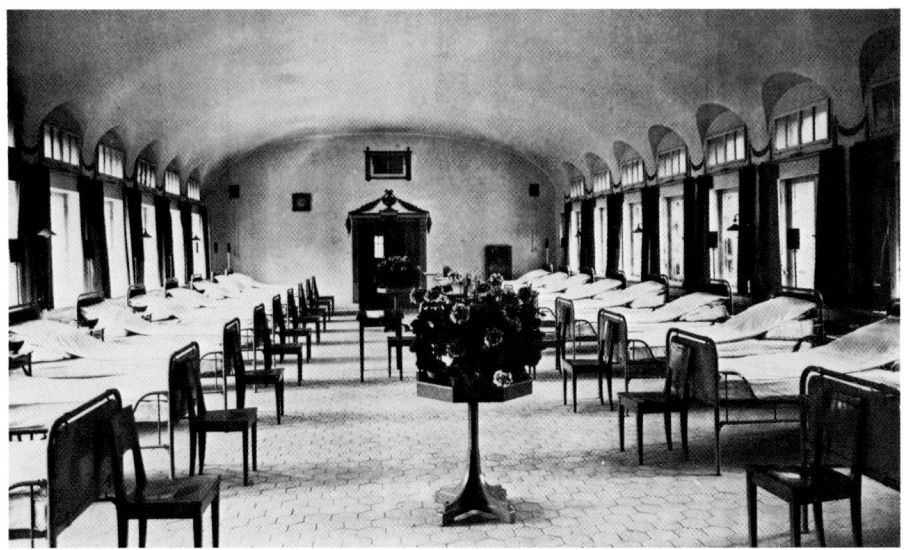

124   Blick in einen Krankenpavillon des Rudolf-Virchow-Krankenhauses

ten Seitenteile nahmen die beiden in jedem Pavillon vorhandenen großen Krankensäle mit 20 Betten auf (Abb. 124). Fliesenböden, an den Kanten abgerundete Zimmerdecken, große Fenster mit Kippvorrichtungen und elektrische Bettlampen gehörten zur obligatorischen Ausstattung. An den Enden des Krankensaales befanden sich jeweils zu beiden Seiten des Flures noch zwei kleine Krankenzimmer, ein Bad und zwei Wasserklosetts.

Das Operationshaus hatte auf der Nordseite vier Säle mit je einem fünfseitigen Glasvorbau, der oben durch eine Glaskuppel abgeschlossen wurde. Vor dem eigentlichen Operationsbereich, von diesem durch einen Flur getrennt, ordnete man vier Vorbereitungszimmer an. An diesen Bauteil gliederte man noch einen dreiflügeligen Trakt an, der die notwendigen Zubehörräume zum Gipsen, Mikroskopieren, Verbandswechsel und Umkleiden sowie ein Arztzimmer enthielt. Die Mehrgeschoßbauten der Hautklinik baute man im Norden und Süden des Hauptgebäudes. Die Abteilung für haut- und geschlechtskranke Männer lag nördlich und bestand aus einem Längsbau und drei pavillonähnlichen Anbauten. Die Infektionsabteilung mit 178 Betten hatte man in den Süden der Anstalt gelegt. Die Einbettung der fast 60 verschiedenen Gebäude des Rudolf Virchow-Krankenhauses in eine so weiträumige Parklandschaft erinnert an einige Stadtanlagen der Barockfürsten im 17. und 18. Jahrhundert. Nicht von ungefähr bezeichnete ein Architekturkritiker in der »Deutschen Bauzeitung« diese Krankenhausanlage als »eine barocke Stadt«. Weiter heißt es dort: »Schöpferische Kraft und liebevolles Empfinden haben sich hier zu einem Bündnis mit der Natur zusammengeschlossen ... Durch die Schönheit will der Architekt mit den Mitteln seiner Kunst die Zwecke, denen seine Bauten dienen sollen, fördern helfen. Durch seine Kunst übernimmt er einen Teil der Pflichten des Arztes.«

8 Das Krankenhaus von 1900 bis 1985

Von der baulichen Dezentralisation zur Konzentration

Obwohl das Rudolf Virchow-Krankenhaus von vielen Zeitgenossen als eine der schönsten und zweckmäßigsten Anlagen für die stationäre Krankenpflege angesehen wurde, galt die Pavillon-idee für den Krankenhausbau in dieser konsequenten Ausführung vom medizinischen und betriebswirtschaftlichen Standpunkt aus als nicht mehr notwendig. Bereits seit Mitte der achtziger Jahre befürwortete man mehr und mehr ein verdichtetes Bausystem, das wieder zum mehrgeschossigen Korridorbau tendierte und nur noch teilweise flurlose Krankensäle im Pavillonstil mit einbezog. Die neu aufgegriffene Korridorbauweise brachte wieder eine kleinräumige Einteilung mit sich, die den neuen medizinischen Entwicklungen wie der Röntgenologie, der Labormedizin und der Bakteriologie zugute kam (vgl. Abb. 122).

Vorläufer für diesen baulichen Wandel waren dafür die schon erwähnten Klinikgebäude von Heidelberg, Halle oder Braunschweig sowie die Neubauten für kleinere Krankenhäuser. Bei denen versuchte man von vornherein, die kostspielige Pavillonbauweise mit Ausnahme der Infektionsabteilungen zu vermeiden.

Eine glänzende Synthese fand man bei dem Neubau des Städtischen Krankenhauses in Karlsruhe, das vom Magistrat in den Jahren von 1901 bis 1907 für 600 Patienten errichtet wurde (Abb. 125). Für die beiden klinischen Hauptfächer, die Chirurgie und die Innere Medizin, schuf man zwei zusammenhängende, langgezogene Komplexe, die spiegelbildlich zueinander parallel in einer Parkzone hinter dem Verwaltungsgebäude angeordnet waren. An weiteren Häusern entstanden im rückwärtigen Teil des Geländes das Wirtschaftshaus und das Kesselhaus sowie seitlich gelegen ein Isolierhaus für Scharlach- und Diphtheriekranke, eine selbständige Psychiatrische Klinik und ein zusätzliches Isoliergebäude für Patienten, die an hochinfektiösen Krankheiten litten.

Bei näherer Betrachtung der beiden großen, praktisch gleich strukturierten Kliniken für Chirurgie und Innere Medizin zeigt sich, daß von einem mittleren rechteckigen Gebäude, dessen Flur nach altbewährter Erfahrung auf der Nordseite lag, vier Flügelbauten als eigentliche Bettenstationen abgingen. In dem an der Mittelachse angefügten Trakt richtete man den Operationssaal bzw. die Badeabteilung ein. Man schuf sowohl große Bettensäle für 10 bis 14 Kranke als auch zahlreiche Einzelzimmer. Jeder angebaute Flügel verfügte über eine Veranda zur Licht- und Lufttherapie.

Für die Abteilungen für Scharlach und Diphtherie schuf man einen Doppelpavillon mit zwei getrennten Bereichen, die über eigene Eingänge verfügten. Nur der in der Mitte gelegene Operationssaal und ein weiteres Isolierzimmer waren von beiden Seiten zugänglich. Am Ende der

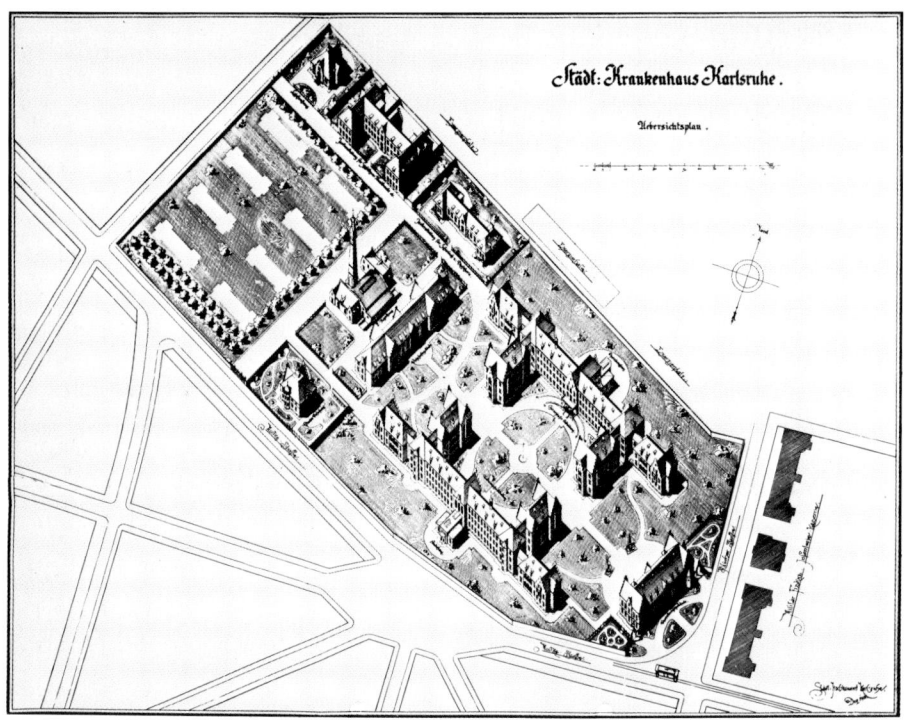

125 Das Städtische Krankenhaus in Karlsruhe (1901–1907). Ansicht aus der Vogelschau, 1901. Badisches
Generallandesarchiv, Karlsruhe

Mittelachse befand sich das großzügig bemessene Wirtschaftsgebäude, das den Küchenbetrieb
und die Wäscherei aufnahm. Die Karlsruher Anlage hatte man schon von vornherein auf
Zuwachs bemessen und im rückwärtigen Teil einen größeren Platz für sieben zukünftig zu
bauende Krankenpavillons freigehalten.

In Aachen stellte sich in den neunziger Jahren wie in fast allen Städten dieser Größenordnung
mit über 100 000 Einwohnern die Frage, das seit 1854 bestehende Mariahilf-Hospital, das sich
zu einem Städtischen Krankenhaus entwickelt hatte, völlig zu renovieren oder einen Neubau zu
planen. Man entschied sich dann für einen Neubau auf einem neuen Grundstück am Stadtwald.
Ein schon vorhandenes Gebäude, die ehemalige Irrenanstalt der Alexianer, sollte mit in die neue
Anlage einbezogen und ausgebaut werden. Es nahm seit 1905 die Verwaltung, Wohnungen,
Laboratorien und die Säuglingsabteilung auf und beherbergte in hinzugefügten Anbauten das
Heizwerk und die Wäscherei. Nachdem der Hamburger Architekt Friedrich Ruppel für
Aachen eine Pavillonanlage für 900 Krankenbetten im Stil des Hamburg-Eppendorfer Kranken-
hauses entworfen hatte, begann man von 1902 bis 1905 mit der Ausführung der ersten Baustufe,
die die Pavillons für die konservativen klinischen Abteilungen umfaßte.

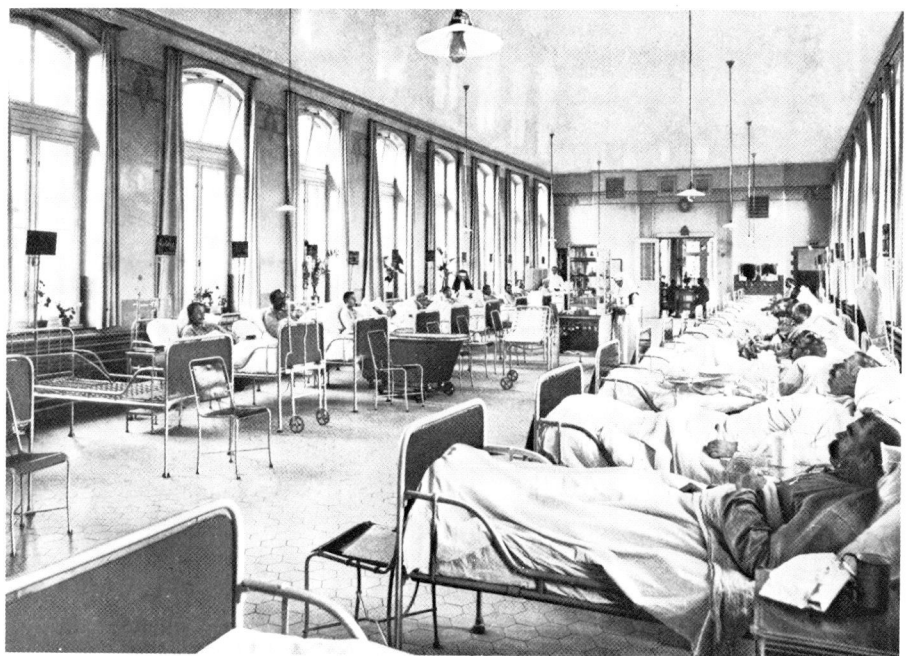

126 Blick in den Krankensaal des Städtischen Elisabeth-Krankenhauses in Aachen. Foto, um 1915

Die zweigeschossigen Pavillons mit einem 30-Betten-Saal entsprachen dem Vorbild von Eppendorf (Abb. 126). Im vorderen Kopfbau gab es an beiden Seiten eines Mittelganges kleinere Räume für ein bis zwei Betten, ein Zimmer für die Schwester und eine Teeküche. Am Ende des Saales installierte man die sanitären Einrichtungen rechts und links vom Tagesraum. Die Heizung erfolgte durch das Fernheizwerk. Für die zusätzliche Ventilation der Krankensäle baute man Lüftungshäuschen in »mit Nadelhölzern bepflanzten Beeten«, über die Frischluft durch unterirdische Kanäle, die im Kellergeschoß angefeuchtet und vorgewärmt wurde, in die Säle abgegeben werden konnte. Eine weitere quergestellte Pavillonreihe legte man im Westen parallel zur vorbeiführenden Kaiser Friedrich-Allee an, die als Tuberkulose-Klinik und zur Aufnahme von selbstzahlenden Patienten diente.

Bis 1905 hatte man die Gebäude für die Medizinische Abteilung mit 250 Betten vollendet. Der ursprünglich vorgesehene zweite Abschnitt für die Chirurgie, der auf dem rückwärtigen Gelände weitere Pavillonreihen, darunter auch ein eigenes Operationshaus, vorsah, wurde nicht mehr in Angriff genommen. Erst 20 Jahre später errichtete man von 1925 bis 1926 nach einem völlig veränderten Konzept ein mehrflügeliges Gebäude, das sogenannte Albert Servais-Haus, für die chirurgischen Fächer. Als Übergangslösung baute man die an das Gelände angrenzende Altersversorgungsanstalt ›Josephinum‹ 1912/1913 zu einer Chirurgischen Klinik um.

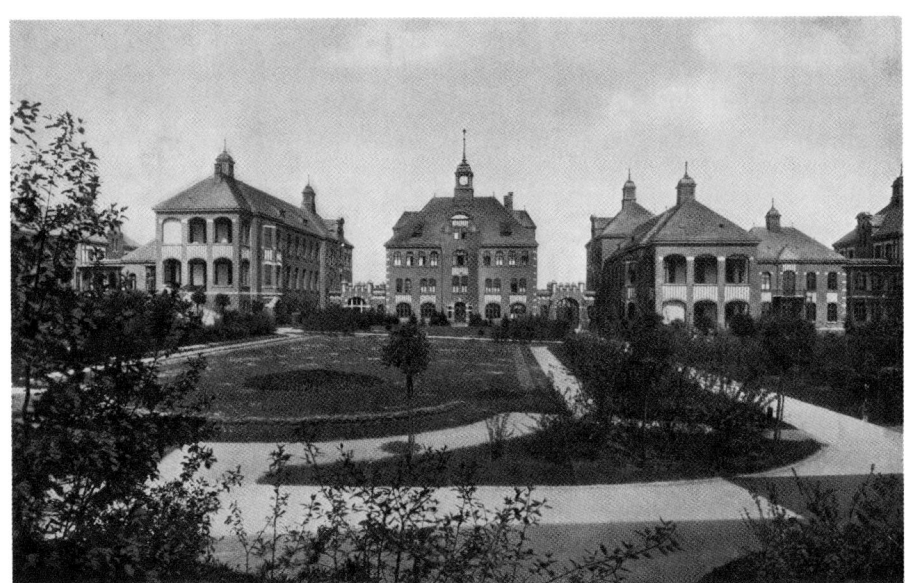

127   Das Städtische Krankenhaus in Görlitz (1901–1905). Ansicht von der Gartenseite. Foto, um 1915

Während das neue Aachener Krankenhaus noch in seiner Anlage überwiegend von der Pavillonbauweise geprägt wurde, rückte man bei Neubauten ähnlicher oder doppelter Größe wie beim Stadtkrankenhaus Görlitz (1901–1905; Abb. 127) und beim Städtischen Krankenhaus in Charlottenburg (1901–1906) deutlich davon ab, obwohl auch dort die Pläne bis in die neunziger Jahre des 19. Jahrhunderts zurückreichten. Eine enge Verflechtung von Bettenhäusern mit hallenartigen Zwischenbauten verwirklichte der Berliner Architekt Schmieden in Görlitz für das neue Stadtkrankenhaus mit 324 Betten. Dort verband man das Verwaltungsgebäude mit den Pavillons der Chirurgie (102 Betten) und der Inneren Medizin (95 Betten) zu einer zentralen Baugruppe. Den 18 Betten großen Krankensälen mit Fensterbändern nach Osten und Westen waren großzügige Tagesräume und Veranden auf der südlichen Schmalseite vorgelagert.

Schmieden hatte man ebenfalls zusammen mit seinem Mitarbeiter Boethke auch den Auftrag erteilt, ein 650-Betten-Krankenhaus im Pavillonstil für Charlottenburg zu entwerfen, das auf 1000 Betten ausbaufähig sein sollte. Es kam hier ebenfalls zu einer geschlossenen Pavillonbauweise, die die zweigeschossigen Einzelgebäude durch Gänge miteinander verkettete. Die erste Baustufe auf einem 60 000 Quadratmeter großen Gelände am Spandauer Berg mit den Gebäuden für die Chirurgie (358 Betten) und Gynäkologie (304 Betten) war 1904 vollendet. Doch sofort anschließend wurde von 1905 bis 1907 in einer zweiten Phase die Krankenanstalt auf 1000 Betten erweitert. Man hatte sich in Charlottenburg mit Ausnahme der Isolierabteilung für eine höhere Bebauung und eine geschlossene Verbindung bei den Gebäuden für die Chirurgie und Gynäkologie entschlossen. Hinter dem an der Hauptzufahrt gelegenen Verwaltungsgebäude zogen sich zwei Reihen von vier Krankengebäuden hin, die man baulich durch einen Gang im Erdgeschoß zu Blocks zusammengefaßt hatte. Jeweils in der Mitte lagen dazwischengeschaltet auf der linken Seite das Operationshaus und gegenüber das Badehaus der Inneren Abteilung. Die Anordnung dieser Bettengebäude für die Chirurgischen Abteilungen an der durchlaufenden Galerie erinnert an englische Pavillonkrankenhäuser. Die zweigeschossigen Bettenpavillons wurden durch dreigeschossige Kopfbauten eingefaßt. Ganz rechts baute man vorn ein Gebäude für die Gynäkologie und Geburtshilfe, an die dann eine Reihe von sechs Doppelpavillons für die infektionskranken Patienten anschloß. Ganz im Norden des Krankenhausareals befanden sich das Wohnhaus für die Schwestern und die Wirtschaftsabteilung mit Gebäuden für die Küche, Zentralheizung, Waschhaus und Pathologie. Das Gebäude für die Desinfektion des Bettzeugs und der Krankenbetten hatte man ans äußerste Ende der Mittelachse der Gesamtanlage gelegt.

Für das neugeplante Stadtkrankenhaus in Essen diente die Charlottenburger Anlage als Vorbild. Im Jahre 1904 hatte auch hierfür Heino Schmieden in Zusammenarbeit mit Böttger die ersten, anschließend überarbeiteten Entwürfe vorgelegt. Es handelte sich dabei, wie in Charlottenburg, um jeweils vier, zu einem Block zusammengefaßte Gebäude, die beidseitig einer Grünzone unter dem Verwaltungsgebäude lagen. Die Kinderklinik bildete den Abschluß der Mittelachse, dahinter schlossen sich Gebäude für die Infektionsabteilung an. Auch hier hatte man ein eigenes Schwesternhaus vorgesehen, um eine gute und nahe Unterbringung des Pflegepersonals zu gewährleisten. Von 1907 bis 1909 wurden der linke Teil der Anlage – einschließlich der Infektionspavillons – und 1912 die Frauenklinik verwirklicht. Der weitere Ausbau zog sich

128 a   Das Städtische Krankenhaus in Düsseldorf (1904–1907), Südfront des Gebäudes für die operativen Fächer. Postkarte, um 1920

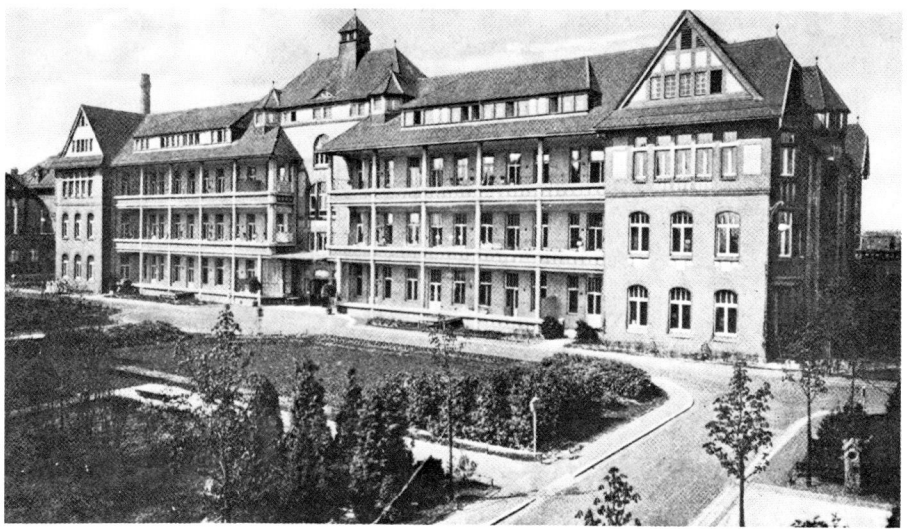

dann bis in die dreißiger Jahre unter vielen Veränderungen der ursprünglich streng symmetrischen Anordnung hin.

Das von 1904 bis 1907 verwirklichte Städtische Krankenhaus in Düsseldorf bestand aus 27 Gebäuden, für die der Düsseldorfer Stadtbaurat Johannes Radke verantwortlich zeichnete. Man errichtete es auf einem 88 300 Quadratmeter großen Gelände im Süden von Düsseldorf. Bei den Einzelbauten handelte es sich vorwiegend um einhüftige Fluranlagen. Sie sollten nach der Vollendung 745 Betten aufnehmen. Zwischen dem dreiflügeligen Verwaltungsgebäude und der Hospitalkirche ordnete man um die Mittelachse in lockerer Folge die Kliniken an. Ursprünglich hatte man auf jeder Seite jeweils zwei Reihen von drei Gebäuden geplant, doch wurden auf der linken Seite nur die beiden Häuser für die Innere Abteilung, auf der rechten nur ein Haus für die Kinderklinik und weiter zurückliegend zwei für die Hautklinik errichtet.

In dem größten Klinikgebäude, welches unmittelbar hinter dem Verwaltungsbau lag, fanden vier operative Fächer Platz: Chirurgie, Gynäkologie und Geburtshilfe, Hals-Nasen-Ohren- sowie Augenheilkunde. Drei Flügel des Komplexes waren dreigeschossig, der auf der Nordseite verlaufende Längstrakt bestand dagegen nur aus einem Geschoß, in dem die Operationsabteilung mit drei Sälen untergebracht war. Die großen Krankensäle mit 24 Betten legte man an einen seitlichen Korridor, der die Hofseite umlief. Man brachte auf der Flurseite dieser Zimmer

128 b   Das Städtische Krankenhaus in Düsseldorf. Lageplan

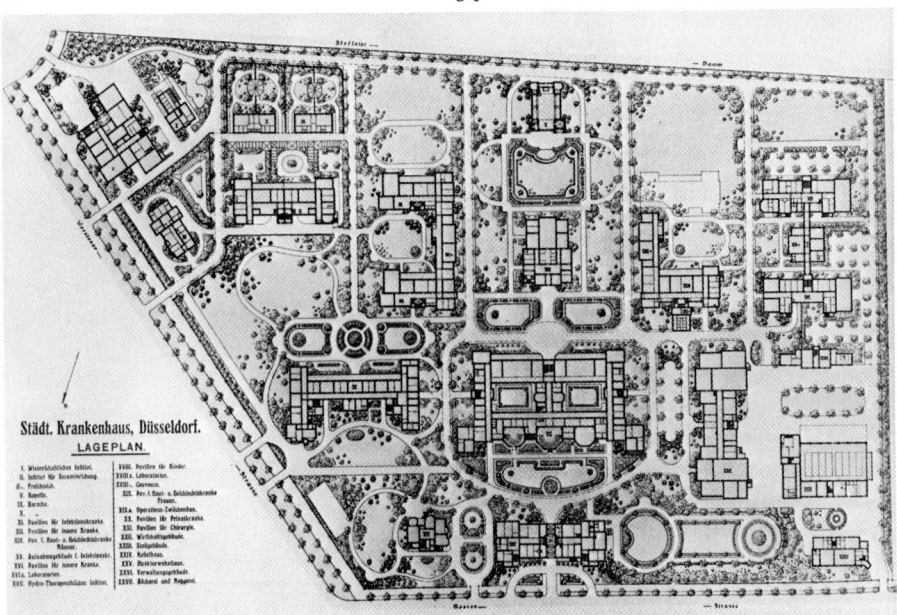

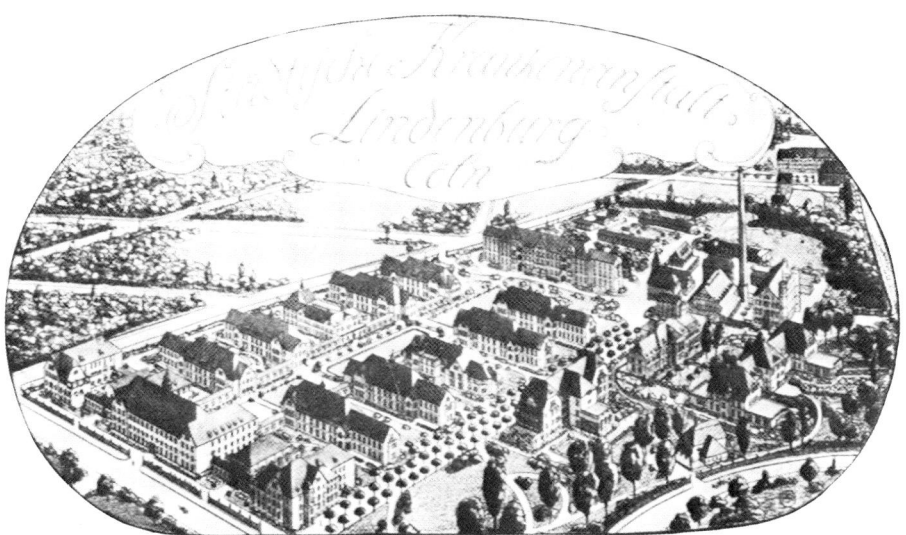

129   Das Städtische Krankenhaus ›Lindenburg‹ in Köln (1906–1908). Ansicht aus der Vogelschau

noch zusätzlich Fenster an, eine letzte Verbeugung vor dem Pavillonsystem. Große Südveran-
den zogen sich in allen drei Etagen vor den Krankensälen hin (Abb. 128 a/b).

Die drei übrigen Fachabteilungen für die Kinderheilkunde, für die Innere mit der Infektionsstation und für die Haut- und Geschlechtskranken erhielten eigene Gebäude. Die Infektionsabteilung bestand aus einem zweigeschossigen Bau, zwei Baracken und einem eingeschossigen
Aufnahmebau, der einen separaten Eingang zur vorbeiführenden Witzelstraße hatte.

Die Düsseldorfer Anlage zeigt wie keine andere dieser Zeit das Abrücken vom Pavillonsystem zugunsten einer dichteren und mehrgeschossigen Bauweise. Außer der Infektionsabteilung waren alle Krankengebäude zwei- bis dreigeschossig ausgebaut und bestanden aus mehreren Gebäudeflügeln. In keinem dieser Häuser fand man nun einen Krankensaal, dessen beide
Längswände zugleich Außenmauern waren. Die Baukommission hatte sich, fortschrittlich wie
kaum eine andere dieser Zeit, auf den Wandel der Krankheitsbilder, vor allem im chirurgischen
Bereich, eingestellt und betriebswirtschaftlich besser nutzbare Mehrgeschoßbauten geschaffen.
Gleichzeitig wurde aber auf die bewährte Freilufttherapie nicht verzichtet. Fast alle Gebäude
waren mit großen Südbalkonen ausgestattet; auf dem Gelände der Kinderklinik errichtete man
eine Holzbaracke, die nur für die Freiluftbehandlung noch im Jahre 1928 in Betrieb war. In den
Jahren von 1924–1925 erbaute man nach den Vorstellungen Arthur Schlossmanns, des klinischen Direktors der Anstalt seit 1908, einen besonderen Kinderpavillon, der die Möglichkeit
bot, die Kinder Tag und Nacht draußen in ihren Krankenbetten zu belassen.

Dagegen behielt man im neuen Kölner Stadtkrankenhaus ›Lindenburg‹, das für 850 Betten
nach den Plänen des Stadtbaumeisters Carl Bollweg auf einem rund 13 Hektar großen Gelände

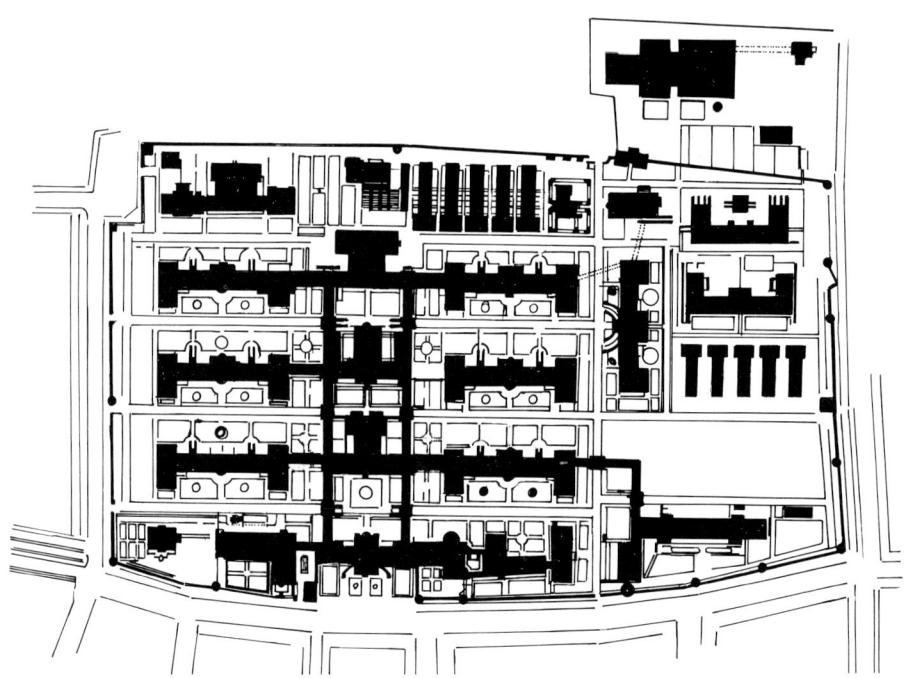

130a   Das Städtische Krankenhaus in München-Schwabing (1901–1911). Lageplan

von 1906 bis 1908 errichtet wurde, noch die bisherigen Dezentralisationsstrukturen bei (Abb. 129).

Obwohl man auch hier zu einer dichteren Bebauung – durchgehend zweigeschossige Bauweise, Verbindung der Bettenpavillons durch eine allseits geschützte Galerie – übergegangen war, beherrschte der große Krankensaal noch die Pflegeabteilungen in den acht zweigeschossigen Krankengebäuden. Man reihte sie hinter dem Verwaltungsgebäude, das die Administration, die Apotheke, Warte- und Untersuchungsräume aufnahm, zu beiden Seiten eines schmalen Grünstreifens auf. Die ausgebauten, völlig geschlossenen Galerien durchquerten in Höhe des Erdgeschosses die einzelnen Pavillons sowie das in der Mittelachse gelegene Bade- und das Operationshaus. Damit war eine unmittelbare Kommunikation zwischen den beiden großen Abteilungen für Chirurgie mit 224 und für Innere Medizin mit 212 Betten hergestellt. Die Bettenhäuser mit Terrassen im Erdgeschoß und einer Veranda für Luftkuren gliederten sich in zwei Teile: das Hauptgebäude, das im herkömmlichen Korridorstil zur Aufnahme der Funktionsräume und kleiner Krankenzimmer errichtet worden war, und den Flügelanbau mit dem großen Krankensaal für bis zu 62 Betten. Die unterkellerten zweigeschossigen Pavillons verfügten über alle damals zur Krankenpflege notwendigen Versorgungs- und Funktionseinrichtun-

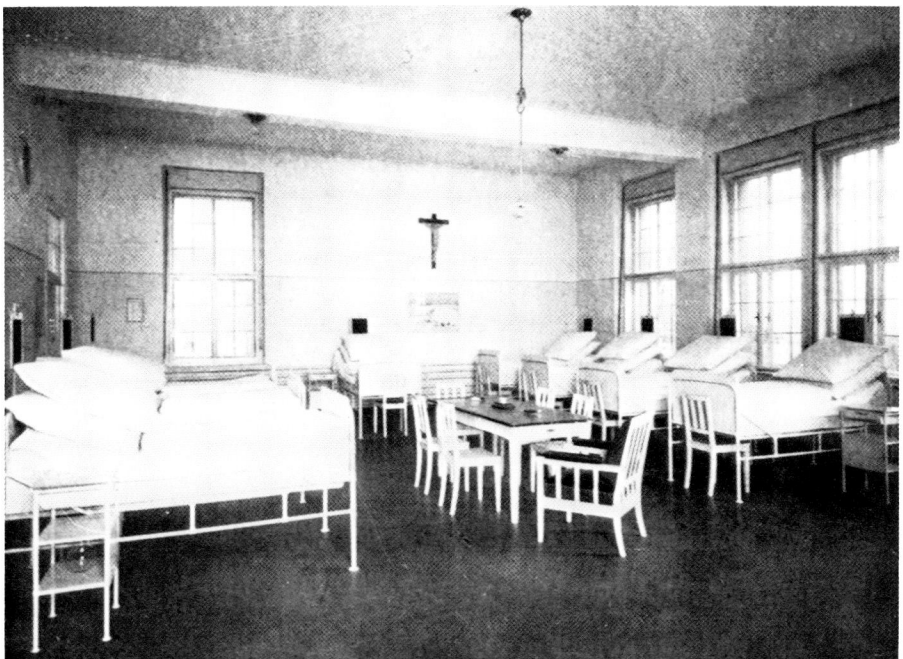

130b   Blick in ein Krankenzimmer des Städtischen Krankenhauses in München-Schwabing

gen, so daß es sich um selbständige Abteilungen handelte. Abseits hatte man ein eingeschossiges Infektionsgebäude angelegt.

In München löste man den 500-Betten-Neubau der Städtischen Krankenhausanlage in Schwabing nach den Plänen von Richard Schachner noch äußerlich in viele Einzelgebäude auf, die im Sinne der Pavillonbauweise streng symmetrisch angeordnet wurden (1909–1911; Abb. 130a). Von den beiden Seiten des vorn gelegenen Verwaltungshauses führten Galerien zu den Krankenhausblocks, die in einer Dreiergruppe zu beiden Seiten des Mittelfeldes mit dem Operationshaus, der Badeabteilung und der Küche lagen. Die Bettenhäuser selbst waren über seitliche Korridore erschlossen und dreigeschossig ausgeführt worden. Im rechten hinteren Geländeteil lag die Klinik für Haut- und Geschlechtskranke und noch weiter abgeschieden dahinter zwei Pavillons für Infektionskranke. Ihnen benachbart hatte man sechs Baracken aufgestellt, die ebenso wie die sechs Baracken am Ende der rechten Blockreihe von Epidemien betroffene Kranke aufnehmen sollten. Das Kinderkrankenhaus hatte man verkehrsgünstig seitlich vom Hauptgebäude errichtet. Desinfektionshaus, Werkstätten und das Maschinenhaus für die Fernheizung hatte man ebenso wie einen Teil der Epidemiebaracken am Ende der Krankenhausanlage angelegt.

Neubauten für die Universitätskliniken

Man begann von 1897 bis 1916 die Kliniken der Charité in Berlin baulich völlig zu reorganisieren. Unter der Federführung des Baumeisters Kurt Diestel errichtete man bis auf die Geburtshilflich-Gynäkologische Klinik für sämtliche klinische Disziplinen Neubauten. Man schuf rechteckige, miteinander verbundene mehrgeschossige Korridorbauten auf dem alten Gelände. Bei diesen neuen Gebäuden kann man noch in der Anlage der Krankenstationen mit ihren großen Sälen Bestandteile des Pavillonsystems erkennen. Das gilt insbesondere für die Chirurgische Klinik, die neben der an der Ziegelstraße die zweite Chirurgische Universitätsklinik der Medizinischen Fakultät bildete. Dafür bekam die Charité einen jährlichen Zuschuß von der preußischen Unterrichtsverwaltung. Der Neubau entstand in engerer Beratung mit dem ärztlichen Direktor Franz König von 1901 bis 1905 (Abb. 131). Außer 142 Betten mußten eine Poliklinik, mehrere Arbeitsräume für die wissenschaftliche Forschung (Mikroskopie, Bakteriologie und physiologisch-chemische Untersuchungen) und Wohnungen in dem mehrflügeligen Gebäudekomplex untergebracht werden. Er gliederte sich in einen dreigeschossigen Längsbau mit auf beiden Seiten angefügten zweigeschossigen Bettentrakten, die auf jeder Etage einen 24-Betten-Krankensaal enthielten, der von Osten und Westen Licht bekam. Den Behandlungsflügel zog man in Verbindung mit dem breiter angelegten Mittelbau nach Nordosten hoch. Er umfaßte vorn im Hauptgebäude den aseptischen Operationssaal und rückwärts den großen klinischen Operations- und Hörsaal mit 300 Sitzplätzen, den man mit seinen Fenstern nach Norden orientierte. Man verzichtete auch nicht auf Absonderungsbaracken für die Chirurgische Klinik, in denen Patienten mit ansteckenden Krankheiten, Wunderysipel oder übelriechenden Wundprozessen isoliert und einer Frischluftbehandlung unterzogen werden konnten.

Die Kliniken der neugegründeten Universität Münster in Westfalen, auf einem erhöhten Gelände von 7½ Hektar im Westen der Stadt gelegen, verweisen ebenfalls nur noch in der Anlage der Bettensäle auf das Prinzip des Pavillonkrankenhauses. Das Bauprogramm wurde unmittelbar auf den damals neuesten Stand der klinischen Ausbildung für Medizinstudenten zugeschnitten, so daß folgende medizinische Fächer berücksichtigt wurden: Chirurgie, Innere Medizin, Gynäkologie, Ophthalmologie, Oto-Rhino-Laryngologie, Dermatologie, Pädiatrie, Psychiatrie. Hinzu kamen noch gesonderte Gebäude für die Pathologische Anatomie, Gerichtliche Medizin, Pharmakologie, Hygiene, Physiologie und für die Wirtschaftsbetriebe.

Man sah – mit Ausnahme der Pädiatrischen und Psychiatrischen Klinik – für die großen klinischen Fächer Einzelgebäude vor (Abb. 132). Insgesamt wurden in der zwölfjährigen Bauzeit von 1913 bis 1925 elf Baukomplexe vollendet: Die Kliniken für Chirurgie, Innere Medizin, Geburtshilfe und Gynäkologie sowie Augenklinik, die Institute für Pathologie und Gerichtsmedizin, Hygiene und Pharmakologie, darüber hinaus die Verwaltung, Kochküche, Wäscherei, Kesselhaus sowie zwei Dozentenhäuser. Schließlich errichtete man noch in Verlängerung der Seitenflügel der Chirurgie und Inneren Medizin drei Absonderungsbaracken. Für die Kinder- und Hals-Nasen-Ohrenheilkunde, die erst zu einem späteren Zeitpunkt nach Planungsbeginn Prüfungsfach geworden waren, hatte man nur provisorische Räumlichkeiten geschaffen. Die Hals-Nasen-Ohren-Klinik richtete man im Untergeschoß der Chirurgie ein, die Kinderklinik fand

212

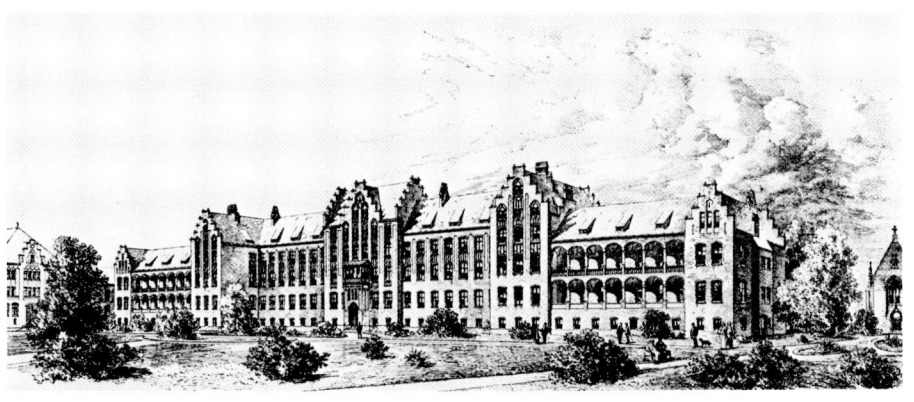

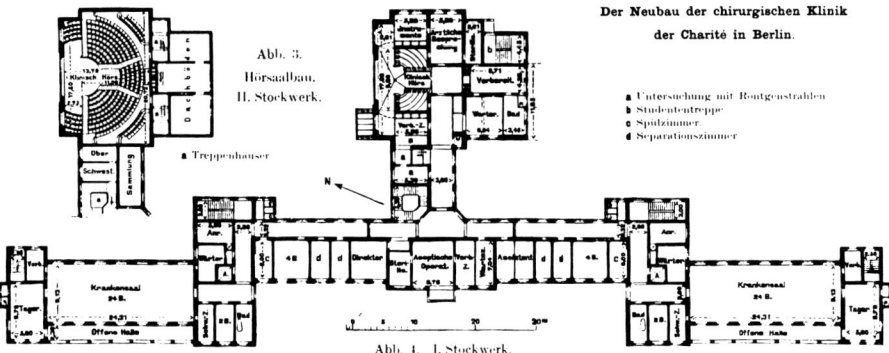

131 Die Neubauten der Charité in Berlin (1897–1916). Ansicht und Grundrisse. Holzschnitt, 1903

im Souterrain der Medizinischen Klinik Platz. Gleichfalls mußte die Psychiatrie sich als Poliklinik zusätzlich in einem fremden Klinikgebäude, nämlich der Augenklinik, notdürftig einrichten. Man hatte vorerst von einer eigenständigen Psychiatrischen Klinik abgesehen, da die Provinzialheilanstalt Marienthal in die klinische Ausbildung mit einbezogen werden sollte. Für die klinische Dermatologie sollte die schon bestehende Station im Clemens-Hospital mitbenutzt werden.

Man muß es rückschauend für den Ausbau der Kliniken in Münster als besonders glücklichen Umstand betrachten, daß schon lange vor der Vollendung der Bauten solch bedeutende Hochschullehrer wie Hermann Coenen, Peter Esch, Paul Krause als designierte Klinikdirektoren in Münster ihre Wohnung bezogen, um ihre Kliniken sachgerecht einzurichten und betriebsfähig zu machen. Soweit man das aus den bisher vorliegenden Unterlagen erkennen kann, scheint sich dabei eine besonders gute Zusammenarbeit zwischen dem Baubüro unter der Leitung des Regierungsbaurates Otto Weissgerber und den Klinikdirektoren ergeben zu haben.

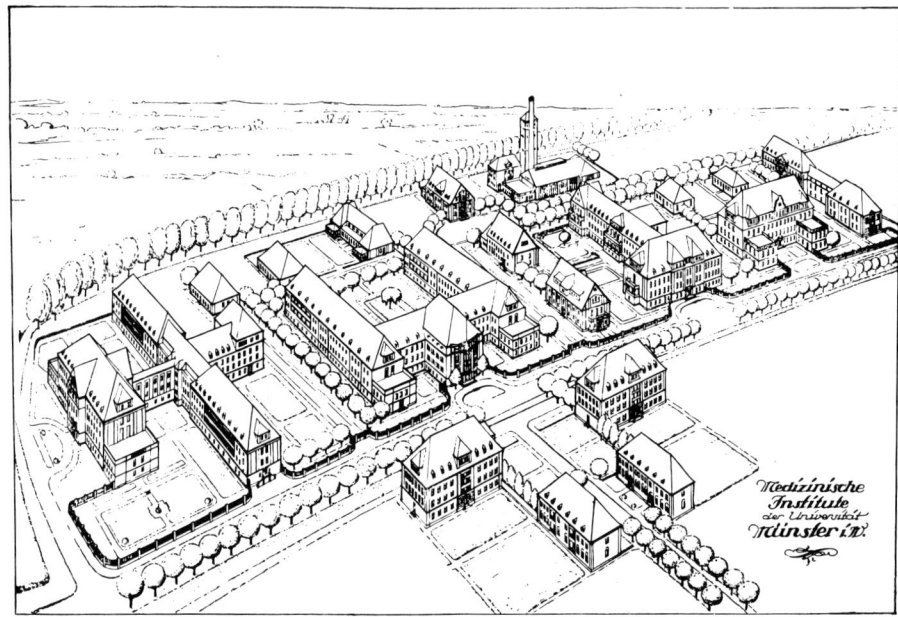

132   Die Kliniken der Universität Münster (1913–1925). Ansicht aus der Vogelschau nach einer Architekturzeichnung, um 1925

Die einzelnen Klinikgebäude errichtete man als Zwei- und Dreiflügelbauten mit bis zu vier Nutzgeschossen. Sie verfügten über kleine Einheiten von Krankenzimmern, an denen seitlich ein Korridor verlief, und über große Krankensäle, die – wie es für die Pavillonbauweise typisch war – an beiden Längsseiten hohe Außenfenster hatten. Die Krankenräume lagen – mit Ausnahme der Augenklinik – in der Regel auf der Südseite. Dagegen richtete man die Funktionsräume, wie etwa die Operationsabteilungen, auf der Nordseite in kleinen Anbauten ein.

Die verantwortlichen Architekten, die Baumeister Thür, Schindowski und Weissgerber, hatten den einzelnen Kliniken ein harmonisches Architekturgewand gegeben, das in seinem stilistischen Formenkanon, der Wahl von dunkelroten Klinkern und den herausgehobenen Portalen in der Tradition westfälischer Baukunst stand. Die durchgehende Klinkerverblendung und die weiträumige transparente Aufreihung der einzelnen Gebäude längs des Westrings unterschieden sich äußerlich nicht wesentlich von der in Jahrhunderten gewachsenen Münsteraner Stadtlandschaft.

Der Baukomplex der Universitätsklinik für Chirurgie bestand im wesentlichen aus zwei Längsflügeln mit vier bzw. zwei Nutzgeschossen. Die zum Jungeblodtplatz ausgerichtete Fassade wurde im Mitteltrakt architektonisch besonders aufwendig im klassizistischen Stil westfälischer Tradition ausgestaltet. In der Chirurgischen Klinik verfügte man über einen septischen und aseptischen Operationsraum sowie über mehrere kleinere Krankenzimmer, die zur Überwachung der Patienten unmittelbar nach der Operation dienen konnten. Die OP-Abteilung richtete man in einem angebauten Trakt auf der Nordseite im Erdgeschoß ein. Im vorderen rechten Flügel befanden sich die Räume der Poliklinik. Röntgenzimmer, Laboratorien, Verbandszimmer, weitere Nutzräume lagen im ersten Obergeschoß des Hauptgebäudes.

Die Medizinische Klinik errichtete man nach dem klassischen Dreiflügelschema, das seit Ende des 18. Jahrhunderts als besonders geeignet für Krankenhäuser angesehen wurde. Vorn im Längsgebäude lagen die Funktionsräume und Dienstzimmer der Ärzte, in den Seitenflügeln befanden sich die Bettenstationen. Am Ende der Bettentrakte lagen wiederum zwei große Krankensäle nach dem Muster des Pavillonkrankenhauses. In den vorn zu beiden Seiten des Mittelteils vorspringenden Risaliten brachte man links im Erdgeschoß die Röntgenabteilung, im Obergeschoß die Poliklinik unter; im rechten lag zu ebener Erde die pädiatrische Poliklinik, darüber befanden sich Laboratorien. Der architektonischen Gestaltung dieser Klinik schenkten die Baumeister große Aufmerksamkeit, indem sie sowohl in dem halbrund vorspringenden Eingangsportal wie auch in der ovalen Eingangshalle Anklänge an das von Schlaun errichtete Clemens-Hospital deutlich hervortreten ließen.

Die Frauenklinik bestand aus einem Quer- und einem Längsflügel, die nach einem zuerst in der Geburtshilflichen Klinik in Hannover (1861–1862, Architekt: Adolf Funk) bewährten Schema in T-Form zusammengefaßt wurden. Die Bettenstationen fanden demnach im rückwärtigen Flügel ihren Platz. Im Erdgeschoß lag die Wöchnerinnenstation, im Obergeschoß richtete man die gynäkologische Abteilung ein. Zusätzlich baute man in diesem Gebäude noch einen Teil des Dachgeschosses aus, um dort sogenannte ›Hausschwangere‹ unterbringen zu können. In der Mitte des Längsflügels wurden in einem Anbau die Untersuchungs- und Operationsräume sowie Entbindungszimmer angelegt.

Bei der Augenklinik, der kleinsten der Klinikbauten, konnte man auf eine reine Südlage verzichten. Die Krankenräume in verschiedenen Größen mit ein bis sieben Betten lagen im ersten Obergeschoß im Mitteltrakt auf der Ostseite sowie in den Seitenflügeln am Ende des Mittelkorridors. Ebenso wie bei der Medizinischen Klinik richtete man in den zur Straße vorspringenden Trakten die Poliklinik ein, während gegenüberliegend ein kleiner Hörsaal Platz fand. Im Erdgeschoß lagen in der Mittelachse das Direktorenzimmer, seitlich daran anschließend verschiedene Funktionsräume.

Die 1925 eingeweihten Universitätskliniken in Münster mit 350 Planbetten entsprachen dem damals modernsten Stand der klinischen Medizin. »In ihrer Gesamtheit stellen sie eine Musteranstalt neuzeitlicher Krankheitsforschung und -belehrung dar, eine medizinische Bildungsstätte ersten Ranges.« Die einzige, aber dafür um so schwerer wiegende Kritik entzündete sich nur an der Unterbringung der kranken Kinder in der Medizinischen Klinik, die erst 1938 ein eigenes Gebäude bekam.

In den zwanziger Jahren plante man auch an anderen Universitäten solche Gartenstädte für die medizinischen Fakultäten. Charakteristische Beispiele sind dafür die Anlagen des Luitpold-Krankenhauses der Julius-Maximilian-Universität in Würzburg (1912–1922, Architekt: August Lommel) für 700 Betten und die von 1926 bis zum Ausbruch des Zweiten Weltkrieges in Greifswald neuerrichteten Kliniken im Rahmen eines vollständigen Neubaus der naturwissenschaft-

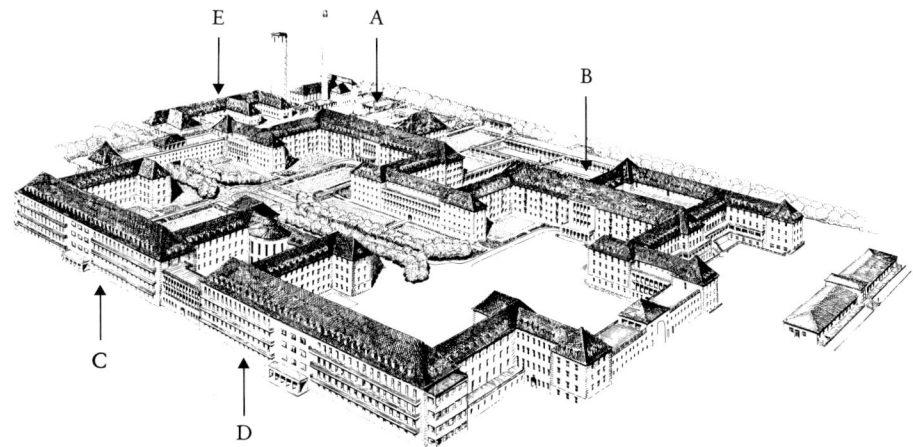

133 Die Medizinischen Kliniken der Universität Freiburg i. Br. (1926–1939). Ansicht aus der Vogelschau nach einer Architekturzeichnung
A Medizin B Chirurgie C Augen/Hals-Nasen-Ohren D Frauen-Heilkunde E Wirtschaftsgebäude

lichen Institute. Zur gleichen Zeit entwarf man aber für die Medizinischen Kliniken in Freiburg im Breisgau mit 1150 Betten eine konzentriertere bauliche Lösung, indem man drei- und viergeschossige Gebäude miteinander verband (Abb. 133). In einem monumentalen Gesamtzug sollten die Kliniken für Chirurgie, Orthopädie und Innere Medizin im Norden und die Frauenklinik und die Hals-Nasen-Ohrenklinik zusammengefügt werden. Zwei Quertrakte für die Wirtschaftsbetriebe, Wohnungen und Gebäude mit anderen Funktionen bildeten so mit diesen beiden Basträngen einen großartigen Innenhof.

Der erste Entwurf zu einer neuen Anlage der Klinikgebäude für die Medizinische Fakultät der Universität Freiburg stammte von dem Karlsruher Architekturprofessor Friedrich Ostendorf aus dem Jahre 1909. Ähnlich wie bei dem gerade vollendeten Städtischen Krankenhaus in Karlsruhe schlug er auf dem vorgesehenen rechteckigen Grundstück zwischen der Hartmannstraße und Heiliggeiststraße in Freiburg eine langgestreckte Bebauung vor, bei der die mehrflügeligen Gebäude für Chirurgie und Innere Medizin jedoch hintereinander und sich nicht spiegelbildlich gegenüber lagen.

Dieses Gliederungsprinzip von Fachkliniken machte sich 1926 der Baumeister Adolf Lorenz zu eigen, da man erst nach dem Ersten Weltkrieg und der anschließenden Inflationszeit in Freiburg durch die Gründung einer von Stadt und Land getragenen Klinikgemeinschaft in der Lage war, eine Neubauplanung in die Wirklichkeit umsetzen zu können. Lorenz erweiterte aufgrund des neuen Bauprogramms mit über 1000 Betten das bauliche Konzept von Ostendorf, indem er die Chirurgische und Medizinische Klinik mittels eines Verbindungsflügels verknüpfte. Er stellte ihnen einen etwa gleich großen Gebäudekomplex für die Augen-, die Hals-Nasen-Ohrenund die Frauenklinik symmetrisch gegenüber. Beide Gebäudegruppen sollten durch dreiflügelige Bauten im Nordwesten und Südosten zusammengefaßt werden.

Es war ein geschlossener Gebäudering beabsichtigt, der im Untergeschoß eine problemlose Versorgung aller Kliniken mit Speisen, Wäsche und Energie ermöglichen sollte. Von 1926 bis 1939 wurde dann ein großer Teil dieses technisch gut durchdachten Großklinikums vollendet. Die erste Baustufe umfaßte von 1926 bis 1931 die Medizinische Klinik mit einer gesonderten Infektions- und Tuberkuloseabteilung für fast 300 Betten und die Chirurgische Klinik mit etwa 400 Betten. Außerdem entstanden die Gebäude für die Wirtschaftsbetriebe und die technische Zentrale. In einem zweiten Bauabschnitt errichtete man gegenüber von 1937 bis 1939 die Frauenklinik mit circa 300 Betten sowie das Verwaltungsgebäude auf der Eingangsseite.

Bis in die Nachkriegszeit des Zweiten Weltkrieges bevorzugte man solche mehr oder weniger dezentralen Gebäudeanlagen mit baulich abgetrennten Fachkliniken für die Medizinischen Fakultäten der deutschen Universitäten. Erst nach 1960, nach der ersten Wiederaufbauphase, kam es bei Klinikneubauten allmählich zu einem Wandel, da man fächerübergreifend plante. Nach einer Übergangsphase, in der noch die einzelne Klinik im Vordergrund stand, tendierte man zunehmend dazu, artverwandte klinische Fächer unter einem Dach zusammenzulegen.

Vom Pavillon- zum Terrassenkrankenhaus

Wenn auch in den zwanziger Jahren das reine Pavillonkrankenhaus als Bautyp seine maßgebende Bedeutung verloren hatte, so bevorzugte man doch noch bis zum Beginn des Zweiten Weltkrieges eine aufgelockerte Bauweise, die den Krankensaal möglichst weit nach Süden öffnete. Man neigte dazu, nicht höher als vier oder fünfgeschossig zu bauen und für ausreichende Terrassen, Veranden und Grünflächen zu sorgen. Neben der optimalen Durchlüftung des Krankensaals zur Vermeidung stickiger, warmer und verbrauchter Zimmerluft kamen die Luft- und im weiteren Sinne die physikalische Therapie, die fester Bestandteil der Allgemeinen Krankenhäuser wurden. Das bedeutete, daß man nicht nur die Bettenstationen mit ihren Räumen nach Süden ausrichtete, sondern mit vom Boden bis zur Decke reichenden Fenstern sowie breiten Veranden versah.

Die ersten Vorschläge für einen Anstaltstyp dieser Art hatte der Berliner Mediziner David Sarason um die Jahrhundertwende vorgelegt, als er sich in England an dem Wettbewerb für ein Sanatorium in Midhurst beteiligte. Im Jahre 1913 legte er zusammen mit dem Ingenieur Becker aus Berlin einen ausgefeilten Entwurf für ein viergeschossiges Krankenhaus mit großen Freiluftterrassen vor. Sarason zeigte somit sehr früh einen Weg auf, trotz einer hochgeschossigen Bauweise die natürlichen Heilfaktoren einer Klimatherapie ins Krankenhaus einzubeziehen.

Der Mediziner Wilhelm Dosquet war wohl der erste, der im Krankenhaus Nordend in Berlin von künstlicher Ventilation absah und statt dessen flurlose Säle so anlegte, daß eine Seite durch Schiebefenster ganz geöffnet werden konnte und die Patienten lange Zeit des Tages unabhängig von der Witterung in frischer Luft liegen konnten. Ausführlich schildert Dosquet 1916 in seinem Buch »Die offene Wundbehandlung und die Freiluftbehandlung« seine ausgezeichneten Erfahrungen mit der von ihm seit 1905 im Krankenhaus Berlin-Nordend angewandten Klima-

Therapie, wo er einen Bettenflügel mit Krankensälen nach seinen Entwürfen hatte gestalten lassen. Im Gegensatz zum alten Krankensaal, in dem 20 bis 30 Betten vor den Fenstern und vor Heizungskörpern standen, so daß man nur die Kippfenster öffnen konnte, zog er bewegliche Fenster bis auf Bodentiefe herunter. Das Wesentliche dieses neuen Dosquetschen Krankenhaustyps bestand darin, daß statt großer und tiefer Säle oder Einzelzimmer beliebig lange, hallenartige Säle angelegt wurden, in denen das Fußende des Krankenbettes nach der Fensterseite ausgerichtet war. Dosquet knüpfte dabei sowohl an die guten Erfahrungen in der offenen Wundbehandlung an, die schon im frühen 19. Jahrhundert von dem Wiener Kliniker Vincenz von Kern gemacht worden waren, als auch an die Liegekuren in den Tuberkulosesanatorien. Auch die sogenannte ›Luftbude‹ des Chirurgen Günther in Leipzig von 1841 und die späteren Zeltbaracken kann man als Vorläufer der Dosquetschen Krankensäle ansehen. Kurz vor dem Ersten Weltkrieg ließ er von den Architekten Mohr und Weidner ein ›Dosquetsches Krankenhaus‹ entwerfen.

Dieser hier wieder aufgegriffene Gedankengang, auch im Allgemeinen Krankenhaus den Kranken selbst nah an die natürlichen Heilfaktoren heranzuführen anstelle technisch anfälliger Lüftungsanlagen, die die frische Luft über lange Wege ins Krankenzimmer holten, hatte bei dem Kampf gegen die Tuberkulose schon große Erfolge gezeigt. Die in waldreichen oder gebirgigen Gegenden mit gesunder ozonreicher Luft errichteten Sanatorien brachten tatsächlich eine günstige Umstimmungstherapie für die tuberkulösen Patienten.

Eines der ersten Krankenhäuser, die vollständig nach diesem ›Freiluftprinzip‹ gebaut wurden, war das Staatliche Krankenstift von Zwickau in den Jahren von 1912 bis 1926 (Abb. 134). Man legte es praktisch wie eine Heilstätte für Tuberkulöse an. Das ursprünglich 1848 für den Kreis Zwickau gegründete Krankenhaus war 1898 in die Hände des sächsischen Staates übergegangen. Seit 1912 stand die völlige Neugestaltung auf einem waldnahen Grundstück vier Kilometer außerhalb der Stadt fest. Sie führte in mehreren Baustufen bis 1926 zu einer Pavillonanlage mit 29 ein- bis dreigeschossigen Gebäuden. Die Architekten Reh und Grube hatten zusammen mit dem ärztlichen Direktor Heinrich Braun den Krankenpavillons besonderes Augenmerk geschenkt, die hinter dem Verwaltungsgebäude in zwei Reihen lagen. Diese Gebäude wurden dreigeschossig ausgeführt und beherbergten in jeder Etage einen großen Krankensaal mit 20, einen kleineren mit 9 Betten sowie zwei Einzelzimmer. Auf völlig neue Art und Weise richtete man den Krankensaal nach dem Vorbild von Dosquet ganz nach Süden aus, während auf der anderen nördlichen Seite Nebenräume wie Bäder, Verbandsraum, Arztzimmer, Toiletten und ein Aufenthaltsraum angelegt wurden. Die breiten Schiebefenster gingen fast über die gesamte Raumhöhe und ließen sich zur Sonnen- und Lufttherapie weit öffnen. So konnte man den Krankensaal beinahe in eine offene Veranda verwandeln.

Besonders gelungen integrierte Stadtbaumeister Luthardt im Waldkrankenhaus von Gera (1913–1919) Veranden in das Hauptgebäude. Der fünfgeschossige Mittelbau hatte in allen Etagen auf der Südseite, die zugleich auch das Eingangsportal barg, große, überdachte Terrassen. Daran schlossen sich zu beiden Seiten dreigeschossige Flügel an, die von kurzen, nach vorn vorspringenden Seitentrakten flankiert waren. Auf der südlichen Kopfseite der Querflügel hatte man ebenfalls große Veranden vor den 16 Betten umfassenden Krankensälen eingerichtet.

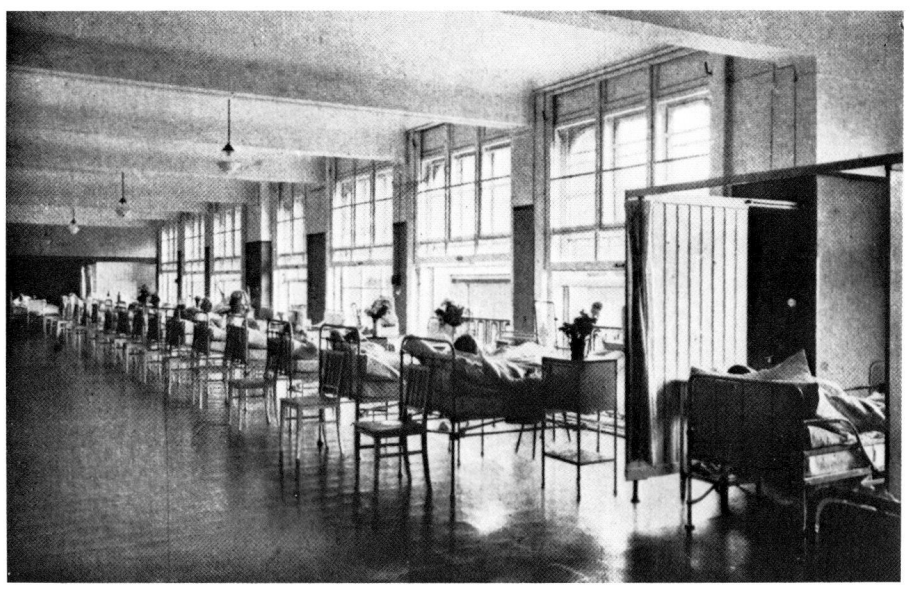

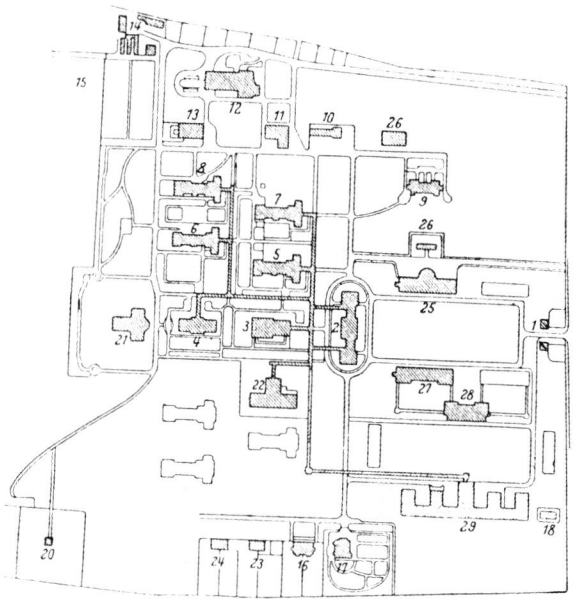

1 Eingang zur Anstalt
2 Verwaltungsgebäude
3 Operationshaus, Röntgenabteilung
4 Haus der Privatabteilung
5—8, 22 Krankenhäuser
9 Isolierhaus
12 Maschinenhaus
13 Küche
14 Gärtnerei
16, 17, 23, 24 Ärzte- und
  Beamtenwohnungen
21 Badehaus
25 Patholog. Institut
26 Puellae publicae
27, 28 Schwesternhäuser
29 Geburtshilfl.-gynäkol. Abtlg.

LAGEPLAN

134   Das Staatliche Krankenstift Zwickau (1912–1926). Großer Krankensaal und Lageplan

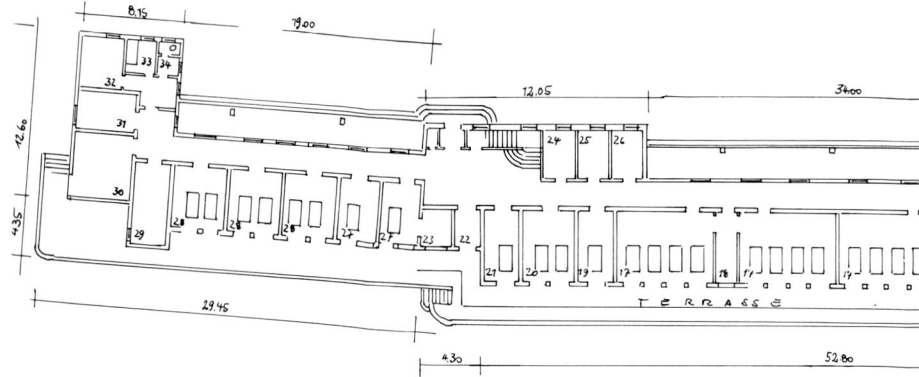

Die Mehrzahl der Krankenräume war auf eine Größe von zwei bis vier Betten zugeschnitten. Während man im Erdgeschoß wie sonst auch üblich beiderseits des Eingangs Zimmer der Verwaltung, der ärztlichen Leitung und andere Funktionsräume einrichtete, reservierte man die Seitenflügel für die Dermatologie und psychiatrisch zu betreuende Kranke. Im ersten Geschoß befand sich die Innere Abteilung, im zweiten Obergeschoß die Chirurgie. Die Operationsabteilung mit einem Raum für die Röntgenologie bekam im Mittelflügel, der nach Norden gelegen war, großzügigen Platz zugemessen.

Im rückwärtigen Teil des Geländes hatte man noch ein Infektionsgebäude für Typhus- und Scharlachkranke sowie eine leichtgebaute Baracke für Infektiöse aufgebaut. Rechts vom Hauptgebäude errichtete man das Wirtschaftshaus mit Küche und Wäscherei sowie Heizwerk und in angebauten Flügeln Dienstwohnungen und die Pathologie.

Der Stuttgarter Architekt Richard Döcker ermöglichte dann am konsequentesten die Klimatherapie, indem er die Kranken nicht hinter die Fensterfront, sondern davor, ganz im Freien auf Balkonen oder Terrassen, vom Sonnenlicht bestrahlen lassen wollte. Er sah in Übereinstimmung mit einem großen Teil der Ärzteschaft »den Bedarf von Balkonen und Terrassen als ein planerisches und bauliches Problem für den Krankenhausbau«. Döcker verdeutlichte seine Ideen in einem Wettbewerbsentwurf für den Neubau des Bezirkskrankenhauses in Waiblingen 1926, der dann auch ausgewählt und gebaut wurde. Auf dem leicht nach Süden geneigten Hanggelände bildete das neue langgestreckte Bettenhaus mit seinen drei staffelartig versetzten Geschossen das Zentrum. Am südöstlichen Rande befanden sich die Pathologie, die Waschküche und der Altbau aus dem Jahre 1874. Die Bettensäle nahmen mit dem auf der Nordseite verlaufenden Flur den gesamten Längsbau ein (Abb. 135). Die Betten reihten sich, durch einige Trennwände unterbrochen, unmittelbar hinter den Schiebetüren auf und konnten direkt auf die Terrassen gefahren werden. Im Osten hatte man einen Gebäudetrakt für verschiedene medizinische Dienste wie Labors, Röntgenanlage, Verbandszimmer und im ersten Geschoß für die Operationsabteilung angefügt. Im westlichen Endbau befanden sich Arztzimmer, Verbandszimmer und Schwesternräume. Von Döcker wurde noch ein Terrassenkrankenhaus in Maulbronn (1927–1929) gebaut, und in Pforzheim entstand von 1932–1934 ein weiteres von dem Architekten Lohrscheidt.

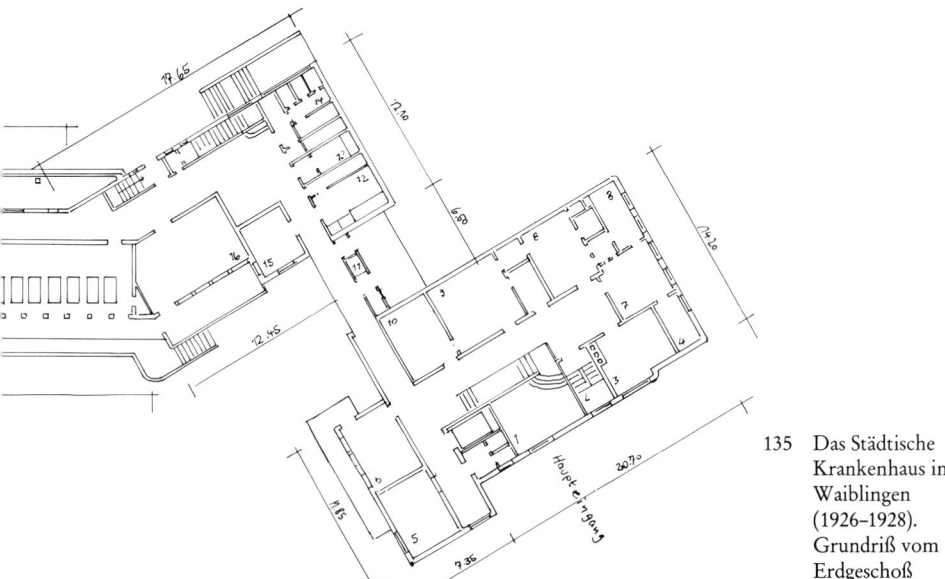

135 Das Städtische
Krankenhaus in
Waiblingen
(1926–1928).
Grundriß vom
Erdgeschoß

Die Idee, die Stationen eines Krankenhauses terrassenartig übereinander zu legen, führte bis zum Zweiten Weltkrieg vor allen Dingen bei den Neubauten einiger Kinderkliniken zu ausgezeichneten baulichen Lösungen. In Berlin baute man nach den Plänen des Architekten Otto Bartning auf dem Gelände des Rittberg-Krankenhauses eine Kinderklinik, die in idealer Weise das Terrassenkrankenhaus verwirklichte. Auf das T-förmige Sockelgeschoß setzte man drei Etagen, die jeweils um eine Terrassenbreite zurücksprangen. Die Krankenstationen waren nach Süden ausgerichtet. Große, aus Eisen konstruierte Fenster mit besonderem Glas, das ultraviolettes Licht durchließ, konnte man bei Bedarf weit öffnen und dadurch die Krankenzimmer selbst in Liegehallen verwandeln. Im ersten Stock hatte man die Terrasse noch an beiden Schmalseiten mit Treppen verbunden, die einen leichten Zugang zum Garten gewährten. Der Korridor verlief auf der Nordseite, wo man in der Mitte des Längsgebäudes einen Anbau angefügt hatte, in dem Büro-, Labor- und Pflegeräume sowie kleinere Krankenzimmer untergebracht waren. Im Dachgeschoß richtete man Schlaf- und Aufenthaltsräume für die Schwestern ein. Wenn auch das Terrassenkrankenhaus keine breite Resonanz fand, so bevorzugte man während der Weimarer Zeit in Deutschland in der klinischen Pädiatrie Stationsanlagen mit Liegebalkonen oder -terrassen (z. B. Kinderklinik des Städtischen Krankenhauses Dresden-Johannstadt, 1927–1929, Architekt: P. Wolf; Säuglingsheim Hamburg, 1927–1928, Architekt: Hermann Distel).

Eine sehr geräumige Klinik mit 140 Betten errichtete von 1929 bis 1931 Ernst Bode für die Städtischen Krankenanstalten in Essen. Es handelt sich dabei um einen dreiflügeligen Gebäudekörper mit vier Stockwerken. Das Erdgeschoß nahm die Funktionsräume wie Röntgenlabor, Bibliothek, Untersuchungseinrichtungen und ärztliche Dienstzimmer auf; darüber lagen die Krankenstationen in drei Stockwerken aufgeteilt. Jede Etage hatte auf der gesamten südlichen

221

Längsfront einen breiten Liegebalkon. Die Krankenzimmer waren im Längsflügel nach Süden ausgerichtet, der Flur verlief auf der Nordseite. Durch große Schiebefenster konnte man mühelos die Säuglinge und kranken Kinder einer Licht- und Lufttherapie unterziehen. In den kurzen Seitenflügeln brachte man die Wohnungen für Ärzte und Schwestern sowie diverse Nebenräume unter. Kein geringerer als der berühmte Pädiater Arthur Schlossmann rühmte in seiner Rede zur Einweihung dieses Haus als die »schönste Kinderklinik Deutschlands, vielleicht der ganzen Welt«.

Auch im Ausland entstanden einige beispielhafte Terrassenkrankenhäuser für Kinder, von denen hier nur auf das Säuglings- und Mütterheim in Bern hingewiesen werden soll, das von Otto Rudolf Salvisberg und Otto Brechbühl von 1929 bis 1930 gebaut wurde.

Eine ausgezeichnete Berücksichtigung der Faktoren von günstiger Besonnung und Durchlüftung sowie gute Wegeführung und betriebstechnische Zuordnung gelang dem Architekten Salzmann mit dem Neubau des Stadt- und Bezirkskrankenhauses in Freiberg in Sachsen (1928–1929; Abb. 136) für 155 Betten. Mit einem schon bestehenden Altbau von 1858 verknüpfte man im Korridorsystem zwei dreigeschossige Blockbauten, die in gestaffelter Anordnung leicht versetzt wurden. Das vordere Haus nahm die Medizinische, das rückwärtige, über eine Galerie erreichbare Haus, die Chirurgische Abteilung auf. Die Zimmer mit Balkonen gingen alle nach Süden. Die Funktionsräume (Heilbäder, Röntgen, Endoskopie, Laboratorien, Warte- und Untersuchungszimmer, Küchenbetrieb) lagen im Untergeschoß, die Operationsabteilung im Nordflügel. Für das neue Krankenhaus in Bad Reichenhall (1928–1930) sah die Planung von Richard Schachner nur in der dritten Etage Liegebalkons vor.

Ein typisches Krankenhaus, das schon den Übergang zum Hochhaus darstellt, schuf man in Tübingen von 1930 bis 1935 für die Chirurgische Universitätsklinik (Abb. 137). Hans Daiber baute mit dem damaligen klinischen Direktor Martin Kirschner einen Gebäudekomplex für 300 Betten, der aus vier sechsgeschossigen Bettenflügeln und einem T-förmig angelegten neungeschossigen Behandlungstrakt bestand. Die nach Süden vorspringenden Arme des Bettenhauses haben zusätzlich zu dem 20 Betten großen Pavillonsaal noch auf zwei Seiten umlaufende Liegebalkons.

Selbst für Bauvorhaben größerer Krankenhäuser kam die bauliche Umsetzung der Licht- und Lufttherapie gut zum Tragen. Ein segensreiches Beispiel liefert dafür das nach den Plänen von Albert Bosslet von 1928 bis 1929 gebaute Krankenhaus der Barmherzigen Brüder in Regensburg, das mit seinen vier Gebäuden als Gruppenanlage noch ganz entfernt an das Pavillonsystem erinnert.

Das Männerhaus mit Abteilungen für Chirurgie, Innere, Tuberkulose und Dermatologie dieser von einem traditionsreichen Pflegeorden getragenen Anstalt, ein viergeschossiger Längsbau mit zwei Seitenflügeln, zeichnete sich dadurch aus, daß beinahe für jeden bettlägerigen Patienten die Möglichkeit von Liegekuren im Freien bestand. Breite Veranden und Terrassen mit einer Gesamtfläche von 1100 qm liefen auf der gesamten Länge der Südostfassade vor den Zweibettzimmern entlang. Lediglich beim dritten Stockwerk hatte man Einzelbalkons vor den Krankenzimmern angebracht. Auch die Stirnfront des linken Seitenflügels fällt durch ihre mächtigen Terrassen vor dem ersten und vierten Stockwerk auf. Das dreiflügelige Gebäude wurde als zweihüftige Anlage geplant; im Mittelbau lagen auf der Nordwestseite des Flurs verschiedene Funktionszimmer wie Toiletten und Baderäume sowie zwei Tagesräume. Hier

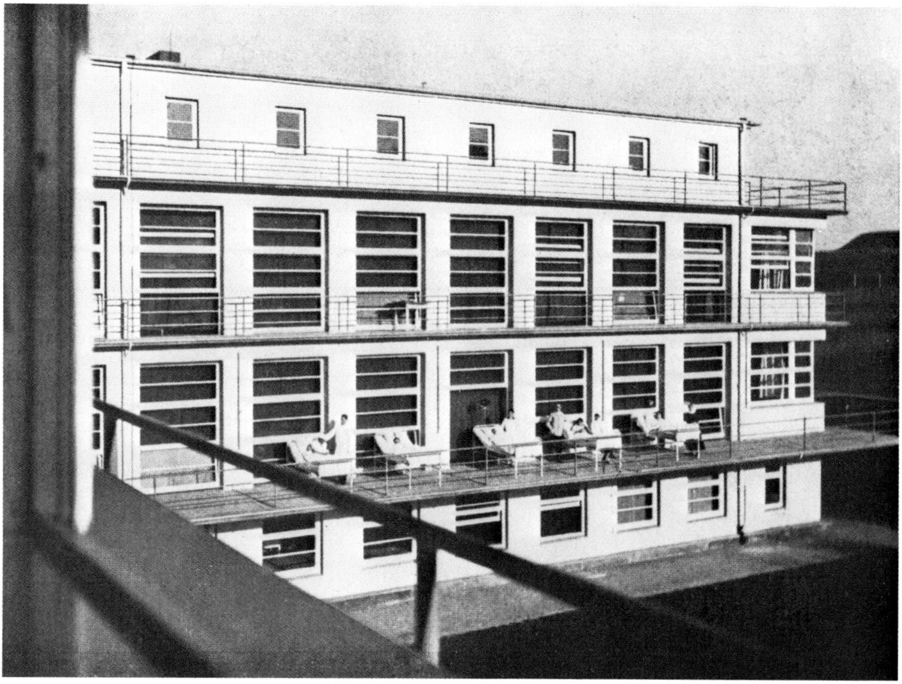

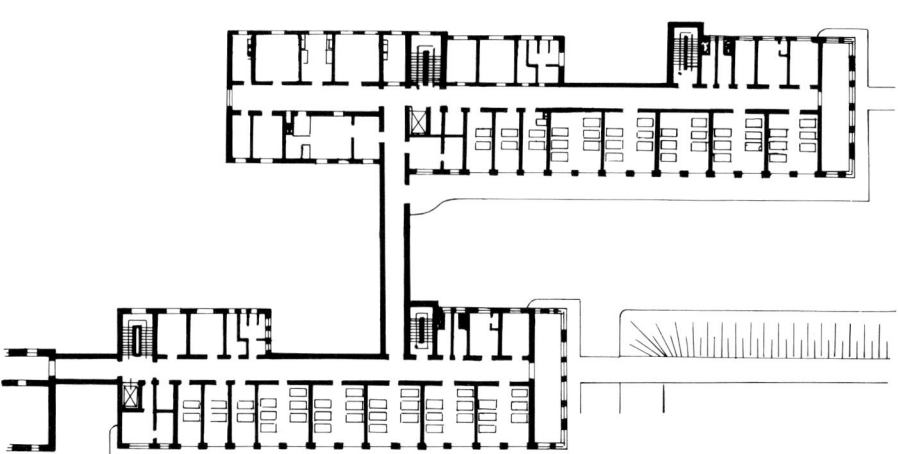

136 Das Stadt- und Bezirkskrankenhaus Freiberg/Sachsen (1928–1929). Ansicht und Grundriß der Chirurgischen Abteilung

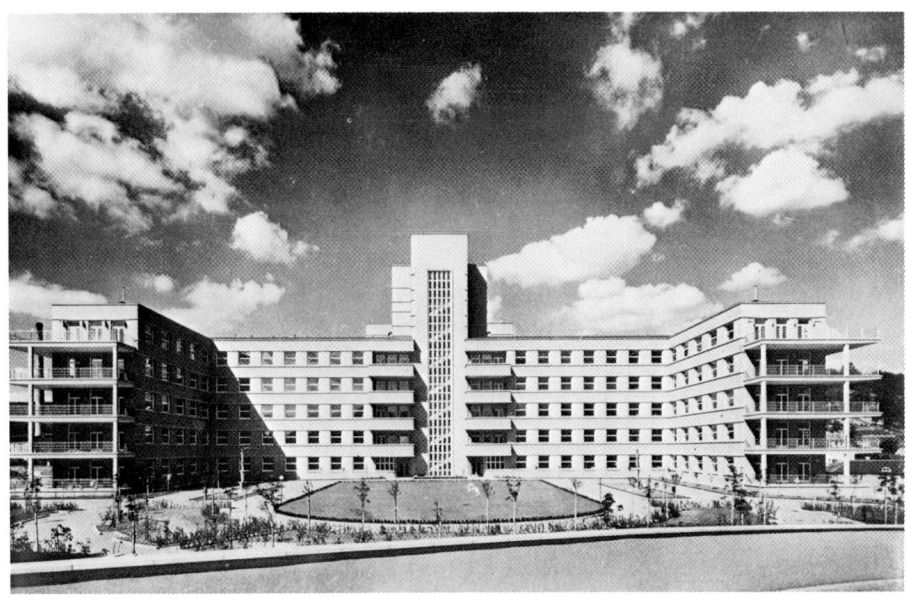

137   Die Chirurgische Universitätsklinik in Tübingen (1930–1935). Postkarte, um 1935

brachte man die Patienten der dritten Klasse unter. Der westliche Flügel nahm selbstzahlende Patienten sowie die nach Nordwesten gelegte Operationsabteilung auf. Im rechten Nordflügel fand in der Mitte im Erdgeschoß ein Hörsaal, darunter das Refektorium Platz. Hier war auch in östlicher Verlängerung des Mittelbaus die Kapelle angebaut. Daneben baute man noch bis 1929 das Isolierhaus im Nordwesten des Männerhauses und rückwärtig noch das Heizkraftwerk und die Wirtschaftsgebäude. In einem zweiten Bauabschnitt sollte ein Frauenhaus errichtet werden, das in seinen baulichen Strukturen dem Männerhaus entsprach. Dieses Gebäude bekam einen eigenen Eingang mit einem zusätzlichen Pförtnerhaus.

In den vierziger Jahren gab man im Krankenhausbau die terrassenförmigen Anlagen mehr oder weniger auf. Dieser Bautyp stellte hohe bauliche und finanzielle Anforderungen an den Architekten wie auch an die Verantwortlichen der Krankenpflege und war ebenso wie die Dosquetschen Krankenhäuser ungünstiger und teurer zu bewirtschaften. Einen späten Nachfolger des Terrassenkrankenhauses der zwanziger Jahre stellt das Richt-Krankenhaus in Karlsruhe dar, das 1964–1971 von den Architekten Alfred Bohne, P. Colling und G. Schneider geschaffen wurde.

Andererseits versuchte man, sich bei einer Reihe von mehrgeschossigen Krankenhausneubauten der dreißiger Jahre in gemäßigter Art und Weise das Dosquetsche System durch tief heruntergezogene Fenster zu eigen zu machen. Ein weiterer Kompromiß war die Anlage von Dachterrassen (Städtisches Krankenhaus Fürth, 1929–1930, Architekt: H. Herrenberger).

Das Krankenhaus als Hochhaus

Die sprunghafte Zunahme der klinischen Dienstleistungen und die beschleunigte Aufgliederung der Medizin in neue Disziplinen ließen seit den dreißiger Jahren eine bauliche Zentralisation im Krankenhaus als Gegenregulation von großem Vorteil erscheinen. Schon die Entwicklung der Dampfsterilisation, der Röntgenologie und der Labormedizin mit ihren seit 1886 ständig verbesserten Apparaturen richteten den Blick der Fachleute wieder auf eine bauliche Konzentration bestimmter Funktionsabläufe im Krankenhaus, d. h. eine Zusammenfassung verwandter Bereiche. Gleichzeitig erweiterten sich auch die diagnostischen und therapeutischen Verfahren, die immer mehr technische Geräte einsetzten und entsprechende Räume brauchten. Beispielsweise fand seit den zwanziger Jahren die Elektrokardiographie für die Abklärung von Herzkrankheiten Eingang in die Klinik, oder zur Durchführung von Belastungstests setzte man neue, von Maschinen gestützte Methoden ein. Die physikalische Bäder- und Lichttherapie erlebte ebenfalls einen großen Aufschwung. Wesentliche Impulse gingen von dem dänischen Arzt Niels Finzen aus, der die Lichtbehandlung eingeführt hatte, woraus sich dann die Quarzlampentherapie entwickelte. Große Fortschritte erzielte man seit 1910 auf dem Gebiet der Lungenerkrankungen. Bald konstruierten geniale Chirurgen wie Ferdinand Sauerbruch hochkomplizierte technische Einrichtungen wie die Unterdruckkammern zur operativen Behandlung von Lungendefekten. Deshalb ist es nur zu verständlich, daß man spätestens nach dem Ersten Weltkrieg lange Wege von den Krankensälen zu den Behandlungszentren wie den Operationshäusern, den Laboratorien oder Röntgenabteilungen sowohl für die Patienten wie für das Pflegepersonal als Nachteil empfand. Auch die Bautechnik wartete mit neuen Entwicklungen auf, nachdem seit 1873 ›Turmhäuser‹ die Silhouette von New York zu prägen begannen. Die Eisenbetonkonstruktion, verbunden mit der Fahrstuhltechnik, schuf auch beim Krankenhaus die technischen und statischen Voraussetzungen, die Krankenstationen übereinander aufzuschichten anstatt horizontal anzulegen.

Zugleich waren mit dem Beginn des 20. Jahrhunderts bisher für wichtig gehaltene Voraussetzungen für die Prophylaxe der Wund- und Puerperalepidemien weggefallen, die das Pavillonkrankenhaus zwei Generationen zuvor ins Leben gerufen hatten. Die immer mehr an Bedeutung gewinnende Bakteriologie hatte in zwei Jahrzehnten die Überträger und Wege der wichtigsten Infektionskrankheiten wie Tuberkulose (1882), Typhus (1884), Cholera (1884), Lepra (1880), Diphtherie (1873) oder Pest (1894) klären können. Gleichzeitig gewann man Gewißheit darüber, daß die bisher so gefürchteten Hospitalismus-Erkrankungen sich durch einfache Vorkehrungen wie entsprechende Desinfektion und Sterilisation (Wasserdampf, Auskochung) wirksam bekämpfen ließen. Man hatte inzwischen gelernt, daß für das Auftreten von gehäuften Fällen von Infektionen in den Mauern der Krankenhäuser in erster Linie Unsauberkeit und Mißachtung der hygienischen Regeln, aber nicht so sehr räumliche Gegebenheiten die Ursache waren. Die neuen von den bakteriologischen Erkenntnissen bestimmten Gebote der Krankenhaushygiene ließen sich mit mehr oder weniger Aufwand in jedem Gebäude durchführen. Die Schar der Krankenhausexperten, die immer noch die Aufteilung der Kranken auf kleine, freistehende Bettenhäuser befürworteten, um der Übertragung von Krankheiten vorzubeugen, wurde ständig kleiner. Nur noch für die klassischen Infektionskrankheiten hielt man strikte bauliche Abtrennungen für erforderlich. Betriebswirtschaftliche Überlegungen ließen darüber hinaus das Pavillonsystem als zu personal- und energieintensiv erscheinen. Außerdem mußten mit zunehmender Frequentierung des Krankenhauses die Wege für Kranke (Gehfähige und Liegende), Besucher, Personal, Wäsche und Nahrung getrennt werden, wofür das Hochhaus mit den Möglichkeiten vertikaler und horizontaler Wegführung sich als günstig erwies. Nur die Balkone und Terrassen behielt man noch bis in die vierziger Jahre in den neuen, zur Konzentration strebenden Krankenhausbauten als Relikt des Pavillon- und Terrassenkrankenhauses und vor allem für die Freilufttherapie von Tuberkulösen bei.

Schließlich glaubte man in den fünfziger Jahren mit der beginnenden Blüte der Antibiotika-Ära auf natürliche Heilfaktoren ganz verzichten zu können. Die Anfänge dieser wie ein Wunder wirkenden Therapie gingen in die dreißiger Jahre zurück, als durch die geniale Entdeckung Gerhard Domagks seit 1935 die Sulfonamide als erste, das Bakterienwachstum hemmende und tötende Medikamente zur klinischen Anwendung kamen. 1944 entwickelte man die Penicilline als medikamentös einsetzbare antibiotisch wirksame Medikamente, die bald Wundfieberfälle im Krankenhaus selten werden ließen.

Vieles sprach seit den dreißiger Jahren für das Krankenhaus als Hochhaus. Die ersten klassischen Beispiele findet man in den Vereinigten Staaten von Amerika, wo man seit den zwanziger Jahren mit der baulichen Zentralisation der Krankenhäuser und den unmittelbar damit verknüpften Institutionen der Gesundheitsfürsorge in einem bisher nicht verwirklichten Maße begann. In kühnen Konstruktionen aus Stahlskelettbeton errichtete man seit 1926 für solche medizinischen Zentren Hochhäuser, die zwanzig Geschosse und mehr umfaßten. Erste typische Beispiele dafür sind das Presbyterian Hospital in New York (1926–1930) mit 22 Etagen, das Plummer-Hochhaus (1928) der Mayo-Klinik in Rochester mit 15 Etagen und das County Hospital in Los Angeles (1930–1932) mit 22 Etagen.

Das Presbyterian Hospital in New York entstand als riesiger hochgeschossiger Gebäudekomplex als Bestandteil eines ›Medical Center‹ unmittelbar benachbart der Vanderbilt-Clinic und der Medizinischen Fakultät der Columbia-Universität (Abb. 138). Im Gegensatz zu Deutschland hatte man in Amerika schon Ende des 19. Jahrhunderts breitgefächerte Polikliniken entwickelt und in die Krankenhäuser zur medizinischen Versorgung der Bevölkerung integriert. Man verband sie bald auch mit universitären Institutionen der medizinischen Lehre und Forschung. Eines der ersten Zentren dieser Art war die ›Vanderbilt University School and Hospital‹ in Nashville (Tennessee), die nach den Plänen der Bostoner Architekten Coolidge und Shattuck 1923 vollendet worden war. Damit hatte man zum ersten Mal eine Medizinische Fakultät und ein Krankenhaus in einem Gebäudekomplex zusammengelegt. Dieses frühe medizinische Zentrum verdankte seine Entstehung nicht zuletzt der 1889 gegründeten ›American Hospital Association‹, die systematisch die bestmöglichen Lösungen der Konstruktion, Ausstattung und Leitung von Krankenhäusern erforschen ließ. Das ›Columbia Medical Center‹ mit dem Presbyterian Hospital und das ›Cornell University Medical College‹ mit dem New York Hospital (1930–1933) mit 27 Etagen strebten ebenfalls eine Integration von stationärer und ambulanter Gesundheitsfürsorge mit akademischer Lehre und Forschung an.

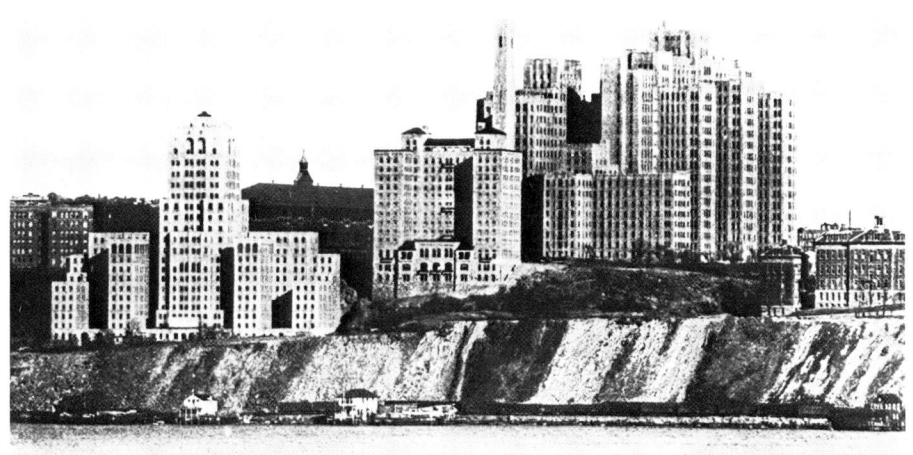

138 Das Presbyterian Hospital (1926–1930) mit weiteren medizinischen Instituten des ›Medical Center‹ am Hudson in New York. Foto, um 1930

Die 22 Stockwerke des Presbyterian Hospitals nach den Plänen von James Gamble Rogers bestanden aus den Sockelgeschossen für die Wirtschafts- und Verwaltungsdienste und den darüber liegenden Etagen, die als autarke Kliniken angelegt waren. Dies verdeutlicht die Urologie, die im 9. Stockwerk beheimatet war. Diese Fachklinik bestand aus einem zweihüftig angelegten Längsflügel, von dem drei Flügel nach Süden und ein mittlerer nach Norden abgingen. Auf der Südseite des Längsbaues hatte man kleine Krankenzimmer eingerichtet. Große, zwölfbettige Säle nahmen die gesamte Breite der südlichen Anbauten ein. Deutlich kommt hier noch der konventionelle Bettensaal des Pavillonkrankenhauses zum Tragen. In der Verbindungszone zum Hauptflügel vor dem Saal befanden sich verschiedene Funktionsräume, am Ende ein Tagesraum mit Fenstern aus Quarzglas als ›Solarium‹. Auf der Nordseite des Längsflügels richtete man die sanitären Anlagen, Untersuchungszimmer, Laboratorien und Arztzimmer ein. Der im Norden vorgesetzte Flügel beherbergte den Operationstrakt.

Eine ähnliche Bauweise findet man dann im wenig später vollendeten County General Hospital in Los Angeles, das nach den Plänen der Architekten Edwin Bergstrom, Myron Hunt, Pierpont Davis, Summer P. Hunt und William Richards 1932 für 2440 Betten vollendet wurde. Querschnitte durch dieses Krankenhaus in verschiedenen Ebenen dokumentieren schon die Ausbildung von breiten Sockelgeschossen, die für die funktionalen Abläufe in einem Krankenhaus von den Aufnahmeformalitäten über die Erstuntersuchungen bis zur Einweisung in den Krankenraum am günstigsten erschienen.

Eines der ersten Hochhauskrankenhäuser auf dem europäischen Kontinent verwirklichte man von 1933 bis 1935 in dem Hôpital Beaujon im Pariser Vorort Clichy nach den Plänen von Jean Walter, Ploussey und Cassan. Dieses kommunale Krankenhaus mit über 1000 Betten bil-

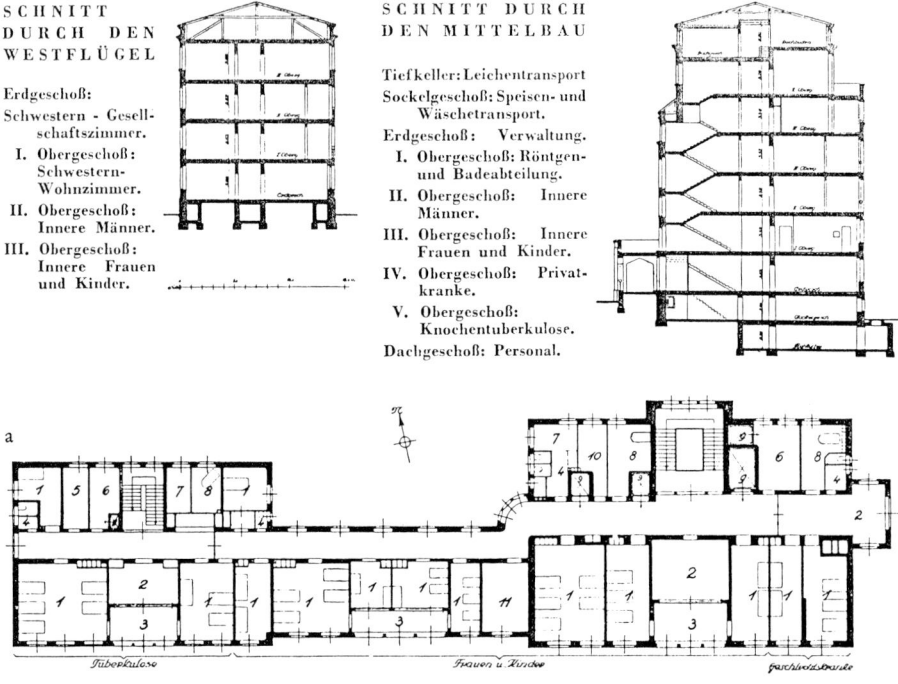

SCHNITT
DURCH DEN
WESTFLÜGEL

Erdgeschoß:
Schwestern - Gesell-
  schaftszimmer.
  I. Obergeschoß:
      Schwestern-
      Wohnzimmer.
  II. Obergeschoß:
      Innere Männer.
  III. Obergeschoß:
      Innere Frauen
      und Kinder.

SCHNITT DURCH
DEN MITTELBAU

Tiefkeller: Leichentransport
Sockelgeschoß: Speisen- und
  Wäschetransport.
Erdgeschoß: Verwaltung.
  I.   Obergeschoß: Röntgen-
       und Badeabteilung.
  II. Obergeschoß: Innere
       Männer.
  III. Obergeschoß: Innere
       Frauen und Kinder.
  IV. Obergeschoß: Privat-
       kranke.
  V.   Obergeschoß:
       Knochentuberkulose.
Dachgeschoß: Personal.

dete einen eng verbundenen baulichen Komplex von ambulanten und stationären Gesundheits-
diensten. Auf der Nordseite befanden sich in ein- bis dreigeschossigen Flachbauten die Polikliniken; dahinter erhob sich das zwölf Etagen umfassende Bettenhaus. Ein dreigeschossiger Verbindungsblock stellte die Brücke zum poliklinischen Bereich her. Die Einrichtungen für die stationäre Krankenpflege ähnelten in ihrem Anlagetypus dem vorher kurz skizzierten Presbyterian Hospital in New York. Der Längsflügel mit drei nach Süden vorspringenden Anbauten war nur wesentlich länger. Sie enthielten jeweils noch einen korridorlosen Krankensaal, der nach außen in einen Balkon (Solarium) überging. Die Gliederung der Bettenstationen nach den klinischen Fächern sah so aus, daß die ersten beiden Etagen der Geburtshilfe vorbehalten blieben; es folgten dann zwei Stockwerke für die Chirurgie, vier für die Innere Medizin, eines für Hals-Nasen-Ohrenkrankheiten und die beiden obersten, in 60 Meter Höhe, für die Tuberkulösen. Die Operationsabteilung trennte man in zwei Bereiche, so daß die septischen Operationsräume im östlichen, die aseptischen im westlichen Flügel lagen.

Im Jahre 1933 legte dann der amerikanisch-französische Architekt Paul Nelson nach amerikanischen Vorbildern einen Entwurf für die neugeplante ›medizinische City‹ von Lille mit einem Hochhauskomplex von 27 Etagen vor. Sie sollte die medizinische Fakultät mit einem Krankenhausbetrieb von knapp 2500 Betten vereinen. Jedoch kam nicht sein Plan, sondern der des Pari-

139 Zwei Beispiele für den Übergang zum Hochhaus-Krankenhaus
in Deutschland:
◁ a) Querschnitt und Grundrisse des Kreis- und Stadtkrankenhauses in Herford (1927–1928);
b) Lageplan, Querschnitt und Grundriß der Medizinischen
Klinik des Karl-Olga-Krankenhauses in Stuttgart (1929–1930)

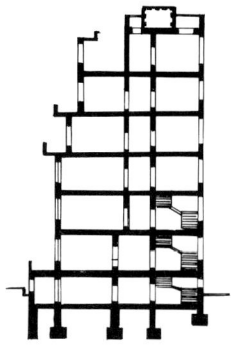

b

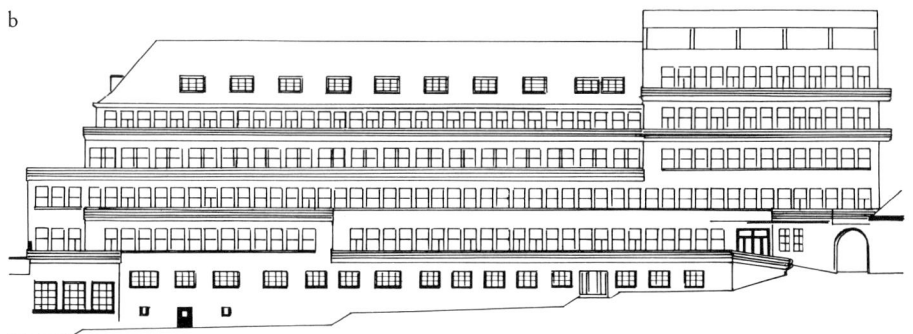

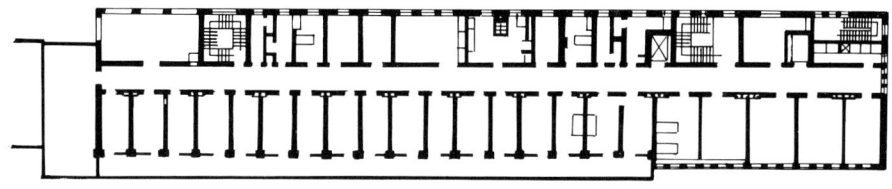

ser Architekten Jean Walter bis 1951 zur Ausführung, der ein komplexes, ovales Gebilde von
Bettenflügeln und weiteren Annexgebäuden für die medizinische Fakultät verwirklichte.

In Deutschland machte man sich nur zögernd die Möglichkeiten des Hochhausbaues, selbst
bei der Erstellung von Großkliniken, zu eigen. Die Stadt Mannheim errichtete zwar in den
Jahren von 1913 bis 1922 ein neues Krankenhaus für 1140 Betten als geschlossenen Gebäudekomplex. Doch die Geschoßhöhe ging nicht über vier Etagen hinaus, und man zog statt dessen
die Krankengebäude in einer fast endlos erscheinenden Kette von Gebäudeflügeln, 600 Meter
lang, am Ufer des Neckars entlang. Von den einhüftigen Längsbauten gingen wie die Zinken
eines Kammes nach beiden Seiten kurze Anbauten für die Krankensäle ab. Frühe Tendenzen
zum Hochhaus-Krankenhaus lassen sich Ende der zwanziger Jahre hier und dort in Deutsch-

229

land erkennen. So bestand etwa der Neubau des Kreis- und Stadtkrankenhauses von Herford in Ostwestfalen aus fünf bis sechs Bettengeschossen. Es wurde in den Jahren von 1927–1928 nach den Plänen der Berliner Architekten Mohr und Weidner gebaut und nahm nach der Vollendung die Klinik der Inneren Medizin auf. Im Vergleich zu den anderen zeitgenössischen Krankenhäusern verzichtete man hier auf den großen Krankensaal mit seinen beiden längsseitigen Fensterbändern. Statt dessen haben wir mit Ausnahme eines kurzen Mittelteils eine beinahe zweihüftige Anlage vor uns, bei der auf der Südseite Krankenzimmer unterschiedlicher Größe für ein bis fünf Betten lagen (Abb. 139a).

Auch anderswo in Deutschland hatte man seit 1928 bei Neubauten für Krankenhäuser hochgeschossige Gebäudekomplexe bevorzugt. Dies gilt für den gut durchgestylten Neubau der Inneren Klinik des Karl-Olga-Krankenhauses in Stuttgart, das vom Verein für Krankenpflegerinnen 1894 gegründet worden war. Diese Terrassenklinik für 150 Betten aus dem Jahre 1930, gebaut von Architekt Albert Eitel, bestand aus einem viergeschossigen Gebäudetrakt (Abb. 139b). Im obersten Stockwerk fand die Abteilung für Tuberkulose Platz. Zwei weitere schon genannte Beispiele waren das Allgemeine Krankenhaus von Fürth und die Chirurgische Klinik der Universität Tübingen. Mit zehn Geschossen unverhältnismäßig hoch, plante der Architekt Hubert Ritter um 1930 das Kinderkrankenhaus der Universität Leipzig. Für eine neue dermatologische Klinik auf dem Gelände des Münchener Krankenhauses links der Isar schuf 1929 der Architekt Rudolf Schachner einen Hochgeschoßbau, dessen Bettentrakte die Höhe von sechs Geschossen hatten.

Es ist bemerkenswert, wie in den zwanziger Jahren von freigemeinnützigen konfessionellen Trägervereinen starke Impulse für neue Konzepte des Krankenhausbaus ausgingen. Hermann Distel und August Grublitz hatten für das Diakonissenkrankenhaus Bethanien in Hamburg einen drei- bis viergeschossigen, wuchtigen Baukörper von 1927–1928 gebaut, dessen nach Süden gerichtete Krankensäle mit ultraviolett durchlässigen Gläsern versehen wurden. Für das Jüdische Krankenhaus in Hamburg erstellten die gleichen Architekten einen kompakten, sechs Geschosse hohen Baukörper (1928–1931), der, angefügt an den Altbau von 1841, die 111 Betten der Chirurgischen Abteilung aufnahm. Im Erdgeschoß lagen hier Untersuchungs- und Behandlungräume, während die Operationssäle im obersten Geschoß untergebracht wurden.

Auch der Berliner Architekt Ernst Kopp konnte einen besonders zukunftsträchtigen Weg zum hochgeschossigen Krankenhausbau, der ganz auf die Wirtschaftlichkeit und Funktionalität der Krankenpflege ausgerichtet war, mit Hilfe evangelischer Krankenhausträger seit 1928 in Deutschland beschreiten. Unter dem Gesichtspunkt der äußersten betriebstechnischen und medizinischen Zweckmäßigkeit entwarf er genial zu bezeichnende Grundrisse für mittlere und kleinere Krankenhäuser. Kopp formulierte präzise den Vorzug von vertikalen Verbindungen im Krankenhausbau: »Vertikalwege betragen nur eine Geschoßhöhe, Horizontalwege eine Gebäudelänge.« Folgerichtig integrierte er nach amerikanischen Vorbildern den automatischen Aufzug in den Betriebsablauf des Krankenhauses zu einer Zeit, als der innerbetriebliche Verkehr zwischen den Behandlungsabteilungen und den Bettenstationen rasch zunahm.

Seine Thesen konnte Kopp in dem von ihm gebauten Martin Luther-Krankenhaus in Berlin (1929–1931) für den ›Verein zur Errichtung Evangelischer Krankenhäuser‹ mit etwa 420 Betten

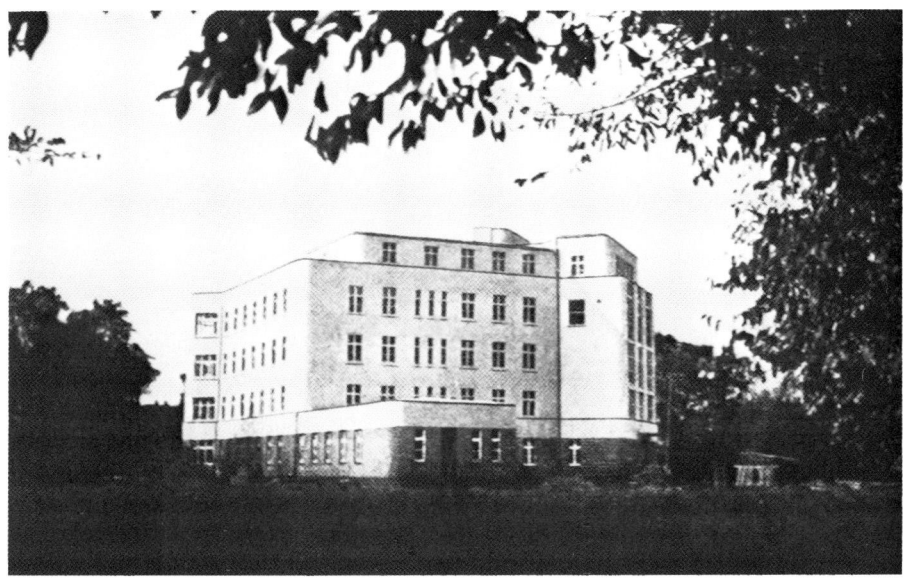

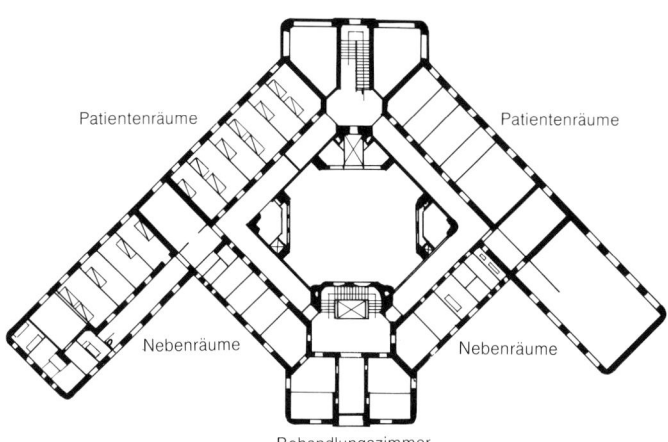

Patientenräume — Patientenräume

Nebenräume — Nebenräume

Behandlungszimmer

140   Das Städtische Krankenhaus in Gütersloh (1930–1932). Ansicht und Grundriß. Stadtarchiv, Gütersloh

in die Tat umsetzen. Das sechsstöckige Gebäude besteht aus einem vierflügeligen Kern, der einen Innenhof umschließt, zwei Seitenflügeln mit zwei Anbauten sowie einem nach vorn vorspringenden Mittelflügel. Jedes Krankenhausgeschoß hat vier Stationen zu 20 Betten, die ebenengleich mit dem mittleren Behandlungs- oder Operationstrakt verbunden sind. Die Anbauten der Seitenflügel dienten als Wohnungen für das Personal. Der gesamte Gebäudekomplex

231

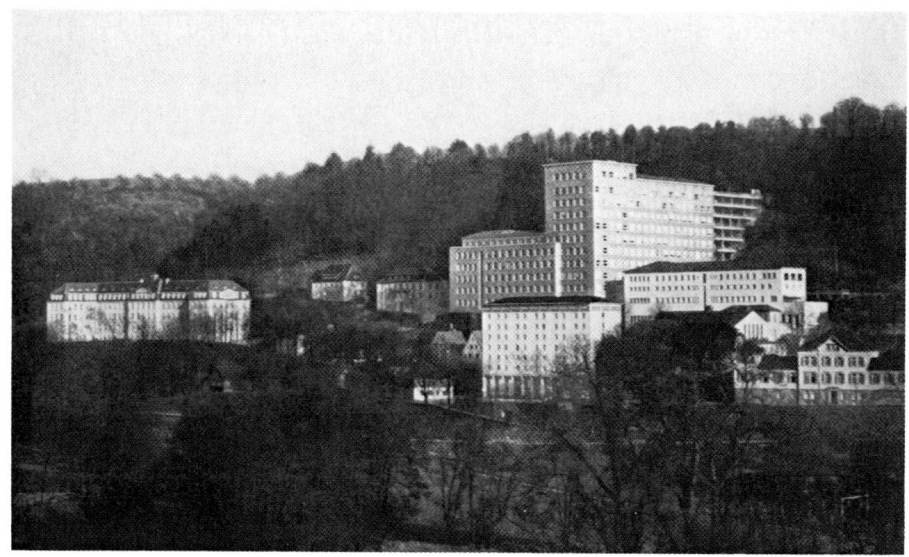

141   Das Krankenhaus der Diakonissenanstalt in Schwäbisch-Hall (1931–1938). Südseite mit dem anschließenden Terrassentrakt

verfügte an den Beriebsknotenpunkten über fünf Treppenhäuser und drei Personenaufzüge.
Den Küchenbetrieb verlegte man zur Vermeidung von Geruchs- und Dunstbelastungen ins
oberste Stockwerk.

Ernst Kopp entwickelte für kleinere 100 bis 150 Betten umfassende Krankenhäuser einen
ähnlich einfachen, funktional ausgefeilten Grundriß. Es handelte sich um einen ungleichmäßi-
gen quadratischen Baukörper aus zwei langen und zwei kurzen Flügeln, der so geschickt ausgerichtet wurde, daß an zwei gegenüberliegenden Ecken in Vorbauten die verkehrsreichen
Versorgungs- und Untersuchungsräume lagen. Zusätzlich verlängerte Kopp die beiden längeren
Flügel um Anbauten mit drei Fensterachsen, in denen Funktionsräume untergebracht wurden.
Auf diese Weise entstand ein in sich verschränkter Gebäudeflügel, der in den fünf Pflegegeschos-
sen kurze Wege ermöglichte. Nach diesem Entwurf baute man das Kreiskrankenhaus Neusalza
in Niederschlesien und das Evangelische Krankenhaus in Gütersloh in Westfalen von 1930 bis
1932 (Abb. 140). Beide Krankenhäuser konnten anfangs 120 Kranke betreuen, die auf Abteilungen für Chirurgie, Innere und Infektionskrankheiten sowie eine kleine Kinderstation aufgeteilt
wurden. Jede Station bestand aus Ein- bis Dreibett-Krankenzimmern mit insgesamt 16 Betten.
Bis heute hat sich der Koppsche Kernbau in Gütersloh erhalten. Kopp baute gleichzeitig von
1931 bis 1934 nach dem Vorbild des Martin Luther-Krankenhauses in Alexandrien das King
Fouad I Hospital für 450 Betten.

Äußerst wagemutig war auch der Hochhausentwurf für die Chirurgische und Innere Klinik
der Diakonissenanstalt in Schwäbisch Hall von Suter und Liedecke von 1928 für 255 Betten. In

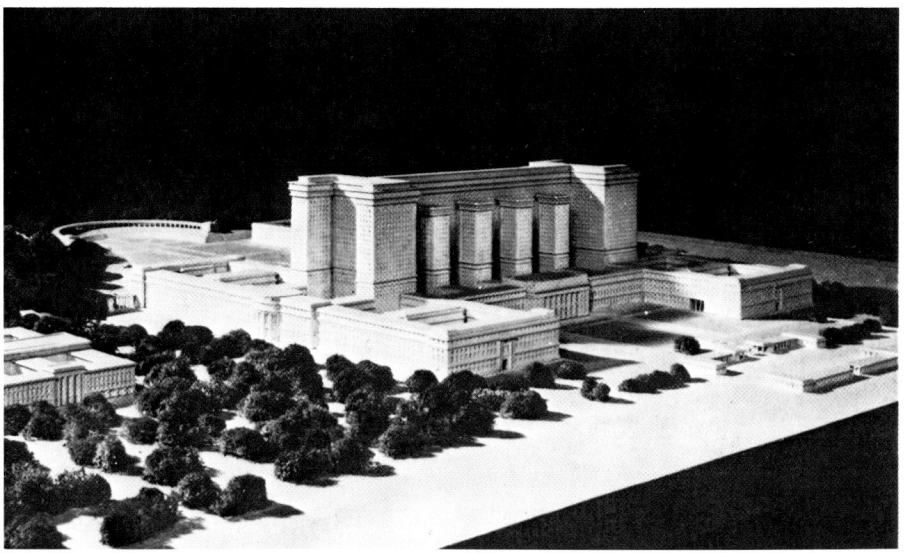

142 Entwurf für ein Klinikum von 36 Stockwerken mit 3200 Betten für die Universität Berlin (1941). Modell. Institut für Geschichte der Medizin, Berlin

abgestufter Bauweise sollten am Südhang des Anstaltsgeländes ein fünfstöckiger und anschließend ein elfstöckiger Gebäudekörper errichtet werden. Doch nicht ihr Entwurf, sondern der 13stöckige von Alfred und Richard Bihl wurde 1929 akzeptiert und von 1931 bis 1938 verwirklicht (Abb. 141). Es handelt sich dabei um ein Hochhausgebäude, das mit seinem Bettentrakt quer zu einem nach Westen abfallenden Hang gestellt wurde. Die Krankenzimmer sind alle nach Süden orientiert; anstelle von Liegebalkons erstellte man ein mehrgeschossiges Terrassenhaus zwischen dem Bettenhaus und dem Hang.

Einer der ersten, der Bettenhochhäuser in Deutschland propagierte, war der schon erwähnte Hamburger Architekt Hermann Distel. Drei wesentliche Punkte sprachen nach seiner Meinung für das Hochhauskrankenhaus: 1. kurze Wege, 2. leichtere Installierung von Leitungen und Rohren zur Energie- und Wasserversorgung, 3. günstigere Trennung und Zusammenfassung von Arbeitsbereichen und Abteilungen. Unausgeführt blieb sein Entwurf von 1941 für einen mammutartigen Hochhauskomplex nicht weit vom Reichssportfeld an der neuen Reichsstraße Berlin-Spandau als Ersatz für die Berliner Universitätskliniken der Charité im Zuge der geplanten Neugestaltung Berlins. Er schlug im Einvernehmen mit dem damaligen Generalbauinspektor Albert Speer ein ›Universitätsklinikum‹ mit 3200 Betten vor, in dem 5000 Medizinstudenten ausgebildet werden konnten und das täglich von 15 000 Menschen frequentiert werden sollte (Abb. 142). Er wollte wohl nach amerikanischen Vorbildern die Institute und Kliniken der medizinischen Fakultät unter einem Dach zusammenfassen. Der über einem Sockelgeschoß, in dem die theoretischen Institute angesiedelt werden sollten, sich in 32 Etagen erhebende Krankenblock bestand aus zwei Kopfbauten, zwischen denen ein Längsflügel lag, an den die einzelnen Kliniken angehängt werden sollten. Den obersten Stock empfahl Distel zur Einrichtung des Küchenbetriebs. Dieses gigantische Klinikum blieb Utopie; es faßte aber genial vorausschauend die Vorstellungen und Möglichkeiten eines Krankenhauses der Maximalversorgung zusammen.

Bauliche Strukturen des Krankenhauses von 1945 bis 1980

Schon kurz nach dem Ende des Zweiten Weltkrieges, als die ersten Kriegsschäden behoben waren, entwickelte man unterschiedliche Konzeptionen für die neuen Krankenhäuser, die ganz unabhängig von der Bettengröße oder der Trägerschaft waren. Damals wurde den für den Krankenhausbau verantwortlichen Architekten, Ärzten und Politikern nur allzu deutlich, wie sehr das Krankenhaus als eine von vielfältigen Einflüssen abhängige zentrale Institution des Gesundheitswesens sich einer ständigen Weiterentwicklung stellen mußte, wenn es nicht schon wenige Jahre nach der Vollendung überholt sein wollte. Man hatte nun einen ständigen Wandel in der baulichen Konzeption zu berücksichtigen, der Erweiterungen oder Verkleinerungen in der Konzeption von klinischen Fachabteilungen mit sich bringen konnte. Charakteristisch für die ersten beiden Jahrzehnte ist auch die Tatsache, daß es sich bei vielen Neubauplanungen für Kreis- und Stadtkrankenhäuser um preisgekrönte Wettbewerbsentwürfe handelte.

Gemeinsam war diesen Entwürfen, daß sie vom Prinzip der Rationalisierung bestimmt wurden. Die Hochgeschoßbauweise setzte sich gegenüber der Flachbauweise seit Mitte der sechziger Jahre immer mehr durch. Die Abteilungen für Infektionskranke und für tuberkulöse Patienten mit ihren bisher den Krankenhausbau prägenden Merkmalen wie Veranden, Balkonen oder Terrassen, die noch bis zum Zweiten Weltkrieg das Krankenhaus in seiner Struktur wesentlich mitbestimmt hatten, fielen in der Nachkriegszeit kaum noch ins Gewicht. Die Ära der Antibiotika und mit ihr der Tuberkulostatika ließen die Infektionskrankheiten seit 1950 schon im Anfangsstadium beherrschbar erscheinen. Dies erlaubte deshalb eine allmähliche räumliche Reduzierung der Infektionsstationen bis auf wenige Krankenzimmer.

Die Maxime hieß nun Zentralisation und Automatisierung, da die Entfaltung der biomedizinischen Sekundärstrukturen (künstliche Dialyse, Herz-Lungen-Maschinen, Überwachungsapparate der Vitalfunktionen), der Mangel an qualifiziertem Pflegepersonal und der steigende energiewirtschaftliche Aufwand ökonomische Kriterien wie nie zuvor in den Vordergrund rückten. Es bildeten sich für die größer werdenden Krankenhäuser zwei Betriebsbereiche aus: 1. die zentralen Einrichtungen für die medizinischen Aufgaben in Diagnose und Therapie und 2. die zentralen Einrichtungen für die Grundversorgung der Patienten und des Klinikpersonals.

Die Leistungsfähigkeit eines Allgemeinen Krankenhauses sah man seit dieser Zeit erst ab einer Größe von 200 Betten gewährleistet. Der Umfang der einzelnen Pflegestationen lag zwischen 25 und 35 Betten. Aus wirtschaftlichen Gründen legte man diejenigen Arbeitsplätze zusammen, die gleichgeartete oder aufeinanderfolgende Aufgaben zu erledigen hatten. Die damit verbundenen baulichen Maßnahmen zur Zentralisation der Betriebsabläufe sollten die weitere Differenzierung der Klinischen Medizin kompensieren, indem man dadurch einen engeren Austausch erwartete. Die zunehmende Konzentration des Krankenhauswesens bedingte zugleich eine Normierung nach Bettenzahl und Leistungsfähigkeit der einzelnen Anstalten, die der akuten Krankenpflege dienten. Es bildeten sich in den siebziger Jahren vier Kategorien heraus:

1. Krankenhäuser der Grundversorgung, etwa 200 Betten;
2. Krankenhäuser der Regelversorgung, etwa 300 bis 350 Betten;
3. Krankenhäuser der Zentralversorgung; etwa 600 Betten;
4. Krankenhäuser der Maximalversorgung; etwa 1200 Betten.

Größere Krankenhäuser der Regel- und Zentralversorgung zwischen 600 und 1200 Betten umfaßten, wenn sie eine volle klinische Versorgung gewährleisten sollten, schon Mitte der fünfziger Jahre nicht weniger als 12 fachärztliche Abteilungen:

Chirurgie, Urologie, Hals-Nasen-Ohrenheilkunde, Augenheilkunde, Orthopädie, Zahn- und Kieferbehandlung, Gynäkologie (einschließlich Geburtshilfe), Innere Medizin (mit Infektionsabteilung), Neurologie, Dermatologie, Strahlenabteilung (Radiologie), Kinderheilkunde (mit Infektionsabteilung).

Neben den klinischen Disziplinen melden seit den sechziger Jahren in den kommunalen und freigemeinnützigen Krankenhäusern die interdisziplinären Institute wie Anästhesiologie, Radiologie, Labormedizin und die Pathologie steigenden Platzbedarf an. Sie entwickeln sich zunehmend zu Bindegliedern zwischen den konservativen und den operativen Fachrichtungen. Eine entscheidende Bedeutung kam dabei zuerst der zentralen Röntgenabteilung, die ein Facharzt für Radiologie leitet, und ihren Kapazitäten zu. Seit den siebziger Jahren spielte auch die Verselbständigung der Unfallchirurgie und der Anästhesiologie eine wesentliche Rolle bei der

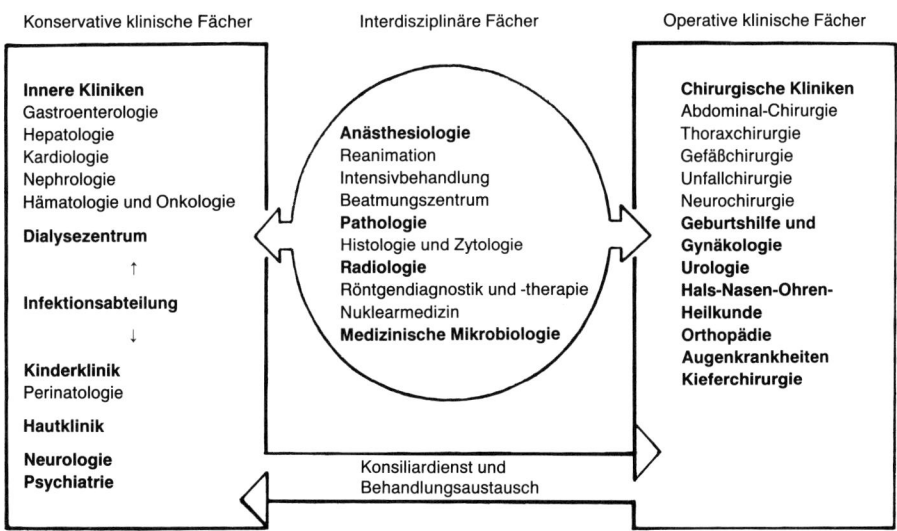

235

Planung und Struktur eines größeren Krankenhauses. Die gesamte Ausweitung der Klinischen Medizin, die vermehrte Einbeziehung von Alters- und Verschleiß-Krankheiten, die zunehmende Patientenfrequenz und ein allmählicher Rückgang der Verweildauer bedingte eine ständige Kommunikation zwischen den Betriebsbereichen und den Pflegestationen. Schon 1960 wurde deutlich, daß die Verweildauer in den Krankenhäusern für akut Kranke von damals etwa 20 Tagen auf 10 Tage gesenkt werden mußte, um mehr Patienten bei gleichbleibendem Bettenkontingent und Personal versorgen zu können. Deshalb mußten kurze und zweckmäßige Wege geschaffen werden, um sinnvoll flexible Regelungen für den Bereitschaftsdienst, für Urlaubsvertretungen, Schichtdienste und Arbeitszeitverkürzungen zu ermöglichen. Ebenfalls waren eine lückenlose Überwachung der Patienten und die Anleitung der Auszubildenden ohne großen räumlichen und zeitlichen Aufwand zu gewährleisten.

Bei der Einrichtung von größeren Krankenhäusern mit mehr als 200 Betten entwickelte man in den fünfziger und sechziger Jahren drei Grundtypen, die sich in der Zuordnung von Bettenstationen und medizinischen Funktionsräumen unterschieden:

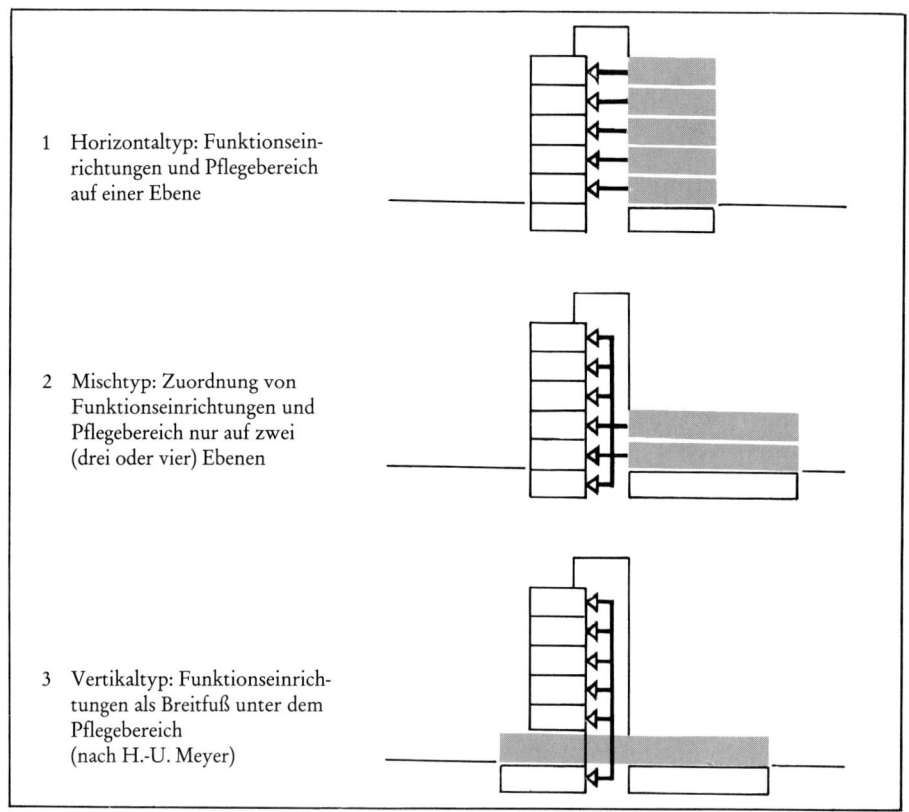

1 Horizontaltyp: Funktionseinrichtungen und Pflegebereich auf einer Ebene

2 Mischtyp: Zuordnung von Funktionseinrichtungen und Pflegebereich nur auf zwei (drei oder vier) Ebenen

3 Vertikaltyp: Funktionseinrichtungen als Breitfuß unter dem Pflegebereich (nach H.-U. Meyer)

1. parallele, ebenengleiche Verknüpfung
   – Horizontaltyp;
2. teilweise ebenengleiche Zuordnung
   – Mischtyp;
3. Unterbringung aller Funktionseinheiten auf einer Ebene im Erdgeschoß, worüber sich das Bettenhaus erhebt
   – Vertikaltyp (Breitfußsystem).

Die horizontale Gliederung des Krankenhauses

Die hier skizzierten Tendenzen, das Krankenhaus als ein komplexes Gebilde mit differenzierten Verkehrswegen, Betriebsabläufen und hochtechnischen Be- und Entsorgungsstrukturen anzusehen, hatten schon den Architekten Ernst Kopp in der Weimarer Zeit zu seinen funktional gegliederten Krankenhaustypen geführt. In dem von ihm seit 1929 gebauten Martin-Luther-Krankenhaus war versucht worden, die Untersuchungs- und Behandlungsräume ebenengleich eng mit den Pflegebereichen zu verknüpfen. Diese Konzeption des horizontal strukturierten Krankenhauses wurde in den fünfziger Jahren in vielen Variationen weiter verfeinert. Erste gute Muster für diese Verknüpfung der sich immer mehr ausdehnenden Zonen für die Diagnose und Therapie mit den Krankenstationen auf dem gleichen Geschoß stellen drei Anfang der fünfziger Jahre neugebaute Krankenhäuser dar: das Städtische Krankenhaus Leverkusen mit 430 Betten (1953–1956, Architekt: Benno Schachner), das Paracelsus-Krankenhaus Marl mit 460 Betten (1953–1954, Architekten: Werner Hebebrand u. W. Schlempp) und das Kreiskrankenhaus Hechingen mit 170 Betten (1963–1966, Architekten: H. E. Hahn, K. Braun u. W. K. Hahn). Die Baukomplexe von Leverkusen und Marl bestehen aus einem T-Grundriß, bei dem die ärztlichen Abteilungen im senkrechten Balken des T und die Krankenstationen in Querbalken untergebracht sind. Die Krankenzimmer richtete man, wie es schon die Gesetzgebung der Vorkriegszeit vorschrieb, nach Süden aus. In Leverkusen wurden an dieses Kerngebäude noch zwei- und dreigeschossige Flügel für die Röntgentherapie und die Küche im Norden und Westen und für die Infektionsabteilung im Südosten angehängt (Abb. 143). An der Achse der drei Arme des T wurde ein Verkehrsknotenpunkt für die vertikalen Verkehrswege angelegt. Die einzelnen Stationen der Fachabteilungen mit den zugehörigen Behandlungsräumen sind horizontal untereinander verbunden. Der Bettenflügel besteht aus einer Doppelstation, ein sogenannter ›Zweispänner-Grundriß‹. Die ein bis sechs Betten großen Krankenzimmer, ausgestattet mit Waschbecken, fahrbaren Betten und in einigen wenigen Fällen mit schmalen Balkons, liegen bis auf ein größeres Fünfbettzimmer auf der Südseite. Die Bauflucht ist wie ein konkaver Spiegel leicht nach innen gekrümmt, so daß sich an den Enden größere Zimmer und noch ein weiterer Tagesraum einrichten ließen.

Wie kompliziert sich schon für ein solches Krankenhaus der Regionalversorgung die Führung der Verkehrswege für die unterschiedlichen Benutzer gestaltete, demonstriert sehr schön das Schema zu diesem Krankenhaus. Als Kernproblem mußten die Wege der ebenengleichen Zuordnungen, die sich mit den Vertikalverbindungen kreuzten, störungsfrei gelöst werden.

Für solche waagerechten Zuordnungen der Patientenzimmer mit den entsprechenden Spezialabteilungen findet man bei Krankenanstalten mittlerer Größenordnung in den fünfziger

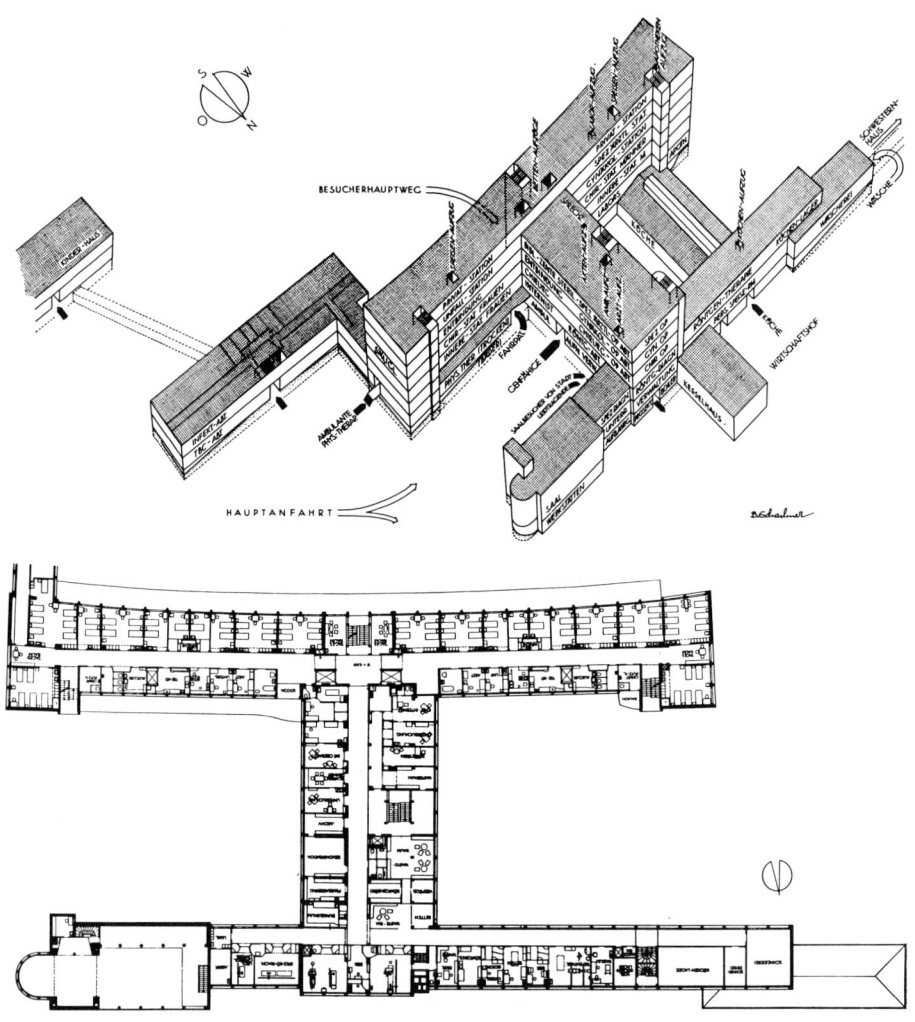

143   Das Städtische Krankenhaus in Leverkusen (1953–1956). Schematische Darstellung der Gliederung und Grundriß des ersten Obergeschosses. Zeichnung von Benno Schachner, 1956

und sechziger Jahren in Deutschland eine Fülle von Beispielen. Man ging dabei von dem Prinzip aus, Pflegestationen und Behandlungsräume einer Fachdisziplin, der man möglichst ein Geschoß zuwies, auf einer Ebene anzusiedeln. Neben der schon genannten Paracelsus-Klinik in Marl sollen als frühe Beispiele noch das Städtische Krankenhaus in Salzgitter mit 375 Betten (1955–1957, Architekt: Rimner) und das Allgemeine Krankenhaus in Düsseldorf-Benrath mit 350 Betten (1958–1960, Architekt: Schulte-Frohlinde) erwähnt werden. Die Paracelsus-Klinik in

Marl verfügt über ein acht Stockwerke hohes Bettenhaus mit Doppelstationen. Dagegen hat man in Salzgitter das Bettenhaus nur viergeschossig angelegt, dafür aber langgestreckt mit drei Krankenstationen auf jedem Geschoß (Abb. 144). Von den Bettenflügeln aus sind die Trakte der Untersuchungs- und Behandlungsabteilungen über die zwei Verkehrsknotenpunkte direkt zu erreichen. An die quadratische Anlage der Untersuchungs- und Therapiezonen sind in mehr oder weniger lockerer Form Flügel für Küche, Wohnungen, Wäscherei, Werkstättenbetriebe und Kinderabteilung angebaut.

Andere bauliche Möglichkeiten, die man schon Ende der fünfziger Jahre aufgriff, zeigt die Anlage von Krankenhäusern als Flachbauten. Ein starker Befürworter der eingeschossigen Flachbauweise im Krankenhausbau überhaupt war der Hannoveraner Architekt Wilhelm Wietfeld, der die Kreiskrankenhäuser in Osterholz-Scharmbeck (1956–1959) mit 212, in Dannenberg (1959–1961; Abb. 145) mit 230 Betten und das DRK-Krankenhaus in Bremerhaven (1961–1962) mit 385 Betten im verbundenen Pavillonstil geplant und gebaut hat. Wietfeld ging bei seinen Entwürfen mit dreieckig oder Y-förmig angelegten Bettenstationen mit den Nebenräumen im Zentrum von der Vorstellung aus, die Wege des Pflegepersonals noch weiter

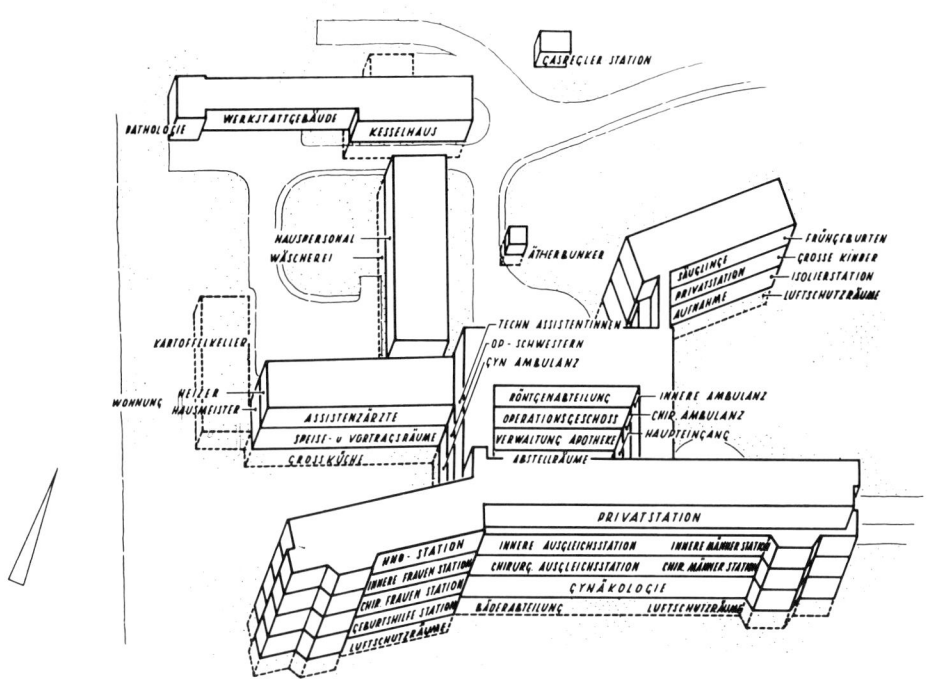

144   Das Städtische Krankenhaus in Salzgitter-Lebenstedt (1955–1958). Schematische Gliederung

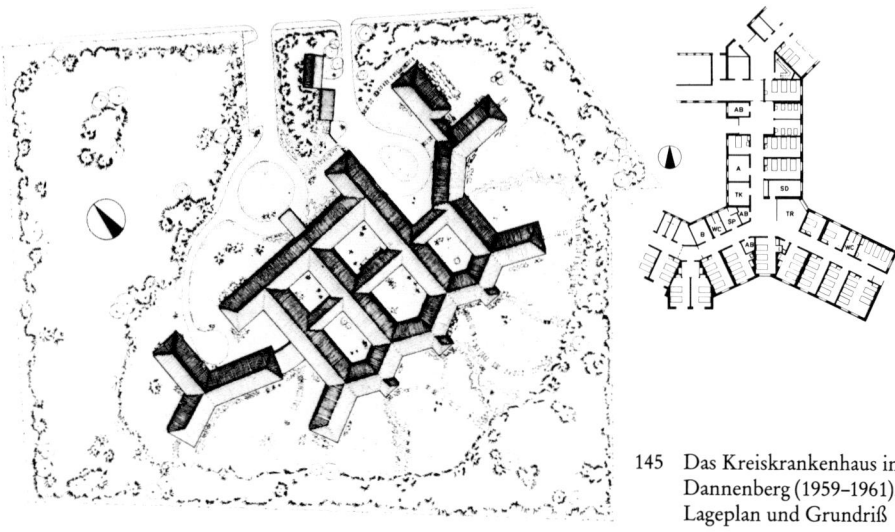

145   Das Kreiskrankenhaus in
Dannenberg (1959–1961).
Lageplan und Grundriß

zu verkürzen. Er sah in seinen im norddeutschen Landhausstil errichteten Krankenhäusern auch die bessere Alternative zu den damals aufkommenden Doppelfluranlagen in mehrgeschossigen Bettenhäusern, bei denen die innengelegenen Betriebsnebenräume nicht von außen belichtet und belüftet werden konnten. Eine andere Idee in diesen, für den Krankenhausbau so entwicklungsreichen Jahren war der große Krankensaal mit abgegrenzten Einraumkabinetten. Hierfür legte der Freiburger Architekt Hansgeorg Knoblauch Pläne vor, die ein Großraumbettenhaus ohne Flure vorsah. Solche Vorstellungen wurden aber kaum verwirklicht.

Das von 1961 bis 1964 in Uelzen von der Architektengruppe Schweitzer, Laage, Weisbach und Marondel gebaute Kreiskrankenhaus mit 458 Betten war eines der ersten deutschen Krankenhäuser mit einer Doppelfluranlage. Es gab auf vier Geschossen der etagenweisen Zuordnung von Pflegebereichen und Krankenstationen für jede medizinische Disziplin den Vorzug. Die Bauanlage in Uelzen besteht aus vier kreuzförmig einander zugeordneten Flügeln, von denen drei den Pflegeabteilungen und einer im Norden der Untersuchung und Behandlung dienen (Abb. 146). Während zwei Bettenflügel mit Pflegegruppen von 17 bis 20 Patienten in bewährter Form als zweihüftige Fluranlage mit den Krankenräumen im Süden und dem Funktionszimmer im Norden ausgebaut wurden, legte man den nach Süden ausgerichteten Flügel im Doppelflursystem an. Die Funktionsräume liegen nun in der Mitte und bekommen teilweise durch kleine Innenhöfe Tageslicht. Durch die sägeartige Baufluchtlinie konnte man auch hier in den erkerartigen Vorbauten der Krankenzimmer auf der Ost- und Westseite die Fenster noch gewissermaßen nach Süden ausrichten.

Das Doppelflursystem, das sich im Uelzener Kreiskrankenhaus vom südlichen Bettenhaus in das nördliche Behandlungszentrum fortsetzt, ermöglicht eine Trennung der Verkehrswege für die Besucher und ambulanten Patienten auf der Ostseite von den Verbindungen der Stationen untereinander und zur Behandlung. In der Zentralachse hat man noch Aufzüge und ein Treppenhaus angelegt.

Die gleiche Architektengruppe baute von 1962 bis 1964 das Kreiskrankenhaus Schwäbisch-Gmünd (1962–1965) für 315 Betten, das in seiner Wegeführung und Struktur wie das Haus von Uelzen geplant wurde. In den vier Geschossen des Y-förmigen Baukomplexes haben die jeweiligen Fachärzte für Chirurgie, Innere und Gynäkologie ihren Pflege- und ihren Behandlungsbereich auf einer Ebene. Ein doppelfluriger Verbindungsflügel verknüpft die beiden Bettentrakte mit dem Behandlungsbau.

Ein weiteres Beispiel für Pflegestationen mit Doppelfluren in Deutschland ist das Kreiskrankenhaus Tettnang (1962–1964, Architekt: H. Weideli und W. Gattiker), bei dem das Bettenhaus über zwei Flure mit innen liegenden Funktionsräumen erschlossen wird. Man rückte nun von der bisherigen Gepflogenheit ab, die Krankenzimmer nach Süden zu orientieren. Man legte die Zimmer zu beiden Seiten des nach Süden quer zum Behandlungs- und Verwaltungsbau ausgerichteten Bettentraktes an und richtete die Fenster durch erkerartige Vorsprünge nach Südwesten bzw. Südosten aus.

Eine interessante bauliche Lösung des ebenengleich gegliederten Pflege- und Behandlungsbetriebes bietet das Kreiskrankenhaus in Nürtingen (1970–1972), das für 330 Betten von den Architekten Weinbrenner, Kuby und Rehm gebaut wurde. Das in Stahlleichtbau errichtete

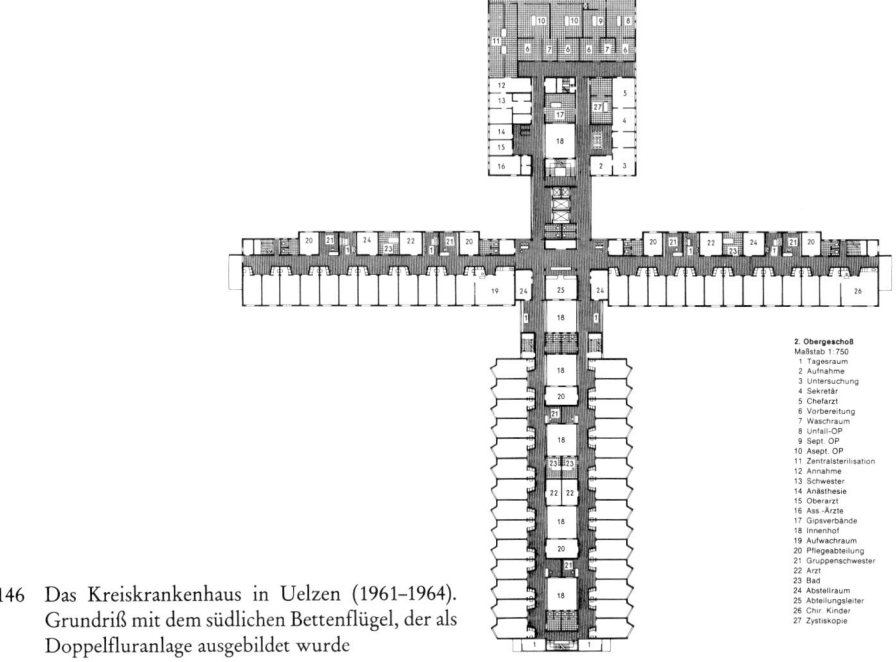

2. Obergeschoß
Maßstab 1 : 750
1 Tagesraum
2 Aufnahme
3 Untersuchung
4 Sekretär
5 Chefarzt
6 Vorbereitung
7 Waschraum
8 Unfall-OP
9 Sept. OP
10 Asept. OP
11 Zentralsterilisation
12 Annahme
13 Schwester
14 Anästhesie
15 Oberarzt
16 Ass.-Ärzte
17 Gipsverbände
18 Innenhof
19 Aufwachraum
20 Pflegeabteilung
21 Gruppenschwester
22 Arzt
23 Bad
24 Abstellraum
25 Abteilungsleiter
26 Chir. Kinder
27 Zystiskopie

146 Das Kreiskrankenhaus in Uelzen (1961–1964). Grundriß mit dem südlichen Bettenflügel, der als Doppelfluranlage ausgebildet wurde

Haus mit vier Geschossen hat einen kreuzförmigen Grundriß, der zwei doppelflurig angelegte Trakte der Pflege und die ihnen gegenüberliegenden der Untersuchung und Behandlung sowie der Intensiv- und Infektionsstation zuweist. Die Arztzimmer sind in zentraler Lage zwischen Pflege- und Behandlungsbereich angeordnet.

Eine andere Lösung der Verknüpfung von Behandlungszentren mit den Bettenstationen stellt die sogenannte Mischform dar, wo man nur in den unteren Ebenen parallele Zuordnungen vornahm. Ein frühes Modell bietet dafür das neue Bürgerkrankenhaus von Basel in der benachbarten Schweiz, dessen Planung schon 1937 feststand. Der Neubau für 1050 Betten wurde von der Architektengemeinschaft E. und P. Vischer, Hermann Baur und Bräuning, Leu During von 1939 bis 1945 errichtet (Abb. 147). Ein neunstöckiges Bettenhaus wurde durch Zwischenbauten mit einem parallel vorgelagerten zweistöckigen Behandlungsbau verbunden. Seitlich baute man auf der Nordseite noch ein Personalhaus und einen Küchenflügel, auf der Südseite ein Infektionskrankenhaus an. Die Mittelachse des Bettenhochhauses mit den vertikalen Verbindungswegen bildet die Grenze zwischen Chirurgie und Innerer Medizin. Die einflurigen Etagen des Bettenhauses nehmen jeweils zwei Stationen mit 50 Betten auf, die als Zwei- und Sechsbettzimmer nach Süden gehen. Gegenüber auf der Nordseite liegen die Funktionsräume.

Ähnliche Übergangsformen erkennt man im Neubau des Kreiskrankenhauses München-Pasing mit 472 Betten (1963–1967, Architekten: Frank, Bojanovsky und Birkmayer) und auch im Städtischen Krankenhaus München-Harlaching mit knapp 600 Betten (1969–1970, Architekten: Heichlinger, Soldner, Preßl, H. von Werz und J. C. Ottow). In München-Pasing verband man das achtgeschossige Bettenhochhaus mit einem viergeschossigen, in Harlaching ein siebengeschossiges Bettenhaus mit einem zweigeschossigen Behandlungstrakt. Die Behandlungsbauten sind als Mittelfluranlage ausgebaut. In Harlaching – als drittem Schwerpunktkrankenhaus Münchens – legte man das Bettenhaus länger an und verknüpfte es in den beiden ersten Geschossen über vier Zwischenbauten mit dem Behandlungszentrum. Auch das Kreiskrankenhaus in Garmisch-Partenkirchen (Architekten: Karl Hackl und Theo Amon) wurde nach diesem Muster in kleiner Form für 413 Betten errichtet.

Die vertikale Gliederung des Krankenhauses (Breitfußsystem)

Das Krankenhaus als sogenannte Breitfußanlage wurde in der frühen Nachkriegszeit in Deutschland vor allen Dingen von den Frankfurter Architekten Georg Köhler und Felix Kässens und der Hamburger Architektengemeinschaft Konstanty Gutschow und Godber Nissen durchgesetzt. Man versteht unter diesem Krankenhausbautyp ein Bettenhochhaus mit einem eingeschossigen Flachgebäude für alle Behandlungsabteilungen, das als Tiefkörper mit zahlreichen innenliegenden Räumen, die nicht an die Außenflächen stoßen, ausgestattet ist. Die direkte Belichtung und Belüftung der im Innern des Flachbaus gelegenen Räume erfolgt von oben. Die Bezeichnung »Breitfußsystem« stammt von dem Architekten Georg Köhler, zu dem er in der Zeitschrift »Das Krankenhaus« 1958 Stellung nahm. Der Aachener Professor für Architektur, Benno Schachner, hatte zuvor 1956 vom »ebenerdigen Plattfuß« in seiner einprägsamen Untersuchung »Zentralisation – Dezentralisation im Krankenhaus aus der Sicht des Architekten« (Das Krankenhaus, 1956) gesprochen, als er das Verknüpfungssystem von Hoch- und

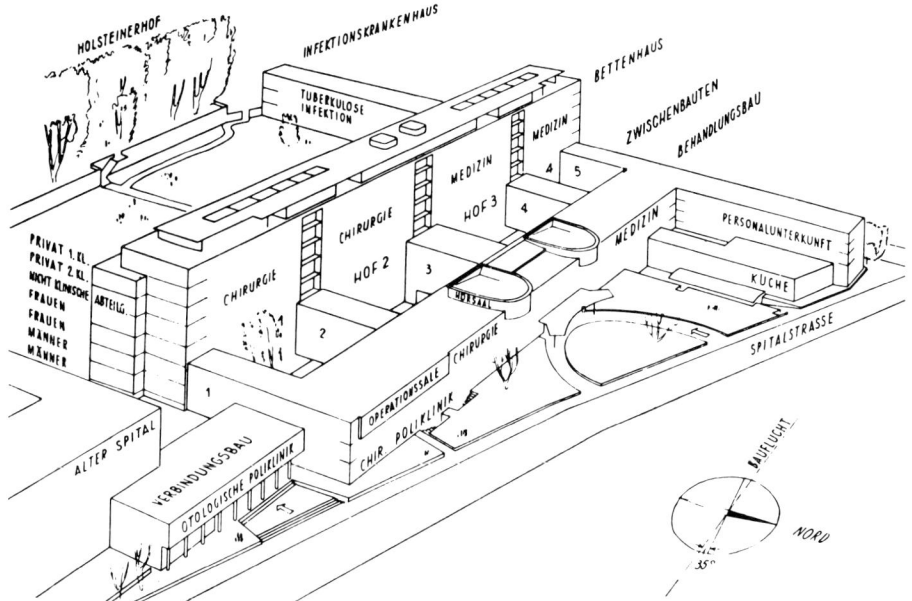

147 Das Bürgerkrankenhaus in Basel (1939–1945). Links das Infektionshaus, in der Mitte der zweigeschossige Bettentrakt, rechts der viergeschossige Behandlungstrakt. Architekturzeichnung, 1945

Flachbaukörper im Krankenhausbau erläuterte. Schon 1955 führte Georg Köhler in einem Vortrag in Basel für den Breitfußtyp – er sprach damals vom Tiefkörper, in dem vor allem die Untersuchungs- und Behandlungsabteilungen untergebracht werden sollten –, verschiedene Vorteile auf:

1. Synchronisation der Spezialisten durch Teamarbeit, 2. hoher Wirkungsgrad durch bauliche Konzentration, 3. Einsparung an Baukosten durch Kombination und Doppelnutzung von Räumen, 4. Befreiung von starren Achssystemen, 5. Befreiung von starren Raumhöhen, 6. direkte Belichtung und Belüftung aller Räume, soweit notwendig, 7. Erweiterungsfähigkeit und Errichtung in Bauabschnitten.

Die ersten Konturen der Breitfußanlage entwickelten Gutschow und Nissen für die Neubauten der Medizinischen Klinik der Universität Tübingen (1955–1956) und der Chirurgischen Klinik in Düsseldorf (1955–1958). In beiden Fällen kombinierten sie ein streng vertikal gegliedertes Bettengebäude mit ein- bzw. zweigeschossigen Vorbauten, die für die betrieblichen, wirtschaftlichen und medizinischen Ansprüche ausgezeichnete funktionale Lösungen anboten. Die Tübinger Klinik teilt sich in einen Tiefkörper als eingeschossiger Flachbau für die Untersuchungs- und Behandlungsabteilungen und einen davon abgesetzten hochgeschossigen, dreigliederigen Bettenflügel. Den in Tübingen noch vom Bettenhochhaus durch eine Freizone abgesetzten Flachbau legte man in einer netzartigen Struktur an, so daß zwischen den Längs-

243

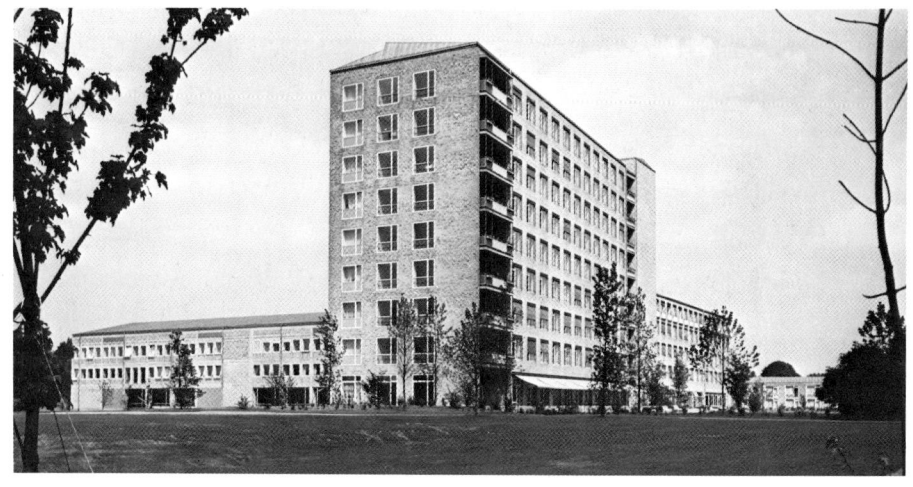

a

148 Die Chirurgische Klinik der Universität
      Düsseldorf (1955–1958).
      a) Ansicht
      b) Grundriß vom Erdgeschoß
      c) Blick in einen Operationssaal ▷

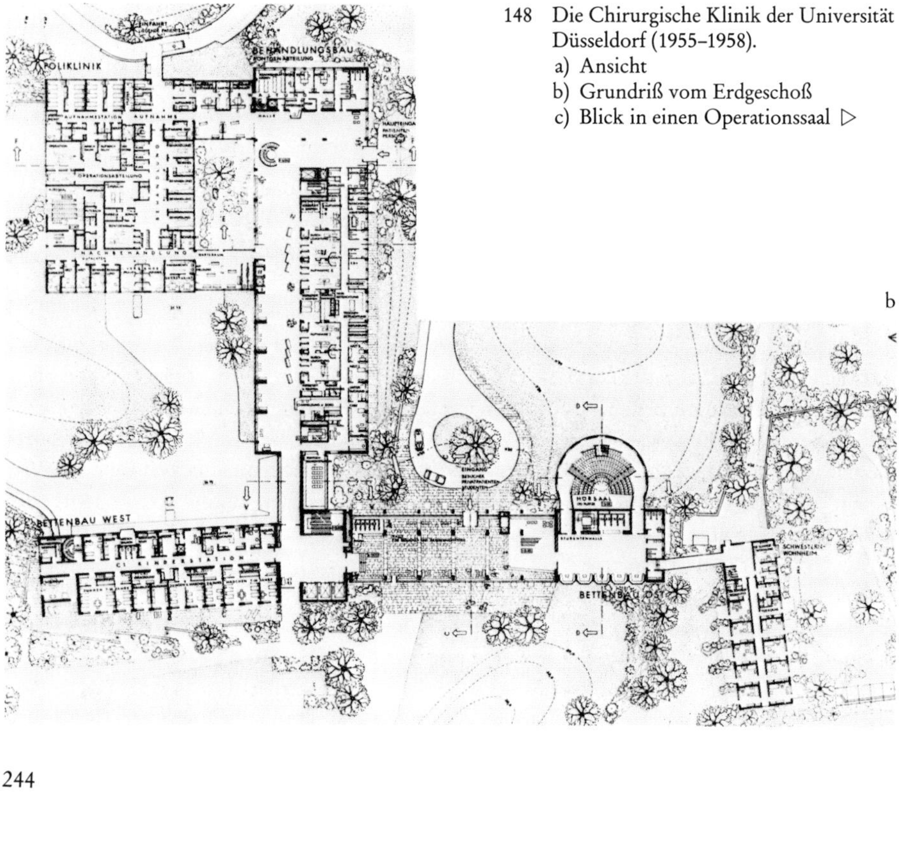

b

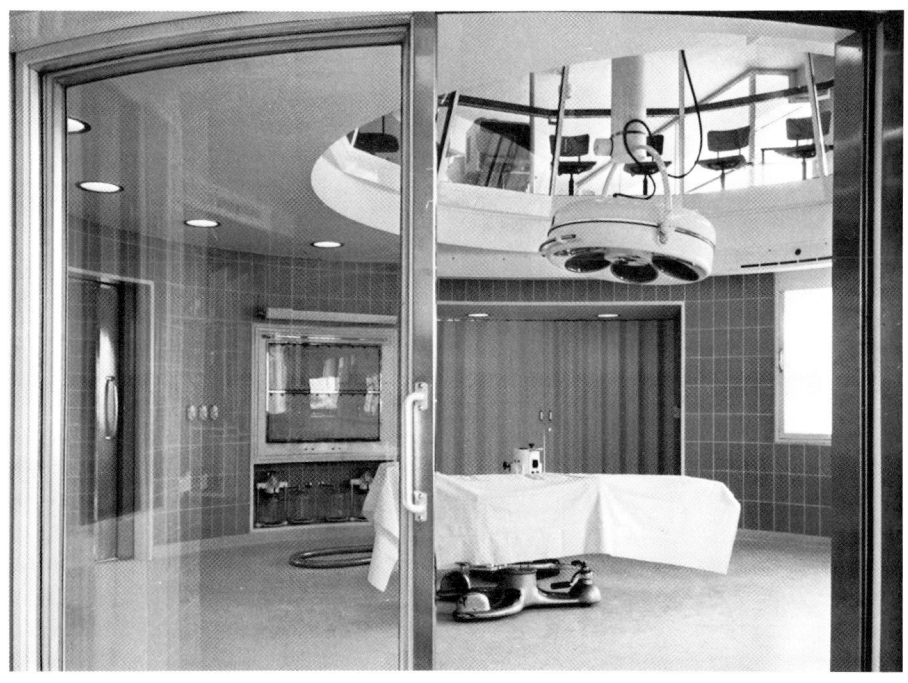

c

und Querflügeln große Innenhöfe zur natürlichen Belichtung und Belüftung entstanden. Das T-förmige Bettenhochhaus gliederte sich in einen längsgestellten Trakt als einhüftige Fluranlage mit zwei Bettenstationen auf jeder Ebene und einem Funktionsflügel mit Räumen für die Ärzte, für den Unterricht, Bibliothek, Fotoabteilung und weiteres mehr. Jede Pflegeeinheit besteht aus etwa 28 bis 30 Betten, die auf Ein-, Zwei- und Vierbettzimmer verteilt sind. Nur im rechten Flügel schuf man mittels eines kleinen Vorbaues einen Acht-Betten-Saal.

Daß diese Konzeption auch ohne weiteres auf eine Chirurgische Universitätsklinik übertragbar war, bewiesen diese beiden Architekten mit dem gleichzeitigen Neubau der Chirurgischen Klinik der Medizinischen Akademie Düsseldorf für knapp 400 Betten (Abb. 148). Die Operationsabteilung, in der dann Ernst Derra die deutsche Herzchirurgie mit begründete, wurde in einem dreistöckigen Behandlungstrakt untergebracht. Der poliklinische Trakt in einem Flachbau sollte erst in einem späteren Bauabschnitt errichtet werden.

Als Vorbild für die Tübinger und Düsseldorfer Kliniken könnte das Hôpital Saint-Lô in Frankreich gedient haben, das seit Ende der vierziger Jahre in Betrieb ist. Es war von dem schon erwähnten Architekten Paul Nelson als 400-Betten-Haus entworfen worden. Bei diesem Krankenhaus finden wir bereits die Verbindung eines Bettenhochhauses von acht Stockwerken mit einem Flachbau (Abb. 149). Anders als in Tübingen ist dieser Trakt teilweise unter das Bettenhaus geschoben, so daß damit schon der Grundtyp des später beliebten Breitfuß-Kranken-

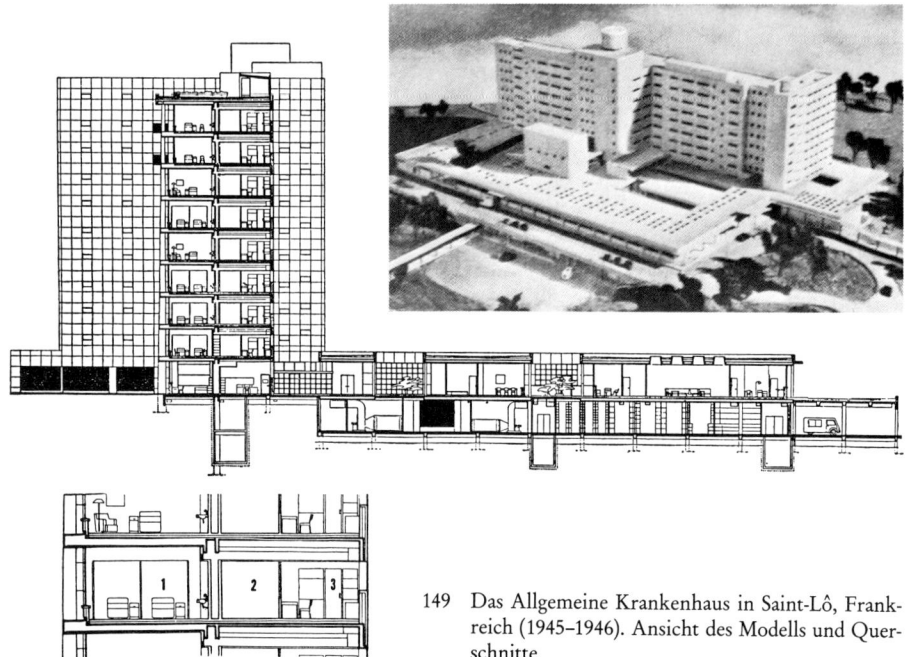

149 Das Allgemeine Krankenhaus in Saint-Lô, Frankreich (1945–1946). Ansicht des Modells und Querschnitte

hauses gegeben war. Jede Etage des Bettenhauses verfügt über zwei Pflegestationen, die in der Mittelachse des Gebäudes durch Aufzüge vertikal mit den ärztlichen Funktionsräumen im Flachbau verbunden sind.

Wohl erstmals kam in Deutschland eine Breitfußanlage für das neue Stiftungskrankenhaus in Nördlingen (1953–1956, Architekt: Godehard Schwethelm) für 150 Betten zum Tragen. In Nördlingen verband man das fünfgeschossige Bettenhaus mit einem zweigeschossigen Tiefkörper von 26 Meter Länge. Es wurde damit ermöglicht, Röntgenabteilung, klinisch-chemische Untersuchungseinrichtungen und Operationsabteilung im ersten Obergeschoß zusammenzufassen, während Ambulanz, Räume der leitenden Ärzte und Entbindungszimmer im Erdgeschoß Platz fanden. Die Frankfurter Architekten Georg Köhler und Felix Kässens setzten seit Ende der fünfziger Jahre eine Reihe von konsequent durchgliederten Krankenhäusern in allen vier Größenkategorien als Breitfußanlagen durch; sie haben eine Zeitlang stilbildend gewirkt. Die ersten von ihnen gebauten Krankenhäuser dieser Art sind das Kreiskrankenhaus von Obernburg am Main mit 220 Betten (1956–1958) und das Städtische Krankenhaus in Kulmbach (1958–1960) mit 220 Betten gewesen. Beim neuen Krankenhaus Nordwest in Frankfurt am Main, das aus dem traditionsreichen Hospital zum Heiligen Geist hervorging, errichteten Köhler und Kässens von 1959 bis 1963 für die klinische Behandlung und Grundversorgung einen zweigeschossigen Flachbau, über dem sich die zehn Geschosse des Bettenhochhauses mit 630 Plätzen erheben (Abb. 150). Auf den zweihüftig angelegten Pflegeetagen hat man die Kran-

246

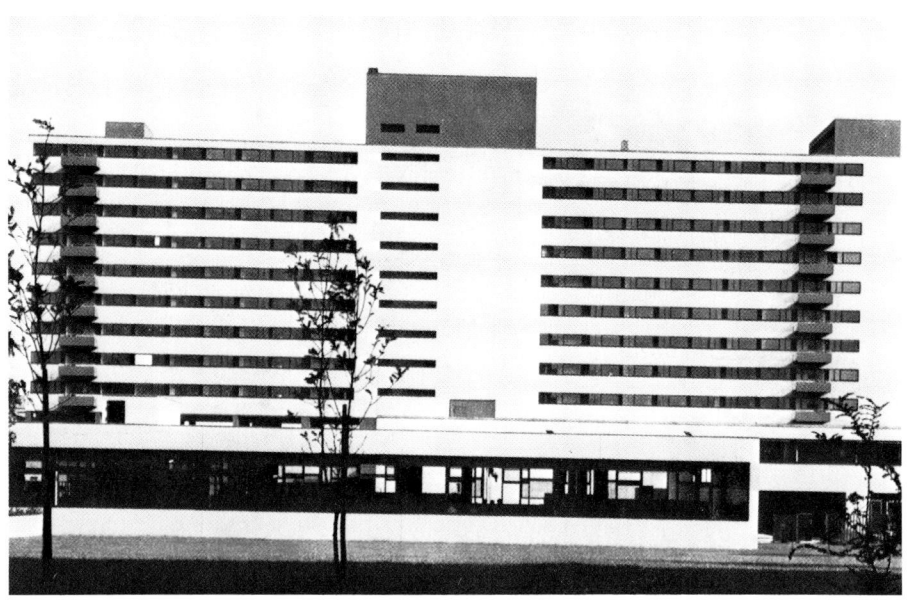

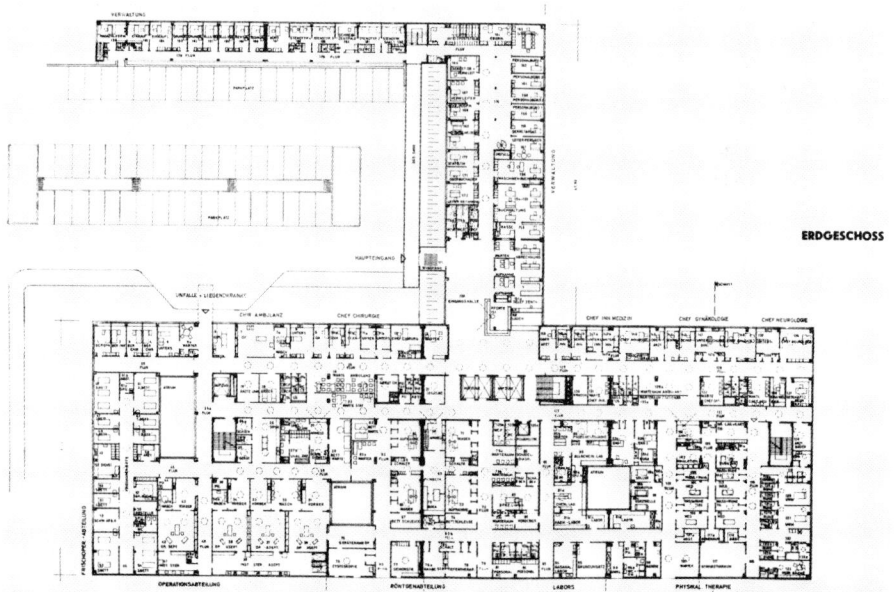

150   Das Krankenhaus Nordwest in Frankfurt/M. (1959–1963). Ansicht und Grundriß des Erdgeschosses

kenzimmer mit ihren Fenstern nach Südosten und ihnen gegenüber nach Nordwesten die Funktionsräume ausgerichtet. Zweibettzimmer verfügen flurwärts in Vorräumen über eine eigene Toilette und ein eigenes Bad. Neben vier Aufzügen und dem Treppenhaus in der Mittelachse gibt es noch zwei Aufgänge an den Enden.

Der Haupteingang führt durch einen dem Breitfuß angegliederten Verwaltungsflügel in den Mittelteil des Flachbaues. Die Operationsabteilung mit drei aseptischen und einem septischen Operationssaal ordnete man mit einer direkten Zufahrt für Liegendkranke im westlichen Teil an, unmittelbar benachbart eine Station für Frischoperierte und die Röntgenabteilung. Im Nordosten befinden sich die Behandlungsräume der Medizinischen Klinik mit dem Zentrallabor und der physikalischen Therapie. Das Krankenhaus verfügte schon von Anfang an über eine Klima-, Entlüftungs-, Rundfunk- und Fernsehanlage sowie eine Zentralsterilisation, die im ersten Kellergeschoß unter der Op-Abteilung lag. Durch die horizontale Betonung der Fensterglieder bekommt dieses Krankenhaus etwas Majestätisches und zugleich Beruhigendes. Der gesamte Komplex läßt den unbefangenen Betrachter kaum mehr nur an ein Krankenhaus, sondern auch an ein Hotel oder Verwaltungsgebäude denken.

Nach diesem Muster entstanden dann nach den Entwürfen von Georg Köhler und Felix Kässens von 1958 bis 1984 über 40 von kleineren und größeren Krankenhäusern zwischen 90 und 1400 Betten wie in Bad Homburg, Bremen, Fulda oder Wesel sowie größeren Fachkliniken (z. B. Köln, Universitätsfrauenklinik).

Als Variationen des Breitfußtyps von Köhler und Kässens seien noch die Krankenhäuser von Bremen und Fulda vorgestellt. Das Zentralkrankenhaus ›Links der Weser‹ in Bremen (1965–1967) mit 656 Betten erhebt sich als ein längliches, von Westen nach Osten ausgerichtetes Bettenhochhaus mit acht Geschossen über einem zweistöckigen breiten Flachgebäude. Dieser Breitfuß enthält im Sockelgeschoß die Wirtschafts- und Versorgungsbetriebe und im Erdgeschoß das Behandlungszentrum. Dort befinden sich unter anderem die Operationsräume, die Intensivstation, die Labors, die Physikalische Therapie und die Röntgendiagnostik. Die jeweils zwei Stationen in den einzelnen Geschossen des Bettenhauses sind als zweihüftige Fluranlagen angelegt, so daß die Krankenzimmer nach Süden und die Betriebsräume nach Norden liegen. Jede Pflegestation umfaßt 32 bis 36 Betten, die sich auf ein Sechsbett-, acht Dreibett- und zwei Einbettzimmer aufteilen. Durch fünf Bettenaufzüge und einen Personenaufzug werden die vertikalen Verbindungswege hergestellt und ermöglichen zugleich eine variable Aufteilung der einzelnen Geschoßebenen.

Eine weitere Fortführung dieses Gliederungsschemas entstand mit den Städtischen Kliniken in Fulda von 1968 bis 1975 unter der Federführung derselben Frankfurter Architektengemeinschaft. Es handelt sich dabei um ein Schwerpunktkrankenhaus für etwa 700 Betten mit einem zehngeschossigen Bettenhaus und einem flachen Tiefkörper mit zwei Untergeschossen. Die Gliederung des Baukörpers berücksichtigt deutlich drei Betriebsbereiche: 1. Versorgung und Wirtschaft im Untergeschoß, 2. Untersuchung und Behandlung im Erdgeschoß und 3. die Kranken im zehngeschossigen Bettenhaus. Die Ein-, Zwei- oder Dreibettkrankenzimmer in den zweihüftigen Bettenstationen verfügen sämtlich über eigene Waschräume mit Toiletten, Telefonen, Rufanlagen und Versorgungsanschlüssen für medizinische Gase (Abb. 151).

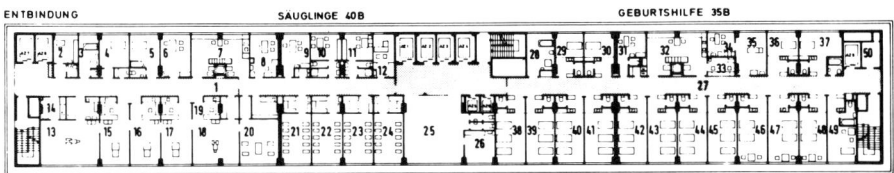

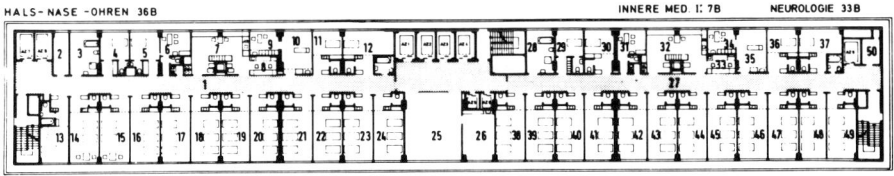

151 Die Städtischen Kliniken Fulda (1968–1975). Grundrisse des 7. und 8. Obergeschosses

Das vertikal strukturierte Krankenhaus setzte sich in Deutschland wie auch in den europäischen Nachbarländern in den sechziger und siebziger Jahren bei mittleren Krankenhäusern zwischen 300 und 800 Betten in vielfachen Spielarten besonders häufig durch. Als besondere Beispiele seien noch der Neubau des Heilig-Geist-Krankenhauses in Köln (1961–1964, Architekten: Emil Steffan und Nikolaus Rosiny) mit 330 Betten und des Kreiskrankenhauses von Detmold (1964–1968, Architekt: Bert Gielen) mit 400 Betten genannt. Das Kölner Heilig-Geist-Krankenhaus stellt einen Vertikaltyp in I-Form dar, wo nur in den beiden ersten Etagen die Untersuchungs- und Behandlungsräume angeordnet sind. In Detmold besteht der Baukomplex als Stahlbau aus einem zweigeschossigen Tiefkörper, über dem sich ein sieben Geschosse hohes Bettenhaus für 400 Betten erhebt.

In den Niederlanden fand man mit dem St. Clara-Krankenhaus in Rotterdam (1949, 1965–1969, Architekten: van den Bosch, Hendriks, Campman) eine interessante bauliche Variante. Es stellt eine 450 Betten umfassende Breitfußanlage dar, die trotz einer knapp bemessenen Grundstücksfläche eine überschaubare Gliederung aufweist. Das zwölfgeschossige Bettenhaus wurde auf der Eingangsseite mit einem dreiflügeligen Flachbau aus drei Geschossen verbunden, wovon ein Seitenflügel genau in die Mitte des Hochhauskörpers eingefügt wurde. Den anderen Seitenflügel verband man mit einem dreigeschossigen Anbau, so daß ein weiträumiger Innenhof entstand, der im Unterschied zu den bisher skizzierten Beispielen nicht zugebaut wurde. In dem flachen Baukörper einschließlich der ersten drei Geschosse des Bettenhauses brachte man die Versorgungsdienste, Magazine, Archive, Verwaltung, Röntgendiagnostik und anderes mehr unter. Eine besondere Infektionsabteilung wurde in diesem Bereich im ersten Stockwerk des Bettenhauses eingerichtet. Für die Pflegeabteilungen hat man ein Einflursystem geschaffen. Die Krankenzimmer sind im Eingangsbereich mit Sanitärzellen ausgestattet.

Auch für Krankenhäuser der Zentralversorgung mit 800 und mehr Betten bevorzugte man vertikal gegliederte Hochhausbauten. Hier seien als eindrucksvolle bauliche Lösungen das Ber-

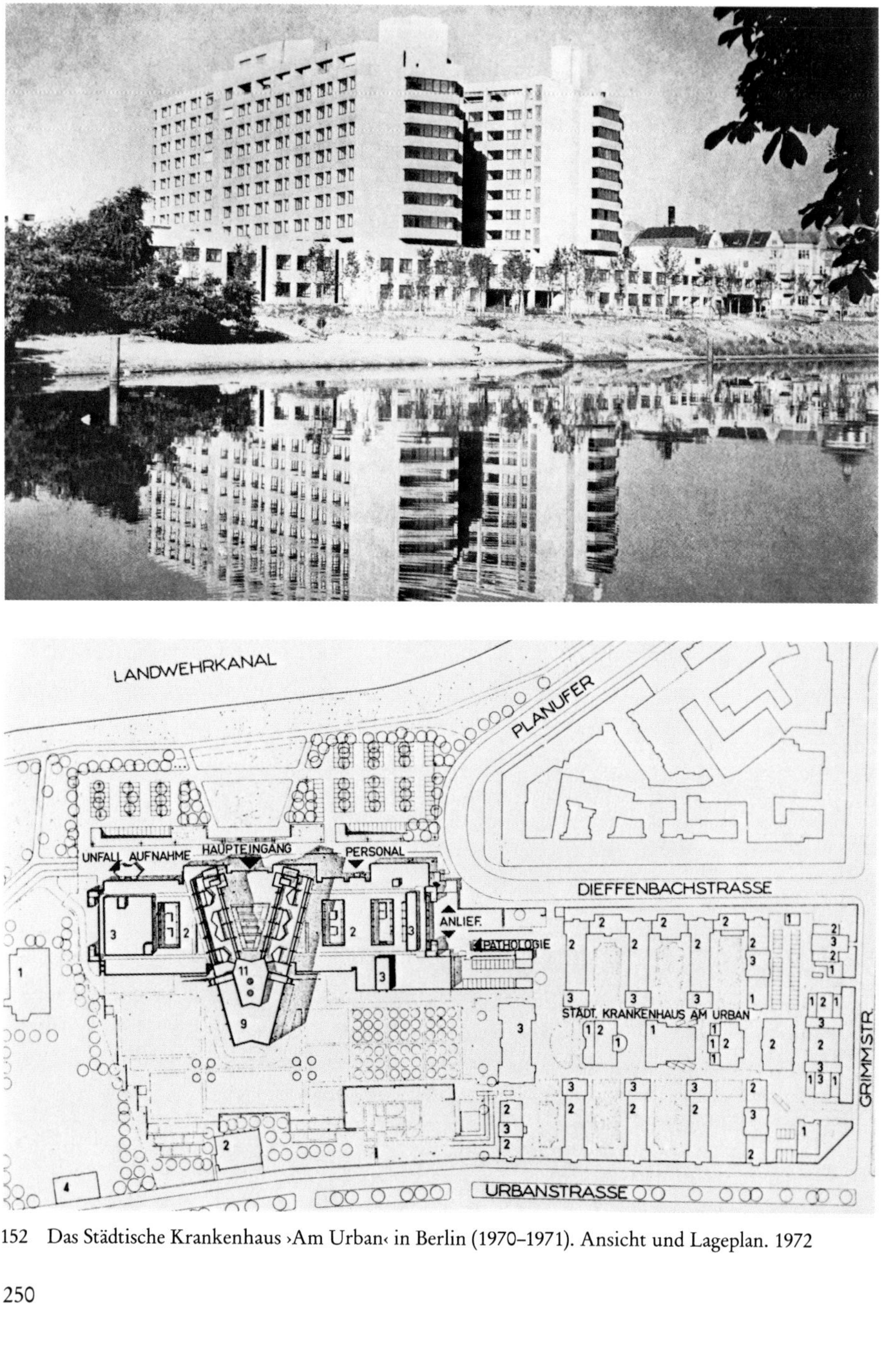

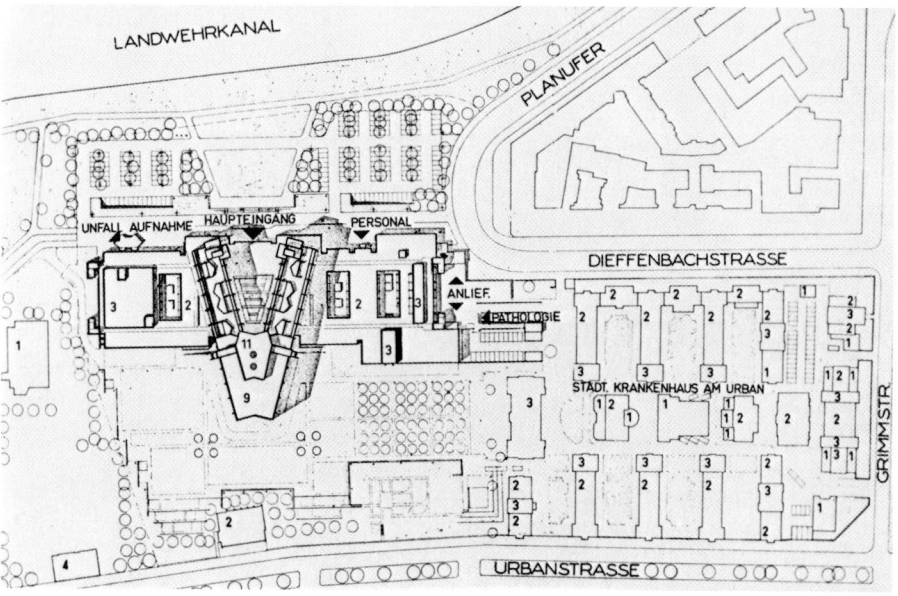

152   Das Städtische Krankenhaus ›Am Urban‹ in Berlin (1970–1971). Ansicht und Lageplan. 1972

liner Krankenhaus ›Am Urban‹ und das Hamburger Allgemeine Krankenhaus Altona aufgeführt. In Berlin bauten Peter Poelzig, F.K. Borch, C. Hertling und G. Zabre von 1966 bis 1970 auf dem Gelände des alten Krankenhauses ›Am Urban‹ einen Baukomplex mit einem markanten V-förmigen Bettenhochhaus für knapp 830 Betten (Abb. 152). Ein langgestreckter Sockelbau mit zwei Etagen nahm die wirtschaftlichen und technischen Versorgungseinrichtungen wie Verwaltung, Operationsabteilung, Zentralsterilisation etc. auf. Über seinem Flachdach, das zu bepflanzen war, erhob sich ein achtgeschossiger V-förmiger Bettentrakt mit zwei Flügeln, die ausgewogenerweise spitzwinkelig miteinander verknüpft wurden. Auf jeder Ebene ergaben sich dadurch vorn ein dreieckig zugeschnittener Bereich als Doppelfluranlage und zwei weitere in den beiden zweihüftig ausgebildeten Längsflügeln, die schenkelartig auseinander laufen, mit jeweils 33 Betten. In den meisten Krankenzimmern stellte man zwei bis drei Betten auf und verband sie im Eingangsbereich mit einer Toilette. Die Arbeitsräume des Pflegepersonals liegen jeweils in der Mitte der Stationen, so daß kurze Wege vom Arbeitsplatz zum Krankenbett gewährleistet sind. Bei diesem Krankenhaus fallen die gelungene Einbindung des Neubaus in die schon bestehende Pavillonanlage und in die Grünzone am Ufer des Berliner Landwehrkanals angenehm ins Auge. Die alten Pavillons von 1891 wurden sorgfältig restauriert und nahmen danach weitere 341 Krankenbetten auf (vgl. S. 187).

Gegenüber diesem Berliner Hochhaus imponiert das 1969–1971 gebaute Hamburger Krankenhaus in Altona durch seine größere Höhe von 21 Geschossen mit einem Fassungsvermögen von 1042 Krankenbetten. Der Architekt Werner Kallmorgen schob einen viergeschossigen Sockel unter ein 17 Stockwerke hohes Bettenhaus. Die Gliederung war die gleiche wie bei den beiden zuvor besprochenen Krankenhäusern von Frankfurt und Berlin. Im rechteckigen, von vier Außenflügeln und einem breiten Mitteltrakt gebildeten Breitfuß, der über fünf Innenhöfe Tageslicht bekam, befinden sich im Erdgeschoß die Räume für die Aufnahmeformalitäten, Labors und Untersuchungen, darüber, im vorderen Eingangsbereich vor dem Hochhaus, die Verwaltung und rückwärts die Operationsabteilung. Das Bettenhochhaus ist als zweihüftiger Baukörper in Hamburg so ausgerichtet, daß die ein bis sechs Betten enthaltenden Krankenzimmer sämtlich auf der Südseite liegen. Sechs Mehrzweck-, drei Personen- und zwei Bettenaufzüge verbinden die Stockwerke. Hinzu kommen für die Dienstleistungen Rohrpost-, Gegensprech- und Personensuchanlagen. Das gesamte Bettenhochhaus wird künstlich klimatisiert.

In den siebziger Jahren deutete sich in den Entwürfen für solche Zentralkrankenhäuser als Breitfußanlagen eine größere Variabilität sowohl in den Funktions- wie auch Pflegebereichen an. Beispielsweise entwickelte man für das 570 Betten umfassende Stadtkrankenhaus in Worms (1975–1981) unter der Federführung von Fritz Novotny und Arthur Mähner über einem dreigeschossigen Sockelbau ein achtstöckiges Bettenhochhaus und zwei Technikgeschosse mit kreuzförmigem Grundriß (Abb. 153). Die kreuzförmige Gestaltung des Grundrisses für die Pflegestationen entstand aus dem Bestreben, möglichst viele Räume auf eine Ebene zu bringen, um die Höhe der Geschosse reduzieren zu können. Gleichzeitig bemühte man sich, dem Personal, das seine Funktionsräume in der Mitte um die vertikale Verkehrszone hat, kurze Wege bei der Pflege anzubieten. Die Ein- und Zweibettkrankenzimmer mit Sanitärzelle liegen zu beiden Seiten eines Korridors.

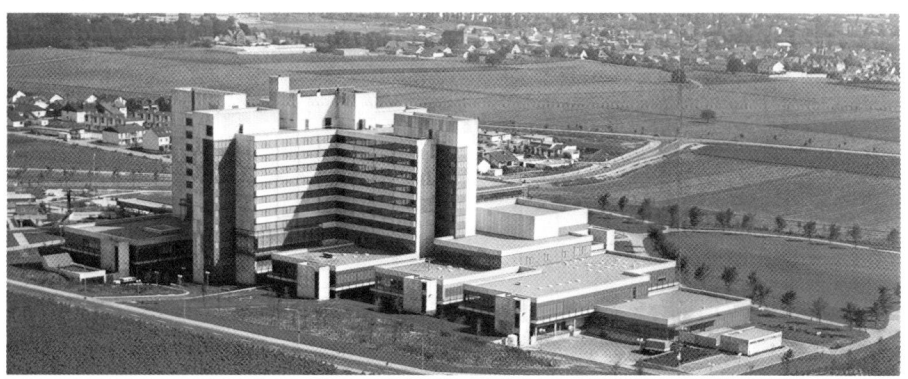

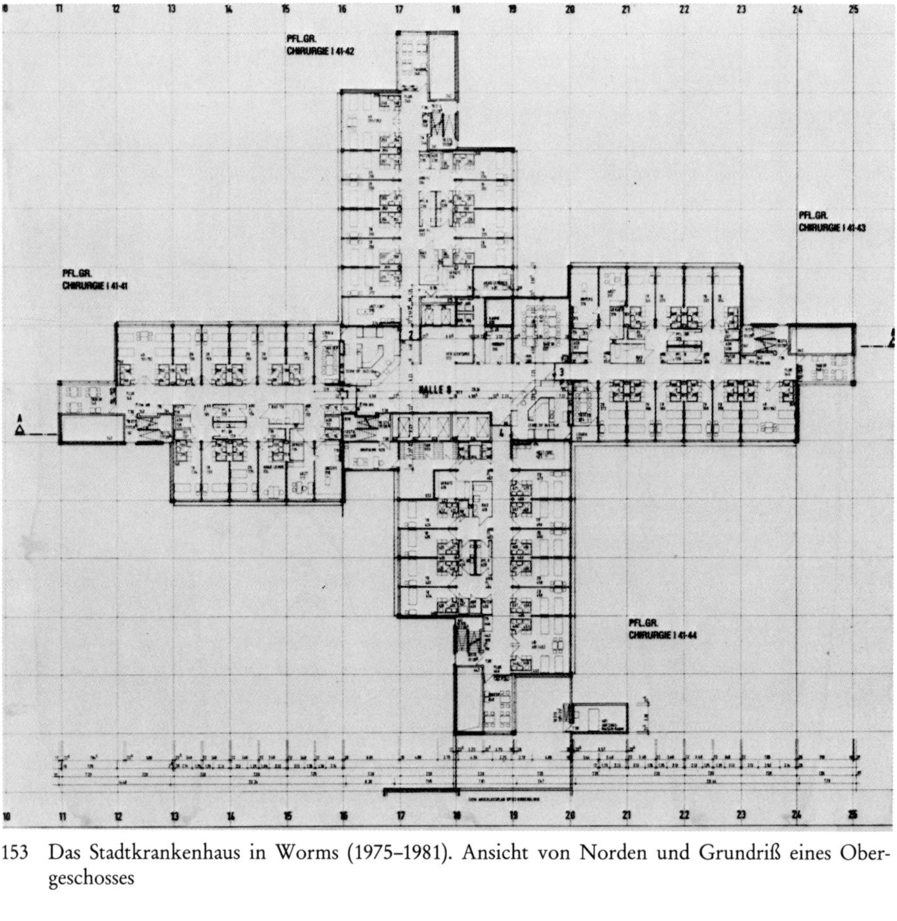

153 Das Stadtkrankenhaus in Worms (1975–1981). Ansicht von Norden und Grundriß eines Obergeschosses

Bei dem neuen Klinikum in Bamberg (1977–1984), Architekten: Edgar Eilingsfeld, Franz Janusch, Helmut Utzmann, Hermann Wieliczek, Klaus Zuck und Josef Ebner) schuf man auf hügeligem Gelände für die 847 Betten über einem viergeschossigen Sockelgebäude drei Bettentürme mit jeweils sieben Geschossen, die an den Kanten miteinander verbunden und ein rautenförmiges Erscheinungsbild bieten. Man bemühte sich im Pflegebereich mittels großer Panoramafenster besonders darum, dem bettlägerigen Patienten Ausblicke in die Landschaft zu gewähren. Auch in den anderen Bereichen dieses Klinikums wird prägend das Bemühen sichtbar, eine persönliche, überschaubare Atmosphäre zu schaffen.

Gegenwärtig dürfte es wohl zu früh sein, sichtend und ordnend einen Überblick über die äußerst rege Bautätigkeit der Kreisverwaltungen, Kommunen, freigemeinnützigen und privaten Träger auf dem Krankenhaussektor in Deutschland von 1960 bis 1980 zu geben. Abschließend soll aber noch ein Blick auf die großklinischen Zentren der Universitäten gelenkt werden, die in den vergangenen beiden Jahrzehnten zu Hochleistungszentren der klinischen Medizin geworden sind.

Zentralkliniken für die Universitäten

Charakteristisch für den Wandel der klinischen Medizin zu einem hochtechnischen System ist eine Reihe von Universitätskliniken, die man nach 1960 in Deutschland zu planen begann. Neben den hohen sozialen, betriebswirtschaftlichen und hygienischen Anforderungen kam nun eine stetig sich weiterentwickelnde biotechnische Apparatemedizin auf die Krankenhäuser zu, die sie notwendigerweise zu durch und durch technisierten Gehäusen werden ließ, wenn sie den immer größer werdenden diagnostischen und therapeutischen Möglichkeiten gerecht werden wollten.

Bisher unbekannte biotechnische Verfahren wie die Hämo-Dialyse bei Nierenerkrankungen (1943), der Einbau künstlicher Gelenke, die Eiserne Lunge (1957), die Einpflanzung von Herzschrittmachern (1959) oder die schmerzlose, extrakorporale Stoßwellen-Lithotripsie bei Steinleiden (1980) gaben den Klinikern erfolgreiche Heilmethoden in die Hand. Die operativen Fächer erlebten besonders auf dem Gebiet der Neurochirurgie, der Herzchirurgie und der Orthopädie einen unvorstellbaren Aufschwung. Als Christiaan Barnard im Groote Schuur Krankenhaus in Johannesburg 1967 das erste Herz auf spektakuläre Weise verpflanzte, eröffnete sich endgültig das vielversprechende Feld der Organverpflanzungen.

Begleitet wurde diese neue Blüte der Chirurgie durch die Ausweitung der Anästhesiologie, die die Intensivmedizin begründete und hochtechnisierte Pflegestationen mit sich brachte. Technisch aufwendig ausgebaute Räume zur völligen Überwachung, Therapie und Pflege von Schwerkranken oder Frischoperierten unter Anwendung einer Fülle von Meß- und Kontrollapparaten gesellten sich in der Nachkriegszeit als zentrale Einrichtungen zu den Röntgenabteilungen und labormedizinischen Zentren. Die in den zwanziger Jahren begonnene Hormontherapie (Insulintherapie bei Diabetes durch Frederik Grant Banting und Charles Herbert Best seit 1921) bekam seit 1950 durch die Einführung der Sexual- und der Nebennierenrindenhormone (Kortisone) einen hohen Stellenwert in der Inneren Medizin, Gynäkologie und Urologie. Isotopenmedizin, Echokardiographie und Lungenfunktionstests erweiterten erheblich das diagnostische Spektrum.

Die Ausdehnung der medizinischen Tätigkeitsbereiche auf vor allem bisher wenig therapierbare Verschleißerkrankungen erweiterten besonders die Heilungschancen und Lebensdauer der Patienten und förderten damit einen Mehrbedarf an Krankenbetten. Dies traf nicht nur auf die großen klinischen Fächer wie die Innere Medizin und die Chirurgie, sondern auch auf kleinere wie die Augenheilkunde, die Pädiatrie, Gynäkologie und Orthopädie zu. Beispielsweise rückte in der Geburtshilfe die Hausentbindung gegenüber der klinischen Geburt, bei der allein ein Höchstmaß an ärztlicher Kontrolle gegeben werden kann, völlig in den Hintergrund. Bessere Überwachungsgeräte brachten immer größere Erfolge auch auf dem Gebiet der Bekämpfung der Säuglingssterblichkeit mit sich und führten im Rahmen der Pädiatrie zur neuen klinischen Disziplin der Neonatologie. So kamen zu den bisherigen ökonomischen Bestrebungen, das zu einem Großbetrieb herangewachsene Krankenhaus zu zentralisieren und zu rationalisieren, zusätzlich weitere Anforderungen von ärztlicher Seite, die breiter werdende Palette biomedizinischer Apparaturen in die stationäre Krankenpflege zu integrieren. Die Universitätskliniken bildeten sich mehr als je zuvor zu den Schrittmachern einer klinischen Medizin heraus, die die jeweils neuesten Forschungsergebnisse rasch und sicher am Krankenbett in die ärztliche Praxis umsetzen konnte.

Schon bald in der Nachkriegszeit diskutierte man in Deutschland, in Aachen, Berlin, Göttingen, Hannover, Heidelberg, Köln, München und Münster in Westfalen, neue Zentralkliniken, obwohl man gerade erst in den alten Klinikgebäuden die Kriegsschäden beseitigt und sie weiter ausgebaut hatte. Ausschlaggebend waren dabei vor allen Dingen die Empfehlungen des 1957 zwischen Bund und Ländern gegründeten Deutschen Wissenschaftsrates von 1960, die vorhandene Bettenkapazität der damals bestehenden 18 medizinischen Fakultäten der Bundesrepublik Deutschland von 16 504 auf 25 750 zu erhöhen. Die dreifache Aufgabenstellung der Universitätskliniken in Krankenversorgung, Lehre und Forschung wurde klar herausgestellt. Im Verhältnis sollten für die großen klassischen Fächer drei Betten für einen studentischen Ausbildungsplatz vorhanden sein.

Mit der Vollendung des Klinikums der Freien Universität Berlin im Jahre 1969 nach zehnjähriger Bauzeit besaß man zum ersten Mal in Deutschland ein Zentralklinikum. Es vereinigte nach den amerikanischen Vorbildern des ›Medical Health Center‹ mit Ausnahme der Pädiatrie, Orthopädie und Psychiatrie nahezu sämtliche Fachkliniken mit den zugehörigen medizinischen Einrichtungen unter einem Dach, die für die ärztliche Ausbildung erforderlich waren. Dieses neue Großkrankenhaus mit 1430 Betten diente gleichermaßen der regulären Krankenversorgung, der medizinischen Ausbildung angehender Ärzte und der wissenschaftlichen Forschung.

Der Entwurf für dieses Großklinikum der Maximalversorgung ruhte in den Händen der amerikanischen Architekten Curtis und Arthur Q. Davis aus New Orleans, die auf deutscher Seite in der Bauausführung von dem Berliner Architekten Franz Mocken unterstützt wurden. Bei der baulichen Konzeption dieses Klinikums hatte man sich sowohl das Prinzip der Breitfußanlage

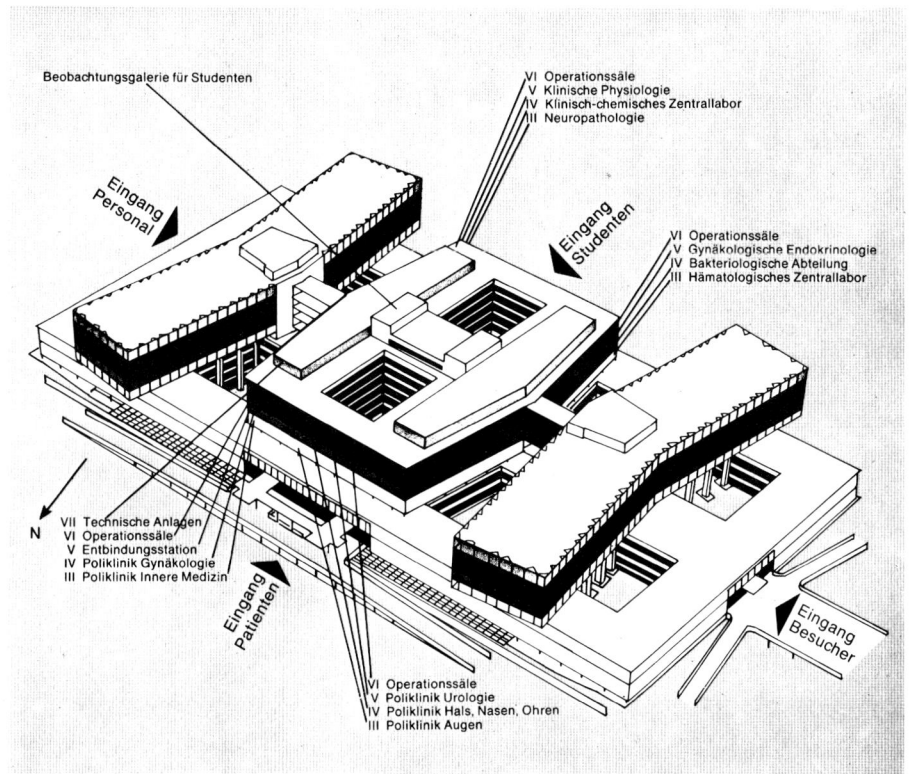

154   Das Klinikum der Freien Universität Berlin (1959–1969). Lageplan mit Funktionsgliederung

als auch das der parallelen, ebenengleichen Zuordnungen von Pflege- und Funktionseinheiten zunutze gemacht. Die Basis des Baukörpers bildet ein dreigeschossiger rechteckiger Tiefbaukörper, der durch vielfache Innenhöfe aufgelockert ist (Abb. 154). Darüber errichtete man drei Gebäudeteile mit jeweils sechs Geschossen. In der Mitte entstand der rechteckige, an den Längsseiten ausgebuchtete Baukörper für die Untersuchung, Behandlung und Forschung, der von zwei Bettenhäusern in Form von Längsflügeln im Osten und Westen flankiert wird. In jeder Etage bestehen über geschützte Galerien direkte Verbindungen zwischen dem Behandlungsbau und den Bettenhäusern.

Der Zugang zum Klinikum erschließt sich über das Erdgeschoß auf vier getrennten Wegen für die Patienten, die Besucher, das Personal und die Studenten. Der nördliche Teil des Sockelgeschosses nimmt allgemeine Dienste auf, während der südliche für die Ausbildung genutzt wird. Die Räumlichkeiten in den drei Sockelgeschossen sind für die allgemeinen Versorgungsdienste wie Aufnahme, Stellen der Verwaltung (Direktion und Rechnungsstelle) und im nördlichen Teil Unfallstation, Pathologie und Hör- und Kurssäle für Studenten vorgesehen. Das erste

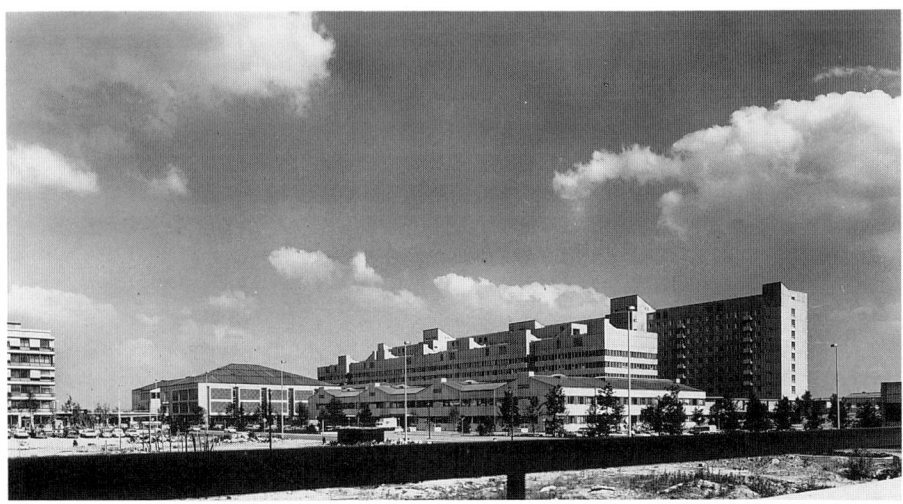

155   Die Zentralklinik von Hannover. Blick von Nordwesten

Obergeschoß umfaßt im südlichen Bereich Archive, das Institut für medizinische Statistik, Seminar- und Dekanatsräume; im nördlichen liegen die Poliklinik der Chrirugie, die Isotopenabteilung und die Infektionsstation. Der mittlere Behandlungsbau dient ab der zweiten Etage den Polikliniken, den Laborräumen und den Arztzimmern. Jeweils zwei Polikliniken finden in dem als Doppelflur erschlossenen Baukörper Platz. Im sechsten Obergeschoß hat man eine zentrale Operationsabteilung eingerichtet. Die Bettenflügel bestehen aus einer Doppelfluranlage mit je zwei Stationen zu 68 Betten. Die Zwei- und Dreibettkrankenzimmer blicken nach Osten und Westen. Zwei benachbarte Zimmer bilden eine Einheit mit einer Vorzone, in der man Toilette und Spülraum installierte. Für jede Etage sah man eine ›Verteilerküche‹ vor, in der das als Tiefkühlkost angelieferte Essen erwärmt und zu den Patienten gebracht wird. Die Arbeitsräume für die Ärzte und Schwestern liegen im Mittelbereich ohne Licht von außen.

Die bauliche Gesamtkonzeption des Klinikums Steglitz erinnert an das traditionelle Dreiflügelschema, das schon das Krankenhaus der Biedermeierzeit im kleinen kennzeichnete. Bereits damals bevorzugte man häufig, wie gezeigt wurde, eine Anordnung der Funktionsräume in der Mittelachse des Gebäudekomplexes.

Auf dieses erste deutsche Großkrankenhaus folgte die Planung und Verwirklichung von vier weiteren Zentralkliniken: Klinikum der Medizinischen Hochschule Hannover (1964–1970, Architekten: Konstanty Gutschow und Godber Nissen), Klinikum Großhadern der Universität München (1967–1977, Architekten: Schwethelm, Schlempp und Eichberg) sowie die Zentralkliniken der Universität Köln (1968–1972) und Göttingen (1969–1970, Architekten: Erwin Heinle, Robert Wischer, Titus Felixmüller und Ernst Kreytenberg).

In Hannover verwirklichte man von 1965 bis 1972 nach den Plänen von Gutschow und Nissen für die 1961 gegründete Medizinische Hochschule ein Zentralklinikum, in dem alle medizinischen Disziplinen unter einem Dach zusammengefaßt sein sollten. Man gliederte den riesigen Baukomplex als Breitfußanlage: ein 250 Meter langes und acht Stockwerke hohes Bettenhaus für 1042 Betten wurde mit einem fünfgeschossigen Untersuchungs-, Behandlungs- und Forschungstrakt verbunden. Der Bettenbau wurde so in seiner Längsachse hochgezogen, daß die Krankenzimmer nach Süden ausgerichtet sind. Vor dem Funktionsflügel liegen im Norden die Polikliniken und weitere Lehrgebäude (Abb. 155).

Das gleiche bauliche Konzept des Breitfußes lag auch dem Klinikum Großhadern der Universität München zugrunde, dessen Vorplanungen bis 1952 zurückgehen. Das 300 Meter lange, rechteckige Bettenhaus mit 14 Geschossen ist mit einem dreigeschossigen Flachgebäude mit vielen Innenhöfen für die Behandlung, Untersuchung und Forschung verbunden. Man hatte sich in der langen Planungsphase in München bewußt für eine solche Struktur entschieden, um vor allem im Tiefkörper Erweiterungsmöglichkeiten durch Anbauten oder Überbauung der Innenhöfe bei zukünftigen Bedarfsanforderungen leichter, als es etwa beim Klinikum Steglitz der Fall ist, durchführen zu können.

Eine eindrucksvolle Planung wurde Mitte der sechziger Jahre vom Stuttgarter Architektenbüro Erwin Heinle und Robert Wischer für den Neubau der Kliniken der Universität Köln vorgelegt. Dem zentralen 14stöckigen Hochhaus für die Pflegestationen aller Hochschulkliniken sollten auf zwei Seiten ein sechsstöckiges Gebäude für Lehre, Forschung und Information und flache, dreigeschossige Behandlungsbauten zugesellt werden (Abb. 156). In den Jahren von

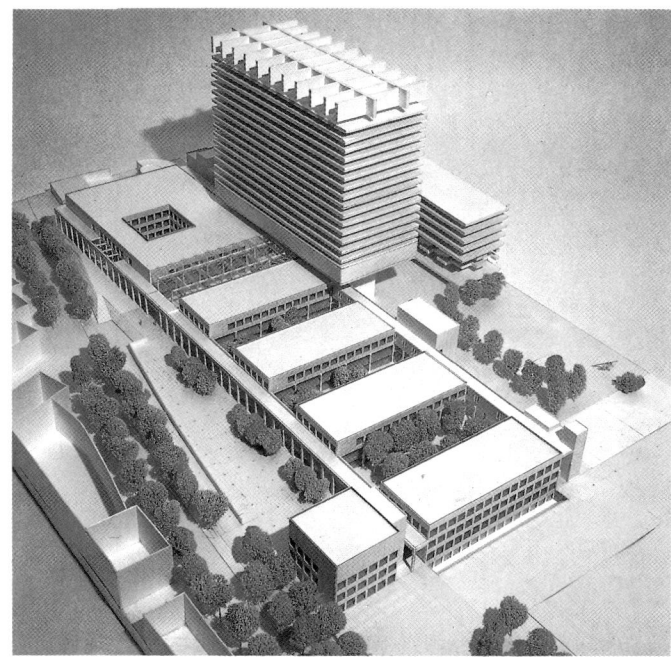

156   Das Klinikum der
       Universität Köln
       (1968–1972).
       Modell

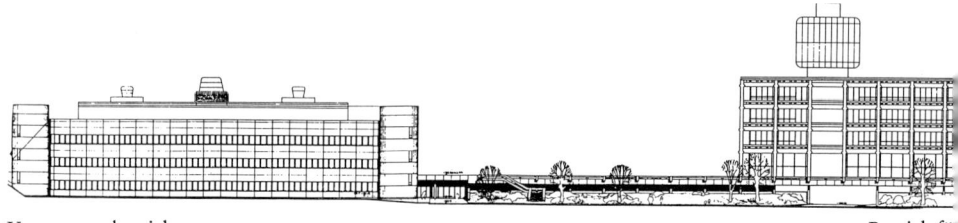

Versorgungsbereich

Bereich fü
Behandlur

157 Das Klinikum der Universität Göttingen. Architekturzeichnung

1968–1972 wurden in einer ersten Baustufe das Bettenhochhaus und das Lehrgebäude vollendet. Für das Hochhaus schuf man zwei fast 80 Meter hohe Stahlbetonkerne, in die Trägerroste eingespannt wurden, und ließ es über den Flachbauten beginnen. Über eine zentrale Eingangshalle führen Rolltreppen den Besucher und Patienten auf die erste Geschoßebene, von welcher er die Aufzüge zu den Pflegeeinheiten des Bettenhochhauses erreicht. Für Liegendkranke richtete man zwischen den beiden Behandlungshäusern einen Durchgang ein, der direkt zur Unfallklinik auf der einen und zur Röntgenklinik auf der anderen Seite führt. Den Studenten schuf man auf der gegenüberliegenden Seite unmittelbar an dem Gebäude für Lehre, Forschung und Information einen eigenen Eingangsbereich, dem benachbart auf der ersten Geschoßebene das Hörsaalzentrum liegt.

Die Krankenstationen haben einen rechteckigen Grundriß, an dessen Außenwänden sich die Ein- und Zweibettzimmer befinden. Durch die Ausbildung des Doppelflursystems mit zusätzlichen Fluren an den beiden Schmalseiten sind die Räume gut vom Aufzugsbereich erschließbar.

Wenige Jahre später plante und baute die gleiche Stuttgarter Architektengruppe Erwin Heinle, Robert Wischer, Ernst Kreytenberg und Klaus Schöppe von 1969 bis 1976 das Behandlungszentrum des neuen Klinikums der Stadt Göttingen, das mit den von Titus Felixmüller entworfenen Bettenhäusern verbunden werden sollte. Die Neubauplanungen gingen ebenfalls in die frühen sechziger Jahre zurück, nachdem das Land Niedersachsen sich die Empfehlungen zum Ausbau der wissenschaftlichen Hochschulen des Wissenschaftsrates von 1960 zu eigen gemacht hatte und den Bereich der Medizinischen Fakultät in Göttingen baulich völlig neu konzipieren ließ. Man errichtete dabei drei Gebäudegruppen: 1. ein viergeschossiges Zentralgebäude für Untersuchung, Behandlung, Forschung und einige medizintheoretische Institute, 2. zwei daran angebundene Bettenhäuser mit sieben Geschossen und 3. ein Versorgungsgebäude (Küche, Wäscherei, Lager, Apotheke, Zentralsterilisation, Werkstätten; Abb. 157). Der zentrale, tief angelegte Baukörper mit fünf Innenhöfen wurde durch ein bautechnisches Trägersystem in Rastern von 7,20 × 14,40 Meter so konstruiert, daß durch große Raumzonen eine Flexibilität der Nutzung gewährleistet ist. Damit kann der zukünftige Wandel der Klinischen Medizin, der ärztlichen Ausbildung und der Inanspruchnahme ohne große Umbaumaßnahmen aufgefangen werden.

In den Bettenhäusern mit insgesamt 1200 Betten hat jede Ebene vier Pflegestationen zu 20 Betten, die sich auf Ein- und Zweibettzimmer verteilen. Jedes Krankenzimmer ist mit Toilette,

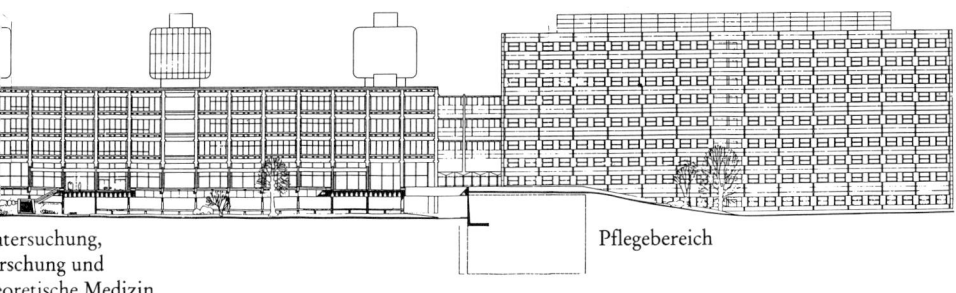

...tersuchung,
...rschung und
...oretische Medizin

Pflegebereich

Dusche und Waschtisch ausgerüstet. Da nur die Innenzonen voll klimatisiert sind, lassen sich die Fenster von den Patienten öffnen und die Heizungen nach Bedarf regeln. Der innere Güterverkehr zwischen den drei Gebäudegruppen wird von einer automatischen Warentransportanlage (Einschienen-Hängebahn) übernommen. Für die Energieversorgung und die sanitärtechnischen Installationen hat man parallel zu den elf Treppenhäusern besondere Schächte gebaut, um bei Wartungsarbeiten oder Veränderungen leichten Zugang zu ermöglichen.

Eine andere, mehr vertikal betonte bauliche Lösung fand man für das neue Klinikum der Universität Münster. Von dem anfänglichen Konzept, für Chirurgie und Innere Medizin der Universität Münster ein Zentralgebäude zu schaffen, kamen 1969 die beauftragten Aachener Architekten Benno Schachner, Peter Brand und Wolfgang Weber zu dem Entwurf eines hochgeschossigen Zentrums, das Raum für drei weitere Kliniken (Gynäkologie und Geburtshilfe, Orthopädie und Kinderheilkunde) bot. Es sollte nach der geänderten Gesamtplanung von 1973 nicht weniger als 2060 Betten aufnehmen und damit die bisherige Pflegekapazität der Münsteraner Kliniken von 1450 Betten um ein Drittel erhöhen. Zugleich sollten sämtliche Versorgungseinheiten, die sich wie die Küche, die Wäscherei und die Werkstätten zu Großbetrieben entwickelt hatten, in einem Versorgungsgebäude zusammengeführt werden. Hier fanden neue Transport- und Verpflegungssysteme, die automatisch gesteuert werden konnten, ihren zentralen Platz. Das ursprüngliche Konzept wurde durch einschneidende Veränderungen wie etwa die Herausnahme der Allgemeinchirurgie verwässert. Die Architekten entwickelten nach dem bereits klassischen Modell einer Breitfußanlage zwei Bettentürme mit zehn Pflegeetagen, die vertikal mit einem dreigeschossigen Sockel für zentrale Untersuchung und Behandlung und horizontal mit dem Lehrgebäude, dem Versorgungszentrum und der Zahn-, Mund- und Kiefer-Klinik verbunden sind (Abb. 158).

In den beiden Betten-Hochhäusern von Münster griff man auf die Rundbauweise zurück, indem jeweils zwei im Grundriß kreisförmige Bettenstationen und ein quadratischer Zentralbereich verbunden wurden. Ausschlaggebend für die radikale Struktur der Pflegebereiche waren Überlegungen, die wirtschaftlichen, pflegerischen und ärztlichen Betriebsabläufe sowie die psychologische Situation der Patienten zu verbessern. Man hatte in Amerika in den sechziger Jahren gute Erfahrungen mit *radial nursing units*, die im Krankenhausbau schon Ende des

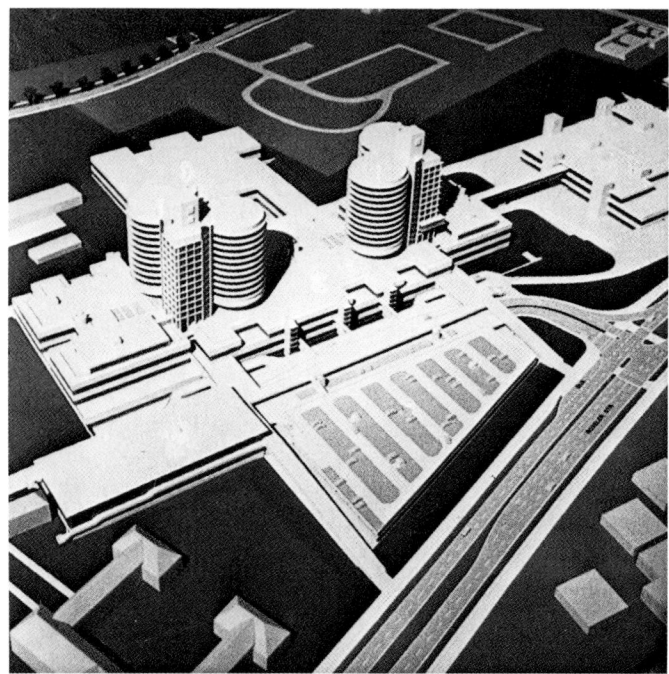

a

158 Das Klinikum der
Universität Mün-
ster (1975–1982);
a) Ansicht aus
der Vogelschau;
b) Grundriß einer ▷
Pflegestation

19. Jahrhunderts ausprobiert worden waren, gemacht: beim Methodisten-Hospital in Rochester (1954), beim Bettenhaus der Kaiser-Foundation in San Francisco (1950?) und beim Park Place Hospital in Houston (Texas) (1971–1975; vgl. S. 179).

Für die Münsteraner Türme mit 1015 Planbetten hat wohl das Methodisten-Hospital in Rochester, das als Belegkrankenhaus mit der Mayo-Clinic eng verbunden ist, vorbildhaften Charakter gehabt. Jede Ebene setzt sich aus zwei sich kreuzenden Bettenflügeln und drei angefügten Rundstationen zusammen. Der Grundriß dokumentiert in Rochester die seltene Kombination von drei unterschiedlichen Stationstypen: die einhüftige Flurführung im Längsflügel, eine Doppelfluranlage im Quertrakt und den Zentralflur im Rundbau. Der *radial corridor nursing unit* verfügt über zwölf Räume mit einem zentralen Schwesternplatz in der Mitte. Zwischen den Ein- bis Dreibettzimmern befindet sich an der Außenmauer die sanitäre Zone für Toilette und Dusche.

Schon vorher hatten die Architekten Weber und Brand in Nordenham ein Kreiskrankenhaus 1974 vollendet, das mit 247 Betten in kleinerem Maßstab mit runden Pflegestationen ausgestattet war. In Münster beachtete man wie beim Krankenhausbau überhaupt seit 1966 den Grundsatz, in den Bereichen Untersuchung, Behandlung, Verpflegung, Lehre und Forschung ähnliche Betriebsabläufe zu konzentrieren. Damit wollte man vermeiden, daß wie bisher eine Vielzahl ähnlicher Abteilungen, Funktionsräume, biomedizinische Apparaturen, Sterilisation, Betten-

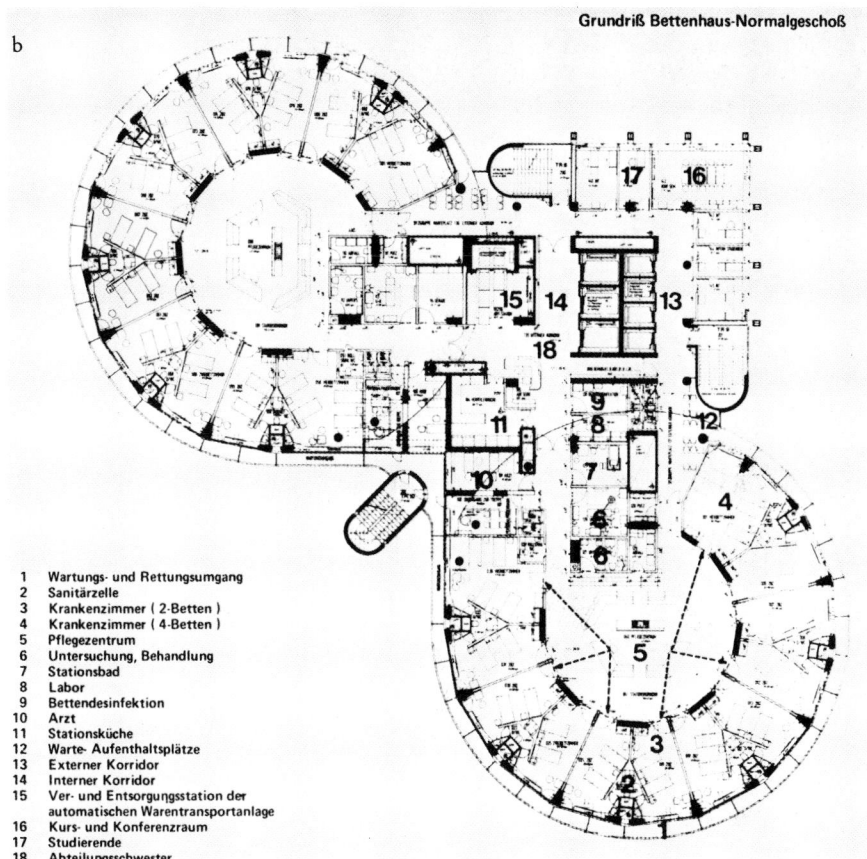

Grundriß Bettenhaus-Normalgeschoß

b

1 Wartungs- und Rettungsumgang
2 Sanitärzelle
3 Krankenzimmer (2-Betten)
4 Krankenzimmer (4-Betten)
5 Pflegezentrum
6 Untersuchung, Behandlung
7 Stationsbad
8 Labor
9 Bettendesinfektion
10 Arzt
11 Stationsküche
12 Warte- Aufenthaltsplätze
13 Externer Korridor
14 Interner Korridor
15 Ver- und Entsorgungsstation der
automatischen Warentransportanlage
16 Kurs- und Konferenzraum
17 Studierende
18 Abteilungsschwester

zentrale oder Labors, zum wiederholten Male um eine Fachklinik angeordnet werden. Die Schaffung einer möglichst großen Flexibilität und Austauschbarkeit der Räume in allen Betriebsbereichen war dabei ein Gebot seit den ersten Entwürfen. Man verfolgte eine Reduzierung der vertikalen Stützpfeiler, Trennung der tragenden Konstruktionselemente von den inneren Ausbauten und eine getrennte Verlegung der Installationen in gesonderten Schächten und Geschossen. Bei den Rundtürmen mit den eigentlichen Pflegebereichen ging man von dem Gedanken aus, für diese besonders personalintensiven Stationen möglichst kurze Wege durch optimale Übersichten zu schaffen. Der Schwesternplatz im Zentrum, Fenster in den Zimmertüren sollten den direkten Sichtkontakt zwischen Schwestern und Patienten möglich machen. Jedes der zehn Pflegegeschosse besteht aus zwei Rundstationen mit jeweils 28 Betten in Zwei- und Vierbettzimmern. Die sogenannten Sanitärzellen mit Dusche, WC und Steckbeckenspüle

261

plante man an den Außenwänden jeweils zwischen zwei Krankenräumen. Darüber hinaus verfügte jedes Zimmer noch über einen Waschtisch, eine Versorgungsschiene mit Anschlüssen für Strom und Gas sowie über die üblichen Einrichtungsgegenstände.

Fast gleichzeitig wie in Münster, von 1971 bis 1983, entstand in Aachen für die 1965 neugegründete Medizinische Fakultät eines der spektakulärsten Gebäude unserer Zeit, das den gesamten Fächerkanon der Theoretischen und Klinischen Medizin unter einem Dach vereinigen sollte. Der Leitgedanke war auch hier, die Abkapselung der Fachkliniken und medizinisch-theoretischen Institute zu vermeiden, indem zentrale Einrichtungen von diagnostischen und therapeutischen Dienstleistungen wie Labormedizin, Röntgenologie, Nuklearmedizin und Rehabilitation sowie Medizinische Bibliothek und Unterrichtsstätten mit Hörsälen und Übungsräumen geschaffen wurden. Das gleiche Architektenteam Weber und Brand, das beim Münsteraner Zentralklinikum zusammen mit seinem Lehrmeister Schachner für Pflegebereiche Bettenhochhäuser entworfen hatte, entwickelte in Aachen im Laufe der Planungsphase von 1968 bis 1971 nicht zuletzt aufgrund schwieriger Bodenverhältnisse einen völlig anderen Baukörper, der etwa 1600 Betten aufnehmen konnte und mit 3800 Beschäftigten, 2400 Studenten und Pflegeschülern rechnete.

In Aachen kam mehr als je zuvor in Deutschland ein Planungssystem zur Verwirklichung, das der deutsch-kanadische Architekt Eduard Zeidler erstmals für das ›Health Sciences Centre‹ der McMasters Universität in Hamilton, Kanada, in den sechziger Jahren entwickelt hatte. Zeidler legte seiner Krankenhausplanung für dieses Klinikum eine Arbeitshypothese zugrunde, die ein primäres Gebäude mit den unabdingbaren Bestandteilen wie Tragwerk, Lüftungstechnologie, Rohrsystem von einem sekundären Gebäude, dessen Innenausbau variabel war, trennte. Das bedeutete völlige Koppelung des Tragwerks mit diesen verschiedenen technisch-mechanischen Systemen. Das Ziel war dabei, eine größtmögliche Flexibilität in den Innenräumen zu schaffen, um dem ständigen Wandel der Medizin und der mit ihr verbundenen Technologie durch Veränderungen der Räume, durch leichte Ergänzungen oder Demontage entsprechen zu können.

Man konstruierte für das Health Center der McMasters Universität (1968–1971) in Stahlleichtbauweise eine Vergrößerung der Spannweite der tragenden Elemente auf 22,4 Meter. Mittels mächtiger Stützen (3,2 und 6,4 Meter) fügte man sie zu Rastereinheiten und Raumfachwerken zusammen, die in ihrer Vernetzung das primäre Gerüst des Krankenhauses ergaben. Zwischen der Decke des unteren und dem Boden des folgenden Geschosses, in sogenannten Zwischengeschossen, verlaufen die technischen Leitungen, Rohre und Kanäle. Man hat so, vereinfacht gesprochen, ein aus vielen Fachwerkrastern wie Bauklötze zusammengefügtes Gebilde geschaffen, bei dem durch Weglassen und Hinzufügen große Säle (z. B. Hörsäle) oder Innenhöfe möglich sind (Abb. 159). Gleichzeitig gestattet die Einrichtung von technischen Installationsgeschossen eine störungsfreie Wartung der technischen Systeme.

Das Aachener Klinikum wurde unter der Federführung von Wolfgang Weber jedoch wesentlich größer als das Health Sciences Center in Hamilton geplant und nicht in Stahlleichtbauweise, sondern in Stahlbeton errichtet. Man kann in der baulichen Gliederung noch das vertikale Prinzip deutlich erkennen. Auf dem von Ost nach West sich erstreckenden rechteckigen Gebäudesockel (240 Meter lang, 130 Meter breit) mit Funktionsgeschossen sind die Pflege-

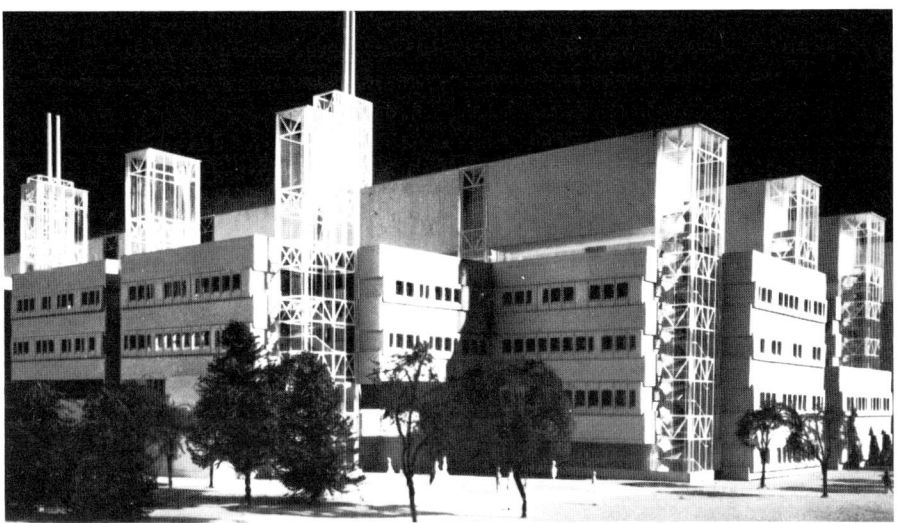

159   Das Medizinische Zentrum der McMasters Universität in Hamilton/Kanada (1968–1971)

bereiche als dreigeschossige Trakte wie die Zacken einer Fischgräte dezentral angeordnet. Sie überlagern in der gesamten Breite die Behandlungs- und Untersuchungsebenen.

Ein Versorgungsgebäude mit den Küchen (Kapazität von 7000 Essen pro Mahlzeit), Wäscherei und anderen technischen Betrieben setzte man abgetrennt vor die westliche Front des Klinikums. Eine innere Gliederung des Sockelgeschosses ergibt die Längsachse, indem man die klinischen Bereiche mit den Ambulanzen im vorderen und die zentralen medizinischen Einrichtungen sowie die medizinisch-theoretischen Institutionen im rückwärtigen nördlichen Teil angeordnet hat. Der im ersten Drittel des Gebäudes liegende Haupteingang führt über eine zweigeschossige Halle in die allgemeine Ebene, die sozusagen die kommunikative Ebene von nahezu 8000 Menschen, die täglich im Gebäude sind, darstellt. Von hier aus sind die tiefer und höher liegenden Funktionsgeschosse sowie die Bettenstationen im 6., 7. und 8. Stockwerk über Aufzüge und Treppenhäuser zu erreichen, die über die gesamte Länge des Bauwerkes verteilt sind. Ebenerdig befinden sich vorwiegend die gemeinsamen Einrichtungen, die von verschiedenen Gruppen von Patienten, Besuchern und Studenten des Klinikums benutzt werden, wie Hörsäle, Medizinische Bibliothek, Audiovisuelles Zentrum, Paramedizinische Schulen, Kurssäle, Schreibdienste, Rechenzentrum, Verwaltung, Physiotherapie und verschiedenes mehr.

Das Untergeschoß beherbergt vor allem die Operationsabteilung mit über 30 Operationssälen, die Intensivpflege, die Unfallchirurgie, die Entbindungsstation und die Strahlentherapie. Hier sind auch die Pathologie und ein Teil der Medizinischen Bibliothek sowie das Zentralarchiv beheimatet. Die über dem Erdgeschoß angeordneten Geschosse dienen vor allem der Untersuchung, Behandlung und Forschung. Die oberen drei Stockwerke, E 3 bis E 5, sind der Krankenpflege vorbehalten (Abb. 160).

In der Regel hat man vier Pflegestationen jeweils zu einer Abteilung von etwa 80 Betten zusammengefaßt. Die Bettentrakte verfügen zu beiden Seiten des in der Mitte verlaufenden Flurs über Ein- und Zweibettzimmer, in die vorn eine Kammer mit Dusche, Toilette und Waschbecken installiert ist. Zusätzlich hat man noch einen Schrank für die Ver- und Entsorgung zwischen Flur, Naßzelle und Krankenzimmer eingebaut, der organisatorisch getrennt von der Pflege und mit der automatischen Warentransportanlage verbunden ist. Zu jeder Pflegeabteilung gehören verschiedene Funktionszonen wie Aufenthaltsraum, Teeküche, Arztzimmer, Personalräume, Sekretariat, Verbands- und Untersuchungsräume. Durch die bis zum Fußboden nach Westen und Osten gehenden Fenster, die sich wegen der völligen Klimatisierung nicht öffnen lassen, hat der Patient vom Krankenbett einen Blick in die Landschaft und über einen der zehn Innenhöfe, von denen drei auf dem Sockelgeschoß und die übrigen auf der Höhe der allgemeinen Kommunikationsebene angelegt worden sind. Diese Höfe sind ebenso begrünt wie ein schmaler vorderer und rückwärtiger Teil des Daches vom Sockelgebäude.

Zur Erleichterung des Informationsflusses und des Güteraustauschs – sowohl zwischen dem Versorgungskomplex und dem Hauptbau als auch innerhalb des Fakultätsgebäudes selbst – hat man sich in verschiedenster Weise der mechanischen und elektronischen Technologien bedient. Technische Hilfsmittel wie eine automatische Warentransportanlage mit knapp 580 Containern und 75 Loks, die als Schwebebahn auf 3,5 Kilometer Länge konstruiert ist, stellen die Verbindung von dem Versorgungsgebäude zu den knapp 70 Bahnhöfen im Klinikum her. Zusätzlich hat man ein Fördersystem für den Transport von Kleingütern (Post, Formulare, Tonbänder, Laborproben) installiert.

Die vor Jahrzehnten noch unvorstellbaren Möglichkeiten der Klinischen Medizin mit ihren biomedizinischen Apparaturen werden im Gebäude der Medizinischen Fakultät der Rheinisch-Westfälischen Technischen Hochschule Aachen für ein Großkrankenhaus tragfähig gemacht und in menschliche Dimensionen gerückt. Zentrale Einrichtungen wie Cafeteria, Bibliothek, Hörsäle, Seminarräume schaffen verbindende Elemente, die das Krankenhaus nach außen öffnen, anstatt es wie vor noch nicht langer Zeit abzutrennen.

Der Aachener Neubau der Medizinischen Fakultät mit seinen Pflegebereichen für rund 1585 Betten stellt sicherlich einen Meilenstein in der Krankenhausgeschichte dar. Verschiedene Bauideen wie das Pavillonsystem, die Breitfußanlage und die kompakte Bauweise wurden in diesem Gebäude trotz seiner gigantischen Größe harmonisch miteinander kombiniert. Dieses Zentralklinikum wird äußerlich beherrscht von einem kunstvollen Geflecht von Stahlrohren mit gelben Streifen, Gittern, Fensterbänken, roten Metalleitern und den imponierenden Türmen für die Installationen, die die Technik und damit die so erfolgreiche Leistungsfähigkeit der Klinischen Medizin der Gegenwart unverstellt dem Besucher vor Augen führen. Diese High-Tech-Architektur setzt sich im Innern des Gebäudes mit einer imponierenden Konsequenz in Formen und Farben bis ins Detail fort. Hier ist eine Durchstilisierung erfolgt, wie man dies nur von der Jugendstilarchitektur her kennt und die wohl bisher im Bereich der öffentlichen Bauten nur im Pariser Centre National d'Art et de Culture Georges Pompidou, das gleichzeitig gebaut worden ist, seine Entsprechung gefunden hat. Die Skepsis, die dieses Gebäude für ein medizinisches Hochleistungszentrum in Aachen während seiner gesamten Bau-

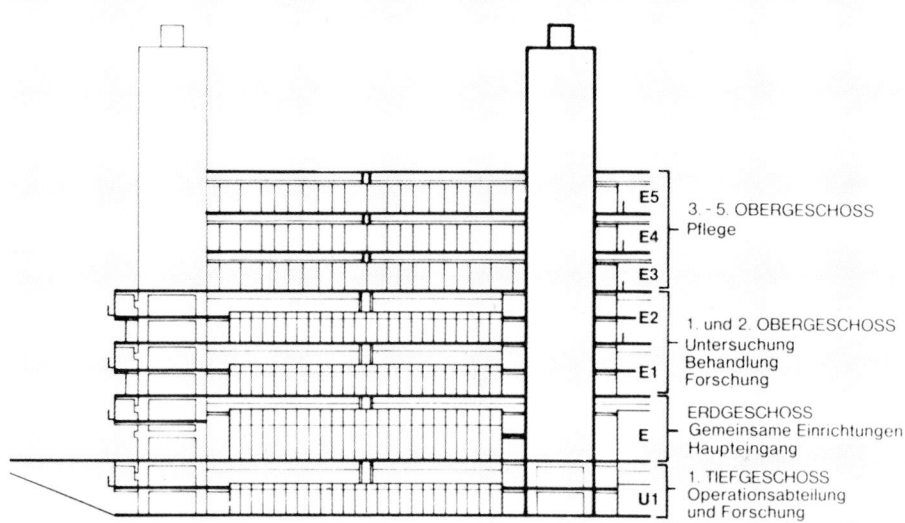

160   Das Klinikum der Rheinisch-Westfälischen Technischen Hochschule in Aachen (1973–1983). Schematischer Ausschnitt

zeit verfolgte, hat sich gelegt. Das bauliche Konzept hat sich im Alltag als äußerst praktikabel erwiesen. Trotzdem werden schon seit Mitte der siebziger Jahre neue bauliche Strukturen auf dem Reißbrett erdacht und teilweise realisiert, die eine Tendenz zur Dezentralisation des Krankenhausbetriebes und auch zur Reduzierung der Geschoßhöhe erkennen lassen. Die Pflegebereiche beginnt man erneut mittels mehrerer Einzelblocks nebeneinander um einen Funktionskomplex zu stellen, wodurch das Pavillonsystem wieder aktuell wird.

Schon um 1965 entwickelte der belgische Architekt Charles Vandenhove nicht weit von Aachen für das neue Klinikum der Universität Lüttich, das über 1000 Betten aufnehmen sollte, ein Gebäudeensemble auf dem landschaftlich ausgezeichneten Campusgelände Sart Tilman, zehn Kilometer vom Stadtzentrum entfernt. Dieses *architectural landscape* besteht aus sechs Türmen und einem pyramidenartig ansteigenden Zentralbau. Aufgrund des im Laufe der zwanzigjährigen Bauzeit veränderten Bettenprogramms, das auf 600 Bettplätze verringert wurde, entstanden bis 1987 fünf Türme, davon drei für die Pflegebereiche und zwei für die Pathologie. Die Türme sind wegen des abfallenden Geländes unterschiedlich sechs bis zehn Etagen hoch und sind mit dem dreigeschossigen Zentralbau mit seiner imponierenden, wie ein Zirkuszelt gestalteten Eingangshalle über Gänge verbunden. Im ersten Geschoß des Zentralbaus ist die Operationsabteilung, im ersten Untergeschoß sind die Polikliniken eingerichtet. Künstler von Weltruf haben zusammen mit dem Baumeister Vandenhove dieses Lütticher Klinikum zu

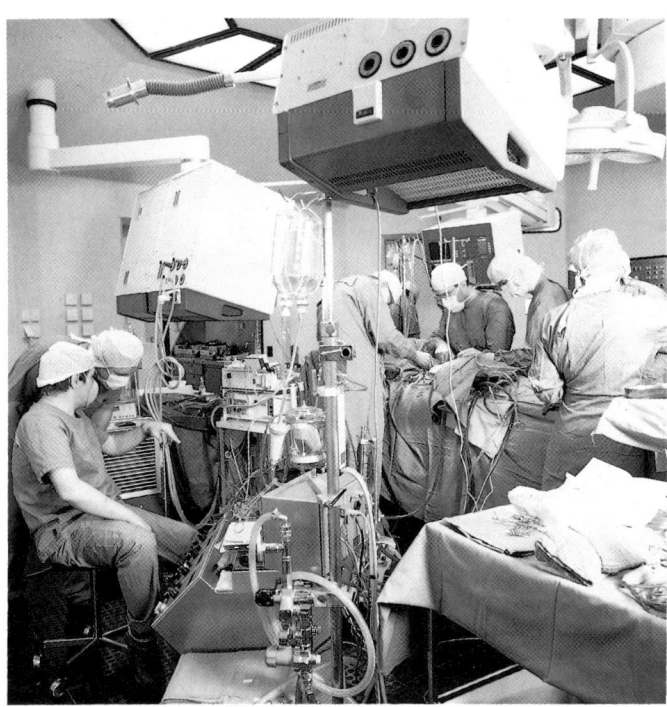

161 Blick in den
Operationssaal
der Klinik für
Thorax-, Herz-
und Gefäßchirur-
gie des Klini-
kums Aachen.
Prof. Dr. Mess-
mer und seine
Mitarbeiter bei
einer Operation

einem postmodernen Gesamtkunstwerk werden lassen, das noch mehr als das Aachener Fakul-
tätsgebäude dem Krankenhausbau eine neue optimistische Ausstrahlung verleiht und es nach
außen öffnet.

Noch dezentraler und horizontaler gegliedert ist das neue Zentralklinikum der Medizinischen Universität Lübeck. Die Architekten Ingo Tönies und Ulrich Schroeter entwarfen 1977
im Rahmen eines Wettbewerbs eine herausragende, preisgekrönte Anlage, die den Rückgriff auf
den traditionsreichen Pavillonstil darstellt (Abb. 162). Der Plan für 1200 Krankenbetten mit den
zugehörigen Bereichen von Lehre, Forschung und wirtschaftlicher Versorgung besteht aus drei
Teilen: einer dreigeschossigen Eingangshalle als Kommunikationszentrum, einem dreistöckigen Untersuchungs- und Behandlungsgebäude und aus zehn Bettenflügeln. Ein dreifach gegliedertes Netz von Haupt-, Neben- und Seitenwegen erschließt – wie in einer antiken römischen
Stadtanlage – das langgestreckte Klinikgebäude. Über dreistöckige, verglaste sogenannte Haupt-
wege (Magistralen) zu beiden Seiten des Zentralbaus, der als Tiefkörper angelegt ist, erreichen
Besucher und Patienten die im Anschluß an die Halle zentral angesiedelten Untersuchungs- und
Behandlungsabteilungen oder die Krankenstationen der Bettenhäuser. Die horizontale Gliederung eines großen Klinikums in Lübeck hat vollständig die vertikale Struktur ersetzt. Seit 1980
ist das Lübecker Klinikum im Bau.

Blickt man noch einmal auf die letzten 200 Jahre Krankenhausgeschichte zurück, so wird offensichtlich, daß sich wohl keine andere öffentliche Institution einem solch permanenten medizinischen und gesellschaftspolitischen Wandel anpassen mußte. Selbst langfristig vorausgeplante Krankenhäuser der öffentlichen Hand ließen in der Vergangenheit häufig schon bald nach der Einweihung Mängel erkennen, die fast ununterbrochen Perioden baulicher und struktureller Veränderungen notwendig machten.

Man kann sich kaum der Feststellung entziehen, daß die zahlreichen auf das Krankenhaus einwirkenden Faktoren – von Fortschritten der Heilkunde über die Politik und den Wandel der Gesellschaft bis zur Ausbildung von Ärzten – zu kaum vorhersehbaren Veränderungen führen können. Das Problem des Krankenhausbaus liegt besonders darin, daß er schon in seiner Nutzbarkeit überholt sein kann, wenn er nach jahrelanger Bauzeit fertiggestellt ist. Dadurch wird gerade dieser öffentlichen Wohlfahrtseinrichtung eine nur schwer zu realisierende Flexibilität aufgezwungen. Immer wieder stellt sich daher mit großer Dringlichkeit die alte Frage neu, wie man für den Patienten, der sich zu seiner Gesunderhaltung für kurze oder längere Zeit der hochleistungsfähigen Klinischen Medizin ausliefern muß, und für das vielseitig spezialisierte Klinikpersonal akzeptable Bedingungen schaffen kann. Die erfolgreiche, naturwissenschaftlich orientierte Klinische Medizin mit ihren seit 1870 unerwarteten phänomenalen Heilergebnissen, die dem Menschen heute im Durchschnitt ein wesentlich längeres und gesünderes Leben als noch zwei Generationen zuvor ermöglicht, wird seit einigen Jahrzehnten zunehmend durch psychosomatische Aspekte ergänzt. Man wird abwarten müssen, ob solche von einer Ganzheitsmedizin getragenen Vorstellungen in naher Zukunft einen erneuten baulichen Wandel für das Krankenhaus herbeiführen werden, wie er sich hier und dort schon anzukündigen scheint.

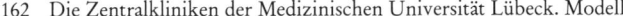

162   Die Zentralkliniken der Medizinischen Universität Lübeck. Modell

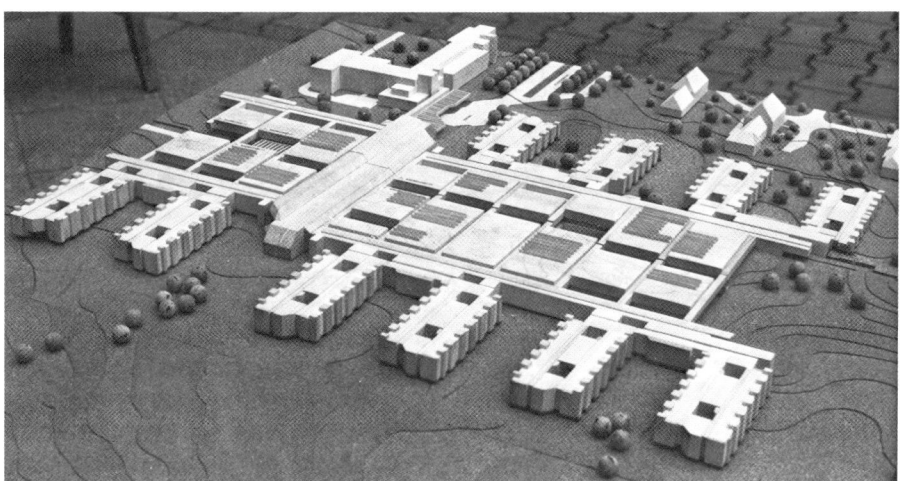

Chronologische Übersicht über wesentliche Krankenhausbauten in Deutschland

18. Jahrhundert

(Hospital, Waisen- und Armenhaus auf der einen und Krankenhaus auf der anderen Seite lassen sich im 18. Jahrhundert nicht immer klar voneinander trennen.)

Staatl. Krankenanstalt Charité, Berlin
Neubau: 1709–1710 als Pestlazarett
Umbau und Gründung der Charité: 1727
Betten: 200

Allg. Armen- und Krankenhaus (Karl-Borromäus-Hospital), Mannheim
Neubau: 1730–1733
Betten: ca. 30

Stadtlazarett, Stettin
Neubau: 1733–1734
Betten: 36

Stadtlazarett, Hannover
Neubau: 1734–1736
Betten: ca. 30

Clemens-Hospital, Münster
Neubau: 1745–1754
Betten: 18

Spital der Barmherzigen Brüder St. Maximilian, München
Neubau: 1752–1754 (1769)
Betten: 30

Armenkrankenhaus, Braunschweig
Neubau: 1764–1780
Betten: ca. 40

Krankenhaus zum Heiligen Geist, Passau
Neubau: 1770–1775
Betten: 31

Spital-, Armen- und Waisenhaus, Worms
Neubau: 1772–1773
(Hauptsächlich Pfründner- und Waisenplätze; Krankenversorgung nach Bedarf)

Bürgerhospital der Dr. Senckenbergischen Stiftung, Frankfurt
Neubau: 1771–1779
Betten: ca. 18 für Kranke, 5 für Pfründner

Armenkrankenhaus, Stralsund
Neubau: 1782–1784
Betten: ca. 45

Staatl. Krankenanstalten Charité, Kassel
Neubau: 1772–1784
Betten: 400

Städt. Krankenhaus, Altona
Neubau: 1783–1785
Betten: 60

Bürgerkrankenhaus, Wiesbaden
Neubau: 1785–1789
Betten: 136

Armenkrankenhaus, Karlsruhe
Neubau: 1783–1788
Betten: 120

Allg. Krankenhaus, Bamberg
Neubau: 1787–1789
Betten: 125

Julius-Spital, Würzburg
Umbau: 1787–1793
Betten: ca. 160

Staatl. Krankenhaus Charité, Berlin
Neubau: 1785–1800
Betten: 800

19. Jahrhundert
1810–1845 (Biedermeierzeit)

Allg. Krankenhaus, Fulda
Neubau: 1806–1810
Betten: 64

Allg. Krankenhaus, München
Neubau: 1808–1813
Betten: 612

Städt. Krankenhaus, Magdeburg
Umbau: 1817, zusätzliche Neubauten:
1827–1828
1833 (Pockenhaus)
1840–1841
Betten: 70 (1817), ca. 120 (1828), 250 (1841)

Allg. Krankenhaus St. Georg, Hamburg
Neubau: 1810–1823
Betten: 1088

Catharinenhospital, Stuttgart
Neubau: 1820–1827
Betten: 230

Bürgerkrankenhaus, Elberfeld
Neubau: 1821–1823
Betten: ca. 60

Barmherzigkeitsstift ›Lessings-Denkmal‹,
Armenkrankenanstalt, Kamenz
Neubau: 1823–1826 u. 1828
Betten: 37

Städt. Hospital, Darmstadt
Neubau: 1824–1826
Betten: ca. 60

Stadtkrankenhaus, Halle an der Saale
Neubau: 1824–1826
Betten: 70

Akad. Krankenhaus, Freiburg
Neubau: 1826–1829
Betten: ca. 50

Landeskrankenhaus, Paderborn
Umbau eines Klostergebäudes: 1827–1830
Betten: 36

Kranken- und Armenanstalt, Fürth
Neubau: 1828–1830
Betten: 100 für Pfründner, 30 für Kranke,
20 für Arbeiter

Allg. Krankenhaus, Hannover
Neubau: 1829–1832
Betten: 80

Theresien-Hospital, Bad Kissingen
Neubau: 1833–1834
Betten: ca. 25

Hospital zum Heiligen Geist, Frankfurt/M.
Neubau: 1833–1839
Betten: 270

Kranken- und Pfründnerhaus, Kempten
Neubau: 1835–1841
Betten: 196 für Kranke, 36 für Pfründner

Peter-Friedrich-Ludwigs-Hospital, Oldenburg
Neubau: 1838–1841
Betten: 136

Städt. Krankenhaus, Quedlinburg
Neubau: 1840–1841
Betten: ca. 50

Wilhelmshospital, Kirchheim unter der Teck
Neubau: 1839–1840
Betten: 36

Städt. Krankenhaus, Barmen
Neubau: 1839–1840
Betten: 36

Allg. Krankenhaus, Nürnberg
Neubau: 1839–1845
Betten: 268

Akad. Krankenhaus, Halle an der Saale
Neubau: 1839–1840
Betten: 60

Königl. Krankenstift, Zwickau
Neubau: 1841–1843
Betten: 45

Diakonissenkrankenanstalt, Kaiserswerth
Neubau: 1841–1842
Betten: ca. 60

Akad. Krankenhaus, Tübingen
Neubau: 1842–1846
Betten: 100

Bürgerkrankenhaus, Köln
Neubau: 1843–1845
Betten: ca. 250

Fürst Karl-Landeshospital, Sigmaringen
Neubau: 1844–1847
Betten: 24 für Kranke, 6 für Geisteskranke,
10 für Pfründner

Allg. Krankenhaus, Krefeld
Neubau: 1845–1847
Betten: 64

1845–1868 (zwischen Biedermeier und Gründerzeit)

Diakonissenkrankenhaus Bethanien, Berlin
Neubau: 1845–1847
Betten: 350

St. Johannes-Hospital, Bonn
Neubau: 1846–1849
Betten: 120

Akad. Krankenhaus, Göttingen
Neubau: 1846–1850
Betten: 170

Allg. Krankenhaus, Bremen
Neubau: 1849–1851
Betten: 272

Maria-Hilf-Hospital, Aachen
Neubau: 1848–1855
Betten: 200

Sommerlazarett der Charité, Berlin
Neubau: 1850–1852
Betten: 264

Friedrich-Wilhelm-Stift, Bonn
Neubau: 1852–1854
Betten: 120

Städt. und Akad. Krankenhaus, Rostock
Neubau: 1852–1855
Betten: 120

St. Hedwig-Krankenhaus, Berlin
Neubau: 1852–1854
Betten: 100

Evangelische Huyssenstiftung, Essen
Neubau: 1853–1854
Betten: ca. 100

Armen- und Krankenhaus, Iserlohn
Neubau: 1853–1855
Betten: 42 für Kranke, ca. 180 für obdachlose
Arme

Hauptkrankenhaus, Augsburg
Neubau: 1855–1859
Betten: 512

Akademisches Krankenhaus, Greifswald
Neubau: 1856–1859
Betten: ca. 120

Allg. Krankenhaus, Elberfeld
Neubau: 1858–1863
Betten: 267

*Friedrich-Wilhelm-Hospital
(Kreiskrankenhaus), Herford*
Neubau: 1858–1861
Betten: ca. 60

Akad. Krankenhaus, Kiel
Neubauten (für die Geburtshilfe, 19 Betten,
sowie Innere Medizin und Chirurgie,
121 Betten): 1859–1862
Betten: 140

Henriettenstift, Hannover
Neubau: 1860–1861
Betten: ca. 100

Evangelisches Landeskrankenhaus, Detmold
Neubau: 1861–1862
Betten: 50

Allg. Krankenhaus, Siegen
Neubau: 1862–1864
Betten: 57

Evangelisches Krankenhaus, Düsseldorf
Neubau: 1866–1868
Betten: 80

Krankenhaus ›Rechts der Isar‹, München
Neubau: (1846) 1868–1869
Betten: 200

Augusta-Krankenhaus, Bochum
Neubau: 1868–1870
Betten: ca. 100

Marien-Hospital, Düsseldorf
Neubau: 1868–1871
Betten: 170

1868–1888 (Gründerzeit) Krankenhäuser in der Pavillon- und Korridorbauweise

Städt. Krankenhaus ›im Friedrichshain‹, Berlin
Neubau: 1868–1874
Betten: 600

*Städt. Krankenhaus St. Jacob
(Barackenkrankenhaus), Leipzig*
Neubau: 1869–1871
Betten: 350

Akad. Krankenhaus, Heidelberg
Neubau: 1869–1876
Betten: Medizinische Klinik: 188,
Chirurgische Klinik: 122, Augenklinik: 72

Augusta-Hospital, Berlin
Neubau: 1869–1870
Betten: 36

Universitätskliniken, Bonn
Neubau: 1869–1883
Betten: Medizinische Klinik: ca. 80,
Chirurgische Klinik: 120,
Geb.-Gynäkologische Klinik: 106

Städt. Krankenhaus, Konstanz
Neubau: 1870–1872
Betten: 80

Stadtkrankenhaus, Dresden
Neubau: 1870–1873
Betten: 204

Städt. Krankenhaus Moabit, Berlin
Neubau: 1872–1873
Betten: 720

Carola-Krankenhaus, Dresden
Neubau: 1876–1879
Betten: 250

Universitätskliniken, Halle an der Saale
Neubau: 1875–1885
Betten: Medizinische Klinik: 100,

Chirurgische Klinik: 160,
Geb.-Gynäkologische Klinik: ca. 80,
Augenklinik: 40, Ohrenklinik: 22

Städt. Krankenhaus, Wiesbaden
Neubau: 1877–1878
Betten: 160

Städt. Krankenhaus, Frankfurt am Main
Neubau: 1884–1886
Betten: 350

Städt. Krankenhaus, Hamburg-Eppendorf
Neubau: 1884–1888
Betten: 1300

Städt. Krankenhaus, Worms
Neubau: 1885–1888
Betten: 200

Kliniken der Universität, Straßburg
Neubau: 1882–1902
Betten: 548
Chirurgische Klinik
(1882–1887): 143, Psychiatrische Klinik
(1885–1886): 127, Geb.-Gynäkologische
Klinik: 113, Augenklinik (1890–1892): 54,
Medizinische Klinik (1898–1901): 111

Augusta-Hospital (Barackenkrankenhaus), Köln
Neubau: 1886–1888
Betten: 176

Kreiskrankenhaus, Dessau
Neubau: 1886–1887
Betten: 100

Kreiskrankenhaus, Tettnang
Neubau: 1886–1888
Betten: 70

Städt. Krankenhaus, Lübeck
Neubau: 1887–1888
Betten: 180

1888–1918 (Wilhelminische Zeit) Krankenhäuser in der Pavillon- und Korridorbauweise

Städt. Krankenhaus ›Am Urban‹, Berlin
Neubau: 1887–1889
Betten: 582

Herzogliches Krankenhaus, Braunschweig
Neubau: 1891–1895
Betten: 420

Landkrankenhaus, Kassel
Neubau: 1891–1895
Betten: 320

Städt. Krankenhaus ›An der Stangeriede‹, Hannover
Neubau: 1892–1895
Betten: 450

Städt. Krankenhaus, Nürnberg
Neubau: 1893–1897
Betten: 268

Städt. Krankenhaus, Kiel
Neubau: 1894–1912
Betten: 481

Städt. Krankenhaus, Offenbach am Main
Neubau: 1895–1896
Betten: 335

Städt. Krankenhaus, Hanau
Neubau: 1895–1897
Betten: 193

Staatskrankenanstalt Charité, Berlin
Neubau: 1897–1916
Betten: ca. 1700

Stadtkrankenhaus, Dresden-Johannstadt
Neubau: 1898–1901
Betten: 581

Rudolf-Virchow-Krankenhaus, Berlin
Neubau: 1899–1906
Betten: 1650

Herzogliches Krankenhaus, Coburg
Neubau: 1901–1903
Betten: ca. 100

Stadtkrankenhaus, Görlitz
(1901–1905)
Betten: 324

Städt. Elisabeth-Krankenhaus, Aachen
Neubau: 1902–1914
Betten: 412

Städt. Krankenhaus, Karlsruhe
Neubau: 1903–1907
Betten: 652

Städt. Krankenhaus, Düsseldorf
Neubau: 1904–1907
Betten: 745

Städt. Krankenhaus ›Westend‹, Berlin-Charlottenburg
Neubau: 1904–1907
Betten: 590

Städt. Krankenhaus, Essen
Neubau: 1906–1909
Betten: 820

Städt. Krankenhaus, Köln
Neubau: 1906–1908
Betten: 850 (unter Einbezug von 3 Baracken und einem Pavillon, die schon vorhanden waren, 1108 Betten)

Städt. Krankenhaus, Barmen
Neubau: 1909–1911
Betten: 556

Städt. Krankenhaus, München-Schwabing
Neubau: 1909–1911
Betten: 500

Allg. Krankenhaus, Hamburg-Barmen
Neubau: 1910–1914
Betten: 1750

Luitpold-Krankenhaus der Universität, Würzburg
Neubau: 1912–1922
Betten: 700

Städt. Krankenhaus, Mannheim
Neubau: 1913–1922
Betten: 1140

Städt. Krankenhaus, Zwickau
Neubau: 1914–1922
Betten: 548

Kliniken der Universität, Münster
Neubau: 1914–1925
Betten: 350

Kliniken der Universität, Freiburg i. Br.
Neubau: 1926–1939
Betten: 1000 (1150)

1918–1945
Weimarer Zeit und Drittes Reich

Städt. Krankenhaus, Gera
Neubau: 1913–1929
Betten: 363

Bezirkskrankenhaus, Waiblingen
Neubau: 1926–1928
Betten: ca. 80

Kreiskrankenhaus, Heilbronn
Neubau: 1927–1928
Betten: 110

Kreis- und Stadtkrankenhaus, Herford
Neubau (für die Innere Abteilung):
1927–1928
Betten: 130

Bezirkskrankenhaus, Maulbronn
Neubau: 1927–1929
Betten: 110

Krankenhaus der Barmherzigen Brüder,
Regensburg
Neubau: 1928–1929
Betten: 300

Stadt- und Bezirkskrankenhaus, Freiberg
(Sachsen)
Neubau: 1928–1929
Betten: 155

Diakonissenkrankenhaus Bethanien, Hamburg
Neubau (Erweiterung): 1927–1928
Betten: 100 (200)

Karl Olga-Krankenhaus, Stuttgart
Neubau (Innere Klinik): 1928–1930
Betten: 150

Jüdisches Krankenhaus, Hamburg
Neubau (Erweiterung): 1928–1931
Betten: 230

Martin-Luther-Krankenhaus, Berlin
Neubau: 1929–1931
Betten: 240

Evangelisches Krankenhaus, Gütersloh
Neubau: 1930–1932
Betten: 120

Kreiskrankenhaus, Neusalza
Neubau: 1930–1932
Betten: 120

Chirurgische Klinik der Universität, Tübingen
Neubau: 1930–1935
Betten: 300

Diakonissenkrankenanstalt, Schwäbisch-Hall
Neubau (Chirurgische und Innere Klinik):
1931–1939
Betten: 255

Krankenhaus St. Trudpert, Pforzheim
Neubau: 1932–1934
Betten: ca. 120

1945–1985
Bundesrepublik Deutschland

Städt. Krankenhaus, Leverkusen
Neubau: 1953–1956
Betten: 430

Paracelsus-Krankenhaus, Marl
Neubau: 1953–1956
Betten: 460

Stiftungskrankenhaus, Nördlingen
Neubau: 1953–1956
Betten: 150

Medizinische Klinik der Universität, Tübingen
Neubau: 1955–1956
Betten: 300

Chirurgische Klinik der Universität, Düsseldorf
Neubau: 1955–1958
Betten: 400

Städt. Krankenhaus, Kulmbach
Neubau: 1956–1958
Betten: 220

Kreiskrankenhaus, Osterholz-Scharmbeck
Neubau: 1956–1959
Betten: 212

Städt. Krankenhaus, Düsseldorf-Benrath
Neubau: 1958–1960
Betten: 350

Kreiskrankenhaus, Dannenberg
Neubau: 1959–1961
Betten: 230

Krankenhaus Nordwest (Heilig-Geist-
Krankenhaus), Frankfurt
Neubau: 1959–1963
Betten: 630

Klinikum Steglitz der Freien Universität, Berlin
Neubau: 1959–1969
Betten: 1430

Heilig-Geist-Krankenhaus, Köln-Weidenpesch
Neubau: 1961–1964
Betten: 330

Kreiskrankenhaus, Uelzen
Neubau: 1961–1964
Betten: 458

Kreiskrankenhaus, Tettnang
Neubau: 1961–1964
Betten: 200

Kreiskrankenhaus, Hechingen
Neubau: 1963–1966
Betten: 200

Kreiskrankenhaus, Detmold
Neubau: 1964–1968
Betten: 400

Klinikum der Medizinischen Hochschule,
Hannover
Neubau: 1964–1970
Betten: 1042

Zentralkrankenhaus ›Links der Weser‹, Bremen
Neubau: 1965–1967
Betten: 656

Städt. Krankenhaus ›Am Urban‹, Berlin
Neubau: 1966–1970
Betten: 830

Klinikum Großhadern der Universität,
München
Neubau: 1967–1977
Betten: ca. 1400

Klinikum der Universität, Köln
Neubau (1. Baustufe): 1968–1972
Betten: 1136

Städt. Kliniken, Fulda
Neubau: 1968–1975
Betten: 700

Städt. Krankenhaus, Hamburg-Altona
Neubau: 1969–1971
Betten: 1042

Richt-Krankenhaus, Karlsruhe
Neubau: 1969–1971
Betten: 187

Klinikum der Universität, Göttingen
Neubau (1. Baustufe): 1969–1977
Betten: 1200

Klinikum der Universität, Münster
Neubau: 1969–1983
Betten: 1200

Kreiskrankenhaus, Nürtingen
Neubau: 1970–1972
Betten: 330

Klinikum der Rheinisch-Westfälischen
Technischen Hochschule, Aachen
Neubau: 1971–1983
Betten: 1585

Kreiskrankenhaus, Nordenham
Neubau: 1974–1975
Betten: 242

Zentralklinikum, Augsburg
Neubau: 1974–1983
Betten: 1391

Stadtkrankenhaus, Worms
Neubau: 1975–1981
Betten: 570

Städt. Klinikum, Bamberg
Neubau: 1977–1984
Betten: 847

Klinikum der Medizinischen Universität,
Lübeck
Neubau: seit 1980
Betten: 1200

Glossar

Ätiologie
(*aitia*, gr.=die Ursache; *logos*, gr.=die Lehre)

die Lehre von der Ursache oder den Ursachen einer Erkrankung

Anästhesie, Anästhesiologie
(*anaesthesia*, gr.=Empfindungslosigkeit)

Empfindungslosigkeit. Lehre von der Schmerzlosigkeit. Narkosemedizin, Intensivpflege

Anatomie
(*anatemnein*, gr.=aufschneiden)

die Wissenschaft von der Zergliederungskunst; die Lehre vom Bau des Körpers und seiner Teile bei den Lebewesen

Antisepsis, antiseptisch
(*anti*, lat.=gegen, *sepsis*, lat.=die Fäulnis)

Bekämpfung der Krankheitserreger mit chemischen Mitteln (Chlorkalklösung, Karbolsäure, Sublimatlösung); wurde, nachdem der Geburtshelfer Ignaz Semmelweis sich 1847–1857 mit seinen antiseptischen Methoden nicht durchetzen konnte, durch den englischen Chirurgen Joseph Lister seit 1867 allgemein in der klinischen Chirurgie eingeführt (Listerismus)

Asepsis, aseptisch
(*a-*, gr.=un-, weg, *sepsis*, lat.=Fäulnis)

noch weiterführenderer Schritt als die Antisepsis zur Bekämpfung der Krankheitserreger. Sie stellt die Methode dar, eine möglichst vollständige Keimfreiheit bei chirurgischen Operationen, Wundbehandlungen, Verbandswechseln und anderen klinischen Vorgängen, die die Gefährdung des Patienten bei der Behandlung mit sich bringen konnten, zu erreichen. Von den Chirurgen Gustav Adolf Neuber, Kiel, Ernst von Bergmann und Curt Schimmelbusch, Berlin, seit 1886 entwickelt

Asthenie, asthenisch (*asthenia*, gr. = die Schwäche, die Kraftlosigkeit)	Erschöpfung, Schwäche; schmal, zart, schwach
Auskultation (*auscultare*, lat. = horchen)	das Abhören der im Körper entstehenden Schallphänomene mit dem Ohr oder dem Hörrohr (Stethoskop, Phonendoskop)
Biomedizin, biomedizinische Technik	Apparate und Verfahren für Diagnose und Therapie in der Heilkunde, die die Lebensfunktionen überwachen und steuern können (z. B. Monitore, künstliche Nieren, Eiserne Lunge, Herzschrittmacher)
Dermatologie (*derma*, gr. = die Haut, *logos*, gr. = die Lehre)	Lehre von den Hauterkrankungen
Diagnose, Diagnostik (*diagnosis*, gr. = das Erkennen)	Erkennen, Benennen und Unterscheiden, Methoden zum Erkennen einer Krankheit
Doppelfluranlagen	Wegerschließung eines breiten Baukörpers durch zwei Flure mit einer innen liegenden Raumzone
Echokardiographie (*echo*, gr. = Ton, *kardia*, gr. = Herz, *graphein*, gr. = schreiben)	Anwendung des physikalischen Phänomens des Schalls (Impuls, Echo-Verfahren) zur Herzdiagnostik (vgl. Ultraschall-Echoverfahren = Messung der zeitlichen Differenz zwischen der Aussendung und Reflexion einer Ultraschallwelle)
Einhüftige oder zweihüftige Anlagen	Flur verläuft an der Außenwand (einhüftig), oder er verläuft in der Mitte eines Baukörpers mit Räumen zu beiden Seiten
Hospitalismus (*hospes*, lat. = der Gast, *hospitalis*, lat. = gastfreundlich)	Erkrankungen bzw. körperliche oder psychische Schädigungen, die während eines Krankenhausaufenthaltes erworben worden sind (vgl. = Nosokomialfieber)
Infektion (*inficere*, lat. = hineintun, anstecken)	Ansteckung, Übertragung von Krankheitskeimen

Kontagium
(*contagium*, lat.=die Ansteckung,
der Ansteckungsstoff)

der Auslöser einer Erkrankung, der Verursacher einer Infektion, Krankheitskeim

Lithotripsie
(*lithos*, gr.=der Stein, *tripsis*,
gr.=Zerreiben, Zertrümmern)

Zertrümmerung von Steinen in der Harnblase oder im Nierenbecken

Miasma, miasmatisch
(*miasma*, gr.=die Besudelung)

der ansteckende, aus der Erde aufsteigende Krankheitsstoff; vor der Ära der Bakteriologie glaubte man, daß durch Zersetzungsprozesse in Sümpfen, schlechtem Boden oder Leichen Stoffe in die Luft ausströmen, die Infektionen auslösen

Neonatologie
(*neo*- [Vorsilbe], gr.=neu,
natus, lat.=geboren, *logos*, gr.=die Lehre)

Lehre vom Neugeborenen in gesunden und kranken Tagen, von der Physiologie und Pathologie des neugeborenen Menschen in den ersten Lebenswochen

Nosokomialfieber
(*nosokomeion*, gr.=das Krankenhaus)

durch Krankheitserreger hervorgerufen, deren Verbreitung im Krankenhaus begünstigt wird (z. B. durch mangelnde Hygiene)

Neurologie
(*neuron*, gr.=der Nerv)

Lehre von der Funktion der menschlichen Nerven und ihrer Erkrankungen

Oto-Rhino-Laryngologie
(*ous, otos*, gr.=das Ohr,
rhis, rhinos, gr.=die Nase,
larynx, gris, gr.=die Kehle, der Kehlkopf)

die Lehre von den Ohr-, Nasen- und Hals-(Kehlkopf-)Krankheiten

Pädiatrie
(*pais, paidos*, gr.=das Kind,
iatreia, gr.=die Heilkunst)

Lehre von den Kinderkrankheiten

Pathologie
(*pathos*, gr.=das Leiden,
logos, gr.=die Lehre)

Lehre von den Krankheiten

Poliklinik
(*polis,* gr.=die Stadt, *kline,* gr.=das Bett)

klinische Einrichtung, in der die Patienten ambulant, d. h. ohne (oder nur kurze) stationäre Aufnahme behandelt werden

Puerperalfieber
(*puerpera,* lat.=die Wöchnerin)

das Kindbettfieber; das Fieber, das nach der Geburt des Kindes bei der Frau im Wochenbett auftreten kann, wenn Krankheitserreger in den Körper eingedrungen sind

Pyämie
(*pyon,* gr.=der Eiter)

Verbreitung von Krankheitserregern (Bakterien) im Blut, die zu Eiterabszessen führen

Sepsis
(*sepsis,* gr.=die Fäulnis)

die Blutvergiftung durch Bakterien, die Infektionen mit Krankheitskeimen

Sthenie, sthenisch
(*sthenos,* gr.=die Kraft)

die Stärke, die Kraft, kräftig, energisch

Therapie
(*therapeia,* gr.=das Dienen)

die Behandlung von Krankheiten, Heilverfahren

Wunderysipel
(*erythros,* gr.=rot, *pella,* gr.=die Haut)

eine Entzündung der Haut und des Unterhautzellgewebes mit Rötung einhergehend durch Bakterien

Literaturauswahl

Ackerknecht, Erwin H. *Die Pariser Spitäler von 1800 als Ausgangspunkt einer neuen Medizin.*
Ciba Symposium 7 (1959), S. 98–105

Ackerknecht, Erwin H. *Therapie von den Primitiven bis zum 20. Jahrhundert.* Mit einem Anhang:
Geschichte der Diät. Stuttgart 1970

Alter, Wilhelm (Hrsg.) *Das Deutsche Krankenhaus.* Berlin 1925

Alter, Wilhelm *Das Krankenhaus.* Stuttgart 1936

Andreae, August Heinrich *Beschreibung des neuen Krankenhauses der Stadt Hannover.* Hannoversche
Annalen für die gesamte Heilkunde 1 (1836), S. 1–11

Arnsberger *Das städtische Krankenhaus in Karlsruhe.* In: *Hygienischer Führer durch die Haupt- und Residenzstadt Karlsruhe.* Festschrift zur 22. Versammlung des Deutschen Vereins für öffentliche Gesundheitspflege. Karlsruhe 1897. S. 245–249

Baginsky, Adolf *Über den Bau von Krankenhäusern und Verhütung der Übertragung von Infektionskrankheiten. Verpflegung der Kranken.* Archiv für Kinderheilkunde 13 (1871), S. 241–251

Bartsch, Karl (Hrsg.) *Ruperto Carola. Illustrirte Fest-Chronik der V. Säcular-Feier der Universität Heidelberg
1386–1886.* Heidelberg 1886

Baudens, Jean Baptiste Lucien *Der Krimmkrieg. Die Lager, die Unterkunft, die Ambulancen, die Spitäler.*
Dt. Übers. W. Wencke. 2. Aufl. Kiel 1864

Baukunde für die Praxis. Bd. 1: *Die Rohbauarbeiten.* Bd. 2: *Die Ausbauarbeiten.* Stuttgart 1950–1952

Becker, Helmut *Zur Geschichte der Krankenhausapotheke im Königreich Bayern. Die Apotheke des Allgemeinen Krankenhauses links der Isar.* Münster 1977

Behnke, Gustav *Krankenhäuser und Wohltätigkeitsanstalten.* In: *Frankfurt und seine Bauten.* Hrsg. vom
Architekten- u. Ingenieur-Verein. Frankfurt 1886. S. 149–178

Benevolo, Leonardo *Geschichte der Architektur des 19. und 20. Jahrhunderts.* 2 Bde. München 1964

Bergmann, Ernst von *Die antiseptische Wundbehandlung in der königlich chirurgischen Universitätsklinik
zu Berlin.* Klinisches Jahrbuch 1 (1889), S. 147–166

Berliner Neubauten. Die klinischen Universitätsanstalten in der Ziegelstraße No. 5–9. Deutsche Bauzeitung 16
(1882), S. 219–256

Bessel Hagen, F. *Das Städtische Krankenhaus Charlottenburg-Westend.* In: *Medizinische Anstalten auf dem
Gebiete der Volksgesundheitspflege in Preußen.* Festschrift zum 14. Internationalen Kongreß für Hygiene
und Demographie. Berlin 1907. S. 272–424

Billings, John Shaw *Hospital Construction and Organization.* In: *Hospital Plans. Five Essays relating to the
Construction, Organization and Management of Hospitals.* New York 1875. S. 1–46

Billroth, Theodor *Ueber den Einfluß der Antiseptik auf Operationsmethoden, chirurgischen Unterricht und
Krankenhausbau.* Vortrag. Wiener Klinische Wochenschrift 3 (1890), S. 248–252

Birch-Lindgren, G. *Modern Hospital Planning.* Stockholm 1951

Blankenstein, Hermann *Ueber Anordnung der Barackenlazarethe.* Zeitschrift für Bauwesen 18 (1868),
S. 307–309

Blizard, William *Vorschläge zur Verbesserung der Hospitäler und anderer mildthätiger Anstalten.* Dt. Übers.
J. A. Albers. Jena 1799

Bloch, C. *L'Assistance et l'Etat en France à la veille de la Révolution.* Paris 1908

Böhm, Carl: *Spital* In: *Realencyclopädie der gesammten Heilkunde.* Hrsg. von Albert Eulenburg. 2. Aufl. Bd. 18. Wien u. Leipzig 1889, S. 513–604. 3. Aufl. Bd. 23. Wien u. Leipzig 1900. S. 7–104

Bönisch (o. V.) *Einige Bemerkungen über die Entstehung und Entwickelung des Stadtkrankenhauses, sowie über dessen dermalige Einrichtungen.* In: *Mittheilungen aus dem Stadt-Krankenhause zu Dresden mit besonderer Berücksichtigung der Jahre 1871, 1872, 1873.* Dresden 1874. S. 1–31

Bönisch, Johann Gottfried *Begründungsgeschichte des Barmherzigkeits-Stifts, Lessing-Denkmals, einer Armen-Krankenanstalt zu Camenz.* Camenz 1827. 2. Aufl. Camenz 1828

Brauer, Ludolph (Hrsg.) *Deutsche Krankenanstalten für körperlich Kranke.* 2 Bde. (Die Anstaltsfürsorge für körperlich, geistig, sittlich und wirtschaftlich Schwache im Deutschen Reiche in Wort und Bild; Abt. 1, Bd. 1-2). Halle a. S. 1915

Breuning, Gerhard von *Bemerkungen über Spitalsbau und Einrichtung.* Wien 1859

Bromfield, William *Chirurgische Wahrnehmungen.* Leipzig 1774

Brunner, Conrad *Über Medizin und Krankenpflege im Mittelalter in schweizerischen Landen.* Zürich 1922

Bülau, Gustav *Das Hamburgische Allgemeine Krankenhaus.* Hamburg 1830

Büngner, Otto von *Das Landkrankenhaus zu Hanau.* Rede zur Eröffnung der Neubauten desselben am 11. October 1897. Leipzig 1898

Burdett, Henry Charles *Hospitals and Asylums of the World. Their Origin, History, Construction, Administration, Management and Legislation.* 4 Bde. u. Foliobd. London 1891–1893

Butler u. Erdmann *Hospital Planning.* New York 1946

Candille, Marcel *L'Hôpital, des origines au XIe siècle.* Bulletin de la Société Francaise d'Histoire des Hôpitaux 20 (1968), S. 11–41

Candille, Marcel *Les Soins à l'hôpital en France au XIXe siècle.* Bulletin de la Société Francaise d'Histoire des Hôpitaux 28 (1973), S. 33–78

Chassagne, Amédée *Les Hôpitaux sans Étages et à Pavillons Isolés.* Paris 1878

Cheyne, William Watson *Die aseptische Chirurgie. Ihre Grundsätze, Ausübung, Geschichte und Resultate.* Dt. Übers. F. Kammerer. Leipzig 1883

Chronik der Universität zu Kiel (1862). Schriften der Universität zu Kiel 9 (1862) 1863, S. 1–41

Conradi, Johann Wilhelm Heinrich *Einrichtung der medizinischen Klinik im academischen Hospitale zu Heidelberg, nebst einigen Bemerkungen ueber die darin behandelten Krankheiten.* Heidelberg 1821

Credé, Carl Benno C. *Einiges über das Wunderysipel im St. Jacobs-Hospital zu Leipig.* Med. Diss. Leipzig 1870

Curschmann, Heinrich *Welchen Einfluß hat die heutige Gesundheitslehre, besonders die neue Auffassung des Wesens und der Verbreitung der Infektionskrankheiten auf Bau, Einrichtung und Lage der Krankenhäuser?* Deutsche Vierteljahresschrift für öffentliche Gesundheitspflege 21 (1889), S. 139–161

Degen, Ludwig *Der Bau der Krankenhäuser mit besonderer Berücksichtigung der Ventilation und Heizung.* München 1862

Degen, Ludwig *Das Krankenhaus und die Kaserne der Zukunft.* München 1882

Deilmann, Harald *Bauten des Gesundheitswesens.* (DBZ-Baufachbücher; 13). Gütersloh 1972

Delamotte, W. A. *A historical sketch of the Priory and Royal hospital of St. Bartholomew's.* London 1846

Deneke, Theodor *Mittheilungen über das neue Allgemeine Krankenhaus zu Hamburg-Eppendorf.* Unter Mitw. von Heinrich Curschmann. Deutsche Vierteljahresschrift für öffentliche Gesundheitspflege 21 (1888), S. 549–588 und 22 (1889), S. 273–309

Deneke, Theodor *Das neue Allgemeine Krankenhaus zu Hamburg Eppendorf.* Unter Mitw. von Heinrich Curschmann. 2. Aufl. mit Beitr. von H. Schmilinsky. Braunschweig 1895

Deneke, Theodor *Das Allgemeine Krankenhaus in Hamburg St. Georg nach seiner baulichen Neugestaltung.* Festschrift. Hamburg u. Leipzig 1912

Diesener, Franz *Einrichtung, Verwaltung und Betrieb der Krankenhäuser.* 2. Aufl. (Handbuch der Hygiene; Bd. 5, Abt. 1). Leipzig 1912

Dietl, Joseph *Kritische Darstellung europäischer Krankenhäuser.* Wien 1853

Dietrich, Eduard u. Julius Grober (Hrsg.) *Ergebnisse und Fortschritte des Krankenhauswesens.* Jahrbuch für Bau, Einrichtung und Betrieb von Krankenanstalten. Bd. 1–2. Jena 1912–1913

Disselhoff, Julius *Das Diakonissen-Mutterhaus in Kaiserswerth am Rhein und seine Tochterhäuser,* 2. Aufl. Kaiserswerth 1892

Disselhoff, Julius *Jubilate!* Denkschrift zur Jubelfeier der Erneuerung des apostolischen Diakonissen-Amtes und der fünfzigjährigen Wirksamkeit des Diakonissen-Mutterhauses zu Kaiserswerth a. Rhein. Kaiserwerth 1886. 2. Aufl. Kaiserswerth 1911

Distel, Hermann: *Krankenhäuser.* Hrsg. von Werner Hegemann. Hellerau 1931

Distel, Hermann: *Rationeller Krankenhausbau.* Stuttgart 1932

Distel, Hermann *Universitätsklinikum Berlin.* Maschinenschriftliches Manuskript. 2 Bde. Hamburg 1941

Döcker, Richard *Terrassentyp. Krankenhaus, Erholungsheim, Hotel.* Stuttgart 1929

Dosquet, Wilhelm *Das moderne Krankenhaus in baulicher, sozialer und therapeutischer Beziehung.* (Veröffentlichungen aus dem Gebiete der Medizinalverwaltung; Bd. 32, H. 1). Berlin 1930

Dosquet, Wilhelm *Die offene Wundbehandlung und die Freiluftbehandlung.* Leipzig 1916

Droste zu Vischering, Clemens von *Ueber die Genossenschaften der Barmherzigen Schwestern, insbesondere über die Einrichtung einer derselben und deren Leistung in Münster.* Münster 1833

Düker, Martin u. Inge Düker *Städtisches Krankenhaus Kiel.* Bauwelt 60 (1969), H. 31, S. 1050–1057

Eisenbach, Joachim u. H. Werner (Hrsg.) *Krankenhausbau und Krankenhaushygiene.* Erlangen 1985

Eller, Johann Theodor *Nützliche und auserlesene medicinische und chirurgische Anmerckungen. So wohl von innerlichen als auch äußerlichen Krankheiten, und bei selbigen zum theil verrichteten Operationen, welche bishero in den von Sr. königl. Majestät in Preussen gestifteten grossen Lazareth der Charité zu Berlin vorgefallen. Nebst einer vorangegebenen kurtzen Beschreibung der Stiftung, Anwachs und jetzigen Beschaffenheit dieses Hauses.* Berlin 1730

Elm, K., P. Joerißen u. H. J. Roth (Hrsg.) *Die Zisterzienser. Ordensleben zwischen Ideal und Wirklichkeit.* Bonn 1980

Empfehlungen des Wissenschaftsrates zum Ausbau der wissenschaftlichen Einrichtungen. Teil 1: Wissenschaftliche Hochschulen. (o. O.) 1960

Endell, August Frobenius u. Hermann Muthesius *Krankenhäuser.* In: *Berlin und seine Bauten.* 2. Aufl. Berlin 1896. S. 420–454

Esmarch, Erwin von *Hygienisches Taschenbuch.* Berlin 1950

Esmarch, Johann Friedrich August *Handbuch der Kriegschirurgischen Technik.* 3. Aufl. Kiel 1885

Esse, Carl Heinrich *Geschichtliche Nachrichten über das Königliche Charité-Krankenhaus zu Berlin.* Annalen des Charité-Krankenhauses 1 (1850), S. 1–45

Esse, Carl Heinrich *Krankenhäuser. Ihre Einrichtung und Verwaltung.* Berlin 1857. 2. Aufl. Berlin 1868

Esse, Carl Heinrich *Das neue Krankenhaus der jüdischen Gemeinde zu Berlin in seinen Einrichtungen dargestellt.* Berlin 1861

Esse, Carl Heinrich *Das Barackenlazareth der Königlichen Charité zu Berlin.* Berlin 1868

Esse, Carl Heinrich *Das Augusta-Hospital und das mit demselben verbundene Asyl für Krankenpflegerinnen in Berlin.* Berlin 1873

Eulenberg, Hermann *Handbuch des öffentlichen Gesundheitswesens.* Bd. 1. Berlin 1881

Ewald, Carl Anton *Die Krankenhäuser Berlins.* Berliner klinische Wochenschrift 19 (1882), S. 263–264, S. 327–328, S. 342–343, S. 723–724, S. 738–740 und 20 (1883), S. 122–124

Fauken, Johann Peter Xaver *Entwurf zu einem allgemeinen Krankenhause.* Wien 1784

Foucault, Michel *Die Geburt der Klinik. Eine Archäologie des ärztlichen Blicks.* München 1978

Friedrich, Theodor *Die Pavillonbauten im Stadtkrankenhaus zu Dresden.* Deutsche Bauzeitung 6 (1872), S. 363–367

Fürst, Viktor *The Architecture of Sir Christopher Wren.* London u. Bradford 1956

Garnison-Lazareth, Das neue, zu Tempelhof bei Berlin. Deutsche Bauzeitung 11 (1877), S. 373–376

Gatz, Erwin *Kirche und Krankenpflege im 19. Jahrhundert.* München, Paderborn und Wien 1971

Geist, Lorenz *Das allgemeine Krankenhaus der Stadt Nürnberg in den ersten zwanzig Jahren seines Bestehens 1845/46 mit 1864/65.* Nürnberg 1866

Gerfeldt, E. *Das Krankenhaus und seine Betriebsführung.* Stuttgart 1953

Goerke, Heinz (Hrsg.) *Das Klinikum der Freien Universität Berlin.* Forschung, Praxis, Fortbildung 18 (1967), H. 10, S. 261–283

Goerke, Heinz *Der Modernisierungsprozeß im Krankenhaus.* In: *Klinik und Praxis zwischen heute und morgen.* Hrsg. v. Friedrich Deich (Farbwerke Hoechst). Frankfurt/M. o. J. (1971)

Goldtammer *Krankenhäuser.* In: *Handbuch des öffentlichen Gesundheitswesens.* Hrsg. Hermann Eulenberg. Bd. 2. Berlin 1881–1882. S. 258–304

Goldwater (o. V.) *On Hospitals.* New York 1947

Gori, M. W. C. *Des Hôpitaux, Tentes et Baraques. Essai sur l'Hygiène, Hospitalière, le Transport des Blesses et l'Organisation des services sanitaires.* Amsterdam 1872

Gottstein, Adolf, Wilhelm Hoffmann, L. Ebermayer u. A. Philipsborn (Hrsg.) *Jahrbuch für das gesamte Krankenhauswesen.* Bd. 1. Teil 1: *Krankenhausbetrieb.* Teil 2: *Krankenhausrecht.* Berlin 1932

Greenbaum, L. S. *The commercial treaty of humanity. La tournée des Hôpitaux anglais par Jacques Tenon en 1787.* Revue d'Histoire des Sciences 24 (1971), S. 317–350

Greenbaum, L. S. *Measure of civilization: The hospital thought of Jacques Tenon on the eye of the French revolution.* Bulletin of the History of Medicine 49 (1975), S. 43–56

Grober, Jürgen (Hrsg.) *Das Deutsche Krankenhaus.* Handbuch für Bau, Einrichtung und Betrieb der Krankenanstalten. Jena 1912. 3. Aufl. Jena 1932

Gruber, Franz *Neuere Krankenhäuser.* Wien 1879

Grundrisse und Pläne von den Gebäuden des königlichen Charité-Krankenhauses zu Berlin. Berlin 1865

Güterbock, Paul *Die englischen Krankenhäuser im Vergleich mit den deutschen Hospitälern.* Vierteljahresschrift für gerichtliche und öffentliche Medizin 33 (1880), S. 86–125 und 34 (1881), S. 309–330

Gutschow, Kontanty *Medizinische Hochschule Hannover.* Die Bauverwaltung (1972), S. 373–424

Gutschow, Kontanty u. Godber Nissen *Chirurgische Klinik in Düsseldorf.* Baukunst u. Werkform 11 (1958), S. 561–572

Guttstadt, Albert *Krankenhaus-Lexikon für das Königreich Preussen. Die Anstalten für Kranke und Gebrechliche und das Krankenhaus-, Irren-, Blinden- und Taubstummenwesen.* 2 Teile. Berlin 1885–1886

Guttstadt, Albert *Die naturwissenschaftlichen und medizinischen Staatsanstalten.* Festschrift für die 59. Versammlung deutscher Naturforscher und Ärzte. Berlin 1886

Guttstadt, Albert *Krankenhauslexikon für das Deutsche Reich. Die Anstaltsfürsorge für Kranke und Gebrechliche und die hygienischen Einrichtungen der Städte im Deutschen Reich am Anfang des Zwanzigsten Jahrhunderts.* Berlin 1900

Haas, Albrecht *Krankenhäuser.* Mitarb.: Ulrich Borkowski u. Manfred Kermann. Stuttgart 1965

Häberl, Franz Xaver *Abhandlungen über öffentliche Armen- und Krankenpflege mit einer umständlichen Geschichte der in dem ehemaligen Krankenhause zum heil. Max. bei den barmherzigen Brüdern gemachten Erweiterungs- und Verbesserungs-Versuchen und der hiervon im neuen allgemeinen Krankenhause zu München gemachten Anwendungen.* München 1813

Hagemeyer, A. *Das allgemeine Krankenhaus der Stadt Berlin im Friedrichshain, seine Einrichtung und Verwaltung.* Berlin 1879

Hagemeyer, A. *Das neue Krankenhaus der Stadt Berlin am Urban, seine Einrichtung und Verwaltung.* Berlin 1894

Handbücherei für das gesamte Krankenhauswesen. Bd. 1–7. Berlin 1930

Hansen, P. Chr. *Schleswig-Holstein, seine Wohlfahrtsbestrebungen und gemeinnützigen Einrichtungen.* Kiel 1882

Hart, F. *Baukonstruktion für Architekten.* Stuttgart 1951

Haurowitz, Harry von *Das Militärsanitätswesen der Vereinigten Staaten von Nord-Amerika während des letzten Krieges nebst Schilderungen von Land und Leuten.* Stuttgart 1866

Heilbut, M. S. *Das neue Krankenhaus der Israelitischen Gemeinde in Hamburg.* Hamburg 1843

Held, Theobald Johann *Kurze Geschichte der Heilanstalt der Barmherzigen Brüder in Prag.* Prag 1823

Hesekiel, Friedrich Christoph *Das neue Hospital und Krankenhaus zu Halle in seiner Begründung und gegenwärtigen Verfassung betrachtet.* Halle 1827

Hesse, J. *Die Kranken-Anstalt der Stadt Magdeburg und ihre Einrichtungen.* Magdeburg 1884

Holscher, Georg Philipp *Die Leistungen des neuen Krankenhauses der Stadt Hannover in den Jahren 1834 und 1835.* Hannoversche Annalen für die gesamte Heilkunde 1 (1836), S. 276–316, S. 559–594

Horky, Joseph *Studien über Kranken-Anstalten, deren bauliche Anlage und Ausführung.* Teil 1. Wien 1866 (Teil 2 nicht erschienen)

Horky, Joseph u. Ludwig Zettl *Die neue Kranken-Anstalt Rudolph-Stiftung in Wien.* Wien 1866

Horn, Wilhelm *Reise durch Deutschland, Ungarn, Holland in Rücksicht auf medizinische und naturwissenschaftliche Institute.* 4 Bde. Berlin 1831–1833

Hospital Building. American Institute of Architects. New York 1948

Hospital Plans. Five essays relating to the construction, organization and management of hospitals. New York 1875

Hospitals. U. S. Public Health Service. New York 1945

Howard, John *An account of the prinicpal lazarettos in Europe, with vorious papers relative to the plague. Together with further observations on some foreign prisons and hospitals.* Warrington 1789

Howard, John *Nachrichten von den vorzüglichsten Krankenhäusern und Pesthäusern in Europa.* Dt. Übers. Christian Friedrich Ludwig. Leipzig 1791

Hüpeden, Franz *Über den Bau von Krankenhäusern mit besonderer Berücksichtigung der für die Stadt Hannover projektierten Anlage am Bischofsholerdamm.* Vortrag. Hannover 1881

Hufeland, Christoph Wilhelm *Nachrichten von der medizinisch-chirurgischen Krankenanstalt zu Jena, nebst einer Vergleichung der Klinischen und Hospitalanstalten überhaupt.* Journal der practischen Arzneykunde und Wundarzneykunst 3 (1797), S. 528–566

Hufeland, Christoph, Wilhelm *Einrichtungen und Gesetze der Herzoglich Medizinisch-Chirurgischen Krankenanstalt zu Jena.* Jena 1799

Hunczovsky, Johann Nepomuk *Medizinisch-chirurgische Beobachtungen auf seinen Reisen durch England und Frankreich, besonders über die Spitäler.* Wien 1783

Husson, Armand *Etudes sur les hôpitaux, considérés sous le rapport de leur construction, de la distribution de leurs bâtiments, de l'ameublement, de l'hygiène et du service des salles de malades.* Paris 1862

Jetter, Dieter *Geschichte des Hospitals. Westdeutschland von den Anfängen bis 1850.* (Sudhoffs Archiv; Beiheft 5). Wiesbaden 1966

Jetter, Dieter *Grundzüge der Krankenhausgeschichte (1800–1900).* Darmstadt 1977

Jetter, Dieter *Das europäische Hospital. Von der Spätantike bis 1800.* (DuMont Dokumente). Köln 1986

Jubiläum der Döcker'schen Baracken. Ein Vierteljahrhundert im Dienste der Gesundheitspflege. Zeitschrift für
Krankenanstalten 5 (1909), H. 13, S. 309–312

Kalle, Fritz u. Emil Mangold   *Die Wohlfahrtseinrichtungen Wiesbadens.* Wiesbaden 1902

Kallmorgen, Wilhelm   *Siebenhundert Jahre. Heilkunde in Frankfurt am Main.* (Veröffentlichungen der
historischen Kommission der Stadt Frankfurt am Main; Bd. 11). Frankfurt am Main 1936

Kammann, F.   *Die neue herzogliche Krankenanstalt. Innerer Betrieb und Verwaltung.* In: Braunschweig im
Jahre 1897. Festschrift 69. Versammlung deutscher Naturforscher und Ärzte. Hrsg. Rudolf Blasius.
Braunschweig 1897. S. 276–287

Kerschensteiner, Hermann   *Der gegenwärtige Stand des Krankenhauswesens in Deutschland, betrachtet vom
Standpunkte des Arztes.* Zeitschrift für das gesamte Krankenhauswesen 31 (1935), H. 9, S. 202–206

Kerschensteiner, Josef von   *Krankenhäuser für kleinere Städte und ländliche Kreise.* Deutsche Vierteljahresschrift für öffentliche Gesundheitspflege 23 (1891), S. 11–37. 2. Aufl. Braunschweig 1892

Kliniken der Westfälischen Wilhelms-Universität Münster. Neubaubereich. Münster 1982

Knapp, Jakob Hermann   *Ueber Krankenhäuser, besonders Augen-Kliniken.* Heidelberg 1866

Knauff, Franz   *Das neue academische Krankenhaus in Heidelberg.* Heidelberg 1879

Knoblauch, Hansgeorg   *Krankenhaus mit entflochtenen Bereichen.* Das Krankenhaus 64 (1972) S. 391–395

Knoblauch, Hansgeorg   *Modelle zukünftiger Krankenhäuser. Vergangenes, Gegenwärtiges, Künftiges – mach-
bare Utopien.* Historia Hospitalium 11 (1976), S. 199–226

Köhler, Georg   *Das Breitfußsystem.* Das Krankenhaus 50 (1958), H. 12, S. 541–542

Köhler, Georg   *Perspektiven künftigen Krankenhausbaus.* Bauwelt 51 (1960), H. 20, S. 559–560

König, G.   *Das kleine Krankenhaus.* Halle a. S. 1901

Kollmann, Franz J. u. Zenz   *Das neue Krankenhaus in Augsburg.* Zeitschrift für praktische Baukunst 17
(1857), S. 8–18

Krankenhaus Links der Weser. Hrsg.: »Neue Heimat Kommunal«. Köln (um 1968)

Krankenhaus Nordwest der Stiftung Hospital zum heiligen Geist. Eröffnet am 18. Oktober 1963. Frankfurt
am Main 1963

Krankenhaus-Neubau Salzgitter-Lebenstedt, Der. Das Krankenhaus 48 (1956), H. 12, S. 529–532

Kraus, Felix   *Das Kranken-Zerstreuungs-System als Schutzmittel bei Epidemien im Frieden und gegen die ver-
heerenden Contagien im Kriege nach den Erfolgen im Feldzuge vom Jahre 1859.* Wien 1861

Kreiskrankenhaus München-Pasing. Hrsg.: Landkreis München. München 1967

Kribben, Peter Julius   *Das Louisen-Hospital in Aachen.* Correspondenz-Blatt des Niederrheinischen Vereins für öffentliche Gesundheitspflege 4 (1875), D 53–58

Krünitz, Johann Georg   *Krankenhaus.* In: Oeconomisch-technologische Encyclopädie. Bd. 47. Berlin 1789.
S. 120–587

Kümmell, Hermann   *Die Bedeutung der Luft- und Contactinfection für die praktische Chirurgie.* Archiv für
klinische Chirurgie 33 (1886), S. 531–547

Kürmann, Hans-Ulrich   *Das klinische Hospital der Stadt Freiburg i. Br.* Med. Diss. Freiburg im Breisgau
1980

Kuhlenkampff, Dietrich   *Die Krankenanstalten der Stadt Bremen, ihre Geschichte und ihr jetziger Zustand.*
Bremen 1884

Kuhn, Oswald F.   *Krankenhäuser.* In: Bericht über die allgemeine deutsche Ausstellung auf dem Gebiete der
Hygiene und des Rettungswesen Berlin 1882–1883. Breslau 1885

Kuhn, Oswald F.   *Krankenhäuser.* In: Handbuch der Architektur. Hrsg. von Josef Durm, Hermann Ende,
Eduard Schmitt u. Heinrich Wagner. 4. T., 5. Halbbd., 1. H. Stuttgart 1897. 2. Aufl. Stuttgart 1903

Laage, Gerd   *Diskussion um einen Grundriß,* Das Krankenhaus 54 (1962), S. 322–337

Laage, Gerd *Neubau des Kreiskrankenhauses Schwäbisch-Gmünd.* Das Krankenhaus 54 (1962), S. 433–438

Lavalou, Armelle: *Charles Vandenhove, Hôpital Universitaire du Sart Tilman à Liège.* L'architecture d'aujourd'hui 256 (1988), H. 2, S. 32–43

LeGrand, L. *Les Maisons-Dieu et l'éproseries du diocèse de Paris au milieu du XIVe siècle.* Mémoires de la Société de l'Histoire de Paris et de l'Ile-de-France (1897), S. 61–365

Lembke, Detlef *Universitätsbau in Tübingen. Die Bauten der Universität in 500 Jahren.* Attempto-Sondernummer H. 61/62 (1977)

Lenhartz, Henrich u. Friedrich Ruppel *Der moderne Krankenhausbau vom hygienischen und wirtschaftlichen Standpunkte.* Berlin 1908

Lent, Eduard *Das Barackenlazareth in Leipzig.* Correspondenzblatt des Niederrheinischen Vereins für öffentliche Gesundheitspflege 2 (1873), S. 22–23

Lesky, Erna *Die Wiener medizinische Schule im 19. Jahrhundert.* Graz u. Köln 1965

Lesky, Erna *Das Wiener Allgemeine Krankenhaus. Seine Gründung und Wirkung auf deutsche Hospitäler.* Clio Medica 2 (1967), S. 23–37

Licht, Hugo *Das städtische Krankenhaus St. Jacob.* In: *Leipzig und seine Bauten.* Leipzig 1892. S. 275–285

Lieburg, Marius Jan van *Het Coolsingelziekenhuis te Rotterdam 1839–1900. De ontwikkeling van een stedelijk ziekenhuis in de 19e eeuw.* Amsterdam 1986

Lindemann, Mary *140 Jahre Israelitisches Krankenhaus in Hamburg. Vorgeschichte und Entwicklung.* Hamburg 1981

Lingmann, Hiltrud *Die Geschichte der chirurgischen Klinik der Städtischen Krankenanstalten von 1907 bis 1968.* Med. Diss. Düsseldorf 1968

Lister, Joseph *On the Antiseptic Principle in the Practice of Surgery.* Lancet II (1867), S. 353–356, S. 668–669

Löhlein, Hermann *Krankenhäuser.* In: *Handbuch des öffentlichen Gesundheitswesens.* Bd. 4. 1882. S. 258–309

Lommel, August *Die Universität Würzburg. Ihre Anstalten, Institute und Kliniken.* Düsseldorf 1927

Lorenz, A. F. *Über die zweckmäßige Einrichtung von Kliniken.* Klinisches Jahrbuch 2 (1890), S. 341–371 und 3 (1891), S. 191–212

Lorenz, Adolf *Wiederaufbau der Medizinischen Universitätsklinik Freiburg im Breisgau. Zum 24. Juni 1950.* Freiburg i. Br. 1950

Lucht, Ernst *Die neue Hautklinik der Universität Greifswald.* Greifswald 1929

Lucht, Ernst *Die Universität Greifswald. Hundert Bilder von ihren Bauten, Geschichts- und Kunstdenkmälern aus der Stadt Greifswald und ihrer Umgebung.* Düsseldorf 1930

Ludwig, Alfred *Neue öffentliche Krankenhäuser und Pflegeanstalten.* Stuttgart 1897

Lundt, Gerhard Marius *Das neue Hamburgische allgemeine Krankenhaus. Ein Bild innerer und äußerer Verhältnisse.* Hamburg 1876

Lyons, Albert S. u. R. Joseph Petrucelli II *Die Geschichte der Medizin im Spiegel der Kunst.* Mit Beitr. von Juan Bosch, John Duffy, Melvyn Keiner u. Morris Saffron. Durchsicht d. dt. Ausg.: Erich Püschel. Köln 1980

Madelung *Das Stadt-Krankenhaus.* In: *Hygienische Topographie der Stadt Rostock.* Rostock 1888. S. 2–28

Manstein, Bodo *Dein Krankenhaus. Dein Schicksal.* München 1972

Marcus, Adalbert Friedrich *Von den Vortheilen der Krankenhäuser für den Staat.* Bamberg u. Würzburg 1790

Marcus, Adalbert Friedrich *Kurze Beschreibung des allgemeinen Krankenhauses zu Bamberg.* Weimar 1797

Marguth, Frank u. Klaus Peter (Hrsg.) *Großkrankenhäuser – Planung und Wirklichkeit.* Verhandlungen des Symposiums, veranstaltet aus Anlaß des 65. Geburtstages von Heinz Goerke am 13. Dezember 1983 in München. Historia Hospitalium H. 16 (1985)

Martens, Andreas Ehrenfeld *Das Hamburgische Krankenhaus und dessen Einrichtung.* Hamburg 1822

Martens, Max *Ueber den Bau und die Einrichtung moderner Operationsräume.* Berliner klinische Wochenschrift 43 (1906), S. 1372–1380

Martin, Anselm *Sind klinische Lehranstalten mit städtischen Krankenanstalten ohne Nachtheil vereinbar? Widerlegung Philipp von Walthers.* München 1846

Martin, Anselm *Die neue Gebär-Anstalt zu München, ihre Geschichte und Erfahrungen.* München 1857

Medizinische Anstalten auf dem Gebiete der Volksgesundheitspflege in Preußen. XIV. Internationaler Kongreß für Hygiene und Demographie, Berlin 1907. Festschrift, dargeboten von d. Preußischen Minister d. geistl., Unterrichts- u. Medizinal Angelegenheiten. Jena 1907

Maier, Daniel Eduard *Die neue Krankenanstalt in Bremen.* 2. Aufl. Bremen 1850

Mencke, W. *Welche Aufgaben erfüllt das Krankenhaus der kleinen Städte und wie ist es einzurichten?* 4. Aufl. Berlin 1894

Merkel, Gottlieb u. A. Wallraff *Der Neubau des städtischen Krankenhauses.* In: *Nürnberg.* Festschrift den Mitgliedern und Theilnehmern der 65. Versammlung der Gesellschaft Deutscher Naturforscher und Ärzte. Nürnberg 1892. S. 247–258

Metz, Rudolf *Paris, seine Hospitäler und Sehenswürdigkeiten. Reiseblätter zur Orientierung für Aerzte.* Frankfurt am Main 1857

Metz, Vitus Jacob *Das Mariannen-Institut zu Aachen. Eine Entbindungsanstalt für arme Wöchnerinnen. Dessen Entstehung, Fortbildung und Wirken.* Aachen 1838

Milburn, W. *Modern German Hospital Construction.* Journal of the Royal Institute of British Architects 19 (1911), S. 33–108, S. 121–142

Moretti, B. Franco *Ospedali.* Mailand 1951

Mouat, J. F. u. H. Saxon Snell *Hospital Construction and Management.* 2. Aufl. London 1889

Müller, J. P. *Das neue städtische Hospital in Antwerpen.* Zentralblatt für allgemeine Gesundheitspflege 3 (1884), S. 1–16

Müller, Walter *Vom Wöchnerinnenasyl zum Universitätsklinikum. Die Geschichte des Städtischen Krankenhauswesens in Essen.* (Studien zur Geschichte des Krankenhauswesens; Bd. 15). Münster 1981

Mundhenke, Herbert *Hannover und seine Krankenhäuser 1734–1945,* Hannoversche Geschichtsblätter N. F. 13 (1959), H. 1/2, S. 1–84

Mundhenke, Herbert *Das Stadtlazarett zu Hannover.* Hannoversche Geschichtsblätter N. F. 13 (1959), H. 1/2, S. 85–118

Murken, Axel Hinrich *Sanitärtechnische Einrichtungen im deutschen Krankenhaus des 19. Jahrhunderts.* Zentralblatt für Bakteriologie, Mikrobiologie und Hygiene. 1. Abt., Originale B 159 (1974), S. 234–268

Murken, Axel Hinrich *Das Bild des deutschen Krankenhauses im 19. Jahrhundert.* (Studien zur Geschichte des Krankenhauswesens; Bd. 12). Münster 1977. 2. Aufl. Münster 1978

Murken, Axel Hinrich *Hier liegt mein Mann und läßt schön grüßen. Das Krankenhaus auf alten Postkarten.* Münster 1978

Murken, Axel Hinrich *Die bauliche Entwicklung des deutschen Allgemeinen Krankenhauses im 19. Jahrhundert.* (Studien zur Medizingeschichte des Neunzehnten Jahrhunderts, Bd. 9). Göttingen 1979

Murken, Axel Hinrich *Die Charité in Berlin von 1780 bis 1830. Ein 650 Betten umfassendes Krankenhaus der Biedermeierzeit.* Arzt und Krankenhaus 5 (1980), S. 20–36

Murken, Axel Hinrich *Grundzüge des deutschen Krankenhauswesens von 1780 bis 1930 unter Berücksichtigung von Schweizer Vorbildern,* Gesnerus 39 (1982), S. 7–45

Murken, Axel Hinrich *Lehrbuch der Medizinischen Terminologie. Grundlagen der ärztlichen Fachsprache.* 2. Aufl. München 1986

Nachricht an das Publikum über die Einrichtung des Hauptspitals in Wien. Nachdr. d. Ausg. Wien 1784 mit e. Einf. von Erna Lesky. Wien 1970

Naturwissenschaft und Gesundheitswesen in Cöln. Festschrift für die Theilnehmer an der 80. Versammlung der Gesellschaft Deutscher Naturforscher und Ärzte in Cöln. Köln 1908.

Naunyn, Bernhard *Moderne Kliniken und Krankenhäuser.* Rede zur Einweihung des Neubaus der medizinischen Klinik in Straßburg. Jena 1902

Nelson, Paul *Cité Hospitalière de Lille.* Paris 1953

Neubau der Chirurgischen Klinik der Charité in Berlin, Der. Zentralblatt der Bauverwaltung 24 (1904), H. 31, S. 197–201

Neubau der Krankenanstalten Konstanz, Der. Festschrift zur Einweihung am 3. Dezember 1971. Hrsg.: Spitalstiftung Konstanz. Konstanz 1971

Neubauten der Königlichen Charité in Berlin, Die. Zentralblatt der Bauverwaltung 17 (1897), H. 19, S. 205–208

Neuber, Gustav Adolf *Die aseptische Wundbehandlung in meinen chirurgischen Privat-Hospitälern.* Kiel 1886

Neue Bürgerspital in Basel, Das. Architektengemeinschaft E. u. P. Vischer, Hermann Baur, Bräuning Leu Düring. 2. Aufl. Sonderdruck aus: Schweizerische Bauzeitung 127 (1946), H. 16 und H. 17

Neue Wege im Krankenhausbau? Bauen + Wohnen 30 (1975), H. 5, S. 182–224

Nierensée, John R. *Review of ›Hospital Plans‹.* Baltimore 1876

Niese, Heinrich *Das kombinirte Pavillon- und Barackensystem beim Bau von Krankenhäusern in Dörfern, kleinen und großen Städten.* Altona 1873

Nightingale, Florence *Notes on hospitals.* London 1859. 3. Aufl. London 1863

Nightingale, Florence *Bemerkungen über Hospitäler.* Dt. Übers. Hugo Senftleben. Memel 1866

Nußbaum, Johann Nepomuk *Die chirurgische Klinik zu München im Jahre 1875.* Stuttgart 1875

Nußbaum, Johann Nepomuk *Leitfaden zur Antiseptischen Wundbehandlung.* 5. Aufl. Stuttgart 1887

Ochsner, Albert J. u. Meyer J. Sturm *The Organization, Construction and Management of Hospitals.* Chicago 1907

Oppert, Franz *Beschreibung des Hospitals Lariboisière in Paris nebst Bemerkungen über Hospitaleinrichtungen überhaupt.* Allgemeine Bau-Zeitung 23 (1858), S. 95–105

Oppert, Franz *Die Einrichtung von Krankenhäusern. Auf wissenschaftlichen Reisen gemachte Studien.* Berlin 1859

Oppert, Franz *Hospitäler und Wohltätigkeitsanstalten.* 3. Aufl. Hamburg 1872. 4. Aufl. Hamburg 1875

Pappenheim, Louis *Handbuch der Sanitäts-Polizei.* 2 Bde. Berlin 1859

Paschke, Heinz (Hrsg.) *Das neue Krankenhaus. Grundlagen für Bau und Betrieb von Krankenhäusern.* Jena 1963

Petit, Antoine *Mémoire sur la meilleure manière de construire un hôpital des malades.* Paris 1774

Petri, Friedrich Erdmann *Das Wilhelms-Hospital in Fulda.* Fulda 1825

Petri, Justus *Geschichte des Landkrankenhauses zu Detmold. Zum 25jährigen Jubelfeste 1887.* Detmold 1888

Pfeifer, Hans *Die Gebäude der neuen herzoglichen Krankenanstalt von Braunschweig.* In: *Braunschweig im Jahre 1897.* Festschrift den Theilnehmern an der 69. Versammlung Deutscher Naturforscher und Aerzte. Braunschweig 1897. S. 238–275

Pfeufer, Christian *Geschichte des allgemeinen Krankenhauses zu Bamberg von seiner Entstehung bis auf die gegenwärtige Zeit.* Bamberg 1825

Pistor, Moritz (Hrsg.) *Anstalten und Einrichtungen des öffentlichen Gesundheitswesens in Preußen.* Festschrift zum X. internationalen medizinischen Kongreß. Berlin 1890

Plage, E. *Studien über Krankenhäuser mit Anwendung der daraus gewonnenen Resultate auf das Programm und die Vorarbeiten des neu zu erbauenden Krankenhauses in Wiesbaden.* Berlin 1873

Poulain, Roger *Hôpitaux, Sanatoria.* Paris 1930

Prausnitz, Wilhelm *Anforderungen an Krankenhausbauten in ärztlicher bzw. hygienischer Beziehung.* Wien 1911

Pringle, John *Beobachtungen über die Krankheiten einer Armee, sowohl im Felde als in der Garnison.* Dt. Übers. A. E. Brande. Altenburg 1772

Probst, Christian *Helfen und Heilen. Hospital, Firmerie und Arzt. Der Deutsche Orden in Preußen bis 1525.* Bad Godesberg 1969

Pünder, Tilman u. Hermann Martin (Hrsg.) *Städtische Kliniken Fulda.* Festschrift zur Einweihung des Neubaus am 24. November 1975. Fulda 1975

Pütter, Ernst *Erinnerungen an die Charité in Berlin.* Düsseldorf 1928

Rauchfuss, Carl *Die Kinderheilanstalten.* In: *Handbuch der Kinderkrankheiten.* Hrsg. Carl Gerhardt. Bd. 1. Tübingen 1877. S. 465–528

Richtlinien für den Bau und Betrieb von Krankenanstalten. Hrsg. vom Gutachterausschuß für das öffentliche Krankenhauswesen. Berlin 1925–1928

Reisinger, Max L. R., Peter Steffen, Josef Marke *Neue Krankenhäuser in Nordrhein-Westfalen.* Köln 1966.

Ritter, Hubert *Der Krankenhausbau der Gegenwart im In- und Ausland. Wirtschaft, Organisation und Technik.* (Die Bauaufgaben der Gegenwart; Bd. 3). Stuttgart 1932. 3. Aufl. Stuttgart 1954

Rochaix, Maurice *Essai sur l'évolution des questions hospitalières, de la fin de l'Ancien Régime à nos jours.* Paris 1959

Rodegra, Heinz *Vom Pesthof zum Allgemeinen Krankenhaus* (in Hamburg). In: *Studien zur Geschichte des Krankenhauswesens,* Bd. 7. Münster 1977

Röse *Das Landkrankenhaus auf dem Möncheberg.* In: *Die Residenzstadt Cassel am Anfange des zwanzigsten Jahrhunderts.* Festschrift zur 75. Versammlung Deutscher Naturforscher und Ärzte. Kassel 1903. S. 279–287

Rosenfield, Isadore *Hospitals – Integrated Design.* New York 1950. 2. Aufl. New York 1951

Ruppel, Friedrich *Deutsche und ausländische Krankenanstalten der Neuzeit.* 2. Aufl. Leipzig 1924

Sahl, Richard-Joachim *Neubau des Krankenhauses in Tettnang.* Das Krankenhaus 52 (1960), S. 55–58

Sahl, Richard-Joachim *30 Jahre Krankenhausbau in Deutschland – Rückblick und Ausblick.* Krankenhausumschau 44 (1975), H. 6, S. 421–426

Sander, Friedrich *Welche Gründe sprechen für, welche gegen die Vereinigung verschiedener Krankheiten in einem Hospital.* Deutsche Vierteljahrsschrift für öffentliche Gesundheitspflege 7 (1875), S. 88–101

Sannazaro, Malaspina di *Bemerkungen über Hospitäler, besonders deren innere Einrichtung zur Verpflegung und Wartung der Kranken.* Dt. Übers. S. C. Titius. Leipzig 1798

Sarason, David *Freilufthäuser. Ein neues Bausystem für Krankenanstalten und Wohngebäude.* Zeitschrift für Krankenanstalten 5 (1909), H. 12, S. 280–290 und H. 13, S. 306–309 und H. 14, S. 331–338

Sarason, David *Das Freilufthaus.* München 1913

Schachner, Benno *Krankenhausbau in Stichworten und Skizzen.* München 1935

Schachner, Benno *Zentralisation – Dezentralisation im Krankenhaus aus der Sicht des Architekten.* Das Krankenhaus 48 (1956), S. 438–448

Schachner, Benno *Das neue Krankenhaus der Stadt Leverkusen.* Das Krankenhaus 49 (1957), S. 97–136

Schachner, Benno *Der Gesamtbauorganismus von allgemeinen Krankenhäusern.* Baukunst und Werkform 11 (1958), S. 545–560

289

Schachner, Richard *Das städtische Krankenhaus München-Schwabing. Eine Baubeschreibung.* München 1913. 2. Aufl. München 1929

Scheibe, O. *Zweihundert Jahre des Charité-Krankenhauses zu Berlin. Mitteilungen aus der Geschichte und Entwicklung der Anstalt von der Gründung bis zur Gegenwart.* Charité-Annalen 34 (1910), S. 1–178

Schemmel, Bernhard (Hrsg.) *Das Allgemeine Krankenhaus Fürstbischof Franz Ludwig von Erthals in Bamberg von 1789.* Ausst.-Kat. Bamberg 1984

Schiffczyk, Dieter *Die intellektuelle Revolution im europäischen Krankenhausbau um 1800. Zur systematischen Entwicklung neuzeitlicher Bauformen vor dem Hintergrund des mittelalterlichen Hospitaltypus.* (Europäische Hochschulschriften. Reihe 37, Architektur; Bd. 4). Frankfurt am Main, Bern, New York 1985

Schiffczyk, Dieter *Bauform – Bausystem – Typologie.* Zur Geschichte des Krankenhausbaus. Bauwelt 79 (1988), H. 12, S. 514–526

Schimmelbusch, Curt *Anleitung zur Aseptischen Wundbehandlung.* Berlin 1892

Schlossmann, Arthur *Die Düsseldorfer Kranken-, Heil- und Pflegeanstalten.* Düsseldorf 1926

Schmieden, Heino (Hrsg.) *Krankenhausbau in neuer Zeit.* Kirchhain N.-L. 1930

Schneider, Justus *Das Landkrankenhaus zu Fulda in hygienischer Beziehung.* Deutsche Vierteljahrsschrift für öffentliche Gesundheitspflege 27 (1893), S. 207–221

Schneider, Paul Johann *Ueber Errichtung von Krankenhäusern in den Amtsstädten zur Aufnahme, Verpflegung und Heilung sämmtlicher armer Kranker des Amtsbezirkes,* Tübingen 1838

Schoen, Rudolf *Medizinische Hochschule Hannover.* Kurzbericht Stand Herbst 1966 (o. O.). 1966

Schönborn, Carl *Der Einfluß der Ärzte auf den Krankenhausbau.* Festrede zur Feier des dreihundertzehnten Stiftungstages der Königlichen Julius-Maximilians-Universität. Gehalten am 2. Januar 1892. Würzburg 1892

Schultze, A. W. *Ueber Lister's antiseptische Wundbehandlung nach persönlichen Erfahrungen.* Sammlung klinischer Vorträge (1873), Nr. 51, S. 1–26

Schulze, Gustav *Das Diakonissenhaus Bethanien.* Berlin 1872

Schwake, Norbert *Die Entwicklung des Krankenhauswesens der Stadt Jerusalem vom Ende des 18. bis zum Beginn des 20. Jahrhundets.* 2 Bde. (Studien zur Geschichte des Krankenhauswesens; Bd. 8). Herzogenrath 1983

Seidler, Eduard *Geschichte der Pflege des kranken Menschen.* 5. Aufl. (Berufskunde; Bd. 1). Stuttgart, Berlin, Köln, Mainz 1980

Senckenberg, Johann Christian *Stiftungsbriefe zum besten der Arzneykunst und Armenpflege. Samt Nachricht wegen eines zu unternehmenden Bürger- und Beysassen-Hospitals zum Behufe der Stadt Frankfurt.* Nachdr. d. Ausg. 1770. Frankfurt 1963

Setz, Max *Die Grundzüge des modernen Krankenhausbaus.* (Technische Praxis; Bd. 2). Wien 1911

Setz, Max *Kleine und mittlere Krankenhäuser* (Technische Praxis: Bd. 5) Wien 1911

Siedmogrodzki, L. *Jahresbericht über das Charité-Krankenhaus zu Berlin vom Jahre 1827.* Berlin 1827

Spiess, Alexander *Über neuere Hospitalbauten in England.* Deutsche Vierteljahrsschrift für öffentliche Gesundheitspflege 5 (1873), H. 2, S. 231–266

Spiess, Alexander *Frankfurt am Main in seinen hygienischen Verhältnissen und Einrichtungen.* Festschrift zur Feier des fünfzigjährigen Doctor-Jubiläums des Herrn Geh. Sanitätsrath Dr. Georg Varrentrapp. Frankfurt 1881

Spinola, Bernhard *Das 4. allgemeine Städtische Krankenhaus.* Vortrag. Hygienische Rundschau 8 (1898), S. 1072–1080

Sprengler, Joseph *Das Krankenhaus zu Augsburg, erbaut in den Jahren 1856–1859.* Augsburg 1879

Statuten für das Catharinen-Hospital in Stuttgart. Bestätigt durch königliche Entschliessung vom 5. Oktober 1827. Stuttgart (1827)

Stein, Theodor *Das Krankenhaus der Diakonissen-Anstalt zu Berlin.* Berlin 1850

Steinebrunner, Walter Felix *Zwei Zürcher Krankenhausplanungen, ihre ärztlichen Experten, ihre Vorbilder.* Med. Diss. Zürich 1971

Stevens, E. F. *The American Hospital of the Twentieth Century.* New York 1928

Sticht, Rainer (Hrsg.) *Stadtkrankenhaus Worms.* Worms (um 1981)

Sticker, Anna (Hrsg.) *Die Entstehung der neuzeitlichen Krankenpflege.* Deutsche Quellenstücke aus der ersten Hälfte des 19. Jahrhunderts. Stuttgart 1960

Stoll, Maximilian *Über die Einrichtung der öffentlichen Krankenhäuser.* Hrsg. von Georg Adalbert von Beekhen. Wien 1788

Stollenwerk, Manfred *Krankenhausentwürfe, die nicht verwirklicht wurden.* Ing. Diss. Aachen 1971

Strohmeyer, H. (Hrsg.) *350 Jahre Barmherzige Brüder in Bayern.* Festschrift. Regensburg 1972

Tenon, Jacques René *Mémoires sur les hôpitaux de Paris.* Paris 1788

Thiersch, Carl *Altes und Neues über die drei großen Hospitäler Leipzigs.* Rectoratsrede. In: *Reden gehalten in der Aula der Universität Leipzig beim Rektoratswechsel am 31. October 1876.* Leipzig 1876. S. 21–91

Thomas, Bernd (Hrsg.) *Neubau Medizinische Fakultät der RWTH Aachen.* Aachen 1982

Thomas, Johann Gottlob *Das neue Stadtkrankenhaus in Hof.* Hof 1864

Thompson, John D. u. Grace Goldin *The hospital. A social and architectural history.* New Haven u. London 1975

Thorr, Joseph *Darstellung der baulichen und inneren Einrichtung eines Krankenhauses durch die Organisationsverhältnisse des städtischen allgemeinen Krankenhauses in München erläutet.* München 1847

Tiedemann, A. von *Die medicinischen Lehrinstitute der Universität Halle a. S.* Berlin 1882

Tollet, Casimir *Les Edifices hospitalières, depuis leur origine jusqu'à nos jours. Résumé de l'Assistance publique et des hôpitaux au XIXe siècle.* Paris 1892

Tollet, Casimir *Les Hôpitaux modernes au XIXe siècle. Description des principaux hôpitaux francais et étrangers.* Paris 1894

Umbau des Charité-Krankenhauses, Der, und die Verlegung des Botanischen Gartens zu Berlin. Deutsche Bauzeitung 31 (1897), H. 31, S. 196–198

Vezin, Hermann *Über Krankenhäuser, die Krankenpflege durch christliche Genossenschaften und über die Wirksamkeit französischer, englischer und russicher Frauen in den Hospitälern der Krim und Türkei.* Münster 1858

Virchow, Rudolf *Die öffentliche Gesundheitspflege.* Die Medicinische Reform 1 (1848), Nr. 9, S. 53–56

Virchow, Rudolf *Ueber Hospitäler und Lazarette.* In: *Sammlung gemeinverständlicher wissenschaftlicher Vorträge.* Hrsg. von Rudolf Virchow u. Friedrich Holtzendorff. 3. Serie, H. 72. Berlin 1868–1869. S. 823 ff

Virchow, Rudolf *Über Lazarette und Baracken.* Berliner klinische Wochenschrift 8 (1871), S. 109–111, S. 121–124, S. 133–135, S. 157–159

Virchow, Rudolf u. Albert Guttstadt *Die Anstalten der Stadt Berlin für die öffentliche Gesundheitspflege und für den naturwissenschaftlichen Unterricht.* Berlin 1886

Vogell, Adolf *Das Universitäts-Krankenhaus zu Göttingen.* Notiz-Blatt des Architecten- und Ingenieur-Vereins für das Königreich Hannover 3 (1853/54), H. 4, S. 485–496 und Taf. 91–92

Vogler, Paul u. Gustav Hassenpflug (Hrsg.) *Handbuch für den neuen Krankenhausbau.* München u. Berlin 1951. 2. Aufl. München u. Berlin 1962

Volkmann, Richard *Beiträge zur Chirurgie, anschließend an einen Bericht über die Thätigkeit der chirurgischen Universitätsklinik zu Halle im Jahre 1873.* Leipzig 1875

Volz, Robert   *Das Spitalwesen und die Spitäler des Großherzogtums Baden*. Karlsruhe 1861

Walther, Philipp Franz von   *Über klinische Lehranstalten in städtischen Krankenhäusern*. Freiburg 1846

Waring, Edward John   *Hütten-Hospitäler, ihre Vorzüge, ihre Einrichtungen*. Berlin 1872

Weber, Otto   *Das akademische Krankenhaus in Heidelberg, seine Mängel und die Bedürfnisse eines Neubaus.* Heidelberg 1865

Wegmann, Gustav Albert u. Leonhard Zeugheer   *Über die Erbauung eines neuen Krankenhauses für den Kanton Zürich*. Zürich 1836

Wendehorst, Alfred   *Das Juliushospital in Würzburg*. Bd. 1. Kulturgeschichte. Würzburg 1976

Wesener, Felix   *Ärztliche Beschreibung des Krankenhauses*. In: *Das städtische Elisabeth-Krankenhaus zu Aachen*. Aachen 1908. S. 41–56

Wienand, A. (Hrsg.)   *Der Johanniter-Orden. Der Malteserorden. Der ritterliche Orden des hl. Johannes vom Spital zu Jerusalem. Seine Aufgaben, seine Geschichte*. Köln 1970

Wietfeld, Wilhelm   *Diskussion um einen Grundriß*. Das Krankenhaus 54 (1962), H. 4, S. 141–147 und H. 11, S. 471–473

Wimmer, R. u. Hermann August Richter   *Gebäude für öffentliche Gesundheitspflege*. In: *Die Bauten, technischen und industriellen Anlagen von Dresden*. Dresden 1878

Winau, Rolf   *Medizin in Berlin*. Berlin u. New York 1987

Wittelshöfer, Leopold   *Wien's Heil- und Humanitätsanstalten, ihre Geschichte, Organisation und Statistik.* Wien 1856

Wyklicky, Helmut und Manfred Skopec   *200 Jahre Allgemeines Krankenhaus Wien*. Wien 1984

Zeidler, Eberhard H.   *Healing the Hospital. McMaster Health Science Centre: Its Conception and Evolution*. Toronto 1974

Zenetti, Arnold   *Das neue Gebärhaus in München*. Berlin 1858

Zenetti, Arnold   *Kranken- und Wohltätigkeitsanstalten*. In: *Bautechnischer Führer durch München*. Festschrift zur 2. General-Versammlung des Verbandes deutscher Architekten und Ingenieure. Hrsg. Franz Reber. München 1876. S. 225–228

Zimmermann, Carl Johann Christian u. Friedrich Ruppel   *Das neue Allgemeine Krankenhaus in Hamburg-Eppendorf*. Zeitschrift für Bauwesen 42 (1892), S. 339–356 u. S. 469–484

Zückert, Johann Friedrich   *Von den wahren Mitteln, die Entvölkerung eines Landes in epidemischen Zeiten zu verhüten*. Berlin 1773

Zweihundert Jahre Charité – Städtische Kliniken Kassel. Beiträge zur Entwicklungsgeschichte des Krankenhauswesens von 1785 bis 1985. Von Joachim Heinrich Balde u. a. Kassel 1985

Abbildungsverzeichnis

Architekturbüro Tönies & Schroeter, Lübeck   Abb. 162

Bad. Generallandesarchiv, Karlsruhe   Abb. 14, 125

Dr. Dr. Helmut Becker, München   Abb. 29

Deutsches Krankenhausmuseum, Oldenburg   Abb. 1

J. Diederichs, Berlin   Abb. 152 a

DuMont Buchverlag   Abb. 58

Germanisches Nationalmuseum, Nürnberg   Abb. 40
Heinle, Wischer und Partner, Stuttgart   Abb. 156, 157
Hoechst AG, Frankfurt/M.   Abb. 154
Institut f. Geschichte der Medizin, Berlin   Abb. 142
Klinikum der RWT Aachen, Fotostelle   Abb. 160, 161, Umschlagabbildung vorn (unten) und hintere Umschlaginnenklappe
Niedersächs. Landesmuseum Oldenburg   Umschlagabbildung vorn (oben)
Nieders. Staatsarchiv, Oldenburg   Abb. 38
Stadtarchiv Baden-Baden   Abb. 66
Stadtarchiv Bremen   Abb. 63
Stadtarchiv Gütersloh   Abb. 140
Stadtarchiv Krefeld   Abb. 44
Stadtarchiv Lübeck   Abb. 94 b
Stadtkrankenhaus Süd, Lübeck   Abb. 94 a
Stadtmuseum Köln   Frontispiz
Städt. Bauamt, Kiel   Abb. 103 a/b
Hans Wagner, Hannover   Abb. 155

Aus Büchern:
Allg. Ill. Zeitung, Nr. 7. Wien 1880   Abb. 19
Annalen der Stadt Elberfeld. 1821   Abb. 32
Bülau, Gustav   *Das Hamburgische Allgemeine Krankenhaus.* Hamburg 1848   Abb. 30
Carola, Ruperto   *Illustrierte Festchronik der V. Säcular Feier der Universität Heidelberg.* Heidelberg 1886   Abb. 96
Centralblatt der Bauverwaltung 3, 1880   Abb. 98
Cheyne, William Watson   *Antiseptic surgery: its principles, practica, history and results.* London 1882   Abb. 73
Deutsche Bauzeitung 31. 1897   Abb. 101
Erinnerungen an Fulda. Fulda um 1825   Abb. 26
Esse, Carl Heinrich   *Geschichtliche Nachrichten über das königliche Charité-Krankenhaus zu Berlin.* Annalen der Charité 1. 1850   Abb. 20
Esse, Carl Heinrich   *Krankenhaus und Barackenlazarett.* Zeitschrift für praktische Baukunst 26. 1869   Abb. 74
Fischer, Hermann   *Lehrbuch der allgemeinen Kriegschirurgie.* Erlangen 1868   Abb. 77
Flemming, Theodor   *Der vollkommene deutsche Soldat.* Leipzig 1726   Abb. 75
Freund   *Der wissenschaftliche Verein der Ärzte und die öffentl. Heilanstalten zu Stettin.* Zum fünfzigjährigen Jubiläum 1858–1908. Stettin 1908   Abb. 12
Fünfundsiebzig Jahre Haller Schwestern. Schwäbisch Hall 1961   Abb. 140
Fünfte Nachricht von dem Zustande und dem Fortgange des Hospitals zum Heiligen Geist. Frankfurt 1870   Abb. 36
Gropius, Martin/Schmieden, Heino   *Der Evacuationspavillon für die Krankenanstalt Bethanien zu Berlin.* Zeitschrift für Bauwesen 23. 1873   Abb. 81
Gropius, Martin/Schmieden, Heino   *Das städtische Allgemeine Krankenhaus im Friedrichshain zu Berlin.* Zeitschrift für Bauwesen 25. 1875   Abb. 86, 87 a/b.
Grundrisse und Pläne von den Gebäuden des königlichen Charité-Krankenhauses zu Berlin. Berlin 1865   Abb. 21 a/b, 22
Hagemeyer, H.   *Das neue Krankenhaus der Stadt Berlin am Urban, seine Einrichtung und Verwaltung.* Berlin 1894   Abb. 111
Hille, Philipp   *Erinnerungsblätter aus der Geschichte des katholischen St. Hedwigskrankenhauses zu Berlin.* Berlin 1896   Abb. 67

Hoffmann, Ludwig   *Rudolf-Virchow-Krankenhaus in Berlin,* 6. Band. Berlin 1907   Abb. 123, 124

Horky, Joseph/Zettl, Ludwig   *Die neue Krankenanstalt der Rudolf-Stiftung in Wien.* Wien 1866   Abb. 71

Husson, Armand   *Etudes sur les hôpitaux.* Paris 1862   Abb. 51

Ill. Zeitung Leipzig. 1891   Abb. 88

Königreich Bayern, Das, in seienen altertümlichen geschichtlichen, artistischen und malerischen Ansichten. 2. Band. München 1846   Abb. 23

Krankenhaus, Das, der Diakonissen-Anstalt zu Berlin. Berlin 1850   Abb. 53, 54

Krankenhaus, Das, zu München. Vorstadt Haidhausen. Zeitschrift des Architekten- und Ingenieur-Vereins zu München. 1. 1869   Abb. 72

Köppen, Bodo von   *100 Jahre Evangelischer Krankenhausverein zu Aachen.* Louisenhospital Aachen 1967   Abb. 80

Kuhn, Oswald   *Krankenhäuser. Handbuch der Architektur.* 4. Teil, 5. Halbband. Stuttgart 1897   Abb. 82, 95, 106, 107

Landerer, Albert   *Handbuch der allgemeinen chirurgischen Pathologie und Therapie.* 2. Aufl. Wien und Leipzig 1898   Abb. 103 a/b

Lembke, Detlef   *Universitätsbau in Tübingen. Die Bauten der Universität in 500 Jahren.* Tübingen 1977   Abb. 137

Malerische Topographie des Königlichen Bayern. München 1830   Abb. 28

Markus, Adalbert Friedrich   *Kurze Beschreibung des allgemeinen Krankenhauses zu Bamberg.* Weimar 1797   Abb. 24

Medizinische Anstalten auf dem Gebiet der Volksgesundheitspflege in Preußen. Jena 1907   Abb. 131

Merke, H.   *Die Desinfektionseinrichtungen im Städtischen Baracken-Lazarett zu Moabit Berlin.* 1879   Abb. 92

Merkel, Gottlieb   *Krankenanstalten.* In: *Die sanitären Verhältnisse und Anstalten der Stadt Nürnberg.* Nürnberg 1977   Abb. 41

Oppert, Franz   *Beschreibung des Hospitals Lariboisière in Paris nebst Bemerkungen über Hospitaleinrichtungen.* Berlin 1958   Abb. 84

Paracelsus   *Opus Chyrurgicum.* Frankfurt/M. 1566   Abb. 2

Plage, E.   *Studien über Krankenhäuser.* Berlin 1873   Abb. 93

Pfeifer, Hans   *Die Gebäude der neuen herzoglichen Krankenanstalt von Braunschweig im Jahre 1897.* Abb. 114

Poyet, Bernard   *Mémoire sur la necessité de l'Hôtel Dieu de Paris.* Paris 1785   Abb. 17

Ritter, Hubert   *Der Krankenhausbau in der Gegenwart im In- und Ausland.* Stuttgart 1932   Abb. 138

Schmieden, Heinrich   *Krankenhausbau in neuer Zeit.* Kirchheim 1930   Abb. 134, 136, 139 a/b

Städtische Elisabeth-Krankenhaus, Das, zu Aachen. Aachen 1908   Abb. 126

Stoy, Johann Sigmund   *Bilder-Akademie für die Jugend.* Nürnberg 1784   Abb. 9

Thiemen, Johann Christian   *Feld-, Arzney-, Koch-, Kunst- und Wunderbuch.* Nürnberg 1684   Abb. 3

Tiedemann, A. von   *Die medicinischen Lehrinstitute der Universität Halle an der Saale.* Berlin 1882   Abb. 99

Tollet, Casimir   *Les Edifices Hospitaliers depuis leur origine jusqu'à nos jours.* 2. Aufl. Paris 1892   Abb. 5, 16

Weber, Christoph   *Beiträge zur Geschichte des Städtischen Krankenhauses in Fulda.* Fuldaer Geschichtsblätter 31. 1955   Abb. 27

Weisgerber, Otto   *Die Neubauten der Kliniken und medizinischen Institute der Unversität Münster.* Monographien des Bauwesens, Band 5. Berlin 1925   Abb. 132

Zimmermann, Carl Johann Christian/Ruppel, Friedrich   *Das neue Allgemeine Krankenhaus in Hamburg-Eppendorf.* Zeitschrift für Bauwesen 42. 1892   Abb. 108, 109

Zum Andenken an die Versammlung deutscher Naturforscher und Ärzte zu Tübingen. Tübingen 1853   Abb. 46

Alle übrigen Abbildungen: Privatarchiv Aachen

Register

Orte

Personen

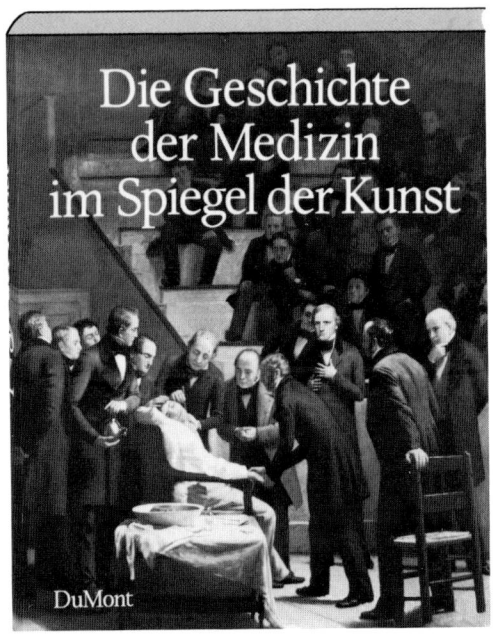

Die Geschichte der Medizin im Spiegel der Kunst

Von Albert Lyons und R. Joseph Petrucelli. 616 Seiten mit 266 farbigen und 754 einfarbigen Abbildungen, ausgewählter Bibliographie, Register, Leinen mit Schutzumschlag

»Die Autoren sind zwei amerikanische Ärzte, die mit Prägnanz und Klarheit, mit medizinischem Fachwissen, aber ohne unverständlichen Fachjargon die Heilkunst durch Jahrtausende verfolgen und deuten: von den Frühkulturen in Ägypten, China, Indien zu Griechenland und Rom bis in unsere Zeit. Daraus ist eine fast unerschöpfliche Fundgrube entstanden, geeignet für Laien und Fachleute zugleich. Man kann den facettenreichen Band beliebig aufschlagen, um sogleich gefesselt zu sein. Denn neben der eigentlichen Medizingeschichte werden die verschiedensten gesellschaftlichen, philosophischen, zeitbedingten, ethnologischen und allgemein-menschlichen Aspekte angesprochen.«
Basler Zeitung